U0273235

国家出版基金项目
NATIONAL PUBLICATION FOUNDATION

平乐正骨系列丛书

总主编 郭艳幸 杜天信

杨洸 杜天信 主编

平乐正骨康复法

12

PINGLE GUO'S
ORTHOPAEDIC

中国中医药出版社
· 北京 ·

图书在版编目（CIP）数据

平乐正骨康复法 / 杨洸，杜天信主编 .—北京：中国中医药出版社，2018.12
（平乐正骨系列丛书）
ISBN 978 - 7 - 5132 - 5191 - 4

Ⅰ . ①平… Ⅱ . ①杨… ②杜… Ⅲ . ①正骨手法 Ⅳ . ① R274.2

中国版本图书馆 CIP 数据核字（2018）第 210558 号

中国中医药出版社出版
北京市朝阳区北三环东路 28 号易亨大厦 16 层
邮政编码 100013
传真 010-64405750
保定市中画美凯印刷有限公司印刷
各地新华书店经销

开本 787×1092 1/16 印张 36 字数 723 千字
2018 年 12 月第 1 版 2018 年 12 月第 1 次印刷
书号 ISBN 978 - 7 - 5132 -5191 - 4

定价 199.00 元
网址 www.cptcm.com

社 长 热 线 010-64405720
购 书 热 线 010-89535836
维 权 打 假 010-64405753

微信服务号 zgzyycbs
微商城网址 https://kdt.im/LIdUGr
官 方 微 博 http://e.weibo.com/cptcm
天猫旗舰店网址 https://zgzyycbs.tmall.com

如有印装质量问题请与本社出版部联系（010-64405510）

正骨医学瑰宝　造福社会民生（陈序）

　　平乐郭氏正骨，享誉海内外，是我国中医正骨学科的光辉榜样，救治了大量骨伤患者，功德无量，是我国中医药界的骄傲。追溯平乐正骨脉络，实源于清代嘉庆年间，世代相传，医术精湛，医德高尚，励学育人，服务社会，迄今已有220余年历史。中华人民共和国成立以后，平乐正骨第五代传人高云峰先生将其家传秘方及医理技术传于天下，著书立说，服务民众。在先生的引领下，1958年创建河南省平乐正骨学院，打破以往中医骨伤靠门内传授之模式，中医骨伤医疗技术首次作为一门学科进入大学及科学研究部门之殿堂，学子遍布祖国各地，形成平乐正骨系统科学理论与实践体系，在推动中医骨伤学科的传承与发展方面做出了重大的贡献。以平乐正骨第六代传人、著名骨伤科专家郭维淮教授为代表的平乐正骨人，更是不断创新、发展和完善，使"平乐正骨"进一步成为以理论架构完整、学术内涵丰富、诊疗经验独特、治疗效果显著等为优势的中医骨伤科重要的学术流派，确立其在中医骨伤科界的重要学术地位。由于平乐郭氏正骨的历史性贡献与影响，"平乐郭氏正骨法"于2008年6月被国务院列入国家第一批非物质文化遗产保护名录；2012年，"平乐郭氏正骨流派"被国家中医药管理局批准为国家第一批中医学术流派传承工作室建设单位。

　　《平乐正骨系列丛书》从介绍平乐正骨的历史渊源、流派传承等发展经历入手，分别论述了平乐正骨理论体系、学术思想、学术特色及诊疗特色，包括伤科"七原则""六方法"，平乐正骨固定法、药物疗法、功能锻炼法等。此外，还生动论述了平乐正骨防治结合的养骨法、药膳法，以及平衡思想等新理念、新思路和新方法，囊括了平乐正骨骨伤科疾病护理法及诊疗规范，自成一体，独具特色。从传统的平乐正骨治伤经典入手，由点及面，把平乐正骨的预防规范、诊疗规范、护理规范、康复规范等立体而全面地呈献给社会，极具实用性及科学性。该书集我国著名的骨伤科学术流派——平乐正骨之大成，临床资料翔实、丰富、可靠，汇聚了几代平乐正骨人的心血，弥足珍贵。

该书系从预防入手，防治结合，宗气血之总纲，守平衡之大法，一些可贵的理论或理念第一次呈献给大家，进一步丰富、发展了平乐正骨理论体系，集理、法、方、药于一体，具有较强的系统性、创新性、实用性和科学性，丰富和完善了中医骨伤疾病诊疗体系，体现了平乐正骨中西并重、兼收并蓄、与时俱进的时代性和先进性。该书既可供同行参考学习，寓教于学，也可作为本学科的优秀教材。

随着世界医学的发展、人类疾病谱的变化，以及医学科学技术的进步，人们更加关注心理因素和社会因素对于疾病的影响，更加关注单纯医疗模式向"医疗、保健、预防"综合服务模式的转变。在为人民健康服务的过程中，平乐正骨始终坚持以患者需求为本，疗效为先，紧紧围绕健康需求，不断探索、创新与发展。今天，以杜天信院长及平乐正骨第七代传人郭艳幸教授为代表的平乐正骨人，秉承慎、廉、诚之医道医德，弘扬严谨勤勉之学风，继承发扬，严谨求实，博采众长，大胆创新，在总结、继承、更新以往学术理论和临床经验的基础上，对平乐正骨进行了更深层次的挖掘、创新，使得平乐正骨从理论到实践都进一步取得了重大突破。

纵观此系列丛书，内涵丰富，结构严谨，重点突出，实用性强，体现了"古为今用，西为中用"和中医药学辨证论治的特点，可以为中医骨伤科学提供重要文献，为临床医师提供骨伤科临床诊疗技术操作指南，为管理部门提供医疗质量管理的范例与方法，为从业者提供理论参考标准和规范，为人民大众提供防治疾病与养生的重要指导。

我深信此套丛书的出版，必将对中医骨伤科学乃至中医药学整体学术的继承与发展，做出新的贡献，是以为序。

陈可冀

中国科学院资深院士

中国中医科学院首席研究员

2018 年元月于北京西苑

继往开来绽新花（韦序）

受平乐郭氏正骨第7代传人、国家级非物质文化遗产项目中医正骨疗法（平乐郭氏正骨法）代表性传承人郭艳幸主任医师之邀，为其及杜天信教授为总主编的《平乐正骨系列丛书》做序，不由得使我想到了我的母校——河南平乐正骨学院，如果不是受三年自然灾害影响，今年就是她的"花甲之年"。

1955年冬天，平乐郭氏正骨第5代传人高云峰先生到北京参加全国政协会议，当毛泽东主席见到高云峰时，指着自己的胳膊向她说："就是这里折了，你能接起来吗？现在公开了，要好好培养徒弟，好好为人民服务！"毛主席的教导，给予高云峰先生多么大的鼓舞啊。她回到洛阳孟津平乐家中，不久就参加了工作，立下了要带好徒弟，使祖传平乐郭氏正骨技术惠及更多患者的决心。

在党和政府的关怀、支持下，于1956年9月成立了河南省平乐正骨医院（河南省洛阳正骨医院的前身），这是我国最早的一家中医骨伤专科医院，高云峰先生为首任院长。平乐郭氏正骨也因其技术优势与特色在全国产生了巨大影响，《河南日报》《健康报》《人民日报》为此做了相继报道，平乐郭氏正骨医术被誉为祖国医学宝库中的珍珠（见1959年10月17日《健康报》）。

1958年，为进一步满足广大人民群众对医疗保健事业日益增长的需求，把中医正骨医术提高到新的水平，经国家教育部和河南省政府有关部门批准，在平乐正骨医院的基础上，由高云峰先生主持成立了我的母校河南平乐正骨学院——全国第一所中医骨科大学，高云峰先生任院长。平乐正骨学院的成立，开辟了中医骨伤现代教育的先河，为中医骨伤科掀开了光辉灿烂的历史篇章，使中医骨伤由专有技术步入了科学的殿堂。高云峰先生是我国中医骨伤高等教育当之无愧的开拓者和奠基人。新中国成立后，中医骨伤的骨干力量由此源源不断地输送到祖国各地，成为各省公立医院骨伤科或学院骨伤系的创始人及学术带头人。因此，河南平乐正骨学院被学术界誉为中医骨伤的"黄埔军校"。同时，在学术界还有"平乐正骨半天下"的美誉。

1960 年 9 月上旬，我第一次乘火车，在经过两天两夜的旅程后，来到了位于洛阳市白马寺附近的河南平乐正骨学院，被分在本科甲二班，这个班虽然仅有 19 名学生，却是来自国内 14 个省、市、自治区的考生或保送生。日月如梭，50 多年前的那段珍贵的经历令我终生难忘，我带着中医骨伤事业的梦想从平乐正骨学院启航，直到如今荣获"国医大师"殊荣。

经过几代平乐正骨人的不懈努力，平乐正骨弟子遍及海内外，在世界各地生根、发芽、开花、结果，为无数患者带来福祉。如今的平乐正骨流派已成为枝繁叶茂的全国最大最具影响力的学术流派之一，河南省洛阳正骨医院也已成为一所集医疗、教学、科研、产业、康复、文化于一体的具有 3000 多张床位的三级甲等省级中医骨伤专科医院。站在新时代的起点，发展和创新平乐正骨、恢复高等教育是新一代平乐正骨人的肩负使命，也是我和其他获得平乐郭氏正骨"阳光雨露"者的梦想和愿望。

《平乐正骨系列丛书》共约 700 余万字，含 18 个分册，包含《平乐正骨发展简史》《平乐正骨史话》《平乐正骨基础理论》《平乐正骨平衡学》《平乐正骨常见病诊疗规范》《平乐正骨诊断学》《平乐正骨影像学》《平乐正骨骨伤学》《平乐正骨筋伤学》《平乐正骨骨病学》《平乐正骨手法学》《平乐正骨外固定法》《平乐正骨药物治疗学》《平乐正骨养骨学》《平乐正骨康复药膳》《平乐正骨康复法》《平乐正骨护理法》《平乐正骨骨伤常见疾病健康教育》等，是对 220 余年平乐正骨发展成果与临床经验的客观总结，具有鲜明的科学性、时代性和实用性。此套丛书图文并茂，特色突出，从平乐正骨学术思想到临床应用等，具体翔实地介绍了平乐正骨的诊疗方法和诊疗特色。平乐正骨有高等院校教育的过去和今天的辉煌，将来也必然能使这段光荣的历史发扬光大，结出累累硕果。《平乐正骨系列丛书》是中医骨伤从业者难得的一套好书，也是中医骨伤教学的好书，特别适用于高等医药院校各层次的本科生、研究生阅读。

特为此序！

韦贵康
国医大师
世界手法医学联合会主席
广西中医药大学终身教授
2018 年 6 月

百年正骨　承古拓新（孙序）

在河洛文化的发祥地、十三朝古都洛阳，这块有着厚重历史文化底蕴的沃土上，孕育成长着一株杏林奇葩，这就是有着 220 余年历史、享誉中外的平乐郭氏正骨。自郭祥泰于清嘉庆元年（1796）在平乐村创立平乐正骨以来，其后人秉承祖训，致力于家学的发展与创新，医术名闻一方。1956 年，平乐正骨第五代传人高云峰女士，在毛泽东主席的亲切勉励下，带领众弟子创办了洛阳专区正骨医院，1958 年创建平乐正骨学院，1959 年创建平乐正骨研究所，并自制药物为广大患者服务，使平乐正骨于 20 世纪 50 年代末即实现了医、教、研、产一体化，学子遍及华夏及亚、欧、美洲等地区和国家，成为当地学科的带头人和骨干力量，平乐正骨医术随之载誉国内外，实现了由医家向中医著名学术流派的完美转型。平乐郭氏正骨第六代传人郭维淮，作为首届国家级非物质文化遗产传承人，带领平乐正骨人，将平乐郭氏正骨传统医术与现代科学技术结合，走创新发展之路，使平乐郭氏正骨以特色鲜明、内涵丰富、理论系统、疗效独特等为优势，为"平乐正骨"理论体系的形成奠定了坚实的基础，为中医骨伤科学的发展做出了重要贡献。

《平乐正骨系列丛书》全面介绍了国家非物质文化遗产——平乐郭氏正骨的内容，全方位展现了平乐正骨的学术思想和特色。丛书包含 18 个分册，从介绍平乐正骨的历史渊源、流派传承等情况入手，分别论述了平乐正骨学术思想、学术特色、理论体系及诊疗特色，尤其是近年理论与方法的创新，如"平衡思想""七原则""六方法"等。丛书集 220 余年平乐正骨学术之精华，除骨伤、骨病、筋伤等诊疗系列外，还涵盖了平乐正骨发展史、基础理论、平衡学、正骨手法、固定法、康复法、护理法等，尤其是体现平乐郭氏正骨防治结合思想的养骨法、药膳法和健康教育等，具有鲜明的时代特点，符合现代医学的预防 – 医学 – 社会 – 心理之新医学模式，为广大患者带来了福音。

统观此丛书，博涉知病、多诊识脉、屡用达药，继承我国传统中医骨伤科学之精华，结合现代医学之先进理念，承古拓新，内容丰富，实用性强，对骨伤医生及研究者有很好的指导作用。全书自成一体，独具特色，是一套难能可贵的好书。

《平乐正骨系列丛书》由洛阳正骨医院、郑州骨科医院、深圳平乐骨伤科医院等平乐正骨主要基地的百余名专家共同撰著，参编专家均为长期工作在医、教、研一线，临床经验丰富的平乐正骨人；临床资料翔实、丰富、可靠，汇聚了几代平乐正骨人的心血，弥足珍贵。

叹正骨医术之精妙，殊未逊于西人，虽器械之用未备，而手法四诊之法既精，则亦足以赅括之矣。愿此书泽被百姓，惠及后世。

中华中医药学会副会长
中华中医药学会骨伤专业委员会主任委员
中国中医科学院首席专家
2018 年 3 月

施　序

　　"平乐正骨"是我国中医骨伤学科著名流派之一，被列为国家级非物质文化遗产，发祥于我国河南省洛阳市孟津县平乐村，先祖郭祥泰自清代创始迄今已历七代，相传220余年，被民众誉为"大国医""神医"，翘楚中华，饮誉海内外。中医药学是一个伟大宝库，积聚了历代医家深邃的创新智慧、理论发明和丰富的临证经验。在如此灿若星河的中医药发展历史画卷中，"平乐正骨"俨然是一颗熠熠生辉的明珠。"洛阳春色擅中州，檀晕鞓红总胜流。"近220余年来，西学东进，加之列强欺凌，包括中医药在内的我国优秀民族传统文化屡遭打压。然而，"平乐正骨"面对腥风血雨依然挺立，诚为奇葩。我国中医骨伤同道在引以为傲的同时每每发之深省，激励今日之前行。

　　"平乐正骨"自先祖郭祥泰始，后经郭树楷、郭树信相传不辍，代有建树，遂形成"人和堂""益元堂"两大支系。郭氏家族素以"大医精诚"自励，崇尚"医乃仁术"之宗旨，坚持德高济世、术优惠民为己任之价值取向和行为规范，弘扬"咬定青山不放松，立根原在破岩中。千磨万击还坚劲，任尔东西南北风"的创业精神，起废除伤、病愈膏肓、妙手回春等众多轶事传闻誉溢乡里域外，不绝于耳。"平乐正骨"植根民众，形成"南星""北斗"之盛况经久不衰。中华人民共和国成立后的60多年来，在中国共产党的中医政策指引下，更是蓬勃发展。在第五代传人高云峰女士和第六代传人郭维淮教授的推进下日臻完善，先后建立了公立洛阳正骨医院、平乐正骨学院、河南省平乐正骨研究所。河南省洛阳正骨医院以三级甲等医院的规模和医疗品质，每年吸引省内外乃至海外数以百万计的骨伤患者，为提升医院综合服务能力，他们积极开展中西医结合诊疗建设，不断扩大中医骨伤治疗范围和疗效水平。平乐正骨学院及以后的培训班为国家培育了数千名优秀骨伤高级人才，时至今日，他们中的大多数已成为我国中医骨伤科事业的学科带头人、领军人才或著名学者。改革开放以来，在总结临床经验的同时，引入现代科技和研究方法，河南省洛阳正骨研究所获得多项省和国家重大项目资助，也获得多项省和国家科技奖项，在诸多方面为我国当代中医骨伤事业发展做出了重大贡献，河南省洛阳正骨医院也被国家列为部级重点专科和全国四大基地之一。"天行健，君子以自强不息"，郭氏门人始终在逆境中搏击，在成功中开拓。以"平乐正骨"为品牌的洛阳正骨医院，在高云峰等历届院长的带领下，成功地将"平乐正骨"由民间医术转向中医现代化的诊疗体系，由传统医技转向科技创新的高端平台，由单纯口授身传的师承育人模式转向现代学校教育制度的我国高等中医骨伤人才培养的摇篮，从而实现了难能可贵的历史跨越。中医药事业的发展应以"机构建设为基础，人才培养为关键，学术发展为根本，科学管理为保障"，这是 20 世纪 80 年代国家中医药管理局向全国提出的指导方针，河南省洛阳正骨医院的实践和成功无疑证实了其正确性，而且是一个先进的范例。

牡丹为我国特产名贵花卉，唐盛于长安，至宋已有"洛阳牡丹甲天下"之说，世颂为"花王"。刘禹锡《赏牡丹》诗曰："庭前芍药妖无格，池上芙蕖净少情。唯有牡丹真国色，花开时节动京城。""平乐正骨"正是我国中医药百花园中一株盛开不衰的灿烂花朵，谨借此诗为之欢呼！

继承创新是中医药事业振兴的永恒主题。在流派的整理与传承中，继承是前提、是基础。"平乐正骨"以光辉灿烂的传统文化为底蕴，有着丰富的学术内涵和独具特色的临证经验。其崇尚"平衡为纲，整体辨证，筋骨并重，内外兼治，动静互补"的学术思想，不仅是数代郭氏传人的经验总结，而且也充分反映了其哲学智慧，从整体上阐明了中医药特色优势在"平乐正骨"防治疾病中的运用。整体辨证是中医学的基本观点，强调人与自然的统一，人自身也是一个统一的整体。中医学理论体系的形成渊数于中国古典哲学，现代意义上的"自然"来自拉丁语 Nature（被生育、被创造者），最初含义是指独立存在，是一种本能地在事物中起作用的力量。中国文人的自然观远在春秋时期即已形成，闪烁着哲学睿智。《道德经》曰："人法地，地法天，天法道，道法自然。"后人阮籍曰："道即自然。"《老子》还强调"柔弱胜刚强""天下莫柔弱于水，而攻坚强者莫之能胜，以其无以易之。弱之胜强，柔之胜刚，天下莫不知，莫能行"。相传出于孔子之手的《周易大传》提出刚柔的全面观点，认为"刚柔者，昼夜之象也""君子知微知彰，知柔知刚，万夫之望""刚柔相推而生变化""一阴一阳之谓道"。《素问·阴阳应象大论》进一步明确提出："阴阳者，天地之道也；万物之纲纪，变化之父母，生杀之本始，神明之府也。"天人相应的理念，加之四诊八纲观察分析疾病的中医学独有方法，不仅使整体辨证有可能实施，而且彰显了其优势。"平乐正骨"将这些深厚的哲理与骨伤临床结合，充分显示其文化底蕴和中医学的理论造诣。"骨为干，肉为墙"，无论从生理或病理角度，中医学总是将筋骨密切联系，宗筋束骨，在运动中筋骨是一个统一的整体，只有在动静力平衡的状态下才能达到最佳功能。"肝主筋""肾主骨""脾主肌肉"，"平乐正骨"提出的"筋骨并重，内外兼治"正是其学术思想的灵活应用。在我看来，"动静互补"比"动静结合"有着更显明的理论特征和实用价值。在骨伤疾病的防治中，动和静各有其正面和负面的作用，因而要发挥各自的正能量以避免消极影响，这样便需要以互补为目的形成两相结合的科学方法，如果违背了这一目的，动和静失去量的限制，结合仅是一种形式，甚至不利于损伤的修复。科学的思维，其延续往往不受光阴的限制，甚至有异曲同工之妙。现代研究证实，骨膜中的骨祖细胞对骨折愈合起着重要作用，肌肉是仅次于骨膜最接近骨表面的软组织，适当的肌肉收缩应力可以促进骨的发育和损伤愈合，肌肉中的丰富血管为骨提供了营养供应，肌肉的异常（包括功能异常）也会影响骨量和骨质。临床研究表明，即使不剥离骨膜，肌肉横断损伤也会延迟骨折愈合。因此，除骨膜和骨髓间充质的干细胞外，肌肉成为影响骨折愈合的又一重要组织，其中肌肉微环境的改变则是研究的重要方面。220 多年前的"平乐正骨"已在实践中体现了这种思维，并探索其规律。

基于上述的理论和实践，"平乐正骨"形成了一整套独具特色的诊疗方法，包括手法、内外药物治疗、练功导引等，将骨伤疾病的防治、康复、养生一体化。早在 20 世纪 50 年代，高云峰、郭维淮等前辈已将众多家传秘方和技术公诸于世。"平乐正骨"手到病除的技艺来自于郭氏历代传人的精心研究和积累，也与其注重学术交流、博采众长密切相关。"平乐正骨"的发源地也是少林寺伤科的发祥地。相传北魏孝文帝（495）时，少林寺始建于河南登封市北少室山五乳峰下。印度佛教徒菩提达摩曾在该寺面壁 9 年，传有"达摩十八手""心意拳"等。隋末少林寺僧助秦王李世民有功受封，寺院得到发展，逐渐形成与武术相结合的伤科技法，称为"少林寺武术伤科"，在唐代军营中推广应用，少林寺秘传内外损伤方亦得以流传。作为文化渊源，对"平乐正骨"不无影响。

洛阳之称首见于《战国策·苏秦以连横说秦》。早在距今六七千年前，该地区已发展到母系氏族繁荣阶段，著名的仰韶文化即发现于此。自周以来相继千年，成为中原地区历史上重要的政治、文化、经济、商贸、科技中心。在我国历史上有着重要地位的大批经典名著、科技发明多发迹于此。如《说文解字》《汉书》《白虎通义》《三国志》《博物志》《水经注》《新唐书》《资治通鉴》，以及"蔡侯纸""龙门石窟""唐三彩"等均为光灿千古之遗存。此外，如"建安七子"、三曹父子、"竹林七贤"、"金谷二十四友"、李白杜甫相会、程氏兄弟理学宣讲，以及白居易以香山居士自号，晚年居洛城18年等群贤毕至、人才荟萃。唐·卢照邻曾曰："洛阳富才雄。"北宋·司马光有诗曰："若问古今兴废事，请君只看洛阳城。"在如此人文资源丰富的地域诞生"德才兼高、方技超群"的"平乐正骨"应是历史的必然。以"平乐正骨"第七代传人杜天信教授、郭艳幸教授为首的团队肩负历史责任和时代使命，率领河南省洛阳正骨医院和河南省正骨研究院，在继承、创新、现代化、国际化的大道上快速发展，为我国中医骨伤学科建设和全面拓展提供了宝贵经验，做出了重大贡献，他们不负众望，成为"平乐正骨"的后继者、兴旺的新一代。汇积多年经验，经过认真谋划，杜天信教授、郭艳幸教授主编的《平乐正骨系列丛书》共18册即将出版，该套书图文并茂，洋洋大观，可敬可贺。当年西晋大文豪左思移居洛阳，筹构10年，遂著《三都赋》而轰动京城，转相录抄以致难觅一纸，遂有"洛阳纸贵"之典故脍炙人口，千年相传。本书问世，亦当赞誉有加，再现"洛阳纸贵"，为世人目睹"平乐正骨"百年光彩而呈献宝鉴。

不揣才疏，斯为序。

施杞

中医药高校教学名师

上海中医药大学脊柱病研究所名誉所长、终身教授

中华中医药学会骨伤分会名誉主任委员

乙未夏月

总前言

发源于河洛大地的平乐郭氏正骨医术是中医药学伟大宝库中的一颗明珠，起源于1796年，经过220余年的发展，平乐正骨以其特色鲜明、内涵丰富、理论系统、疗效独特、技术领先的优势及其所秉承的"医者父母心"的医德、医风，受到海内外学术界的广泛关注，并成为国内业界所公认的骨伤科重要学术流派。2008年6月，平乐郭氏正骨法被载入国务院公布的第二批国家级非物质文化遗产名录和第一批国家级非物质文化遗产扩展项目名录。平乐正骨理论体系完整，并随着时代进步和科学发展而不断丰富，其整体性体现在理、法、方、药各具特色，诊、疗、养、护自成体系等方面。但从时代发展和科学进步的角度看，平乐正骨理论一方面需要系统总结与提炼，进一步规范化、系统化，删繁就简；另一方面需要创新与发展，突出其实用性及科学性。在国家大力倡导发展中医药事业的背景下，总结和全面展示平乐正骨这一宝贵的非物质文化遗产，使其造福更多患者，《平乐正骨系列丛书》应运而生。

发掘与继承、发展与创新是平乐正骨理论的显著特征。平乐正骨在中医及中西医结合治疗骨伤科疑难疾患方面，形成了自己的学术特色。其学术特征主要表现为"平衡为纲、整体辨证、筋骨并重、内外兼治、动静互补、防治结合、医患合作"七原则和"诊断方法、治伤手法、固定方法、药物疗法、功能疗法、养骨方法"六方法及"破瘀、活血、补气"等用药原则。这些原则和方法是平乐正骨的"法"和"纲"，指导着平乐正骨的临床研究与实践，为众多患者解除了痛苦。在不断传承发展过程中，平乐正骨理论体系更加系统、完善。

在新的医学模式背景下，平乐正骨的传承者重视生物、心理、社会因素对人体健康和疾病的综合作用和影响，从生物学和社会学多方面来理解人的生命，认识人的健康和疾病，探寻健康与疾病及其相互转化的机制，以及预防、诊断、治疗、康复的方法。作者结合中医养生理论及祖国传统文化，审视现代人生活、疾病变化特点，根据人类生、长、壮、老、已的规律，探索人类健康与疾病的本质，不断提高平乐正骨对筋骨系统的健康与疾病及其预防和治疗的理性认识水平，提出了平乐正骨的平衡思想，并将平乐正骨原"三原则""四方法"承扬和发展为"七原则""六方法"，形成了平乐正骨理论体系的基本构架。

作为平乐正骨医术的传承主体，河南省洛阳正骨医院（河南省骨科医院）及平乐正骨的传承者在挖掘、继承、创新平乐郭氏正骨医术的基础上，采取临床研究与基础研究相结合的方法，通过挖掘、创新平乐正骨医术及理论，并对现有临床实践及科学技术进行提炼总结、研究汇总，整理成《平乐正骨系列丛书》，包含 18 个分册，全面介绍国家级非物质文化遗产——平乐郭氏正骨法的内容，全方位展现平乐正骨的学术思想、学术特色，集中体现平乐正骨的学术价值及其研究进展，集 220 余年尤其是近 70 年的理论与实践研究之精粹，以期更好地造福众患，提携后学，为骨伤学科的发展及现代化尽绵薄之力。

最后，感谢为平乐正骨医术做出巨大贡献的老一辈平乐正骨专家！感谢为平乐正骨医术的创新和发展努力工作的传承者！感谢一直以来关注和支持平乐正骨事业发展的各级领导和学术界朋友！感谢丛书撰稿者多年来的辛勤耕耘！同时也恳请各界同仁对本丛书中的不足给予批评指正。再次感谢！

《平乐正骨系列丛书》编委会

2017 年 12 月 18 日

序 言

　　康复医学是一门新兴的医学科学，它主要通过医学手段防止残疾产生，减轻残疾对人的个体活动能力和社会参与能力的影响，最终达到提高患者的生活质量和使其回归社会的目的。

　　康复医学创始于 20 世纪 40 年代，至 20 世纪 80 年代传入我国并得到较大发展，尤其是在沿海地区和经济发达地区。20 世纪 90 年代中期，国家卫生部明确提出了在二级以上医院必须建立康复医学科的要求，并明确康复医学科为临床科室。由于康复医学的快速发展，对康复医学专门人才的培养也提出了急迫的要求。根据中医学、针灸推拿学独特的康复理念与技术特色，20 世纪 90 年代末期，国内一些中医院校开始探索培养具有中西医知识和技能的复合型康复医学专门人才，先后在中医专业、针灸推拿专业设立了康复医学方向，经过 10 多年的发展和完善，部分院校已经开办了康复治疗学专业，并建立了康复治疗学硕士学位授予点，为我国康复医学的发展和人才培养做出了积极贡献。

　　洛阳平乐正骨经过 220 余年的发展，形成了平衡为纲、整体辨证、筋骨并重、内外兼治、动静互补、防治结合、医患合作的学术思想和以治伤手法、固定方法、药物疗法、功能疗法为特色的治疗方法，成为我国重要的中医骨伤科学术流派。近年来，康复中心的同志们在平乐正骨手法和功能疗法的基础上，总结摸索出肩周炎、网球肘、退行性膝关节骨性关节炎、习惯性足踝扭伤等疾病的特色康复手法，在临床运用中取得了很好的康复疗效，丰富和发展了平乐正骨手法。

　　《平乐正骨康复法》以平乐正骨学术思想为中心，结合治伤手法、固定方法、药物疗法、功能疗法等特色疗法及现代康复治疗技术，系统地介绍了中医骨科康复的相关基础理论，同时对相关疾病的康复进行全面、深入的阐述。

　　《平乐正骨康复法》主要内容分为 2 篇。上篇内容重点阐述洛阳平乐正骨发展史、学术思想特点、相关生物力学及解剖学基础、康复评定、平乐正骨康复方法等内容；

下篇内容为临床部分，重点介绍了骨折、关节脱位与错缝、软组织损伤及骨伤科杂症等，包括生理解剖、病因、分类、症状、诊断、鉴别诊断、手法整复、固定、药物治疗、功能锻炼、注意事项及典型病案等，全面系统地总结了洛阳平乐正骨的康复方法与特色，尤其是近 50 年来的新经验、新发展、新技术，融汇了洛阳正骨老一代名医的经验和见解。该书的出版发行对促进我国中医骨伤康复事业的发展将产生深远的影响。本书主要供从事骨科康复临床工作的专业人员参考。

由于时间限制，加之作者水平所限，书中的不足、疏漏之处，还望广大读者提出宝贵意见，以便再版时修正。

编　者

2018 年 9 月

目录

上篇　总论

第一章　平乐正骨康复法概述

　　平乐郭氏正骨从清朝嘉庆年间传承至今，已经有 220 余年历史了，是中国医药学重要的组成部分，是中医骨伤科领域一颗璀璨的明珠。1949 年以后，党和国家对发展中医骨伤科事业极为重视，平乐郭氏正骨第五代传人高云峰在 1956 年曾受到毛泽东和周恩来同志的亲切接见。此后在各级政府的支持关怀下，在平乐郭氏正骨的基础上，相继建立洛阳正骨医院、正骨学院、正骨研究院。郭氏正骨济世救民，疗伤活人无数，素以疗法独特、效果显著、为医清廉而饮誉中原。平乐正骨具有一套独特、系统的治疗法则，即手法、固定、药物、功能锻炼。其中功能锻炼贯穿整个骨伤科疾病治疗的始终，十分强调在固定、用药的同时，进行适当的功能锻炼，使固定和活动两者起到互用、互补的作用，从而达到治疗的目的。随着社会发展，康复学受到越来越多的重视，以郭艳幸为代表的平乐郭氏正骨第七代传人也更加注重骨伤康复，整理总结出平乐郭氏正骨骨伤疾病进行后期康复锻炼的一些重要原则。

　　1. 在生理活动功能范围内进行。

　　2. 以不妨碍骨折对位和愈合、不发生人为性损伤为前提。

　　3. 根据病情需要，有计划、有节奏、循序渐进地锻炼。

　　这为以后平乐正骨康复的发展确立了纲领。

　　中医学很早以前对康复就有很多详尽的记录，如《吕氏春秋·尽数》载："流水不腐，户枢不蠹，动也。行气亦然，行不动则精不流，精不流则气郁。"《素问·血气形志》说："……经络不通，病生于不仁，治之以按摩醪药。"明代《疡医证治准绳·跌扑损伤》在"手伤"中指出："手有四折，骨六出白……（复位夹敷固定）服药后，不可放定……此处筋多，吃药后，若不曲直，则恐成疾，日后曲直不得。"还提出："要时时转动，不可一日不动，恐接直骨。"在"脚伤"中说："凡脚膝出臼与手臂肘出臼同……此处筋脉最多，不可长久放置不动，要时时转动伸屈，免得功能受限，形成僵直，屈伸不得。"明确展示出"动静结合，功能运动"的思想。平乐郭氏正骨在历史发展的长河中，吸取了许多中医康复的精华为其所用，形成了一整套的骨伤康复思想体系。其作用主要概括为如下几点。

　　1. 活血化瘀，消肿止痛。通则不痛，痛则不通。痛不通，气血壅；通不痛，活解奉。通过相应的手法，能促进气血流通，起到活血散结、祛瘀生新的作用。

2. 调理脏腑气血，调畅气机，加速骨折愈合。气血畅通时，气血精津液得以濡养五脏六腑、四肢百骸，加速骨折愈合。

3. 舒筋利节，促进关节功能活动的恢复。关节长期固定不动，不但气血停滞不通，关节亦形成粘连，筋肉也发生挛缩，因而关节僵硬，功能受限。舒筋、理筋、活筋、通经利节，可以有效促进功能恢复。

4. 防止肌肉萎缩。长期不活动，肌肉可形成失用性萎缩，康复活动锻炼可促使脾强肉长，亦符合用进废退的道理。

5. 防止骨质疏松。长时间的固定可造成组织气血循环受阻，代谢紊乱，加速钙质丢失和骨小梁破坏。通过手法的按摩活筋和功能锻炼等治疗，可促进气血流通，使五脏六腑功能旺盛，则肾强、髓充、骨坚。

现代科学技术飞速发展，日新月异，平乐正骨康复也随着现代医学的发展与时俱进，特别是在与现代康复技术相结合后，显示出更加旺盛的生命力。平乐正骨康复在坚持传统优势的基础上，积极吸纳现代医学先进康复技术和理念，并且能够熟练应用现代康复技术，与德国、日本、瑞士等国家及中国香港、台湾地区进行了多方面的合作交流，互通有无，取长补短。福建中医药大学陈立典书记也曾给予关心和指导，更使得这一古老的"骨伤康复之树"常青，为我国骨伤康复事业的发展做出了突出的贡献。

第二章　康复解剖学和生物力学基础

第一节　肌肉

一、头面部肌肉

（一）面肌

面部表情肌，为一些薄而纤细的肌纤维。一般起于骨或筋膜，止于皮肤。收缩时牵动皮肤，使面部呈现出各种表情。面部表情肌主要分布于面部孔裂的周围，如眼裂、口裂和鼻孔周围，可分为环形肌和辐射肌两种，有闭合或开大上述孔裂的作用。人类面部表情肌较其他动物发达，而人耳周围肌已明显退化。

1. 颅顶肌　阔而薄，由左右各一块枕额肌组成，它由两个肌腹和中间的帽状腱膜构成。前方的肌腹位于额部皮下，称额腹；后方的肌腹位于枕部皮下，称枕腹。帽状腱膜很坚韧，连于两肌腹间，与头皮紧密结合，但与深部的骨膜间则隔以疏松结缔组织。枕腹收缩时可向后牵拉帽状腱膜；额腹收缩时可提眉并使额部皮肤出现皱纹。

2. 眼轮匝肌　位于眼裂周围，呈扁椭圆形，收缩时可使眼裂闭合。由于少量肌束附着于泪囊，促使泪液经鼻泪管流入鼻腔。

3. 口轮匝肌　口周围肌包括辐射状肌和环形肌两种。辐射状肌分别位于口唇的上下方，能上提上唇、下降下唇，或将口角牵拉向上、下、外等不同方向。环形肌称口轮匝肌，收缩时关闭口裂。在面颊深部还有一对颊肌，紧贴口腔侧壁黏膜，可使唇、颊紧贴牙齿，帮助咀嚼和吸吮，还可外拉口角。

上述肌肉统称为口周围肌。

4. 鼻肌　不发达，可开大或缩小鼻孔。

（二）咀嚼肌

咀嚼肌是指运动颞下颌关节的肌肉，包括颞肌、咬肌、翼内肌和翼外肌。

1. 颞肌　呈扇形，起自颞窝，向下止于下颌骨的冠突，主要作用为上提下颌骨。

2. 咬肌　起自颧弓，止于下颌骨的咬肌粗隆，收缩时上提下颌骨。

3. 翼内肌　起自翼突，止于下颌角内面，可上提并向前运动下颌骨。

4. 翼外肌　起自蝶骨大翼下面和翼突，止于下颌颈，主要使下颌骨向前。两侧翼内肌、翼外肌交替收缩，可使下颌骨向左右移动，做研磨食物的动作。

二、颈部肌肉

颈是头与躯干之间的部分，在解剖上，将颈部划分为前、后两部分。在斜方肌前缘后方的部分为后部，称为项部；在斜方肌前缘前方的部分为前部，即普通所谓的颈部。在颈后部的肌肉，称为项部诸肌；在颈前部的肌肉，称为颈部诸肌。

颈部肌肉的起源比较复杂：起源于鳃弓的肌肉有下颌舌骨肌、二腹肌、茎突舌骨肌、颈阔肌、斜方肌和胸锁乳突肌；由躯干肌节腹侧部向上延伸的肌肉有肩胛舌骨肌、胸骨舌骨肌、胸骨甲状肌和甲状舌骨肌；起源于颈部肌腹侧部的肌肉有斜角肌和椎前肌；颈后部深层的肌肉是颈部肌节的固有肌。

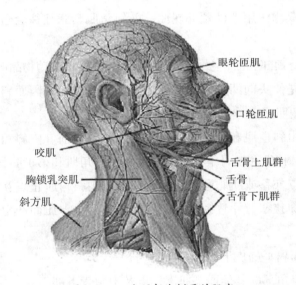

图 2-1-1　头颈部右侧面的肌肉

（一）颈部前方肌群

1. 胸锁乳突肌

起点：胸骨柄及锁骨的胸骨端。

止点：颞骨的乳突（平耳垂后方约 1 横指宽的地方）。

作用：一侧收缩使头向同侧倾斜，脸转向同侧；两侧收缩使头后仰。胸锁乳突肌有引起各种头痛的许多激发点，所有主诉头痛的患者都应该仔细检查胸锁乳突肌。所有改变体位引起头晕的患者都应该仔细检查胸锁乳突肌，在胸锁乳突肌的中下交接部位往往可触摸到明显的硬性结节，应该通过一定手段消除掉，以便缓解因体位改变所带来的头晕症状。

2. 斜角肌

（1）前斜角肌

起点：第 3-6 颈椎横突的前面。

止点：第 1 肋骨上缘的里面。

（2）中斜角肌

起点：第 2-6 颈椎横突的后面。

止点：第 1 肋骨上缘的外面。

（3）后斜角肌

起点：第 5-6 颈椎和第 7 颈椎横突的后面。

止点：第 2 肋骨的外侧面，有时也可至第 3 肋骨。

作用：使颈部侧屈。

前斜角肌——双侧作用帮助颈部屈曲。前斜角肌紧张往往会造成心慌胸闷、上肢麻木等。

后斜角肌——使颈部稳固，参与呼吸运动，在举高和搬动物品时也参与抬高胸廓。

斜角肌的作用是使头向两侧屈、旋转，也可抬高胸廓，因而斜角肌承受很大的张力，大部分人的斜角肌或多或少都存在一些问题。

胸廓出口：指由斜角肌和第 1 肋骨限定的区域，为前、中斜角肌和第 1 肋骨构成的三角形裂隙。臂丛神经和锁骨下动脉穿过前、中斜角肌和第 1 肋骨间隙。

前斜角肌的止点外移或肌肥厚、痉挛，或前、中斜角肌止点互相靠拢或交叉，均可使这一三角形裂隙狭窄，导致锁骨下动脉和臂丛各干卡压而产生一定临床症状，即胸廓出口综合征。

3. 颈阔肌　　薄而扁平的皮下肌肉。

起点：口角和口角部的其他面部肌肉，以及下颌骨下部。

止点：胸骨部前面的浅筋膜。

作用：牵拉口角向下、胸部皮肤向上，使颈部皮肤发紧（如惊恐时）。

（二）颈部后方肌群

1. 斜方肌

（1）上斜方肌

起点：上项线、项韧带和颈 1-5 的棘突。

止点：锁骨的外 1/3。

（2）中斜方肌

起点：第 3 颈椎至第 3 胸椎的棘突和韧带。

止点：肩胛骨肩峰和肩胛冈的上部。

（3）下斜方肌

起点：第 4-12 胸椎的棘突和韧带。

止点：肩胛冈中部结节。

作用：使肩胛骨向脊柱靠拢，上部肌束可上提肩胛骨，下部肌束使肩胛骨下降。

2. 头半棘肌、头最长肌和颈半棘肌 头半棘肌、头最长肌和颈半棘肌在提物和向前倾斜时参与支持头部。它们通常是超负荷工作并经常处于紧张状态。

起点：头半棘肌——枕骨的基底部。

头最长肌——恰好在头半棘肌的外侧。

颈半棘肌——第 2-5 颈椎的棘突。

止点：第 1-6 胸椎的横突。

作用：伸展头部、侧屈颈部、前倾时支撑头部。

3. 头夹肌、颈夹肌

起点：头夹肌——乳突和紧邻乳突的枕骨的一小部分。

颈夹肌——前两个或前三个颈椎横突的背面。

止点：第 3-6 胸椎的棘突。

作用：伸展颈部并使头向同侧转动。

4. 多裂肌和回旋肌 是椎骨深层的小肌肉，存在于脊柱的全部范围。它们的制约作用大于运动作用。在较大肌肉使脊柱弯曲时，它们防止个别的椎骨过度弯曲或旋转而脱位。在颈部的回旋肌是不明显的，而且不是每一个人都有。多裂肌跨越 2～4 个椎间关节，只旋转一个或多个关节。

作用：它们的主要功能是辅助大的肌肉。这些小的肌肉主要参与个别椎骨位置小的调整。

5. 枕骨下肌 包括头上斜肌、头下斜肌、头后大直肌、头后小直肌。

肌连接：头下斜肌连接前两个颈椎，其余的肌肉连接前两个颈椎和枕骨。

作用：伸展和旋转头部，使头向同侧倾斜。

6. 枕骨下三角 由枕骨下肌形成的三角（除了头后小直肌）称为枕骨下三角。枕骨下三角的肌肉与颈后部其他肌肉的问题可引起一些常见的头痛，它们的激发点不可能与覆盖在它们上面肌肉的激发点分开。

三、躯干肌肉

（一）背肌

位于躯干后面的肌群。肌的数目众多，分层排列，可分为浅、深两群。浅群主要为阔肌，如斜方肌、背阔肌、肩胛提肌和菱形肌，它们起自脊柱的不同部位，止于上肢带骨或肱骨。深群位于棘突两侧的脊柱沟内，可分为数层：浅层有夹肌，主要是长的竖脊肌；深层为节段性比较明显的短肌，能运动相邻的椎骨，也能加强椎骨间的连结。

1. 斜方肌　斜方肌位于项部和背上部的浅层，为三角形的阔肌，左右两侧合在一起呈斜方形，起自上项线、枕外隆凸、项韧带、第 7 颈椎和全部胸椎的棘突。上部的肌束斜向外下方，中部的平行向外，下部的斜向外上方，止于锁骨的外侧 1/3 部分、肩峰和肩胛冈。

作用：使肩胛骨向脊柱靠拢；上部肌束可上提肩胛骨；下部肌束使肩胛骨下降。如果肩胛骨固定，一侧肌收缩使颈向同侧屈、脸转向对侧，两侧同时收缩可使头后仰。

2. 背阔肌　背阔肌为全身最大的阔肌，位于背的下半部及胸的后外侧，以腱膜起自下 6 个胸椎的棘突、全部腰椎的棘突、骶正中嵴及髂嵴后部等处，肌束向外上方集中，以扁腱止于肱骨结节间沟底。

作用：使肱骨内收、内旋和后伸。当上肢上举被固定时，可引体向上。

3. 竖脊肌　竖脊肌（骶棘肌）为背肌中最长、最大的肌，纵列于躯干的背面、脊柱两侧的沟内，居上述 5 块肌肉的深部。起自骶骨背面和髂嵴的后部，向上分出三群肌束，沿途止于椎骨和肋骨，并到达颞骨乳突。

作用：使脊柱后伸和仰头。竖脊肌深部为短肌，有明显的节段性，连于相邻两个椎骨或数个椎骨之间，加强椎骨之间的连结和脊柱运动的灵活性。

4. 肩胛提肌

起点：第 1–4 颈椎的横突后结节。

止点：肩胛骨内上角（脊柱缘一侧，上角和肩胛冈之间）。

作用：提升和内收肩胛骨。

5. 菱形肌　位于斜方肌的中部深面，呈菱形，收缩时牵拉肩胛骨移向内上方。

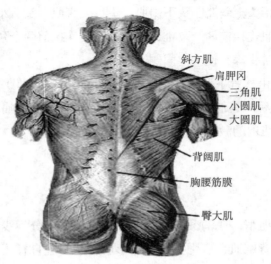

图 2-1-2　背部浅层肌肉

（二）胸肌

1. 胸大肌　胸廓前面，作用于上臂。可使肩关节内收、旋内和前屈，上肢固定时可上提躯干。

2. 前锯肌　有助臂上举的作用。

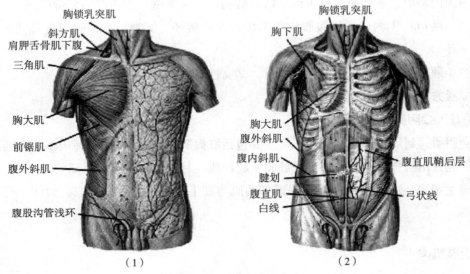

图 2-1-3　胸腹壁的肌肉

3. 肋间肌　包括肋间内肌和肋间外肌。肋间内肌收缩可助呼气，肋间外肌收缩可助吸气。

（三）膈肌

位于胸腹之间，包括周围的膈肌和中央的中心腱。膈肌收缩使胸腔扩大，有助吸气；膈肌舒张使胸腔缩小，有助呼气。膈上有三个裂孔，分别是食管裂孔、主动脉裂孔和腔静脉孔，三者分别有食管、主动脉和下腔静脉通过。

（四）腹肌

包括腹前壁的腹直肌和腹外侧壁的腹外斜肌、腹内斜肌、腹横肌等。

1. 腹直肌　腹正中线两侧，上宽下窄的长肌。

2. 腹外斜肌　腹前外侧壁扁肌，肌束由外上斜向内下（类似手插口袋）。

起点：起于下 8 肋外面。

止点：腹白线、髂嵴和腹股沟韧带。

作用：增加腹内压，使脊柱前屈、侧屈和旋转。

3. 腹内斜肌　腹外斜肌深面，肌束由外下呈扇形向内上。

4. 腹横肌　腹内斜肌深面，肌束呈水平方向。

5. 腹部局部结构

腹股沟管：位于腹股沟韧带内侧半上方，是肌及筋膜间的斜行裂隙，长 4～5cm，有四壁、两口。

（1）四壁：①前壁，主要由腹外斜肌腱膜构成。②后壁，由腹横筋膜构成。③上壁，由腹内斜肌及腹横肌弓状下缘、联合腱构成。④下壁，由腹股沟韧带构成。

（2）两口：①内口，称腹股沟管深环，也称腹环。②外口，称腹股沟管浅环，也称皮下环。

（3）通过结构：①男性有精索通过。②女性有子宫圆韧带通过。

6. 腰方肌　位于腹后壁。

（五）会阴肌

会阴肌是封闭小骨盆下口的肌，主要包括肛提肌、会阴浅深横肌和尿道括约肌等。

盆膈：由肛提肌与其上、下的筋膜一起构成，封闭小骨盆下口后部。

尿生殖膈：由会阴深横肌和尿道括约肌与其上、下筋膜共同构成，封闭小骨盆下口前部。

四、上肢肌肉

（一）上肢带肌

上肢带肌分布于肩关节周围，均起自上肢带骨，止于肱骨，能运动肩关节，并能增强关节的稳固性。

（二）臂肌

臂肌覆盖肱骨，以内侧和外侧两个肌间隔分隔。前群为屈肌，后群为伸肌。

1. 前群　包括浅层的肱二头肌和深层的肱肌、喙肱肌。

（1）肱二头肌呈梭形，起端有两个头，长头以长腱起自肩胛骨盂上结节，通过肩关节囊，经结节间沟下降；短头在内侧，起自肩胛骨喙突。两头在臂的下部合并成一个肌腹，并以一个腱止于桡骨粗隆。

作用：屈肘关节；当前臂处于旋前位时，能使其旋后。此外，还能协助屈上臂。

（2）喙肱肌在肱二头肌短头的后内方，起自肩胛骨喙突，止于肱骨中部的内侧骨面。

作用：协助上臂前屈和内收。

（3）肱肌位于肱二头肌下半部的深面，起自肱骨下半的前面，止于尺骨粗隆。

作用：屈肘关节。

2. 后群　肱三头肌起端有 3 个头，长头以长腱起自肩胛骨盂下结节，向下行经大、小圆肌之间；外侧头起自肱骨后面桡神经沟外上方的骨面；内侧头起自桡神经沟内下的骨面。向下 3 个头会合，以一个坚韧的腱止于尺骨鹰嘴。

作用：伸肘关节。长头可使上臂后伸和内收。

（三）前臂肌

前臂肌位于尺骨、桡骨的周围，分为前（屈肌）、后（伸肌）两群，大多数是长肌，跨过多个关节运动前臂和手，肌腹位于近侧，细长的腱位于远侧，所以前臂的上半部膨隆，而下半部逐渐变细。

1. 前群　位于前臂的前面和内侧面，包括屈肘、屈腕和腕的收展、屈指，以及前臂旋前的肌，共9块，分4层排列。

（1）浅层（第一层）有5块肌，自桡侧向尺侧依次为肱桡肌、旋前圆肌、桡侧腕屈肌、掌长肌、尺侧腕屈肌。

①肱桡肌：起自肱骨外上髁上方，向下止于桡骨茎突。

作用：屈肘关节。

其他4块以屈肌总腱起自肱骨内上髁及前臂深筋膜。

②旋前圆肌：起自肱骨内上髁上方，向前经肘关节前方向外下行走，止于桡骨中部的外侧面。

作用：屈肘关节，使肘关节及前臂旋前。

③桡侧腕屈肌：起自肱骨外上髁上方，以长腱止于第2掌骨底。

作用：屈肘、屈腕和腕外展。

④掌长肌：唯一的肌腱在屈肌支持带表面的手部屈肌。起于肱骨内上髁及前臂筋膜，下行止于手掌皮下的掌腱膜。肌腹很小而腱细长。

作用：屈腕和紧张掌腱膜。

⑤尺侧腕屈肌：起于肱骨内上髁、前臂筋膜和尺骨鹰嘴，止于豌豆骨。

作用：屈腕和使腕内收。

（2）第二层只有1块肌，即指浅屈肌。肌的上端为浅层肌所覆盖。起自肱骨内上髁、尺骨和桡骨前面。肌束往下移行为4条肌腱，通过腕管和手掌，分别进入第2~5指的屈肌腱鞘。每一个腱在近节指骨中部分为两脚，止于中节指骨体的两侧。

作用：屈近侧指骨间关节、屈掌指关节、屈腕和屈肘。

（3）第三层有2块肌，位于桡侧的拇长屈肌和位于尺侧的指深屈肌。

①拇长屈肌：起自桡骨前面和前臂骨间膜，以长腱通过腕管和手掌止于拇指远节指骨底。

作用：屈拇指掌指关节和指间关节。

②指深屈肌：起自尺骨的前面和前臂骨间膜，向下分成4个腱，经腕管入手掌，在指浅屈肌腱的深面分别进入第2~5指的屈肌腱鞘，在鞘内穿经指浅屈肌腱两脚之间，止于远节指骨底。

作用：屈第 2-5 指的远侧指间关节、近侧指间关节、掌指关节和屈腕。

（4）第四层为旋前方肌，是扁平四方形的小肌，位于桡骨、尺骨远端的前面，起自尺骨，止于桡骨。

作用：使前臂旋前。

2. 后群　共有 10 块肌，分为浅、深两层。

（1）浅层有 5 块肌，自桡侧向尺侧依次为桡侧腕长伸肌、桡侧腕短伸肌、指伸肌、小指伸肌和尺侧腕伸肌。这 5 块肌以一个共同的伸肌总腱起自肱骨外上髁。

①桡侧腕长伸肌：向下移行于长腱，经手背，止于第 2 掌骨底。作用是伸腕，使腕外展。

②桡侧腕短伸肌：在桡侧腕长伸肌的后内侧，止于第 3 掌骨底。作用是伸腕。

③指伸肌：肌腹向下移行为 4 条肌腱，经手背分别至第 2-5 指。在手背远侧部，掌骨头附近，4 条腱之间有腱间结合相连，各腱越过掌骨头达指背，向两侧扩展为扁的腱性结构，称指背腱膜。

④小指伸肌：肌腹细长，长腱经手背尺侧至小指，止于指背腱膜。作用是伸小指。

⑤尺侧腕伸肌：止于第 5 掌骨底。作用是伸腕，使腕内收。

（2）深层也有 5 块肌，从上外向下内依次为旋后肌、拇长展肌、拇短伸肌、拇长伸肌和示指伸肌。

①旋后肌：位置较深，起自肱骨外上髁和尺骨近段外侧，肌纤维向下外并向前包绕桡骨，止于桡骨上 1/3 的前面。作用为使前臂旋后。

其余 4 块肌均起自桡骨、尺骨和骨间膜的背面。

②拇长展肌：止于第 1 掌骨底。

③拇短伸肌：止于拇指近节指骨底。

④拇长伸肌：止于拇指远节指骨底。

⑤示指伸肌：止于示指的指背腱膜。

肩关节功能肌

主要由上肢带肌和臂肌中的肱二头肌、肱三头肌组成，覆盖肱骨与肩关节，形成前、后、外三群。

肘关节功能肌

主要由臂肌组成，覆盖肱骨与肘关节，形成前、后两群。前群包括肱二头肌、肱肌和喙肱肌，主要作用为屈肘；后群主要是肱三头肌，主要作用为伸肘。

另有两块旋转肌，分别是旋前圆肌，主司肘关节及前臂旋前；旋后肌，主司前臂与肘关节旋后。

表 2-1-1 上肢关节肌肉的作用

	名称	起点	止点	作用
肩关节肌群	三头肌	锁骨外侧端、肩峰和肩胛冈	肱骨三角肌粗隆	肩关节外展，前、后部肌束使关节屈与旋内、伸与旋外
	冈上肌	肩胛骨冈上窝	肱骨大结节最上方	肩关节外展
	冈下肌	肩胛骨冈下窝	肱骨大结节中部	肩关节旋外并内收
	小圆肌	肩胛骨外侧缘背面	肱骨大结节下部	肩关节旋外并内收
	大圆肌	肩胛骨下角背面	肱骨小结节嵴	肩关节内收、旋内和后伸
	肩胛下肌	肩胛下窝	肱骨小结节	肩关节内收、旋内和后伸
	肱三头肌	肩胛骨盂下结节，桡神经外上、内下骨面	尺骨鹰嘴	伸肘关节、肩关节后伸和内收
	肱二头肌	肩胛骨盂上结节和喙突	桡骨粗隆、前臂筋膜	肩关节屈，屈肘关节和前臂旋后
	喙肱肌	肩胛骨喙突	肱骨中部内侧	肩关节屈和内收
前臂肌群	肱桡肌	肱骨外上髁上方	桡骨茎突	屈肘
	旋前圆肌	肱骨内上髁上方、前臂筋膜和尺骨冠突	桡骨中部外侧面	屈肘，前臂旋前
	桡侧腕屈肌	肱骨内上髁	第 2 掌骨底前面	屈肘、屈腕和腕外展
	掌长肌	肱骨内上髁和前臂筋膜	掌腱膜	屈腕、紧张掌腱膜
	尺侧腕屈肌	肱骨内上髁和前臂筋膜	豌豆骨	屈腕、腕内收
	指浅屈肌	肱骨内上髁、尺骨和桡骨前面筋膜	2-5 指中节指骨体两侧	屈腕、屈掌指关节和屈近侧指间关节
	指深屈肌	尺骨前面和前臂骨间膜	2-5 指远节指骨底	屈腕、屈掌指关节和第 2-5 近、远侧指骨间关节
	拇长屈肌	桡骨中部前面和前臂骨间膜前面	拇指远节指骨底	屈拇指掌指关节和指间关节
	旋前方肌	尺骨远端前面	桡骨远端前面	前臂旋前

表 2-1-2　作用于上肢各主要关节的肌肉及其神经支配

	功能	主要作用肌（支配神经）	辅作用肌（支配神经）
肩关节	屈	三角肌前部（腋神经） 胸大肌锁骨部（胸外侧神经） 喙肱肌（肌皮神经）	肱二头肌（肌皮神经）
	伸	背阔肌（胸背神经） 三角肌后部（腋神经）	大圆肌（下肩胛下神经） 肱三头肌长头（桡神经）
	外展	三角肌（腋神经） 冈上肌（肩胛上神经）	
	内收	胸大肌（胸内、外侧神经） 背阔肌（胸背神经） 大圆肌（下肩胛下神经）	三角肌前、后部（腋神经） 喙肱肌（肌皮神经） 肱三头肌长头（桡神经）
	外旋	冈下肌（肩胛上神经） 小圆肌（腋神经）	三角肌后部（腋神经）
	内旋	肩胛下肌（肩胛下神经）	三角肌前部（腋神经） 大圆肌（下肩胛下神经） 胸大肌（胸内、外侧神经） 背阔肌（胸背神经）
肘关节	屈	肱二头肌（肌皮神经） 肱桡肌（桡神经）	旋前圆肌（正中神经） 桡侧腕长伸肌（桡神经）
	伸	肱三头肌（桡神经）	肘肌（桡神经）
桡尺关节	旋前	旋前圆肌（正中神经） 旋前方肌（正中神经）	肱桡肌（桡神经） 桡侧腕屈肌（正中神经） 掌长肌（正中神经）
	旋后	旋后肌（桡神经） 肱二头肌（肌皮神经）	肱桡肌（桡神经） 桡侧腕长伸肌（桡神经）
腕关节	屈	桡侧腕屈肌（正中神经） 尺侧腕屈肌（尺神经） 掌长肌（正中神经）	指浅层肌（正中神经） 指深层肌（正中神经及尺神经） 拇长屈肌（正中神经）
	伸	桡侧腕长伸肌（桡神经） 桡侧腕短伸肌（桡神经） 尺侧腕伸肌（桡神经）	指伸肌（桡神经） 示指伸肌（桡神经） 小指伸肌（桡神经） 拇长伸肌（桡神经）

续表

	功能	主要作用肌（支配神经）	辅作用肌（支配神经）
腕关节	外展	拇长展肌（桡神经） 拇短伸肌（桡神经）	桡侧腕长伸肌（桡神经） 桡侧腕短伸肌（桡神经） 桡侧腕屈肌（正中神经） 拇长伸肌（桡神经）
	内收	尺侧腕伸肌（桡神经） 尺侧腕屈肌（尺神经）	

五、手部肌肉

运动手指的肌，除来自前臂的长肌（手外在肌）以外，还有位于手掌部止于手指的手肌（手内在肌），手肌分为外侧、中间和内侧3群。

（一）外侧群

较为发达，在手掌拇指侧形成一隆起，称鱼际，有4块肌，分浅、深两层排列。

1.拇短展肌位于浅层外侧。

2.拇短屈肌位于浅层内侧。

3.拇对掌肌位于拇短展肌的深面。

4.拇收肌位于拇对掌肌的内侧。

上述4肌作用，可使拇指做展、屈、对掌和内收等动作。

（二）内侧群

在手掌小指侧形成一隆起，称小鱼际，有3块肌，也分浅、深两层排列。

1.小指展肌位于浅层内侧。

2.小指短屈肌位于浅层外侧。

3.小指对掌肌位于上述两肌深面。

上述3肌可使小指做屈、外展和对掌等动作。

（三）中间群

位于掌心，包括4块蚓状肌和7块骨间肌。

1.蚓状肌 为4条细束状小肌，起自指深屈肌腱桡侧，经掌指关节的桡侧至第2-5指的背面，止于指背腱膜。

作用：屈掌指关节，伸指骨间关节。

2.骨间掌侧肌 3块，位于第2-5掌骨间隙内，起自掌骨，分别经第2指尺侧第4、5指桡侧，止于指背腱膜。

作用：使第2、4、5指向中指靠近（内收）。

3. 骨间背侧肌 4块，位于掌骨间隙背侧，均以两个头起自相邻掌骨，止于第 2 指桡侧，第 3 指桡、尺侧及第 4 指的尺侧指背腱膜。

作用：以中指的中线为中心外展第 2、3、4 指。由于骨间肌也绕至第 2-5 指背面，止于指背腱膜，故能协同蚓状肌屈掌指关节、伸指骨间关节。

六、下肢肌肉

（一）髋肌

髋肌为运动髋关节的肌，主要起自骨盆的内面和外面，跨过髋关节，止于股骨上端，按其所在的部位和作用可分为前、后两群。

1. 前群

（1）髂腰肌：由腰大肌和髂肌组成。腰大肌起自腰椎体侧面和横突。髂肌呈扇形，位于腰大肌的外侧，起自髂窝。两肌向下会合，经腹股沟韧带深面止于股骨小转子。

作用：使大腿前屈和旋外。下肢固定时，可使躯干和骨盆前屈。

（2）阔筋膜张肌：位于大腿上部前外侧，起自髂前上棘，肌腹在阔筋膜两层之间，向下移行于髂胫束，止于胫骨外侧髁。

作用：使阔筋膜紧张并屈髋。

2. 后群 主要位于臀部，故又称臀肌，有 7 块。

（1）臀大肌：位于臀部浅层，大而肥厚，形成特有的臀部隆起，覆盖臀中肌下半部及其他小肌。起自髂骨翼外面和骶骨背面，肌束斜向下外，止于髂胫束和股骨的臀肌粗隆。

作用：使大腿后伸和旋外。下肢固定时，能伸直躯干，防止躯干前倾，是维持人体直立的主要肌之一。

（2）臀中肌：位于臀大肌的深面。

（3）臀小肌：位于臀中肌的深面。臀中、小肌都呈扇形，皆起自髂骨翼外面，肌束向下集中形成短腱，止于股骨大转子。

作用：两肌均使大腿外展，前部肌束能使髋关节旋内，而后部肌束则使髋关节旋外。

（4）梨状肌：起自盆内骶骨前面，经坐骨大孔达臀部，止于股骨大转子。

作用：外展、外旋髋关节。

（5）闭孔内肌：起自闭孔膜内面及其周围骨面，肌束向后集中成为肌腱，由坐骨小孔出骨盆转折向外，此肌腱的上、下各有一块小肌，分别为上孖肌、下孖肌，与闭孔内肌腱一起止于转子窝。

作用：使髋关节旋外。

（6）股方肌：起自坐骨结节，向外止于转子间嵴。

作用：使大腿旋外。

（7）闭孔外肌：起自闭孔膜外面及其周围骨面，经股骨颈的后方，止于转子间窝。

作用：使大腿旋外。

（二）大腿肌

1. 前群　有缝匠肌和股四头肌。

（1）缝匠肌：是全身最长的肌，呈扁带状，起于髂前上棘，经大腿的前面斜向内下，止于胫骨上端的内侧面。

作用：屈髋关节和屈膝关节，并使已屈的膝关节旋内。

（2）股四头肌：是全身最大的肌，有4个头。股直肌起自髂前下棘；股内侧肌和股外侧肌分别起自股骨粗线内、外侧唇；股中间肌位于股直肌的深面，在股内、外侧肌之间，起自股骨体的前面。4个头向下形成一强腱，包绕髌骨的前面和两侧，向下延为髌韧带，止于胫骨粗隆。

作用：是膝关节强有力的伸肌，股直肌还可屈髋关节。

2. 内侧群　有5块肌，位于大腿的内侧，分层排列。起自闭孔周围的耻骨支、坐骨支和坐骨结节等处。

（1）耻骨肌：长方形短肌，位于髂腰肌的内侧，长收肌的外侧。

（2）长收肌：三角形扁肌，在耻骨肌的内侧。

（3）股薄肌：带状长肌，在最内侧。

（4）短收肌：近似三角形的扁肌，在耻骨肌和长收肌后面。

（5）大收肌：为内侧群最宽大的三角形肌，在上述肌的深面。

除股薄肌止于胫骨上端的内侧外，其他各肌都止于股骨粗线，大收肌还有一腱止于股骨内上髁上方的收肌结节，此腱与股骨之间有一裂孔，称为收肌腱裂孔，有大血管通过。

3. 后群　后群有股二头肌、半腱肌和半膜肌，均跨越髋关节和膝关节，常总称之为"腘绳肌"。

（1）股二头肌：位于股后外侧，有长、短两个头。长头起自坐骨结节，短头起自股骨粗线，两头合并后，以长腱止于腓骨头。

（2）半腱肌：位于股后的内侧，肌腱细长，几乎占肌的一半。与股二头肌长头一起起自坐骨结节，止于胫骨上端的内侧。

（3）半膜肌：在半腱肌的深面，以扁薄的腱膜起自坐骨结节，腱膜几乎占肌的一半，肌的下端以腱止于胫骨内侧髁的后面。

（三）小腿肌

小腿肌分为3群：前群在骨间膜的前面，后群在骨间膜的后面，外侧群在腓骨的外侧面。

1. 前群

（1）胫骨前肌：起自胫骨外侧面，肌腱向下经踝关节前方，至足的内侧缘，止于内侧楔骨和第 1 跖骨底。

作用：伸踝关节（足背屈），足内翻。

（2）趾长伸肌：起自腓骨内侧面的上 2/3 和小腿骨间膜，向下至足背分为 4 条腱，至第 2-5 趾背移行为趾背腱膜，止于中节和远节趾骨底。由此肌另外分出一腱，经足背外侧止于第 5 趾骨底，称为第 3 腓骨肌。

作用：伸踝关节，伸第 2-5 趾，足外翻。

（3）踇长伸肌：位于胫骨前肌和趾长伸肌之间，起自腓骨内侧面下 2/3 和骨间膜，止于踇趾远节趾骨底。作用为伸踝关节、伸踇趾。

2. 外侧群 外侧群为腓骨长肌和腓骨短肌，两肌皆起自腓骨的外侧面，腓骨长肌起点较高，并覆盖腓骨短肌。

两肌的腱经外踝的后面转向前，在跟骨外侧面分开，短肌腱向前止于第 5 跖骨粗隆，长肌腱绕至足底，斜行至足的内侧，止于内侧楔骨和第 1 跖骨底。

3. 后群

（1）浅层有强大的小腿三头肌，两个浅表的头称腓肠肌，腓肠肌的内、外侧头起自股骨内、外侧髁的后面，两头相合，约在小腿中点移行为腱，位置较深的一个头是比目鱼肌，起自腓骨后面的上部和胫骨的比目鱼肌线，向下移行为肌腱，与腓肠肌的肌腱合成人体最粗大的跟腱，止于跟骨。

作用：屈踝关节（跖屈）和屈膝关节。在站立时，能固定踝关节和膝关节，以防止身体向前倾斜。

（2）深层有 4 块肌，腘肌在上方，另 3 块在下方。

①腘肌：斜位于腘窝底，起自股骨外侧髁的外侧部分，止于胫骨的比目鱼肌线以上的骨面。

作用：屈膝关节并使小腿旋内。

②趾长屈肌：位于胫侧，起自胫骨后面，长腱经内踝后方至足底，在足底分为 4 条肌腱，止于第 2-5 趾的远节趾骨底。

作用：屈踝关节（跖屈）和屈第 2-5 趾。

③踇长屈肌：起自腓骨后面，长腱经内踝之后至足底，止于踇趾远节趾骨底。

作用：屈踝关节（跖屈）和屈踇趾。

④胫骨后肌：位于趾长屈肌和踇长屈肌之间，起自胫骨、腓骨和小腿骨间膜的后面，长

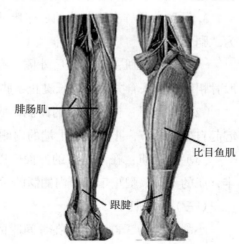

腓肠肌

比目鱼肌

跟腱

图 2-1-4

腱经内踝之后到足底内侧，止于舟骨粗隆和内侧、中间及外侧楔骨。

作用：屈踝关节（跖屈）和使足内翻。

七、足部肌肉

分为足背肌和足底肌。足背肌较薄弱，包括伸踇趾的踇短伸肌和伸第 2~5 趾的趾短伸肌，位于趾长伸肌腱深面。足底肌的配布和作用与手掌肌相似，亦分为内侧群、中间群和外侧群，但没有与拇指和小指相当的对掌肌。

1. 内侧群为运动踇趾的小肌。有 3 块，浅层有踇展肌、踇短屈肌；深层有踇收肌。

2. 中间群由浅至深排列为趾短屈肌、跖方肌、4 条蚓状肌、3 块骨间足底肌和 4 块骨间背侧肌。

3. 外侧群为运动小趾肌，有小趾展肌和小趾短屈肌。

第二节　韧带与肌腱

一、韧带

（一）肩关节韧带

1. 盂肱韧带是最重要的肩关节静力稳定装置，过去认为盂肱中韧带对肩关节稳定性作用最重要。

2. 喙肩韧带起自肩峰前缘，向前下方走行，止于喙突后面，与肩峰、喙突共同构成喙肩弓。喙肩韧带分为 5 种类型：Y 形、长方形、梯形、多束形和 V 形，一般以 Y 形居多。

（二）肘关节韧带

1. 桡侧副韧带位于关节囊的桡侧，由肱骨外上髁向下扩展，止于桡骨环状韧带。

2. 尺侧副韧带位于关节囊的尺侧，由肱骨内上髁向下呈扇形扩展，止于尺骨滑车切迹内侧缘。

3. 桡骨环状韧带位于桡骨环状关节面的周围，两端附着于尺骨桡切迹的前、后缘，与尺骨桡切迹共同构成一个上口大、下口小的骨纤维环来容纳桡骨头，防止桡骨头脱出。

当肘关节伸直时，肱骨内、外上髁与尺骨鹰嘴尖恰位于一条直线上，屈肘时则形成以鹰嘴尖为顶角的等腰三角形，临床上常以此鉴别肘关节脱位或肱骨髁上骨折。肘关节在伸直的情况下若受暴力，如跌倒时一侧手掌着地，使肱骨下端向前移位、尺骨鹰嘴则向后移，形成肘关节后脱位。当肘关节伸直，前臂处于旋后位时，上臂与前臂并不在一条直线上，前臂的远侧端偏向外侧，二者之间形成一向外开放的钝角，称为提携角。关节囊附着于各关节面附近的骨面上，肱骨内、外上髁均位于囊外。关节囊前后松弛薄弱，两侧紧张增厚，形成侧副韧带。尺侧副韧带呈三角形，起自肱骨内上髁，呈放射状止于尺骨半月切迹的边缘，有防止肘关节侧屈的作用。桡侧副韧带也呈三角形，附于肱骨外上髁与桡骨环状韧带之间。此外，在桡骨头周围有桡骨环状韧带，附着于尺骨的桡骨切迹的前后缘，此韧带同切迹一起形成一个漏斗形的骨纤维环，包绕桡骨头，可以防止桡骨小头脱出。4 岁以下的幼儿，桡骨头发育不全，且环状韧带较松弛，故当肘关节伸直位牵拉前臂时，易发生桡骨头半脱位。

（三）腕关节的韧带

包括掌侧韧带、背侧韧带、内在骨间韧带。

（四）脊柱韧带

1. 前纵韧带　前纵韧带是位于脊柱腹侧面的强壮纤维束，起自颅骨，止于骶骨。在颈椎，前纵韧带最狭窄，呈条索状附着于寰枢椎和其间的关节囊，其在腰部最为发达。其纤维分 3 层，浅层纤维跨越 4～5 个椎体，中层纤维跨越 2～3 个椎体，而深层纤维仅跨越一个椎间隙，这使椎体和椎间盘紧密连在一起，但与纤维环的连接较松散。前纵韧带骨化最早，多发于颈部。

2. 后纵韧带　后纵韧带位于椎体的后部，在椎管内，起于枢椎，止于骶骨，中部纤维从上而下逐渐变窄，其典型的特征是呈节段性的纺锤外形。在椎弓根之间，尤其在下胸椎和腰椎为一个厚的连接带，与椎体和后部不粘连，与椎体背侧的凹形相适应。后纵韧带分为两层，浅层纤维较长，跨越数个椎体；深层纤维连接两个相邻的椎体。其外侧扩展沿椎间盘背侧走行，并穿过椎间孔。深层纤维的扩展与椎间盘有密切的关系。

3. 黄韧带　黄韧带呈节段性，位于上下椎弓板之间，犹如屋瓦相互叠盖。在人体所有韧带中，黄韧带的弹力纤维含量最高，因此外观呈黄色。黄韧带参与组成椎管后壁，其下缘附着于下一椎板的上缘和后上表面，以及关节突的前内侧，而上缘则附着于上一椎板的下缘，略向前倾斜，这样使椎管的后壁非常光滑。从后面观，黄韧带分为左右对称两部分，在中线与棘间韧带相互融合，而在中线处几乎每一水平都有小静脉穿过，从而使硬膜囊外静脉与椎外静脉相交通。黄韧带的外侧一直扩展到椎间孔并构成其后壁，并于椎间孔的外侧与关节突、关节囊融合。一般将黄韧带分为椎板间部分和关节囊部分。椎板间部的弹力纤维按头尾走向多为纵行排列，而腰椎段则为斜向排列。

4. 棘间韧带　棘间韧带左右各一，连于下位关节突、椎板、棘突上缘和上椎板下缘之间，棘间部分两片相贴合，其间前部可有裂隙，向前两者分开，贴于黄韧带后面。棘间韧带只有防止脊柱过屈的功能。腰部每个节段的棘间韧带都是一个由竖脊肌腱、腰背筋膜和韧带构成的复合体，其韧带部分可视为肌腱向下位椎体的延伸。所以，棘间韧带是腰部伸屈调节结构的一个组成部分，直接参与了伸屈运动过程而非机械的节制。

5. 髂腰韧带 髂腰韧带分为前后两部分。前部分薄弱，向外延伸止于髂嵴后 1/3 内侧缘，并在腰方肌外侧缘与髂骨骨膜相延续。该部分韧带在髂窝侧形成一凹向前下方的腱性游离缘，该游离缘与髂肌有少量脂肪组织间隔。在横突中部，该韧带部分纤维束向下止于骶骨翼并与骶髂前韧带相融合，此即骶腰韧带。髂腰韧带前部向上与腰方肌前部筋膜或腱膜相连接，髂腰韧带、腰骶韧带、第 5 腰椎椎体及横突与骶骨翼共同围成骨–韧带隧道，内有第 5 腰神经通过。髂腰韧带后部坚韧且短而宽厚，起于第 5 腰椎横突后上面及末端，呈扇形止于髂后上棘内侧骨面，其止点范围较广泛，呈三角形或椭圆形。

（五）下肢韧带

1. 髋关节周围韧带 髋关节的关节囊厚而紧张，周围有韧带加强，主要是前面的髂股韧带，长而坚韧，上方附于髂前下棘的下方，呈人字形，向下附于股骨的转子间线。髂股韧带可限制大腿过度后伸，对维持直立姿势具有重要意义。囊内有股骨头韧带，股骨头韧带为关节腔内的扁纤维束，主要起于髋臼横韧带，止于股骨头凹。韧带有滑膜被覆，内有血管通过。一般认为，此韧带对髋关节的运动并无限制作用。此外，关节囊下部有耻骨囊韧带增强，可限制大腿过度外展及旋外。关节囊后部有坐骨囊韧带增强，有限制大腿旋内的作用。关节囊的纤维层呈环形增厚，环绕股骨颈的中部，称为轮匝带，能约束股骨头向外脱出，此韧带的纤维多与耻骨囊韧带及坐骨囊韧带相编织，而不直接附在骨面上。髋臼周缘有关节唇，可加大加深关节窝，包裹整个股骨头和股骨颈大部分。

2. 膝关节的辅助结构

（1）半月板：由 2 个纤维软骨板构成，垫在胫骨内、外侧髁关节面上，半月板外缘厚、内缘薄。内侧半月板呈"C"字形，前端窄、后部宽，外缘中部与关节囊纤维层和胫侧副韧带相连。外侧半月板呈"O"字形，外缘的后部与腘绳肌腱相连。有加深关节窝、缓冲震动和保护膝关节的功能。

（2）翼状襞：在关节腔内，位于髌骨下方的两侧，含有脂肪的皱襞，填充关节腔。具有增大关节稳固性、缓冲震动的功能。

（3）髌上囊和髌下深囊：位于股四头肌腱与骨面之间。可减少腱与骨面之间的相互摩擦。

（4）加固关节的韧带

①前后交叉韧带：位于关节腔内，分别附着于股骨内、外侧髁与胫骨髁间隆起。可防止股骨和胫骨前后移位。

②腓侧副韧带：位于膝关节外侧稍后方。起于股骨外上髁，止于腓骨小头。可从

外侧加固和限制膝关节过伸。

③胫侧副韧带：位于膝关节的内侧偏后方。起于股骨内上髁，止于胫骨内侧髁。可从内侧加固和限制膝关节过伸。

④髌韧带：位于膝关节的前方，为股四头肌腱延续部分。起于髌骨，止于胫骨粗隆。可从前方加固和限制膝关节过度屈曲。

3. 小腿支持带

（1）伸肌上支持带（小腿横韧带）：在小腿下端的前面，附着于胫骨前嵴和腓骨下端之间，由小腿筋膜横行纤维增厚构成，宽约 2.5cm，其上、下界限不明显。

（2）伸肌下支持带（小腿十字韧带）：位于伸肌上支持带的远侧，在踝关节的前面呈"Y"形。其外侧端附着于跟骨前部，内侧端分为上、下两支，上支附着于内踝，下支附着于第 1 楔骨。此韧带向深面发出纤维隔连于跗骨，形成三个骨纤维管。内侧管容纳胫骨前肌腱；中间管有姆长伸肌腱，足背动、静脉和腓深神经通过；外侧管容纳趾长伸肌腱和第 3 腓骨肌腱。以上诸肌腱经支持带深面时均有腱鞘包绕。

（3）腓骨肌支持带为外踝后外侧的深筋膜增厚而成，依其附着部位可分为两部分。

①腓骨肌上支持带：附着于外踝与跟骨外侧面之间，约束腓骨长、短肌腱于外踝后方。

②腓骨肌下支持带：附着于跟骨前外侧部与伸肌下支持带外侧端之间，并与伸肌下支持带相续，将腓骨长、短肌约束于跟骨外侧面。

4. 骨盆各骨间的连结

（1）骶髂关节：由两骨的关节面组成，特点是关节面凹凸不平，关节囊厚而紧张，周围有宽厚的骶髂骨韧带连接韧带加强。

（2）骶结节韧带、骶棘韧带：起于骶尾骨的侧缘，止于坐骨结节、坐骨棘。它们与坐骨大小切迹围成坐骨大孔和坐骨小孔。

（3）耻骨联合：左右耻骨联合面借耻骨间盘相连。

（4）闭孔膜：DCT 膜，外侧上方有闭膜管。

（5）骶尾关节：活动性较大，分娩时可后移 2cm，使骨盆出口径线增大。

（6）股骨头的中央稍下方有一小凹，为股骨头凹，是股骨头韧带的附着处。股骨头外下方较细的部分称股骨颈。股骨颈与股骨体的夹角称颈干角。内上髁的上方有一三角形突起，称作骨收肌结节，为内收肌腱附着处。

（六）足关节

1. 距小腿关节（踝关节）　由踝关节面和距骨组成，关节囊前后壁松弛，两侧有韧带加强（内侧为胫侧副韧带，外侧薄弱），可做背屈（伸）、跖屈（伸）运动。其特点是关节囊前后较薄，两侧较厚，并有韧带加强。胫侧副韧带为一强韧的三角形韧带，又名三角韧带，位于关节的内侧。距小腿关节起自内踝，呈扇形向下止于距骨、跟骨、舟骨。

由于附着部不同，由后向前可分为四部：距胫后韧带、跟胫韧带、胫舟韧带和位于其内侧的距胫前韧带。胫侧副韧带主要限制足的背屈，前部纤维则限制足的跖屈。腓侧副韧带位于关节的外侧，从前往后有距腓前、跟腓、距腓后三条独立的韧带，连结于外踝与距骨、跟骨之间。距腓后韧带可防止小腿骨向前脱位。当足过度跖屈内翻时，易损伤距腓前韧带及跟腓韧带。

踝关节属滑车关节，可沿通过横贯距骨体的冠状轴做背屈及跖屈运动。足尖向上，足与小腿间的角度小于90°为背屈；反之，足尖向下，足与小腿间的角度大于90°为跖屈。在跖屈时，足可做一定范围的侧方运动。

2. 跗骨间关节　关节囊厚而紧张，韧带发达，与踝关节联合完成足内翻（足底朝向内侧）、足外翻（足底朝向外侧），其中跟骰关节、距跟舟关节联合构成跗横关节，呈"S"形。

3. 跗跖关节

4. 跖趾关节

5. 趾关节

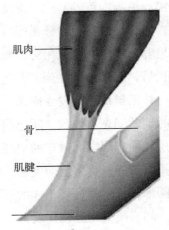

肌肉———

骨———

肌腱———

图 2-2-1

二、肌腱

肌腱是肌腹两端的索状或膜状致密结缔组织，便于肌肉附着和固定。一块肌肉的肌腱分附在两块或两块以上的不同骨上，通过肌腱的牵引作用才能使肌肉的收缩带动不同骨的运动。每一块骨骼肌都分成肌腹和肌腱两部分。肌腹由肌纤维构成，色红质软，有收缩能力；肌腱由致密结缔组织构成，色白较硬，没有收缩能力，可将骨骼肌附着于骨骼。长肌的肌腱多呈圆索状。阔肌的肌腱阔而薄，呈膜状，又称腱膜。此处的肌腹即为平常所说的红肌，而肌腱即为白肌。

（一）基本结构

肌腱由纵行排列的胶原纤维及散在分布的梭形腱细胞构成。胶原纤维呈线形、螺旋形或交叉方式走行，由纤维细胞基质——腱内膜分隔成束，其浅层被覆一单层细胞腱鞘，与肌腱的血管系膜或腱系膜相融合，在腱系膜中有动脉存在。在跨关节活动弧的凹侧，腱鞘纤维滑车防止肌腱收缩时偏移运动中心轴线，以产生更大的活动度。滑车有时可呈不同程度的纤维软骨化生，产生硫酸黏多糖，并可见与关节软骨内排列方式相似的散在分布的许多小胶原纤维。

肌腱的血供主要由以下几方面构成。

1. 肌腱—肌腹移行部有较多血管进入肌腱。

2.肌腱附丽部邻近骨或骨膜的血管有少数分支进入肌腱。

3.在无鞘包裹的部位，血供来自腱周组织。

4.有滑液鞘包裹的部位，腱的血管通过腱系膜分布于肌腱。

（二）**细胞生物学**

肌腱细胞是肌腱的基本功能单位，它合成和分泌胶原等细胞外基质，维持肌腱组织的新陈代谢。肌腱细胞是一种分化程度很高的细胞，在体外培养条件下，增殖相对缓慢，尤其是经过多次传代后，肌腱细胞甚至丧失进入增殖期的能力。

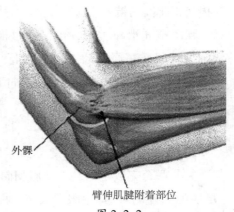

外髁

臂伸肌腱附着部位

图 2-2-2

1. 肌腱细胞的发生来源　肌腱细胞起源于胚胎时期的间充质细胞。间充质是胚胎期填充在外胚层和内胚层之间散在的中胚层组织。间充质细胞呈星形，有许多胞质突起。电镜下核较大，呈卵圆形，核仁明显，相邻的细胞突起彼此连接成网。间充质细胞分化程度低，有很强的分裂分化能力。

2. 生物力学对肌腱细胞的影响　肌腱是连接骨骼肌肌腹与骨骼之间的单轴致密胶原纤维结缔组织束，是弹性小、寡血管的组织，用于传导肌腹收缩所产生的力，牵引骨骼使之产生运动。肌腱本身不具有收缩能力，但具有很强的耐压抗张力和抗摩擦的能力。因此，力学刺激必然对肌腱细胞的生物学特性产生很大的影响。力学信号可刺激细胞表面的牵张受体和黏附位点，导致一系列瀑布效应，从而改变细胞周围的营养成分、氧气分布等。还可改变细胞内的第二信使 NO^- 或 Ca^{2+} 浓度，直接或间接影响细胞因子 mRNA 的表达，从而影响基质蛋白的合成。

（三）**肌腱相关疾病常识**

腱鞘炎、肌腱炎和腱鞘囊肿都是运动系统慢性疾病，常见于手工操作者、运动员和家庭妇女等。肌腱和腱鞘是人体运动系统的两种重要结构，二者的关系犹如剑和鞘。正常生理情况下，腱鞘除保证肌腱有效滑动外，还能分泌少量滑液以营养肌腱。

腱鞘炎是肌腱在腱鞘内长时间机械性摩擦而引起的慢性无菌性炎症，其病理改变主要是腱周组织出现炎性细胞。肌腱炎则是一种肌腱本身的退行性疾病，其病理改变主要是组成肌腱的胶原纤维发生退变，常与年老、纤维损伤和血液损伤有关。至于腱鞘囊肿，则是一种发生于手和足部的良性肿块，关于其发病机制，多数学者认为是关节囊或腱鞘中多余的结缔组织发生黏液样变性所形成。常见有屈指肌腱腱鞘炎、桡骨茎突狭窄性腱鞘炎、肱二头肌长头腱鞘炎、腱鞘囊肿等。

当肌腱与骨完全粘连时，粘连区远侧一个或几个关节特定的主动活动丧失；由于粘连的肌腱会起到如马勒一样的作用，因此，特定的被动活动也会受限。例如，如果指深屈肌腱粘连在近节指骨上，该指远侧的两个指间关节就不能通过指深屈肌腱完成主动屈曲，但近侧指间关节可通过指浅屈肌腱完成主动屈曲动作。掌指关节也可通过指浅、深屈肌腱及手内在肌的共同作用完成主动屈曲。指深屈肌腱与近节指骨粘连时，还会限制远侧两个关节被动或主动的完全伸直；此时被动屈曲近侧指间关节可使远侧指间关节的主动背伸增加；同样，通过被动屈曲远侧指间关节，也可使近侧指间关节的主动背伸增加。由于肌腱粘连，腕关节背伸时可引起掌指关节的屈曲。

第三节　关节与软骨

一、上肢骨连接

上肢骨的连接包括上肢带骨的连接和自由上肢骨的连接。上肢带骨中，锁骨的内侧端与胸骨连接而成的胸锁关节是上肢骨与躯干骨之间的唯一关节，而肩胛骨则只由肌肉将之附于躯干骨上，所以上肢的运动较灵活且范围也较大。上肢骨的连接主要包括肩、肘、桡腕及手部的关节。

（一）上肢带骨的连接

1. 胸锁关节　胸锁关节由锁骨的胸骨关节面与胸骨柄的锁骨切迹及第1肋软骨的上面共同构成。关节囊附着于关节的周围，前后面较薄，上下面略厚，周围有韧带增强。关节面略呈鞍状，关节腔内有一近似圆形的关节盘，将关节腔分为内下和外上两部分。胸锁关节可做各个方向的微动运动，体现为锁骨外侧端的上提、下降和前后运动；此外，尚能做轻微的旋转运动。

2. 肩锁关节　肩锁关节由肩胛骨肩峰关节面与锁骨肩峰端关节面构成。关节囊较松弛，附着于关节面的周缘。另有连接于肩胛骨喙突与锁骨下面的喙锁韧带（斜方韧带、锥状韧带）加固。肩锁关节属平面关节，可做各方向的微动运动。

3. 喙肩韧带　连结于喙突与肩峰之间，形成喙肩弓架于肩关节上方，可防止肱骨头向内上方脱位。

（二）肩关节

肩关节由肩胛骨的关节盂和肱骨头构成，属球窝关节。关节盂周缘有纤维软骨环构成的盂缘附着，加深了关节窝。肱骨头的关节面较大，关节盂的面积仅为关节头的1/3或1/4，因此，肱骨头的运动幅度较大。关节囊薄而松弛，下壁尤甚，附着于关节盂的周缘，上方将盂上结节包于囊内，下方附着于肱骨的解剖颈。关节囊的滑膜层包被肱二头肌长头腱，并随同该肌腱一起突出于纤维层外，位于结节间沟内，形成肱二头肌长头腱腱鞘。肩关节周围的韧带少且弱，在肩关节的上方，有喙肱韧带连结于喙突与肱骨头大结节之间。盂肱韧带自关节盂周缘连结于肱骨小结节及解剖颈的下方。

肩关节为全身最灵活的球窝关节，可做屈、伸、收、展、旋转及环转运动。加之肱骨头与关节窝的面积差度大、关节囊薄而松弛等结构特征，因此肩关节具有灵活性运动的功能。肩关节周围有大量肌肉通过，这些肌肉对维护肩关节的稳固性有重要意义。但关节的前下方肌肉较少，关节囊又最松弛，是关节稳固性最差的薄弱点。当上肢处于外展、外旋位向后跌倒时，手掌或肘部着地，易发生肩关节的前脱位。

（三）肘关节

肘关节由肱尺、肱桡和桡尺近侧三组关节包于一个关节囊内构成，称为复关节。其中肱骨滑车与尺骨半月切迹构成肱尺关节，属于蜗状关节，是肘关节的主体部分；肱骨小头与桡骨头凹构成肱桡关节，属球窝关节；桡骨头环状关节面与尺骨的桡骨切迹构成桡尺近侧关节，属车轴关节。关节囊附着于各关节面附近的骨面上，肱骨内、外上髁均位于囊外。关节囊前后松弛薄弱，两侧紧张增厚形成侧副韧带。尺侧副韧带呈三角形，起自肱骨内上髁，呈放射状止于尺骨半月切迹的边缘，有防止肘关节侧屈的作用。桡侧副韧带也呈三角形，附于肱骨外上髁与桡骨环状韧带之间。此外，在桡骨头周围有桡骨环状韧带，附着于尺骨的桡骨切迹前后缘，此韧带同切迹一起形成一个漏斗形的骨纤维环，包绕桡骨头。4岁以下的幼儿，桡骨头发育不全，且环状韧带较松弛，故当肘关节伸直位牵拉前臂时易发生桡骨头半脱位。

1. 肘关节的肱尺关节可沿略斜的额状轴做屈伸运动；桡尺近侧关节与桡尺远侧关节是必须同时运动的联合关节，司前臂的旋转运动；肱桡关节虽属球窝关节，但只能配合上述两关节的活动，即与肱尺关节一起，共同进行屈伸运动，配合桡尺近侧关节进行垂直轴的旋转运动，但却不具备矢状轴的内收、外展运动能力。

2. 肘关节由肱骨下端和尺骨、桡骨上端构成，包括三个关节，即肱尺关节、肱桡关节和桡尺近侧关节。可做前屈、后伸运动，也参与前臂的旋前和旋后运动。

（四）辅助结构

1. 滑膜皱襞为关节囊滑膜层向关节腔内突出而成，襞内含脂肪组织，有充填关节腔和播散滑液的作用。

2. 滑液囊为关节囊滑膜层穿破纤维层向外突出的囊状膨出，多位于肌腱的下方，有减少肌腱与骨摩擦的作用。

3. 韧带由致密结缔组织构成，具有加强骨间连接和防止过度运动的作用。分为囊内韧带和囊外韧带两种。

4. 关节盂缘是附在关节窝周围的环形纤维软骨，可加深关节窝的深度。

5. 关节内软骨是关节腔内的纤维软骨板，具有调整关节面、缓冲震荡和冲击的作用。依形态分为圆形的关节盘和半月形的半月板。

6. 肘关节是由三个关节共同包裹在一个关节囊内组成的复关节。

肱尺关节由肱骨滑车与尺骨半月切迹构成，属于蜗状关节，是肘关节的主体部分。

肱桡关节由肱骨小头与桡骨小头凹构成，属球窝关节；桡尺近侧关节由桡骨头环状关节面与尺骨的桡骨切迹构成，属车轴关节。

（五）前臂骨的连接

1. 桡尺近侧关节（见肘关节）

2. 前臂骨间膜　为一长而宽的坚韧结缔组织膜，连结于桡、尺两骨的骨间嵴之间，但在前臂近侧端此膜缺如。当前臂两骨处于旋前或旋后位时，骨间膜松弛；处于中间位时，骨间膜紧张。所以前臂骨折时，应将前臂骨固定于中间位，以防止骨间膜挛缩，影响愈合后前臂骨的旋转功能。

3. 桡尺远侧关节　桡尺远侧关节由桡骨的尺骨切迹与尺骨头的环状关节面，以及尺骨头与桡腕关节盘的近侧面构成，属于车轴关节。关节囊较松弛，附着于尺骨切迹和尺骨头的边缘，其前后臂有韧带加强。关节盘为三角形，尖附着于尺骨茎突根部，底连于桡骨的尺骨切迹下缘，上面光滑而凹陷，和桡骨的尺骨切迹共同与尺骨头相关节，下面也光滑而微凹，与月骨的内侧部和三角骨的桡腕关节面相对。关节盘的中部较薄，周缘肥厚，与关节囊愈合。

桡尺近侧关节和远侧关节是联合关节，运动时，以通过桡骨头中心与关节盘尖端连线的垂直轴为枢纽，桡骨头沿此轴在原位旋转，而桡骨下端连同关节盘则围绕尺骨头旋转。当桡骨下端旋至尺骨前面时，称为旋前，此时桡尺两骨交叉；反向运动，称为旋后，此时桡尺两骨并列。运动范围约180°，连同肩关节的旋转，上肢的回旋可达360°。

（六）手骨的连接

包括桡腕关节、腕骨间关节、腕横关节、腕掌关节、掌指关节和指骨间关节。

1. 桡腕关节　桡腕关节由桡骨下端的腕关节面和关节盘的下面形成关节窝，与舟、月、三角骨的近侧关节面联合组成的关节头共同构成，属于椭圆关节。关节囊薄而松弛，附着于关节面的边缘，周围有韧带增强。桡腕掌侧韧带和桡腕背侧韧带分别位于关节的掌侧面和背侧面。尺侧副韧带连于尺骨茎突与三角骨之间，桡侧副韧带连于桡骨茎突与舟骨之间。

桡腕关节可做屈、伸、收、展及环转运动，其中伸的幅度比屈的小，这是由于桡腕掌侧韧带较为坚韧，使后伸的运动受到限制。另外，由于桡骨茎突低，在外展时与大多角骨抵接，因此，外展的幅度比内收的小。

2. 腕骨间关节　包括近侧列腕骨间关节、远侧列腕骨间关节。该两组关节由相邻接的腕骨间构成，均属平面关节，只能微动。

3. 腕横关节　又称腕中关节，属于球窝关节，由近侧列腕骨的远侧端作关节窝、远侧列腕骨的近侧端作关节头构成，关节腔略呈"S"形。由于受腕关节两侧副韧带的限制，此关节仅能做屈伸运动，且幅度很小。腕横关节一般和桡腕关节联合运动。

4. 腕掌关节　由远侧列腕骨的远侧端与 5 个掌骨底构成。第 2～5 腕掌关节由一个共同的关节囊包裹，属于微动复关节。但第 1 掌骨底与大多角骨之间构成的拇指腕掌关节为一独立的关节，属于鞍状关节，可做屈、伸、收、展、环转及对掌运动。对掌运动是第 1 掌骨外展、屈和旋内运动的总和，其结果使拇指尖能与其他各指掌面接触，这是人类劳动进化的结果。

5. 掌指关节　由掌骨小头与近节（第 1 节）指骨底构成，共 5 个。拇指掌指关节属于滑车关节，主要做屈伸运动，微屈时，也可做轻微的侧方运动，但运动幅度均较小。其余四指为球窝关节，可做屈、伸、收、展运动。

6. 指骨间关节　共 9 个，属于滑车关节。关节囊松弛薄弱，关节腔较宽广，关节囊的前面及两侧面有韧带加强。指骨间关节只能做屈伸运动，由于受到屈肌腱和韧带的限制，屈的幅度比伸的大。

二、下肢骨连接

1. 骶髂关节　由骶骨和髂骨的关节面组成，特点是关节面凹凸不平，关节囊厚而紧张，周围有宽厚的骶髂骨韧带连接韧带加强。

2. 骶结节韧带、骶棘韧带　起于骶、尾骨的背面，止于坐骨结节、坐骨棘，它们与坐骨大小切迹围成坐骨大孔和坐骨小孔。

3. 耻骨联合　左右耻骨联合面借耻骨间盘相连。

4. 闭孔膜　外侧上方有闭膜管。

5. 骶尾关节　活动性较大，分娩时可后移 2cm，使骨盆出口径线增大。

6. 髋关节

（1）结构：由髋臼、股骨头组成。

髋臼呈倒置半球形，占球体的 170°～175°，位于髋关节外侧的中部，轴前外下方，由耻骨、坐骨、髂骨三部分组成。髋关节的顶部占髋臼面积的 2/5，由髂骨组成。后壁占髋臼的 2/5，由坐骨构成；前壁占髋臼面积的 1/5，由耻骨构成。髋臼的上部厚而坚强，在直立时可将躯干的重量传达至股骨头。

股骨头呈圆形，约占圆球的 2/3。股骨头上面完全为关节软骨所覆盖，内侧稍有一小窝，称股骨头凹，为股骨头圆韧带附着点，内有少量血管，股骨头由此可获少量血液供应。股骨颈的下部有两个隆起，外侧为大转子，内侧为小转子，其上及其附近有许多肌肉附着。

（2）结构特点：关节囊厚而紧张，周围有韧带加强。主要是前面的髂股韧带，长而坚韧，上方附于髂前下棘的下方，呈人字形，向下附于股骨的转子间线。髂股韧带可限制大腿过度后伸，对维持直立姿势具有重要意义。囊内有股骨头韧带。股骨头韧带为关节腔内的扁纤维束，主要起于髋臼横韧带，止于股骨头凹。韧带有滑膜被覆，内有血管通过。一般认为，此韧带对髋关节的运动并无限制作用。此外，关节囊下部有耻骨囊韧带增强，可限制大腿过度外展及旋外。关节囊后部有坐骨囊韧带增强，有限制大腿旋内的作用。关节囊的纤维层呈环形增厚，环绕股骨颈的中部，称为轮匝带，能约束股骨头向外脱出，此韧带的纤维多与耻骨囊韧带及坐骨囊韧带相编织，而不直接附在骨面上。

髋臼周缘有关节唇，可加大加深关节窝，包裹整个股骨头和股骨颈大部分。

（3）主要功能：髋关节主要功能为负重，将躯体的重量传达给下肢，同时能做相当范围的前屈、后伸、内收、外展、内旋、外旋和环转运动，且有吸收、减轻震荡的功能。其位置在全身的中部，结构特殊，当全身剧烈运动时，髋关节结构能适应由骨的杠杆作用产生的巨大力量。

当髋关节受损伤和患病时，主要治疗原则是恢复其解剖形态和功能，两者不能兼顾时，以恢复髋关节负重功能为主，运动功能次之。严重股骨头坏死经非手术治疗可达到不疼痛，可以站立行走，生活达到自理，虽说在解剖形态上不如正常人，有点变形，但也是可以接受的。

7. 膝关节　包括股骨的下端、髌骨、胫骨的上端。由股骨内、外侧髁和胫骨内、外侧髁及髌骨构成，为人体最大且构造最复杂、损伤机会亦较多的关节。膝关节的辅助结构如下。

（1）半月板：由2个纤维软骨板构成，垫在胫骨内、外侧髁关节面上，半月板外缘厚、内缘薄。内侧半月板呈"C"字形，前端窄、后部宽，外缘中部与关节囊纤维层和胫侧副韧带相连。外侧半月板呈"O"字形，外缘的后部与腘绳肌腱相连。有加深关节窝、缓冲震动和保护膝关节的功能。

（2）翼状襞：在关节腔内，位于髌骨下方的两侧，含有脂肪的皱襞，填充关节腔。可增大关节稳固性，有缓冲震动的功能。

（3）髌上囊和髌下深囊：位于股四头肌腱与骨面之间。具有减少腱与骨面之间相互摩擦的作用。

（4）加固关节的韧带

前后交叉韧带：位于关节腔内，分别附着于股骨内侧髁与胫骨髁间隆起。可防止股骨和胫骨前后移位。

腓侧副韧带：位于膝关节外侧稍后方。起于股骨外侧髁，止于腓骨小头。可从外侧加固和限制膝关节过伸。

胫侧副韧带：位于膝关节的内侧偏后方。起于股骨内侧髁，止于胫骨内侧髁。可从内侧加固和限制膝关节过伸。

髌韧带：位于膝关节的前方，为股四头肌腱延续部分。起于髌骨，止于胫骨粗隆。

可从前方加固和限制膝关节过度屈曲。

膝关节具有以下运动特点。

（1）当膝关节完全伸直时，胫骨髁间隆起与股骨髁间窝嵌锁，侧副韧带紧张，除屈伸运动外，股胫关节不能完成其他运动。

（2）当膝关节屈曲时，股骨两侧髁后部进入关节窝，嵌锁因素解除，侧副韧带松弛，股胫关节才能绕垂直轴做轻度的旋转运动。

（3）膝关节运动时，半月板可发生位移，屈膝时向后移，伸膝时向前移；小腿旋转时，半月板随股髁位移，一侧滑向前，另一侧滑向后。

当膝关节屈曲，半月板后移时，股髁曲度较大的后部与半月板肥厚的外缘接触。若此时急剧伸膝，如踢球动作，半月板退让来不及，可发生挤压伤或破裂。

（4）膝关节位于人体两个最长的杠杆臂之间，在承受负荷和参与运动中易于损伤。

8. 距小腿关节（踝关节）　该关节的关节囊前后壁松弛，两侧有韧带加强（内侧为三角韧带，外侧薄弱），可做背伸（屈）、跖屈（伸）动作。距小腿关节由胫骨、腓骨下端的关节面与距骨滑车构成，又名踝关节。胫骨的下关节面及内、外踝关节面共同组成的"冂"形关节窝，容纳距骨滑车（关节头）。由于滑车关节面前宽后窄，当足背屈时，较宽的前部进入窝内，关节稳定；但在跖屈时，如走下坡路时，滑车较窄的后部进入窝内，踝关节松动且能做侧方运动，此时踝关节容易发生扭伤，以内翻损伤最多见，因为外踝比内踝长而低，可阻止距骨过度外翻。

9. 跗骨间关节　关节囊厚而紧张，韧带发达，与踝关节联合完成足内翻（足底朝向内侧）、足外翻（足底朝向外侧），其中跟骰关节、距舟关节又称跗横关节，呈"S"形，可作足的离断手术。

10. 跗跖关节　由骰骨、三块楔骨及跖骨底组成，运动度极小。

11. 跖趾关节　由各跖骨小头与各趾的近节趾骨的中间底构成，可做屈伸、收展、旋转运动。

12. 趾关节　可做屈、伸运动。

第四节　骨骼

一、颈椎

颈椎就是颈部脊椎，为了支持头颅的重力，有坚强的支持力；同时为了适应视觉、听觉和嗅觉的刺激反应，还有较大而敏锐的可动性。颈在头和躯干之间较为窄细，重要组织器官密集其中，在结构上是人体各部中较为脆弱的部位。颈椎的下部是脊柱活动度较大的部位，也是脊柱中最早出现退行性改变征象的部位。

颈椎骨是颈椎的骨骼，除第1、2颈椎骨外，形状均与典型的椎骨相类似。典型的椎骨由前方的椎体和后部的椎弓构成，椎体和椎弓围成一孔，称为椎孔。椎孔相连成一管，称为椎管，其中容纳脊髓和神经根及其被膜。椎体是短圆柱形，中部略细，上下两端膨大；前面在横径上凸隆，垂直径上略凹陷；后面在横径上凹陷，垂直径上平坦；中央部有容纳滋养血管通过的较窄的小孔。椎弓呈弓形，由一对椎弓根、一对椎板、四个关节突、二个横突和一个棘突构成。椎弓根的上下缘各有一凹陷，分别称为椎骨上切迹和椎骨下切迹。相邻椎骨的椎骨上下切迹围成一孔，称椎间孔，实际为一短管，容纳脊神经根、脊神经节和其被膜，另有血管通过。椎板是椎弓后部呈板状的部分，相邻椎骨的椎板之间有黄韧带。棘突起自椎弓后方正中，两侧为椎板连结部，突向后下方，为肌肉和韧带的附着部。关节突有四个，每侧各有一个向上的关节突和一个向下的关节突，它们位于椎弓根和椎板相连的部位；相邻椎骨的上、下关节突构成关节，称为椎间关节。横突每侧各一个，起自椎弓根和椎板相连结处，上、下关节突之间，突向外侧，为肌肉和韧带的附着部。

1. 颈椎骨间的连结　寰椎和枢椎间的连结有其特殊性，枢椎和其下诸椎骨之间的连结基本上是一样的。椎体借椎间盘和前、后纵韧带紧密相连结。椎间盘位于相邻椎体之间，前、后纵韧带分别位于椎体的前、后方。前纵韧带是人体内最长的韧带，厚而宽，较坚韧。后纵韧带较细长，虽亦坚韧，但较前纵韧带为弱，位于椎体的后方，为椎管的前壁。在颈部脊柱椎体的侧后方有钩椎关节，为椎间孔的前壁。钩椎关节的后方有颈脊神经根、根动静脉和窦椎神经；其侧后方有椎动脉、椎静脉和椎神经。

椎弓由椎间关节和韧带所连结。相邻椎骨的上下关节面构成椎间关节，由薄而松弛的关节囊韧带连结起来，其内有滑膜。横突之间有横突间肌，对颈脊柱的稳定性所起的作用很小。椎板之间有黄韧带，呈扁平状，黄色，弹性大，很坚韧，由弹力纤维组成。棘突之间有棘间韧带和棘上韧带，使之相互连结。棘小韧带发育很好，形成项韧带。

2. 颈椎骨的血液循环　颈椎骨的血液循环主要来自椎间动脉。颈椎的椎间动脉多发自椎动脉。椎间动脉一般一条，有时成对，沿脊神经根的腹侧，经椎间孔，分支进入椎管内，在椎间孔内分为三个主要分支。

（1）脊侧支：供应硬膜及硬膜外组织、黄韧带和椎弓的血液循环。

（2）中间支：供应神经根及其脊膜的血液循环。

（3）腹侧支：供应硬膜、硬膜外组织、韧带和椎体的血液循环。

颈椎骨的静脉血汇集于颈椎静脉丛，分为两部分。

（1）椎内静脉丛：汇集椎骨、硬膜和硬膜外组织的静脉血，经椎间静脉的分支汇入椎间静脉，在颈部再汇入椎静脉。

（2）椎外静脉丛：汇集椎骨及其周围组织的静脉血。

二、肩关节

肩关节相关骨骼如下。

锁骨：位于胸廓前上部两侧，锁骨内侧 2/3 凸向前，外侧 1/3 凸向后。内侧端粗大，为胸骨端，与胸骨柄相关节，外侧端扁平，为肩峰端，与肩胛骨的肩峰相关节。锁骨中外 1/3 交界处较脆弱，易发生骨折。

肩胛骨：肩胛骨是三角形的扁骨，位于背部外上方，介于 2~7 肋骨之间。有 3 缘、3 角和 2 面。上缘的外侧角有一弯曲的指状突起，称为喙突，可在锁骨外 1/3 的下方摸到它的尖端。内侧缘薄而锐利，又称脊柱缘。外侧缘稍肥厚，又称腋缘。上角和下角分别为内侧缘的上端和下端，分别对向第 2 肋和第 7 肋。外侧角最肥厚，有一梨形关节面，称为关节盂，与肱骨头相关节。前面为一个大的浅窝，朝向肋骨，称为肩胛下窝；后面被一横列的肩胛冈分成上方的冈上窝和下方的冈下窝。肩胛冈的外侧端向前外伸展，高耸在关节盂上方，称为肩峰，与锁骨相关节。

肱骨：分为一体两端。上端有半球形的肱骨头与肩胛骨的关节盂相连结。肱骨头前下方的突起称小结节，小结节外侧的隆起称大结节，大小结节之间的纵形浅沟称结节间沟，其中有肱二头肌长头腱通过。两结节向下延长的骨嵴分别称小结节嵴和大结节嵴。大小结节和肱骨头之间的环状沟称解剖颈。肱骨上端与体交界处稍细，称外科颈，是骨折的易发部位。肱骨体的中部外侧面有一粗糙、呈"V"形的三角肌粗隆，是三角肌的附着处；肱骨体的后面有由内上斜向外下、呈螺旋状的浅沟，称桡神经沟，有桡神经和肱深血管通过。肱骨干的骨折易损伤桡神经。肱骨下端外侧有半球形的肱骨小头，与桡骨形成关节。内侧有形如滑车的肱骨滑车，与尺骨形成关节。滑车的后上方有一深窝，称鹰嘴窝。肱骨小头的外上侧和滑车的内上侧各有一个突起，分别称外上髁和内上髁，内上髁的后下方有一浅沟称尺神经沟，有尺神经通过，内上髁骨折时有可能伤及尺神经。

三、胸骨

胸骨由上而下分为胸骨柄、胸骨体和剑突三部分。胸骨柄上缘正中的切迹称颈静脉切迹，是针灸取"天突"穴的骨性标志。胸骨柄的下端是剑突，也是人体一处非常重要的经筋汇聚处。对于心慌胸闷、胸口憋闷、胃痛胃胀等症状，胸骨剑突是常用治疗的部位。

四、上肢

（一）锁骨

锁骨为扁长骨，位于胸骨柄与肩峰之间，上面观呈 S 形，内凸外凹，分上下两面。

锁骨的内侧或胸骨端呈三角形或圆形，有胸骨关节面与胸骨柄通过纤维软骨形成关节，下面靠近关节处的突起为肋锁韧带附着点。锁骨内侧附着的肌肉有胸大肌、胸锁乳突肌、胸骨舌骨肌后部。锁骨外侧平坦，形成前后缘，为胸大肌、三角肌前部、斜方肌后部的起点。锁骨中段为锁骨体，下面有沟，为锁骨下肌所附着，沟的前缘有胸锁筋膜附着。锁骨外侧末端为肩峰端，通过关节面与肩峰相关节，下面两个突起为喙锁韧带提供附着，即锥状韧带连于锥状韧带结节，斜方韧带连于斜方韧带结节。

（二）肩胛骨

肩胛骨为一扁平三角骨，与锁骨成60°角，以适应胸廓边缘，从第1、2肋到第7、8肋。肩胛骨有上、外、内三缘，边缘汇合形成上、下、外三个角。上缘有两个解剖标志，一个为喙突，有三块肌肉附着，从外至内为肱二头肌短头、喙肱肌、胸小肌，附近为肩胛或喙切迹，其形状和深度差异较大。切迹上部被上横韧带封闭。肩胛上神经经过此开口，肩胛上动脉位于韧带上。肩胛舌骨肌附着于切迹内侧。内侧缘有菱形肌附着，前缘为前锯肌附着，外侧缘有两个小关节面，各有大小圆肌附着。下角是肩胛骨下方顶点，有背阔肌纤维附着，上角形状多有变化，有时为圆形，肩胛提肌附着于此。

外侧角的解剖结构最为重要。首先有与肱骨相关节的关节面和关节盂。关节面呈梨形，在盂切迹中部变窄，盂结节位于盂中间。其他两个结节：盂上结节有肱二头肌长头附着，盂下结节有肱三头肌附着。外侧角靠近关节盂处变窄，形成肩胛颈。在它前面是长形的、密度更高的骨性突起，称为肩胛柱。

肩胛骨有前侧肋面和后面。前面重要的解剖结构是肩胛下窝，是一个浅凹陷区，有一斜行上升小嵴为肩胛下肌的起点，该肌覆盖整个肩胛下窝，前锯肌附着于内侧区及边缘。后面为凸面，被肩胛冈分为两部分。肩胛冈呈三角形，背侧皮下部分为底，顶部与肩胛骨融合，但外侧缘游离。上部区域为冈上窝，包括肩胛骨上部和肩胛冈，为冈上肌的起点。下部区域或冈下窝，占肩胛骨后面2/3，为冈下肌提供起点。肩胛冈上缘有斜方肌附着，下缘为三角肌起点，内侧与肩胛骨融合，此区为小三角形，称为肩胛角，允许斜方肌纤维滑动，也是菱形肌附着处，上部为大菱形肌附着，下部为小菱形肌附着。肩胛冈外侧突起游离，形成肩峰。肩胛冈和肩峰间为肩峰角，在肩胛颈后侧，两个窝连接部成为肩胛冈关节盂切迹。肩峰有斜方肌内侧、三角肌外侧附着。肩峰前面也称肩峰喙，其上有肩峰关节面，构成肩锁关节。肩峰上滑囊位于肩峰上面和皮肤之间。

（三）肱骨

肱骨是长骨，为上肢骨的一端，通过肩胛骨与肩胛带相连结。与其他长骨一样，肱骨有肱骨干和两骺，近端骺称为肱骨头，为半球形，内侧面被关节软骨覆盖，形成盂肱关节。关节面与其余骺部以解剖颈分界。肱骨前方有两个突起，一个在内侧，另一个在外侧。第一个突起为小结节，有肩胛下肌附着，小结节远端的小结节嵴有大圆肌和背阔肌附着；在外侧，大结节延伸至近端肱骨的后外侧面，有三个面，为冈上肌、冈下肌和小圆肌提供附着。大结节前面有一个骨嵴，供胸大肌附着，在结节和嵴间有一个被肱横韧带封闭的骨沟，肱二头肌长头位于此沟内，该沟被称为结节间沟或肱二头肌沟。大小结节下方，肱骨近端骨骺与骨干以外科颈分界。肱骨体中部横截面呈三角形，分前内、前外和后侧三面及内、外、前三缘，然而其边缘分界不清，只能在横截面上区分。在肱骨中部，桡神经走行定义了桡神经沟。肱三头肌外侧头起点位于桡神经沟近端，内侧头位于桡神经沟远端。三角肌粗隆在前外侧位于桡神经沟近端，呈V形的附着点供三角肌附着，喙肱肌附着点位于前内侧面近似高度。最后，肱骨远侧端的前内侧和前外侧面为肱肌起点覆盖。肱骨远端骨骺扁平，与肱骨体成45°角。骺部有两个位于皮下的骨性突起，分别位于内侧和外侧。内侧突起，为内上髁或肱骨内上髁，较外侧突出，外侧突起称为外上髁。两髁位于关节囊外，为侧副韧带和以下肌群提供起点：屈曲–旋前肌群位于内上髁，伸直–旋后肌群位于外上髁。在远端肱骨骺前侧面，内上髁、外上髁之间是与前臂相关节的关节面。肱骨滑车位于内侧，与尺骨相关节，它有内、外侧两缘和中央沟。在外侧有肱骨小头滑车，能够分隔滑车和肱骨小头，此沟延伸至桡骨环状关节面，此沟外侧的肱骨小头或肱骨髁呈半球形，与桡骨头凹面相关节。滑车包括桡窝、鹰嘴窝。冠状窝在屈肘时与冠突相适应；桡窝位于肱骨髁上方，与桡骨头相适应；鹰嘴窝位于肱骨远侧后侧，伸肘时与鹰嘴相适应。尺神经沟位于肱骨内上髁后面。

（四）桡骨

桡骨分为一干、两骺。近端骨骺有环状头，其近端关节面与肱骨小头相关节，环状关节面与尺骨相关节，桡骨头向桡骨干延伸变细为桡骨颈。桡骨干呈弓形，允许前臂旋前。尽管桡骨外形为圆形，但其中点横截面为三角。桡骨边缘分为骨间缘、后缘、前缘。骨间缘对尺骨，供骨间膜附着。此三缘将桡骨分为前、外、后三面。桡骨近端有两个粗隆：内侧粗隆为肱二头肌附着，称为桡骨或二头肌粗隆；外侧为旋前肌粗隆，为旋前圆肌提供附着。桡骨在远端骺部增宽，横截面呈五个面的多角形：前面、内侧面、外侧面和两个后面（背侧、背外侧）。外侧面有一个短小的延伸，称茎突上嵴，末端为茎突，有肱桡肌附着。内侧面是凹状关节面，称尺切迹，与尺骨相关节，通过下尺桡关节可旋前和旋后，背侧沟有伸肌腱通过；第3腕沟与第2腕沟由背侧或结节分隔，可在皮下触及结节。前面凹面与屈肌腱适应，构成腕管底，部分底部被旋前方肌覆盖。远端腕关节面有两个关节面，分别与舟骨和月骨相关节，这两个关节面被一骨嵴——窝内嵴分隔。

（五）尺骨

尺骨为长骨，近端骺部具有特征性背侧骨突，为鹰嘴，有肱三头肌附着其上。当伸肘时，鹰嘴前上的尖端进入鹰嘴窝。前方的骨性凹陷称作尺骨滑车切迹，与肱骨滑车形成肱尺关节。滑车切迹分为垂直部和水平部，其分割线为无软骨覆盖的横线，它向内侧延伸，以适应关节的弯月面。自冠状突延伸至鹰嘴尖端的矢状中嵴将此窝分为内侧和外侧。外侧的桡切迹与桡骨头相关节，此关节面远端有一骨嵴，为旋后肌起点。前方冠突进入肱骨冠状窝，冠突远端的粗糙小结节为肱肌附着。尺骨体为三角形，有三个边缘：骨间缘、前缘和后缘，这些边缘将尺骨分为内、前、后三面。远端骺部或尺骨头延伸为茎突，外侧是与桡骨相关节的环状关节面。邻近尺骨茎突的后侧有一小沟，有利于尺侧腕伸肌腱通过第六背侧沟。

（六）腕骨

腕骨由排列成远近两排的八块短骨构成。近排腕骨自桡侧至尺侧由如下骨组成：舟骨、月骨、三角骨和豌豆骨（在三角骨前方）。远排腕骨包括大多角骨、小多角骨、头状骨和钩状骨。腕前侧整体形成凹陷，为腕管骨性部，有多种结构通过。腕后部轻度凸起，被伸肌腱覆盖。

1. 舟骨 是近排最大的骨，舟骨有一个腰或颈、远近两极。近端与桡骨舟关节面相关节，尺侧与月骨和头状骨相关节，远端与大小多角骨相关节。舟骨结节有桡侧副韧带和屈肌支持带附着，舟骨结节也是拇长屈肌腱通过腕管的转折点。该骨在解剖鼻烟窝的底部可触及。

2. 月骨 近端与桡骨月面相关节，远端与头状骨和钩状骨相关节，桡侧与三角骨、尺侧与舟骨相关节。重要的是月骨位于腕中关节面凹面，因此在包括舟骨和三角骨的轴向横截面内可以没有月骨，月骨和舟骨形成腕管的骨性底部。

3. 三角骨 三角骨呈底在上外侧的锥形，与尺骨通过纤维软骨相关节。三角骨有一背侧结节供外侧副韧带后束附着，它在尺侧与月骨、远端与钩状骨、掌侧与豌豆骨相关节。

4. 豌豆骨 为尺侧腕屈肌腱内籽骨，与三角骨的前面相关节，附着于豌豆骨的组织有屈肌支持带、覆盖骨膜管的腱膜。它同时也是一些小鱼际肌纤维的起点，豌豆骨在皮下容易触及。

5. 大多角骨 大多角骨是近排腕骨桡侧最重要的腕骨，近端与舟骨、远端通过两个被骨嵴分开的关节面与第 1、2 掌骨相关节。大多角骨结节形成前外侧的桡侧腕屈肌腱通道，此结节还有屈肌支持带附着。

6. 小多角骨 与四块腕骨相关节。近端与舟骨，远端与第 2 腕骨，尺侧与大多角骨，桡侧与头状骨。

7. 头状骨 头状骨位于腕部正中间，是最大的腕骨，它分为头、颈、体三部分。其近端与舟骨、月骨相关节，远端与中间三个腕骨相关节，尺侧与小多角骨相关节，桡侧与钩状骨相关节。

8. 钩状骨　是远排腕骨最重要的骨。它的近端与月骨和三角骨相关节，远端与尺侧两个掌骨相关节，尺侧与头状骨相关节。它的掌侧面有特征性的钩状突起，称为钩状骨钩，有屈肌支持带、小鱼际肌和纤维附着，此突起可在皮下触及。

（七）掌骨

掌骨包括体部和两骺。近端骺为底，远端为头，头、底之间为体。近端，头轻度狭窄，为颈。底与远排腕骨相关节，头与指骨底相关节。当手握拳时，掌骨头与指关节一样可见。掌骨头两侧有小结节供掌指侧副韧带附着。手的一些韧带和肌肉位于掌骨间。掌骨由长至短的顺序为二、三、四、五和一。临床上第 3 掌骨最突出，由于与远排腕骨的关系，第 2 掌骨小多角骨关节比第 3 掌骨钩状骨关节更靠近端。第 1 掌骨通过鞍状关节与大多角骨相关节，其下关节面为凹面，无尺侧关节面。一些来自前臂和鱼际的肌腱附着于第 1 掌骨。第 1 掌骨较其他掌骨粗壮，横截面呈圆形，而其他掌骨横截面呈三角形，有背侧面和两个掌侧面（前外侧和前内侧）。第 2 掌骨有三个关节面，与远排腕骨的大多角骨、小多角骨、头状骨相关节，尺侧面与第 3 掌骨相关节。第 2 掌骨有一小茎突，供桡侧腕屈肌掌侧附着。第 3 掌骨位于手的中轴，背侧有茎突，供桡侧腕短伸肌附着。第 3 掌骨有两个尺侧面，与第 2、第 4 掌骨相关节；一个近端关节面，与头状骨相关节。第 4 掌骨无茎突，有两个尺侧面与第 3、第 5 掌骨相关节，两个近端关节面与头状骨和钩状骨相关节。第 5 掌骨有一尺侧关节面与第 4 掌骨相关节，一个近端关节面与钩状骨相关节，有一个小的后内侧茎突为尺侧腕屈肌提供附着。

（八）指骨

拇指有两节指骨，其他每一手指有三节指骨，分别称为近节指骨、中节指骨和远节指骨。指骨底与相对应的掌骨头相关节，头与中节指骨底相关节。指骨头两端各有一个小结节，有近端指间关节的尺侧副韧带附着。在掌侧，第 1、2 指骨干的尺侧面，指骨边缘上有骨嵴，这些骨嵴为指纤维鞘提供附着。中节指骨基底与近节指骨头相关节，有指浅屈肌腱附着。中节指骨头与远节指骨相关节。中节指骨头也有两个小结节供远端指间关节的尺侧副韧带附着。指深屈肌腱附着于远节指骨基底。远节指骨头的特点是有指骨粗隆。拇指的远节指骨有拇长屈肌附着。第 1 掌指关节的尺侧籽骨为拇展肌和拇短屈肌附着。桡侧籽骨为拇短收肌提供附着。

五、腰椎

腰椎椎体较大。棘突呈垂直板状，水平伸向后方；相邻棘突间间隙宽，可作腰椎穿刺用；关节突关节面呈矢状位。人体有 5 个腰椎，每一个腰椎由前方的椎体和后方的附件组成。椎板内缘呈弓形，椎弓与椎体后缘围成椎孔，上下椎孔相连形成椎管，内有脊髓和神经通过。两个椎体之间的联合部分为椎间盘。

椎间盘通常包括三个部分：软骨板、纤维环、髓核。椎间盘实际是一个密封的容器，其上下有软骨板，为透明软骨，覆盖于椎体上下面骺环中间的骨面，上下的软骨板与纤维环一起将髓核密封起来。纤维环由胶原纤维束的纤维软骨构成，位于髓核的四周。纤维环的纤维束相互斜行交叉重叠，使纤维环变成坚实的组织，能承受较大的弯曲和扭转负荷。纤维环的前侧及两侧较厚，而后侧较薄。纤维环的前部有强大的前纵韧带，后侧的后纵韧带较窄、较薄，因此，髓核容易向后方突出，压迫神经根或脊髓。髓核位于椎间盘的中央，是一种富含水分、呈胶冻状的弹性蛋白（脊柱共有 23 个椎间盘，颈$_1$和颈$_2$之间是骨连结，没有椎间盘）。

六、下肢

下肢可分为四个部分，即髋部、大腿部、小腿部和足部。下肢部的骨骼包括髋骨、股骨、髌骨、胫骨、腓骨和足骨。下肢骨的主要功能是支撑躯体、承受体重和行走。下肢部的肌按部位可分为：髋肌、大腿肌、小腿肌和足肌。下肢部的关节有骨盆、髋关节、膝关节和足关节。

（一）髋骨

髋骨是由髂骨、耻骨和坐骨融合而成，其上部扁阔，中部窄厚，下部有一大孔，称闭孔。一般在 15 岁之前，三骨间由软骨连结，15 岁之后软骨逐渐骨化，使三骨融合为一体。三骨体融合处为一大而深的窝，称"髋臼"。髋臼朝向外下方，与股骨头相关节，髋臼内有半月形关节面，称为"月状面"。髋臼下缘缺损处称髋臼切迹，左右髋骨和骶骨、尾骨相连接，形成骨盆。

1. 髂骨 构成髋骨的后上部，分为肥厚的髂骨体和扁阔的髂骨翼两部分。

（1）髂骨体构成髋臼的上 2/5，主要作用是承受上身的体重。

（2）髂骨翼位于髂骨体的上方，上缘肥厚弯曲呈弓形，称"髂嵴"。髂嵴的前后突起，分别称为"髂前上棘"和"髂后上棘"；二嵴下方又各有一突起，称为"髂前下棘"和"髂后下嵴"。髂嵴外缘距髂前上棘 5 ~ 7cm 处有一向外的凸起，称为"髂结节"，它是重要的体表标志，骨髓穿刺常选此处。髂骨翼的内平面稍凹，称髂窝。髂窝的下界为一圆钝的骨嵴，称弓状线，其后方称为耳状面，与骶骨耳状面相关节。耳状面后上方粗隆称髂粗隆。

2. 耻骨 构成髋骨的前下部，分为体和上下两支。耻骨体较肥厚，构成髋臼的前下 1/5，与髂骨融合处的前面形成突起，称髂耻隆起。耻骨体向前下延伸为耻骨上支，其末突急转向下，成为耻骨下支，下支后伸，与坐骨支结合。耻骨上支上面有一条较锐利的骨嵴称耻骨梳。耻骨梳的后端与弓状线相连，前端终于一突起，称耻骨结节。耻骨上下支移行处的内侧有一椭圆形的粗糙面，称耻骨联合面，耻骨联合面有年龄和性别的差异，借软骨相连接，构成耻骨联合。耻骨联合面上缘与耻骨结节间有骨嵴，称耻骨嵴。耻骨下支伸向后下外侧，与坐骨支结合，这样耻骨与坐骨共同围成闭孔。

3. 坐骨 骨质坚厚，构成髋骨的后下部，分为坐骨体和坐骨支。坐骨体构成髋臼的后下部，体向后下延伸为坐骨支，其末端与耻骨下支结合，坐骨体下端后方的粗大隆起称为坐骨结节，是坐骨的最底部，在体表可摸到。髂后下嵴与坐骨结节之间有两个切迹和一个凸起，凸起称坐骨棘（较尖锐，呈三角形）。坐骨棘上方切迹大而深，称坐骨大切迹（有明显的性别差异，即男性窄而深，女性宽而浅）；其下方切迹小而浅，称坐骨小切迹。

（二）股骨

股骨是人体中最大的长管状骨，可分为一体两端。其上端朝向内上方，末端膨大呈球形，称股骨头，与髋臼相关节。头的中央稍下方有一小凹，称股骨头凹，为股骨头韧带的附着处。头的外下方较细的部分称股骨颈。颈与体的夹角称颈干角，男性平均132°，女性平均127°。颈体交界处的外侧有一向上的隆起，称大转子，其内下方较小的隆起称小转子。大转子的内侧面有一凹陷，称转子窝（又称梨状窝）。大、小转子间，前有转子间线，后有转子间嵴相连，两者之间称股骨粗隆间，是骨折多发处。

股骨体粗壮，圆柱形，全体微向前凸。前面光滑，后面有一纵行的骨嵴，称粗线。粗线可分内侧、外侧两唇，两唇在体的中部靠近，而向上、下两端则逐渐分离。外侧唇向上、外移行为臀肌粗隆，内侧唇向上、前止于小转子。两唇向下形成两骨嵴，分别连于股骨下端的内、外上髁。两唇在股骨体下端后面围成的三角形骨面，称腘平面。

股骨下端有两个膨大的隆起，向后方卷曲，分别称为内侧髁和外侧髁。两髁的下面和后面都有关节面与胫骨上端相关节，前面的光滑关节面连接髌骨，称为髌面。在后方，两髁之间有一深凹陷，称髁间窝。内侧髁的内侧面和外侧髁的外侧面各有一粗糙隆起，分别称内上髁和外上髁。内上髁的上方有一三角形突起，称骨收肌结节，为内收肌腱附着处。

（三）髌骨

髌骨位于膝关节前方，股骨的下端前面，是人体内最大的籽骨，包埋于股四头肌腱内，为三角形的扁平骨。髌骨底朝上、尖向下，前面粗糙，后面为光滑的关节面，与股骨的髌面相关节，参与膝关节的构成。

髌骨具有保护膝关节、避免股四头肌腱对股骨髁软骨面摩擦的功能，有传递股四头肌的力量、参与构成伸膝装置的功能；有维持膝关节在半蹲位的稳定性，防止膝关节过度内收、外展和伸屈活动的功能；以及有车链作用，增加膝关节回转能力的功能。

（四）胫骨

胫骨上端膨大，形成内侧髁和外侧髁，与股骨下端的内、外侧髁及髌骨共同构成膝关节。两髁之间的骨面隆凸称髁间隆起。隆起前后各有一凹陷的粗糙面，分别称髁间前窝和髁间后窝。上端的前面有一粗糙的隆起，称胫骨粗隆。外侧髁的后下面有一关节面，接腓骨小头，称腓关节面。体的前缘特别锐利，称前嵴，由皮肤表面可以摸到。外侧缘为小腿骨间膜所附着，故名骨间嵴。内侧面表面无肌肉覆盖，在皮下可以触及。后面的上方有一斜向内下方的粗线，称腘线。

胫骨下端膨大，下面有与距骨相接的关节面。内侧有伸向下的骨突，称内踝；外侧有与腓骨相接的三角形凹陷，称腓骨切迹。

（五）腓骨

腓骨为小腿双骨之一，位于小腿的外侧部、胫骨外后方，细长，分为一体和两端。

腓骨上端膨大，称腓骨小头，由皮肤表面可以触及。小头内上面有关节面，与胫骨上端外面的关节面相关节。小头下方缩细，称腓骨颈。体内侧缘锐利，称骨间缘，有小腿骨间膜附着。体内侧近中点处，有向上开口的滋养孔。

下端也稍膨大，称外踝，可在体表扪到。外踝的内面有呈三角形的关节面，和胫骨下端的关节面共同构成关节窝，与距骨相关节。

（六）足部的骨骼

1. 跗骨　位于足的后半部，包括跟骨、距骨、舟骨、第1楔骨、第2楔骨、第3楔骨及骰骨，共7块。

（1）跟骨位于足部的后方下部，是足骨中最大的一块骨，后端向下突出，称为跟骨结节。

（2）距骨位于跟骨上方，高出其他的跗骨。

（3）楔骨有3块。第1楔骨位于内侧，第2楔骨位于中间，第3楔骨位于外侧，分别位于舟骨与第5跖骨之间。

（4）骰骨位于跟骨之前，足外侧缘，其后方突起为骰骨。

（5）舟骨位于距骨与3块楔骨之间，内侧有一向下方的圆形突起，称舟骨粗隆或结节。

2. 跖骨　位于足的中部，共5块。由内向外分别称为第1跖骨、第2跖骨、第3跖骨、第4跖骨、第5跖骨。每块跖骨又分为底（近足跟的一端）、体及头（近足趾的一端）三部分。第1跖骨底下方有一跖骨粗隆，第5跖骨底外侧有一乳状突起，称为第5跖骨粗隆（位于足外侧中部）。

3. 趾骨　共14块。

（1）姆趾2块（近节趾骨、远节趾骨）。

（2）第2至第5趾各3节（分别称为近节趾骨、中节趾骨、远节趾骨）。每块趾骨仍可分为底、体、头3部分。

4. 足部可触及的骨性标志

（1）足内侧可触及内踝、舟骨粗隆（约内踝前方2.5cm处）、第1跖骨底部粗隆和第1跖骨小头。

（2）足外侧可触及外踝、第 5 跖骨底部粗隆和第 5 跖骨小头。

（3）足底部可触及足跟下方的跟骨结节、第 1 至第 5 跖骨小头及第 1 至第 5 跖骨基底膨大部等。

（4）足背部可触及第 2 至第 4 跖骨基底部。

（5）跗骨和跖骨被韧带、肌肉、筋膜牵拉，形成一个凸向背面的弓，称为足弓。主要的弓是内侧的纵弓，由跟骨、距骨、舟骨、第 1 楔骨和第 1 跖骨构成。人站立时，足部仅以跟骨结节及第 1、第 5 跖骨头三处着地，共同承受全身的重量。

第五节　筋膜

一、浅筋膜

浅筋膜又称皮下筋膜或皮下组织，属疏松结缔组织，内有纤维交织且富有脂肪，遍布于全身皮下。浅筋膜的发育情况，儿童、妇女及丰腴者浅筋膜厚；老年、男性、瘦弱者则相反。同一个体的不同部位也不一致，腹壁、臀部的浅筋膜较厚，眼睑、乳头、乳晕、阴茎等处的浅筋膜很薄。浅筋膜内纤维束的强弱、松紧关系到皮肤的移动性，以及解剖时剥离皮肤的难易。头皮、项、背、手掌、足底等部的浅筋膜致密，其他部位的浅筋膜疏松并有弹性；筋膜延续形成鞘。

浅筋膜内有浅动静脉、淋巴管及神经分布。浅动脉一般细小、不明显；浅静脉则较显著，有时相当粗大。浅静脉一般不与动脉伴行，行程中相互吻合，并常与深静脉相交通，浅静脉最后穿深筋膜，注入深静脉。浅淋巴管丰富但很细小，管壁薄而透明，难以辨认。浅淋巴管行程中的某些部位（如头、颈、腋窝、腹股沟等处）可见到淋巴结。皮神经先在筋膜深侧，然后穿出深筋膜，在浅筋膜内走行，并以细支分布于皮肤。

腹部浅筋膜在腹部上部为一层，在脐以下分为浅、深两层。浅层含有脂肪，深层为膜性层，含有弹性纤维。

下肢各部的浅筋膜厚薄不一，股前部上界的浅筋膜分两层，浅层为脂肪层，深层为膜性层，均与腹前壁浅筋膜相续，但膜性层在腹股沟韧带下方一横指处与深筋膜紧密相连。小腿前内侧面和足背浅筋膜只含少量脂肪。

足底皮肤坚厚致密，无毛且汗腺多，在负重较大的部位，如足跟、第 1 和第 5 跖骨头等处角化形成胼胝。浅筋膜较厚，富含脂肪组织，其中有致密结缔组织将皮肤与足底腱膜紧密相连。

近年来，浅筋膜在诊治筋伤疼痛方面所起的作用越来越受到人们的重视，许多骨伤科疑难杂症从浅筋膜着手诊治，都能够取得明显的效果。有专家预言，在颈肩腰腿痛的治疗上，未来十年将是浅筋膜的十年。《解剖列车》作者托马斯先生在此方面有着非常高深的见解，并且于临床治疗中很成功地进行运用，取得了伟大的成就。我院康复中心同仁们设计发明的新型刃针就是基于浅筋膜理论，在临床实践中应用，对颈肩腰腿痛确实有着很好的疗效。

二、深筋膜

又称固有筋膜，是位于浅筋膜深面并包裹着肌肉的纤维组织膜。包盖在肌浅面者为深筋膜浅层，包盖深层肌者为深筋膜深层。四肢的深筋膜还深入肌群之间，深部连于骨骼，特称肌间隔。身体各部的深筋膜厚薄强弱有所不同，躯干部者较弱，四肢者较强，上肢者较弱，下肢者较强，腕踝部深筋膜浅层特别增厚，形成支持带。某些部位的深筋膜作为肌的起止点，增强成腱样结构，如胸腰筋膜、髂胫束等。在某些部位两层筋膜之间，或在筋膜与肌、骨等器官之间，有疏松结缔组织充填，称筋膜间隙，感染时，脓液可在筋膜间隙中蓄积蔓延。深筋膜（或有骨参加）还可形成包绕血管神经束或包被某些器官的囊鞘，称（骨）筋膜鞘（囊）。各处深筋膜的厚薄、纤维走向及与肌肉的关系、肌间隔、血管神经鞘等不同。如某些部位的深筋膜作为肌的起点或形成腱纤维鞘等。腹部深筋膜可分数层，分别覆盖各层肌。

（一）斜方肌筋膜

斜方肌以腱膜形式起于项部及背上部皮下，为三角形的阔肌，底向脊柱，尖在肩峰，两侧斜方肌合在一起，形如斜方形。自上而下，肌纤维以腱膜起自上项线内 1/3 部、枕外隆凸、项韧带全长、第 7 颈椎棘突及全部胸椎棘突及其棘上韧带。上部肌纤维斜向下外方，止于锁骨外 1/3 部后缘及其附近的骨面。中部肌纤维平向外方，止于肩峰内缘和肩胛冈上缘外侧部。下部肌纤维斜向上外方，止于肩胛冈下缘内侧部。斜方肌筋膜在枕肩三角区域功能活动中，其骨面附着处是最易产生软组织损害的部位。

（二）项筋膜

分隔斜方肌、头夹肌和半棘肌的一层具有较强韧性及弹性的结缔组织，浅层覆盖在斜方肌表面，深层在该肌深面即为项筋膜，它位于项背部斜方肌、菱形肌和上后锯肌的深面，遮盖在头夹肌、颈夹肌和头半棘肌的表面，内侧附着于项韧带、第 7 颈椎和上 6 位颈椎棘突，上方附着于上项线，向下移行为胸腰筋膜后层。

（三）背阔肌筋膜

背阔肌以腱膜起自下 6 个胸椎棘突、全部腰椎棘突、骶中嵴、髂嵴外侧唇后 1/3，以 3 ～ 4 个肌齿起自下 3 ～ 4 个肋骨外面，有时有小部分肌纤维起自肩胛骨下角背面。肌纤维斜向外上方，逐渐集中，经腋窝的后壁。所以当腰背筋膜存在软组织损害时，沿着背阔肌筋膜传导可出现胸、肋、背、肩、臂征象。

（四）腰背筋膜

胸腰筋膜的应力可直接作用于枕骨软组织附着区域。腰背筋膜特别发达，腰背筋膜前叶位于骶棘肌深面，上附于第 12 肋下缘，下附在髂嵴上，内侧连于腰椎横突尖。在 L_1–L_4 椎体与横突之间陷沟附着腰大肌的大部分，小部分腰大肌上部肌纤维可延伸至后纵隔最下部及膈肌的后方，以肌齿形式分别起于相邻椎骨的椎体和椎间盘边缘，并附着于 L_1–L_4 椎体及其横突前面和下缘。腰背筋膜前叶外侧与腰背筋膜后叶的外缘融合，包被腰部所有伸展肌群，为一坚韧的纤维膜，可保持肌肉的正常位置，便于肌群的收缩。

腰背筋膜可分浅深两层。浅层位于斜方肌、背阔肌和下后锯肌的深面，覆盖骶棘肌和背部深层短肌。此层筋膜在腰部，由于背阔肌和下后锯肌的腱膜增强而特别发达。它向上续以项筋膜，向下附着于髂嵴等处，内侧与胸腰椎棘突、棘上韧带和骶中嵴相连，外侧附着于肋间筋膜和腹横肌腱膜，此层为筋膜深层。此外还有附着于局部肌肉的筋膜如髂腰肌筋膜、腰方肌筋膜等。

在直腿弯腰时，原始动力来自于腹肌与腰大肌的收缩、腰脊柱后侧软组织的舒张。腰背筋膜后叶与骶棘肌于下段骶骨背面和髂嵴与髂后上棘等下段骨骼附着处的应力最大，腰背筋膜前叶受力最小，当此区域存在着软组织损害时，因直腿弯腰时对其筋膜骨骼附着部的牵拉性刺激时产生疼痛所继发的肌痉挛或肌挛缩不能继续有效舒张，出现直腿弯腰时指尖距地面的距离增大。在人体生命运动中，承载运动绝大多数为弯腰后的直立运动，这种运动必须依靠腰背筋膜（特别是腰背筋膜后叶）与骶棘肌的收缩才能完成，此时特别是腰背筋膜后叶应力最大区域骨骼附着处产生牵拉后骨膜面的撕裂性损伤。当骶棘肌与腰背筋膜收缩后达到直位时，重力由椎体承担，腰背筋膜与骶棘肌只需维持直立体位所需的应力，此时的应力远远小于腰部从弯曲到伸直时所需的应力。所以如果有腰背筋膜前叶损害者，其浅层的后叶损害更加严重，没有单独腰背筋膜前叶的损害存在。

（五）腹内筋膜

贴附在腹腔壁的内面，有不同名称，一般以所覆盖的肌命名，如腰大肌筋膜。其中腹筋膜范围最大，贴在腹横肌、腹直肌鞘及腹直肌（弓状线以下）的内面。

（六）胸腰筋膜

包裹在竖脊肌和腰方肌的周围，在腰部筋膜明显增厚，可分为浅层、中层和深层。浅层位于竖脊肌的浅面（背面观），向内附于棘突的棘上韧带，外侧附于肋角，与背阔肌的腹膜紧密愈合，向下附于髂嵴。中层分隔竖脊肌和腰方肌，中层和浅层在外侧会合，构成竖脊肌鞘。深层覆盖腰方肌的前面，三层筋膜在腰方肌外侧缘会合，作为腹内斜肌和腹横肌的起始部。由于腰部活动度大，在剧烈运动中，胸腰筋膜常可扭伤，这是造成腰背劳损的病因之一。

（七）上肢深筋膜

按所在部分可分为肩部筋膜、臂部筋膜、前臂筋膜和手筋膜，后三者较为重要。

1. 臂部筋膜　深筋膜包绕臂部肌块一周，又称臂筋膜。呈鞘状包裹臂肌，并发出臂内侧和臂外侧肌间隔，插入到臂肌前、后群之间，附着于肱骨。

2. 前臂筋膜　在桡腕关节处明显增厚，形成腕掌侧韧带、屈肌支持带（腕横韧带）和伸肌支持带（腕背侧韧带）。

3. 手筋膜　手掌中部筋膜特别厚而坚韧，形成掌腱膜，与掌长肌腱相连。

（八）下肢深筋膜

1. 股部的深筋膜厚而坚韧，称为阔筋膜，呈筒状，包裹在大腿及臀部的表面，并与小腿的深筋膜相延续。阔筋膜的外侧部特别增厚，呈带状，称为髂胫束。其上端附于髂嵴，下端止于胫骨外侧髁。髂胫束的上 1/3 分为两层，其间夹有阔筋膜张肌。

阔筋膜在腹股沟韧带内端下方有一卵圆形的凹陷，围绕着大隐静脉的末端，称为隐静脉裂孔（卵圆窝）。此裂孔的外侧缘锐利，称为镰状缘。隐静脉裂孔的表面被覆的筋膜较薄，且为神经、血管及淋巴管所穿行，形似筛状，故名筛筋膜。

股后部及腘窝的深筋膜均为阔筋膜的一部分。向上与臀部深筋膜，向下与小腿部深筋膜，向两侧与股前、内侧深筋膜相延续。腘窝部的深筋膜又称腘筋膜，由阔筋膜向深部发出的三个肌间隔分别称为外侧肌间隔（较强）、内侧肌间隔和后肌间隔（均较薄弱），伸入肌群之间，将股部肌分为前群、内侧群和后群，肌间隔向深部最后附着于股骨粗线。

2. 臀部的深筋膜称臀筋膜，上附于髂嵴，下附于骶、尾骨背面，向外下连于髂胫束，向下与股后部的深筋膜相延续。臀筋膜薄而致密，纤维隔伸入肌束中，不易分离。

3. 小腿后部深筋膜较致密，内侧附着于胫骨内侧缘，外侧向深部伸入，形成后肌间隔，附着于腓骨后缘，与胫骨、腓骨及其骨间膜共同围成骨性筋膜鞘，包绕小腿后群肌、胫后血管和胫神经，在小腿后群肌浅、深层之间也有筋膜分隔。

4. 足底深筋膜可分为浅、深二层。浅层又分为内、中、外三部分。内侧部较薄，覆盖于𫏋展肌和𫏋短屈肌表面；外侧部稍厚，覆盖于小趾侧肌肉的表面；中间部最厚，称为足底腱膜。深层为骨间跖侧筋膜。

足底腱膜呈三角形。后端较狭细，附于跟骨结节，前端呈扇形分开至各趾。足底腱膜向深面发出两个肌间隔，分别附着于第 1、第 5 跖骨，将足底分为 3 个骨筋膜鞘，容纳足底的三群肌肉。

第六节　人体生物力学

一、人体生物力学概论

人体运动器官包括支撑与运动两类。运动器官的形态和构造同它的功能相适应。人体骨骼是身体每一个组织部分的坚实支柱，人体诸骨借助于运动关节和不动关节连成骨架。人体骨骼包括躯干骨、四肢骨和颅骨三大部分，每一部分由许多形状不规则的骨相互连结而成。成人骨共有 206 块，每一块称为构件，任一构件都承受着载荷的作用。为了保证人体能正常生活、运动或劳动，在载荷作用下的构件都应该具有足够的承载能力，构件的承载能力主要由三方面来衡量。

1. 要求构件具有足够的强度。这是指构件在载荷作用下抵抗破坏（骨折）的能力。例如人体的下肢骨、脊柱在挑担劳动时不会发生骨折，因为这些骨具有足够的强度。

2. 要求构件具有足够的刚度。这是指构件在外力作用下抵抗变形的能力。往往构件的形状和尺寸将因载荷的作用而发生变形，但变形不应该超过正常生活时所允许的限度。例如脊柱在弯曲时有一定的限制，无论是弯腰还是侧弯，都不允许发生损伤或脊柱侧凸。

3. 要求构件具有足够的稳定性。这是指构件在外力作用下保持其原有平衡形态的能力。例如管状长骨在压力作用下有被压弯的可能性，为了保证正常的劳动和生活，要求长骨始终保持直线形式，亦即要求原有的直线平衡形状保持不变。其次人体还有一些特殊功能的要求，例如耐磨损、润滑等。因此骨的功能一是起支撑作用，能抵抗重力和各种外力；二是借助活动关节相连，保证肢体运动，起活动杠杆的作用。

河南省洛阳正骨医院康复中心于 2012 年建立生物力学研究室，专门研究人体生物力学与膝关节退行性关节炎、颈椎病、寰枢关节错位、腰椎间盘突出症、骶髂关节错位、脊柱侧弯与步态异常的联系、治疗和康复，诸多的病例表明，保持人体生物力学的平衡对治疗老年膝关节退行性关节炎有着立竿见影的效果，同时在颈椎病、寰枢关节错位、腰椎间盘突出症的后期康复、预防复发等方面也有着非常重要的作用。

二、骨组织的力学特性

（一）骨形态结构和物理化学属性对力学特性的影响

全身的骨基本上可分为长、短、扁和不规则四种类型。骨的分布和力学功能是相适应的。长骨分布于四肢，在肌肉的牵拉下能产生运动。长骨分一体和两端，体为骨干，两端为骨骺，骨骺上有关节面，和邻近的骨构成关节。在解剖层面上，成人骨干和骨骺之间以骺线分界。在小儿此处为一片软骨板，称骺软骨，它的不断生长增进和不断骨化使长骨的长度不断加长。骺软骨在 X 线下显示为透光裂隙。短骨多呈立方形，一般分布于负重受压而运动复杂的部位，如腕骨和跗骨。扁骨呈板状，若干扁骨围成空腔，有保护其内组织器官的作用。如颅骨围成颅腔，容纳和保护脑。不规则骨形状不规则，如椎骨等。骨的强度高低、弹性模量大小同骨组织结构有关，而组成骨骼的物理基础（有机质、无机质）同骨骼的物理属性（弹性、硬度、强度等）有着密切的关系。由于骨骼组织的结构特点，使骨的承载强度较大。例如，人体距骨能负荷 1500 ～ 3000kg，极限负荷相当于体重的 20 ～ 50 倍。最近一次笔者测定女性的新鲜股骨、胫骨、肱骨的抗压强度，分别为 902kg、780kg、722kg；对这些骨进行了弯曲试验，测出了股骨最大负载为 396kg，胫骨为 237kg，肱骨为 215kg。这些试验结果表明，骨的有机成分组成网状结构，像钢筋混凝土的钢筋一样，使骨具有弹性；骨的无机成分填充在有机物的网状结构中，像钢筋混凝土的水泥一样，使骨具有坚固性，即硬度。骨并不重，但能承受很大的各种形式的应力，其中以承受压力最大。一般地说，骨骼能承受的力比它在日常活动中所受到的力大 6 倍左右。

骨是骨胶原纤维和无机晶体的组合物。晶体是微小的，长约 20nm，它们牢固地贴附于不同向排列的纤维上。通常是骨头围绕血管呈同心圆层，环绕单层血管的骨层就是骨板。每一层胶原纤维均为平行，但每一层排列方向不一样，在连续的层中，纤维可由纵向变为环向，或由左螺旋线变为右螺旋线，各层的厚度不等。由于骨的各组成成分纵横交错排列，所以骨的抗裂性能很好，高应力的裂纹不大可能立即破坏纤维，使裂纹转向，所以这种复合材料的抗断裂性能很好。譬如纵向构成的骨板抗拉强度很高，环向的骨板抗压强度很高，这些结果与实际试验情况相符合。

（二）人类骨骼的生物力学特点

人类骨骼为了适应生活和劳动，在生物力学性能上有以下四个特点。

1. 骨骼是一个典型的生物力学体系 骨骼可以说是一架精密的仪器，反应很灵敏，信号系统发达，有利于运动，并且有较好的适应性和耐受性。骨骼各个部件的结构是多层网状结构体系，其应力（指骨骼单位面积上所承受的外力）分布最合理，且呈各向异性，在最常受力的方向有最强的刚度，关节之间摩擦力最小，受力性能也最好。

2. 骨骼的生物力学性能有一定的变异性 这是指骨骼结构的机械性质随着年龄、性别、职业、个体差异和环境差异而有所不同。例如，老年人的骨骼比较松脆，而儿童的则较柔韧，这是由于骨骼的有机成分随年龄而异。又如颈椎和腰椎因所在部位和负载不同，差别也很大。

3. 骨骼的生物力学体系处于平衡状态以适应人体的任何体位 人体的解剖姿态和生理弧度虽然固定，但在生活劳动中经常变化。骨骼系统对这种变化有较大的适应，并使每一个单体改变承重状态，以保持重心稳定，最大限度地防止弯曲应力，故骨组织密度的分布和截面处于最优形式。

4. 骨骼有自动反馈控制的特点　反馈控制系统是指在最优应力作用下，骨组织随功能的需要而变化，处于一种生物平衡状态，即在单位时间内，一部分组织被吸收转化，另一部分却增生形成，如破骨细胞与成骨细胞的活动相辅相成。一般来说，作用力增大，则骨内应力与应变（指骨骼因外力作用而改变形状）也增大。当应力大于最优值，但小于适应性上限最优应力时，成骨细胞活动占优势，骨质增生，加大承载面积，从而使应变降低。当应力值小于最优值，但高于适应性下限时，破骨细胞占优势，引起骨萎缩，从而使应变升高。如此重复上述生理过程，形成一个自动反馈控制系统，使骨骼受力始终保持在一定的生理极限之内。因此经常受力的骨部位较致密，反之将萎缩。X 线结果显示，应力低的区域，骨小梁稀疏；应力强的部位，骨小梁密集。

第三章　康复评定

骨科康复主要是功能的康复，骨科康复评定也就是功能评定，即应用各种检测手段和方法评估了解伤病后机体的运动系统的功能状况，评定功能受损的性质、范围、程度及可能的变化趋势，从而制订合理的康复治疗方案，选择适当的康复治疗方法。同时也可以用来确定康复治疗的效果，判断具体的康复方法的疗效和作为劳动鉴定及伤残分级评定的依据。

骨科康复评定包括以下几个方面。

第一节　肢体测量

一、肢体基础测量

（一）体格评定

包括身高、体重、胸围、肢体长度和围度。

（二）体型评定

包括内胚型（肥胖型）、中胚型（健壮型）、外胚型（瘦小型）。

（三）身体成分评定

包括皮肤、脂肪、肌肉、骨骼及内脏器官。

1. 水中称重法

2. 皮脂厚度的测量

3. 生物电阻抗法

（四）身体姿势评定

身体姿势（posture）是指身体各部在空间的相对位置，它反映人体骨骼、肌肉、内脏器官、神经系统等各组织间的力学关系。正确的身体姿势应具备如下条件：具有能使机体处于稳定状态的力学条件；肌肉为维持正常姿势所承受的负荷不大；不妨碍内脏器官功能；表现出人体的美感和良好的精神面貌。

1. 正常姿势及其评定

（1）前面观：双眼应平视前方，两侧耳屏上缘和眶下缘中点应处同一水平面上，左、右髂前上棘应处同一水平面上。

（2）后面观：头后枕部、脊柱和两足跟夹缝线都应处于一条垂直线上；与脊柱相邻的两肩和两侧髂嵴对称地处于垂直脊柱的水平线上。

（3）侧面观：从侧向看，耳屏、肩峰、股骨大转子、膝、踝应五点一线，位于一条垂直线上。同时可见脊柱的4个正常生理弯曲，即向前曲凸的颈曲，向后曲凸的胸曲，向前曲凸的腰曲和向后曲凸的骶曲。颈曲和腰曲最大，胸曲次之，骶曲最小，具体见图3-1-1。

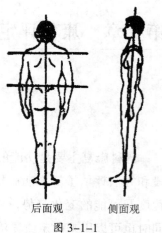

后面观　　侧面观

图 3-1-1

2. 常见的异常姿势及其评定

（1）侧面观：正常颈曲和腰曲的曲度介于 3～5cm。

①头向前倾斜；②胸脊柱后凸；③驼背；④平背；⑤鞍背；⑥胸部畸形（扁平胸、圆柱胸、鸡胸、漏斗胸、不对称胸）；⑦骨盆后倾；⑧骨盆前倾；⑨膝过伸；⑩膝屈曲（图3-1-2）。

（2）后面观

①头部倾斜；②肩下垂；③肩内旋、外旋；④脊柱侧弯；⑤骨盆向侧方倾斜；⑥骨盆旋转；⑦扁平足；⑧高弓足（图3-1-3～图3-1-5）。

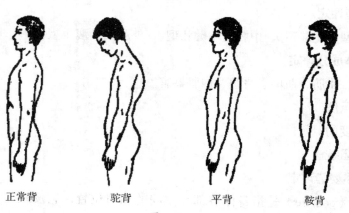

正常背　　　　　驼背　　　　　平背　　　　　鞍背

图 3-1-2

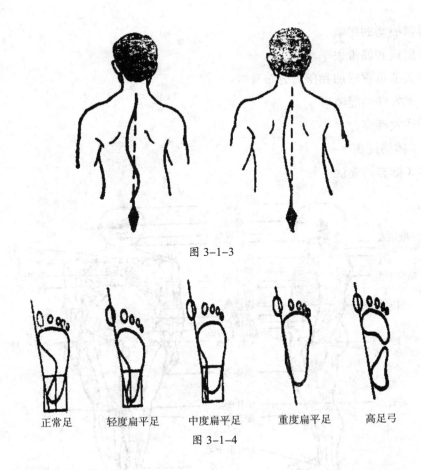

图 3-1-3

| 正常足 | 轻度扁平足 | 中度扁平足 | 重度扁平足 | 高足弓 |

图 3-1-4

（3）前面观

①下颌骨不对称；②锁骨和其他关节不对称；③髋外旋、髋内旋；④膝外翻；⑤膝内翻；⑥胫骨外旋；⑦胫骨内旋；⑧姆外翻；⑨爪形趾。

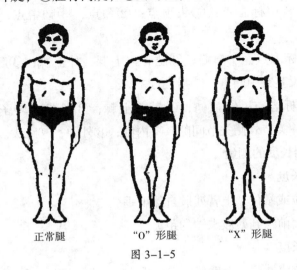

| 正常腿 | "O" 形腿 | "X" 形腿 |

图 3-1-5

3. 异常姿势的影响

（1）肌肉和韧带失平衡。

（2）关节负重增加和压力分布异常。

（3）继发性功能障碍。

（4）诱发疼痛。

（五）体格评定

1. 体表标志的确认

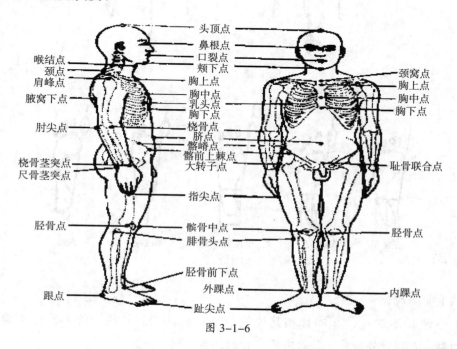

图 3-1-6

（1）头及躯干常用标志点：①头顶点；②颈点；③胸中点；④肩胛骨下角点；⑤脐点；⑥腰点。

（2）上肢常用标志点：①肩峰；②肱骨内上髁、外上髁；③鹰嘴；④桡骨茎突；⑤尺骨茎突；⑥桡尺茎突中间点；⑦指尖点。

（3）下肢常用标志点：①髂嵴；②髂前上棘；③股骨大转子；④股骨内上髁；⑤股骨外上髁；⑥膝关节外侧关节间隙；⑦内踝；⑧外踝；⑨趾尖。

（六）截肢残端长度的测量

1. 上臂残端的长度

测量体位：坐位或站位，上臂残肢自然下垂。

测量点：从腋窝前缘到残肢末端的距离。

2. 前臂残端的长度

测量体位：坐位或站位，上臂残肢自然下垂。

测量点：从尺骨鹰嘴沿尺骨到残肢末端的距离。

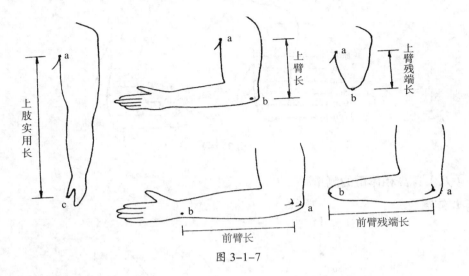

图 3-1-7

3. 大腿残端长度

测量体位：仰卧位或用双侧腋杖支撑站立，健侧下肢伸展。

测量点：从坐骨结节沿大腿后面到残肢末端的距离。

4. 小腿残端长度

测量体位：仰卧位或用双侧腋杖支撑站立，健侧下肢伸展。

测量点：从膝关节外侧关节间隙到残肢末端的距离。

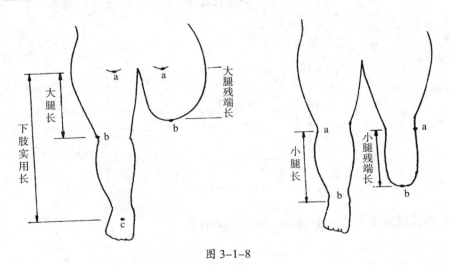

图 3-1-8

（七）截肢残端围度的测量

1. 上臂残端围度从腋窝直到残端末端，每隔 2.5cm 测量一次围度。

2. 前臂残端围度从尺骨鹰嘴直到残端末端，每隔 2.5cm 测量一次围度。

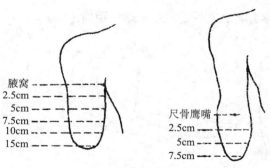

图 3-1-9

（八）身高和体重的测量

1. 体重

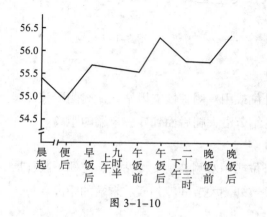

图 3-1-10

2. 身高

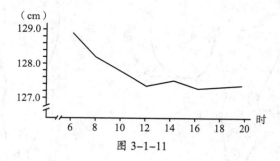

图 3-1-11

3. 身体质量指数（body mass index，BMI）

（1）BMI 的计算公式

BMI ＝体重（kg）/ 身高（m）的平方

（2）我国临床目前常用的成人肥胖诊断指标

消瘦：BMI 21　　正常：21<BMI<24　　肥胖：BMI> 26

（3）儿童和青少年的体重指标

2-12 岁：标准体重（kg）＝年龄 ×2+8

13-16 岁：标准体重（kg）＝［身高（cm）–100］×0.9

体重超过标准体重 20% ～ 30% 为轻度肥胖，超过 30% ～ 50% 为中度肥胖，超过 50% 为重度肥胖。

（九）身体素质评定

1. 力量　静力性力量和爆发力。

2. 耐力

（1）概念：人体长时间进行肌肉工作的能力。

（2）耐力的测试：具体的测试方法很多，如可以用跑步、爬山、游泳、医疗步行、球类运动、医疗体操等有氧运动形式测定速度耐力和力量耐力；可以用测力器、秒表、固定维持肢体一定的体位或状态来测试静力耐力；用从事日常生活活动、工作活动、社会交往活动的能力来测试一般耐力。

3. 速度

（1）概念：速度是指人体进行快速运动的能力。可分为反应速度、动作速度、周期性运动的位移速度。

（2）测试速度：测试时用秒表或其他计时仪器对反应速度、动作速度、周期性运动的位移速度进行如实测定，做出评定。

4. 平衡、协调　平衡是指人体无论处在某种位置，在静止、运动或受到外力作用的状态下，自动调整姿势并维持姿势的过程。协调功能是指人体产生平滑、准确、有控制的运动能力，它要求在做运动时按照一定的方向和节奏，采用适当的距离、速度和肌力，准确达到运动目标。（协调和平衡密切相关，详见平衡协调功能评定）

5. 灵敏度

（1）概念：是指人体在各种复杂条件下，快速、准确、协调地改变身体姿势、转换动作和随机应变的能力，是运动技能和身体素质在运动活动中的综合表现。

（2）影响因素：①年龄和性别；②体重；③疲劳；④训练水平。

（3）测定：①目测法；②游戏法。

6. 柔韧测定　柔韧是指活动时关节活动范围的适应度。柔韧性越好，活动时关节活动范围越大，动作的适应能力越高。（具体见关节活动度评定）

二、肢体长度测量

可用皮尺或钢卷尺测定骨的缩短和增长程度，以及残肢断端的长度，测量时应注意先将两侧肢体放置于对称位置，然后利用骨性标志测量两侧肢体的长度，最后将两侧的测量结果进行比较。

（一）上肢长度测量

1. 上肢长度测量　患者坐位或立位，上肢在身体两侧自然下垂。肘伸直，前臂旋后，腕关节中立位测量肩峰外侧端到桡骨茎突或中指指尖的距离（图 3-1-12）。

2. 上臂长度测量　体位同上；测量肩峰外侧端到肱骨外上髁的距离（图 3-1-13）。

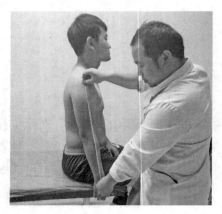
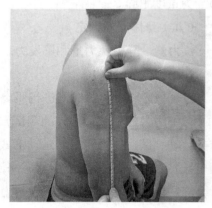

图 3-1-12   图 3-1-13

3. 前臂长度测量　体位同上，测量肱骨外上髁到桡骨茎突的距离，或尺骨鹰嘴到尺骨茎突的距离（图 3-1-14）。

4. 手长度测量　将手置于手指伸展位，测量从桡骨茎突与尺骨茎突的连线起始点开始到中指指尖的距离（图 3-1-15）。

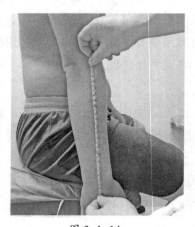
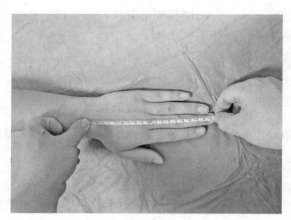

图 3-1-14   图 3-1-15

（二）下肢长度测量

1. 下肢长度测量　患者仰卧位，骨盆水平，下肢伸展，髋关节中立位，测量髂前上棘到内踝尖的最短距离（图 3-1-16）。体位同上，也可以测量股骨大转子到外踝尖的距离（图 3-1-17）。

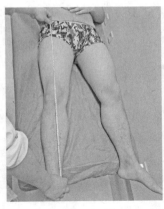

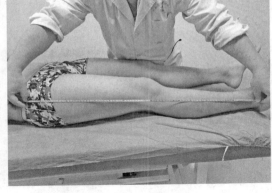

图 3-1-16　　　　　　　　　　　　　图 3-1-17

2. 大腿长度测量　体位同上，测量从股骨大转子到膝关节外侧关节间隙的距离（图 3-1-18）。体位同上，也可以测量坐骨结节到股骨外髁的距离（图 3-1-19）。

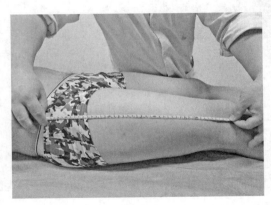

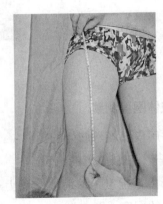

图 3-1-18　　　　　　　　　　　　图 3-1-19

3. 小腿长度测量　体位同上，测量从膝关节外侧间隙到外踝尖的距离（图 3-1-20）。体位同上，也可测股骨外髁到外踝的距离（图 3-1-21）。

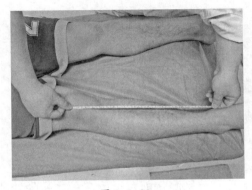

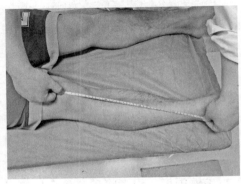

图 3-1-20　　　　　　　　　　　　图 3-1-21

4. 足长度测量　将踝关节放置在中立位，测量从足跟末端到第 2 趾末端的距离（图 3-1-22）。

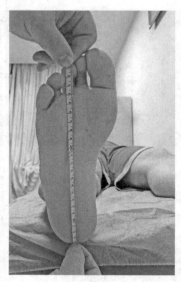

图 3-1-22

三、肢体围度测量

常用皮尺测量肢体的围度（或周径），以了解肌肉有无萎缩、肿胀、肥大。

（一）四肢围度的测量

1. 上臂围度　取肘关节用力屈曲和伸展两种体位，测量上臂中部、肱二头肌最大膨隆处的围度（图 3-1-23、图 3-1-24）。

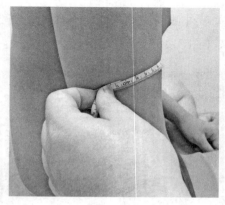
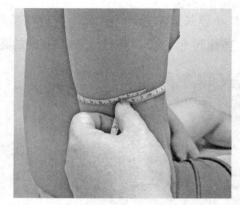

图 3-1-23　　　　　　　　　　　　　　　　　　　图 3-1-24

2. 前臂围度　患者将前臂放在体侧自然下垂，分别测量前臂近侧端最大膨隆处和前臂远端最细处的围度（图 3-1-25、图 3-1-26）。

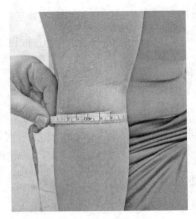

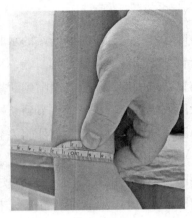

图 3-1-25　　　　　　　　　　　　　图 3-1-26

3. 大腿围度　患者下肢稍外展，膝关节伸展，测量髌骨上方 10cm 处（图 3-1-27），或从髌骨上缘起向大腿中段取 6cm、8cm、12cm 处的围度（图 3-1-28）。

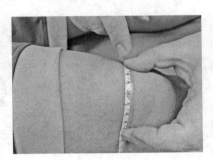
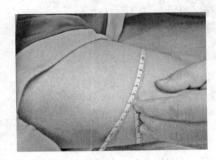

图 3-1-27　　　　　　　　　　　　　图 3-1-28

4. 小腿围度　患者下肢稍外展，膝关节伸展，测量小腿最粗处和内外踝最细的围度（图 3-1-29、图 3-1-30）。

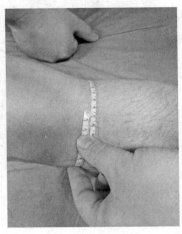
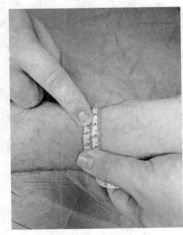

图 3-1-29　　　　　　　　　　　　　图 3-1-30

（二）残肢断端围度的测量

残肢断端测量是为了判断断端的水肿状态，判定与假肢接收腔的合适程度。

1. 上臂残端围度　从腋窝到断端，每隔 2.4cm 测量一次围度。

2. 前臂残端围度　从尺骨鹰嘴到断端末端，每隔 2.5cm 测量一次围度。

3. 大腿残端围度　从坐骨结节到断端末端，每隔 5cm 测量一次围度。

4. 小腿残端围度　从膝关节外侧关节间隙到断端末端，每隔 5cm 测量一次围度。

（三）躯干围度的测量

1. 颈围　患者坐位或立位，测量通过喉结处的颈部的围度（图 3-1-31）。

2. 胸围　体位同上，测量平静呼气末和吸气两乳头的围度（图 3-1-32）。

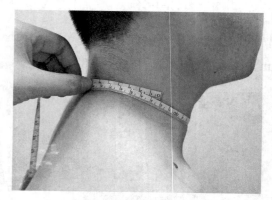

图 3-1-31

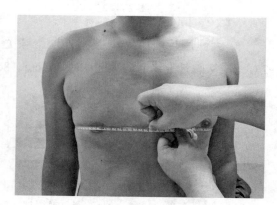

图 3-1-32

3. 腹围　体位同上，测量通过脐平面的围度（图 3-1-33）。

4. 臀围　立位，测量臀部最粗处的围度（图 3-1-34）。

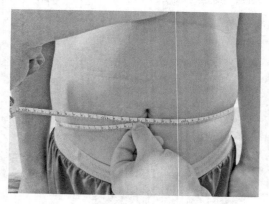

图 3-1-33

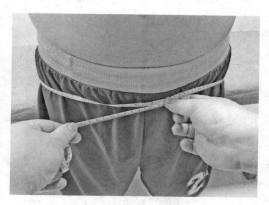

图 3-1-34

第二节 关节活动范围测量

一、仪器设备

1. 通用量角器 由一个圆形或半圆形的刻度盘和两条臂（分别为移动臂和固定臂）构成。固定臂与刻度盘连接，不可移动。移动臂的一端与刻度盘的中心相连接，可以移动。通用量角器主要用来测量四肢关节的活动度（图 3-2-1）。

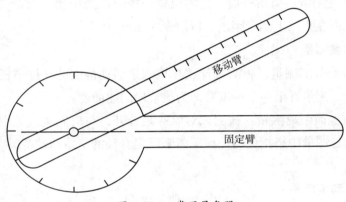

图 3-2-1 常用量角器

2. 指关节测量器 可用小型半圆形量角器测量，也可以用直尺测量手指外展或屈曲的距离，或用两脚分规测量拇指外展（虎口）开大程度。

3. 电子量角器 固定臂和移动臂为 2 个电子压力传感器，刻度盘为液晶显示器。显示器可以与固定臂和移动臂固定在一起，也可以通过连接线与 2 条臂相连。电子量角器重复性好，使用方便，精确度优于通用量角器。

4. 脊部活动范围测量计 可以用专用的背部活动范围测量计或电子量角器来测量脊柱的屈曲活动范围，也可以通过测量直角位向前弯腰、向后伸腰，以及向两侧屈曲时中指指尖与地面的距离，来评定脊柱的活动范围。

二、测量方法

使用通用量角器时将量角器的轴心与关节的运动轴心对齐，固定臂与关节近端骨的长轴重叠，移动臂与关节远端骨的长轴重叠并随之移动，移动臂所移动的弧度即为该关节的活动范围。

使用电子量角器时将固定臂和移动臂的电子压力传感器与肢体的长轴重叠，并用固定胶带（双面胶）将其固定在肢体表面，液晶显示器显示出来的数字即为该关节的活动范围。

1. 指关节活动度测量　可以采用量角器、直尺或两脚分规测量。

（1）半圆形量角器测量：测量掌指关节时，将测角器的固定臂放在掌骨远端，移动臂放在近端指骨上，并随之移动；测量指间关节时，量角器的两端分别放在指骨关节的近端和远端，移动臂随远端骨移动，所移动的弧度即为该关节的活动范围。

（2）直尺测量：测量手指外展时，将直尺横放在相邻手指的远端，测量手指外展的最大距离，以厘米（cm）表示；测量手指屈曲时，将直尺放在测量手指与手掌之间，测量屈曲手指指尖到手掌的垂直距离，以厘米（cm）表示。

（3）两脚分规测量：拇指外展，先将两脚分规放在拇指和示指指尖，测量两指之间的最大距离，再在直尺上测量距离，以厘米（cm）表示。

2. 脊柱活动度测量

（1）背部活动范围测量：将测量计放在拟测量活动范围的脊柱节段的棘突上，随着背部向前屈曲，测量计上显示的度数即为该节段的屈曲度数。

（2）指尖与地面距离测量：被测试对象双足分开，与肩同宽，分别做前屈、后伸及侧屈活动。通过测量中指指尖与地面距离来评定脊柱的整体活动范围，以厘米（cm）表示。

3. 肩关节活动度测量

（1）肩关节屈曲：被检查者体位为坐位。肩关节无外展、内收、旋转，前臂中立位，手掌朝向体侧（图 3-2-2）。

（2）肩关节伸展：被检查者体位为坐位。上肢保持后伸（图 3-2-3）。

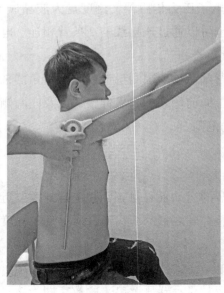

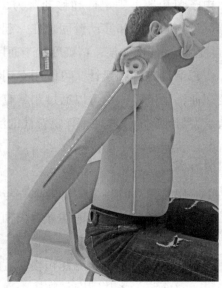

图 3-2-2   图 3-2-3

（3）肩关节外展：被检查者体位为坐位。肩关节屈曲、伸展均呈 0°位，前臂旋后，手掌向前方，使肱骨充分外旋，防止因肱三头肌紧张限制运动的完成（图 3-2-4）。

（4）肩关节内旋：被检查者体位为坐位。肩关节外展 90°，屈曲 90°，前臂旋前并与地面平行。卧位或俯卧位均可（图 3-2-5）。

（5）肩关节外旋：被检查者体位、关节角度尺的摆放位置与测量内旋的方法相同（图 3-2-6）。

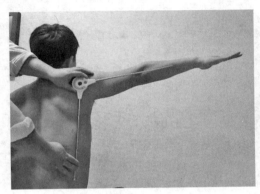

图 3-2-4

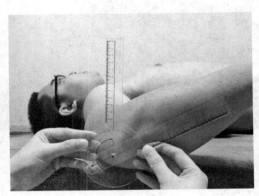

图 3-2-5

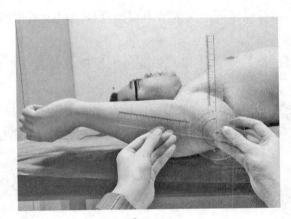

图 3-2-6

4.肘关节活动度测量

（1）肘关节屈曲：被检查者体位为坐位，上肢紧靠躯干，肘关节伸展，前臂解剖中立位（图 3-2-7）。

（2）肘关节伸展：被检查者体位、关节角度尺摆放位置与屈曲测量方法相同（图 3-2-8）。

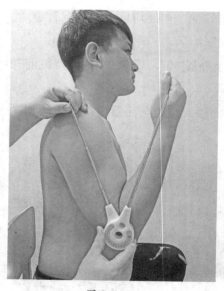
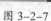

图 3-2-7

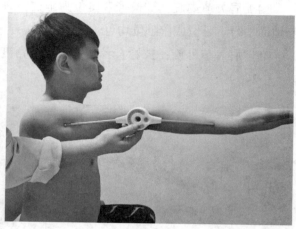

图 3-2-8

5. 腕关节活动度测量

（1）腕关节屈曲：被检查者体位为坐位，肩关节外展 90°，肘关节屈曲 90°，前臂尺侧置于桌面上，手指轻度伸展。腕关节不得出现桡、尺及手指屈曲，以免影响关节活动度（图 3-2-9）。

（2）腕关节伸展：被检查者体位、关节角度尺摆放位置与腕屈曲测量方法相同（图 3-2-10）。

（3）腕桡偏：被检查者体位与腕关节屈曲检查相同（图 3-2-11）。

（4）腕尺偏：被检查者体位、关节角度尺摆放位置与桡偏测量相同（图 3-2-12）。

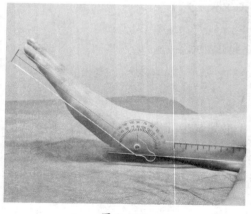

图 3-2-9

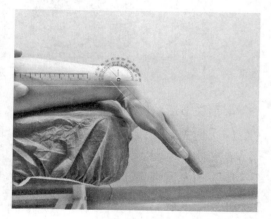

图 3-2-10

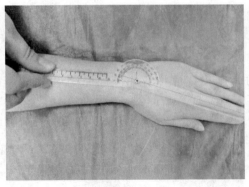

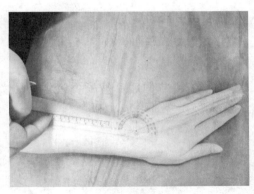

图 3-2-11　　　　　　　　　　　　　　　　图 3-2-12

6. 髋关节活动度测量

（1）髋关节屈曲：被检查者体位为仰卧位，躯干无侧弯，髋关节无内收、外展、内旋、外旋（图 3-2-13）。

（2）髋关节伸展：被检查者体位为俯卧位，躯干无侧弯，髋关节无内收、外展、内旋、外旋。膝关节伸展位。双足放在诊查床缘外（图 3-2-14）。

（3）髋关节外展：被检查者体位为仰卧位，髋关节无屈曲、伸展、旋转，膝关节伸展位（图 3-2-15）。

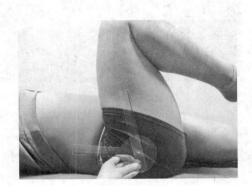

图 3-2-13

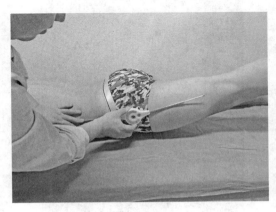

图 3-2-14

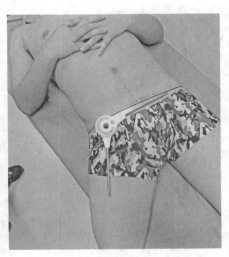

图 3-2-15

7. 膝关节活动度测量

（1）膝关节屈曲：被检查者体位为卧位，髋关节无内收、外展、屈曲、伸展及旋转（图 3-2-16）。

（2）膝关节伸展：被检查者体位、关节角度尺摆放位置与膝屈曲测量相同（图 3-2-17）。

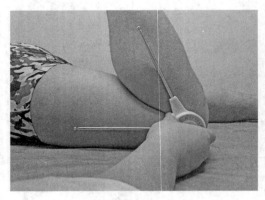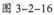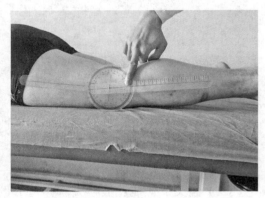

图 3-2-16   图 3-2-17

8. 踝关节活动度测量

（1）踝背屈：被检查者体位为坐位，膝关节屈曲 90°，踝关节无内翻及外翻（图 3-2-18）。

（2）踝跖屈：被检查者体位、关节角度尺摆放位置与踝背屈测量相同（图 3-2-19）。

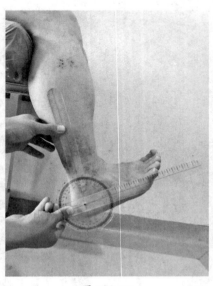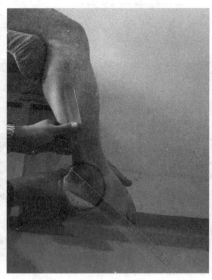

图 3-2-18   图 3-2-19

三、关节活动范围测量

（一）上肢主要关节活动范围测量

表 3-2-1　上肢主要关节活动范围测量

关节	运动	受查体位	量角器放置的方法			正常参考值
				固定臂	移动臂	
肩	屈伸	坐或立位，臂置于体侧，肘伸直		与腋中线平行	与肱骨纵轴平行	屈 0°～180° 伸 0°～50°
	外展	坐或立位，臂置于体侧，肘伸直	肩峰	与身体线平行	与肱骨纵轴平行	0°～180°
	内旋、外旋	仰卧，肩外展90°，肘屈90°	鹰嘴	与腋中线平行	与前臂纵轴平行	各 0°～90°
肘	屈伸	仰卧或坐立位，臂取解剖位	肱骨外上髁	与肱骨纵轴平行	与桡骨纵轴平行	0°～150°
桡尺	旋前、旋后	坐位，上臂置于体侧，肘屈90°前臂中立位	尺骨茎突	与地面垂直	腕关节背面（侧旋前）或掌面（侧旋后）	各 0°～90°
腕	屈伸	坐或站位，前臂完全旋前	尺骨茎突	与前臂纵轴平行	与第2掌骨纵轴平行	屈 0°～90° 伸 0°～70°
	尺桡侧偏移或外展	坐位，屈肘前臂旋前，腕中立位	腕背侧中点	与前臂背侧中线平行	第3掌骨纵轴	桡 0°～25° 尺 0°～55°
掌指	屈伸	坐位，腕中立位	近侧指骨近端	与掌骨平行	与近指骨平行	屈 0°～90° 伸 0°～20° 拇指 0°～30°
指间	屈伸	坐位，腕中立位	远侧指骨近端	与近侧指骨平行	与远侧指骨平行	近指间为 0°～100° 近指间为 0°～80°
拇指腕掌	内收、外展	坐位，腕中立位	腕掌关节	与示指平行	与拇指平行	0°～60°

（二）下肢主要关节活动范围测量

表 3-2-2　下肢主要关节活动范围测量

关节	运动	受查体位	量角器放置的方法			正常参考值
			轴心	固定臂	移动臂	
髋	屈	仰卧或侧卧，对侧下肢伸直	股骨大转子	与身体纵轴平行	与股骨纵轴平行	0°～125°
	伸	侧卧，被测下肢在上	股骨大转子	与身体纵轴平行	与股骨纵轴平行	0°～15°
	内收外展	仰卧	髂前上棘	左右髂前上棘连线的垂直线	髂前上棘至髌骨中心的连线	各0°～45°
	内旋外旋	仰卧，两小腿于床缘外下垂	髌骨下端	与地面垂直	与胫骨纵轴平行	各0°～45°
膝	屈、伸	仰卧或侧卧，或在椅子边缘	股骨外髁	与股骨纵轴平行	与胫骨纵轴平行	屈0°～125° 伸0°～180°
踝	背屈跖屈	仰卧，踝处于中立位	腓骨纵轴线与足外缘交叉处	与腓骨纵轴平行	与第5跖骨纵轴平行	背屈0°～20° 跖屈0°～45°
	内翻外翻	俯卧，足位于床缘外	踝后方两踝中点	小腿后纵轴	轴心与足跟中心连线	内翻0°～35° 外翻0°～25°

（二）脊柱关节活动范围测量

表 3-2-3　脊柱关节活动范围测量

关节	运动	受查体位	量角器放置的方法			正常参考值
			轴心	固定臂	移动臂	
颈部	前屈	坐或立位，在侧方测量	肩峰	平行前额面中心线	头顶与耳孔连线	0°～60°
	后伸	坐或立位，在侧方测量	肩峰	平行前额面中心线	头顶与耳孔连线	0°～50°
	左旋右旋	坐或仰卧，于头顶测量	头顶后方	头顶中心矢状面	鼻梁与枕骨结节的连线	各0°～70°
	左、右侧屈	坐或立位，于后方测量	第7颈椎棘突	第7颈椎与第5腰椎棘突的连线	头顶中心与第7颈椎棘突的连线	各0°～50°

续表

关节	运动	受查体位	量角器放置的方法			正常参考值
			轴心	固定臂	移动臂	
胸腰部	前屈	坐位或立位	第5腰椎棘突	通过第5腰椎棘突的垂线	第7颈椎与第5腰椎棘突的连线	0°～45°
	后伸	坐位或立位	第5腰椎棘突	通过第5腰椎棘突的垂线	第7颈椎与第5腰椎棘突的连线	0°～30°
	左旋右旋	坐位，臀部固定	头顶部中点	双侧髂嵴上缘连线的平行线	双侧肩峰连线的平行线	各0°～40°
	左、右侧屈	坐位或立位	第5腰椎棘突	两侧髂嵴连线中点的垂线	第7颈椎与第5腰椎棘突的连线	各0°～50°

第三节 肌力评定

一、徒手肌力检查

通常采用徒手肌力检查来判断肌肉的力量。徒手肌力检查时检查者用自己的双手，凭借自身的技能和判断力，根据现行的标准或普通认可的标准，通过观察肢体主动运动的范围，以及感觉肌肉收缩的力量，来确定所检查肌肉或肌群的肌力是否正常，确定其等级。目前国际上普遍应用的肌力分级方法是补充6级（0～5级）分级。

（一）检查注意事项

徒手肌力检查时，必须遵循测试的标准姿势，以提高结果的可比性。检查前，应先用通俗的语言给予解释，必要时给予示范。检查时，先查健侧，后查患侧，先抗重力，后抗阻力，两侧对比。抗阻力必须使用同一强度，阻力应加在被测关节的远端（不是肢体的远端）。肌力测试时的用力等长收缩及闭气可以引起心血管系统的特异性反应，老年人及有心血管系统疾病患者应慎用。

（二）各关节徒手肌力检查

1. 肩部徒手肌力检查

（1）肩部前屈徒手肌力检查：被检查者坐位，肩前屈呈90°，前臂旋前（掌心向下）；医生一手稳定其肩部，另一手置于其肘上肱骨处，施加向下的压力；嘱被检查者"尽力把手抬高，保持掌心向下，不要让我压下去"；被检查者较虚弱时，可采取坐位，肩稍前屈，医生嘱其抬手，感受其三角肌前部的收缩力量（图3-3-1）。

（2）肩部后伸徒手肌力检查：被检查者俯卧位或坐位，肩后伸，掌心向上；医生一手放置于被检查者的肩胛骨中下缘作为固定，一手置于其肘上肱骨处，施加向下的压力。嘱被检查者"尽力把手臂抬起"；被检查者较虚弱时，可俯卧位，肩后伸，掌心向上。医生嘱被检查者抬臂，感受腋窝上三角肌后部的收缩力量（图 3-3-2）。

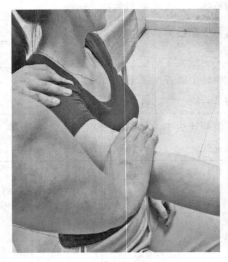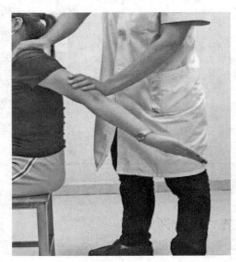

图 3-3-1　　　　　　　　　　　　　　　　图 3-3-2

（3）肩关节水平外展肌徒手肌力检查：被检查者俯卧位或坐位，肩外展 90°；医生一手固定其肩部，另一只手放置于其肘部，向下施力，嘱被检查者上臂抬起（图3-3-3）。

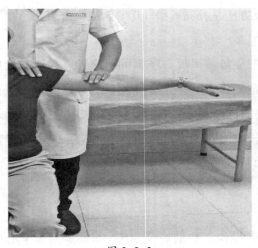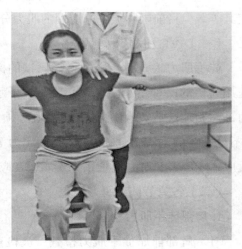

图 3-3-3　　　　　　　　　　　　　　　　图 3-3-4

（4）肩关节水平外展肌徒手力检查：被检查者俯卧位，肩外展 90°；医生一手固定其肩部，另一只手放置于其肘部，向下施力，嘱被检查者上臂抬；被检查者较虚弱时，采取坐位，肘、臂的姿势同上。医生向上扶起其肘部，嘱患者尝试做扩胸运动，感受其三角肌的收缩（图 3-3-4）。

2. 肘关节徒手肌力检查

（1）肘关节屈肌徒手肌力检查：肘轻微前伸，肘屈曲过 90°，前臂旋后并尽量保持肘部弯曲，不被拉直；医生一手握住被检查者腕部向下施力，一手抵住患者肩部固定；被检查者较虚弱时，可以俯卧，肩外展并做屈曲运动，感觉前臂屈肌的收缩（图 3-3-5）。

（2）肘关节伸肌徒手肌力检查：检查姿势同肘关节屈肌徒手肌力检查，仰卧位并做对抗性的伸肘动作（图 3-3-6）。

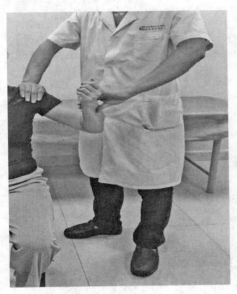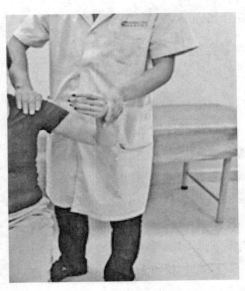

图 3-3-5　　　　　　　　　　　　　　　　图 3-3-6

3. 腕关节徒手肌力检查

（1）腕屈肌徒手肌力检查：被检查者采取坐位，前臂旋前（掌心朝向被检查者）；医生一手扶住前臂，另一手拦住手掌向远端施力；被检查者较虚弱时，检查姿势同上，但不施加阻力，感受屈肌腱的活动（图 3-3-7）。

（2）腕伸肌徒手肌力检查：被检查者采取坐位，上肢放在检查床面上，前臂旋前；医生一手扶住前臂，另一手抵住掌心施力；被检查者较虚弱时，检查姿势同上，但不施加阻力，感受伸肌腱的活动（图 3-3-8）。

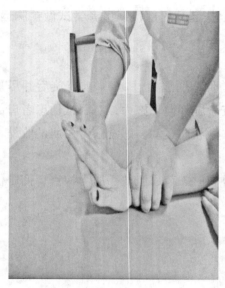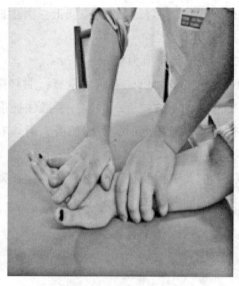

图 3-3-7 图 3-3-8

4. 髋关节徒手肌力检查

（1）髋部外展肌力徒手肌力检查：被检查者侧卧位，检查侧在上，髋部外展，骨盆稍向前抬起，另一侧肢体稍屈曲以利于固定，医生一手固定其股骨大转子，另一手向下施力；被检查者较虚弱时，检查同上，但医生可托住其膝部，检查股骨大转子附件臀中肌、臀小肌的收缩程度（图 3-3-9）。

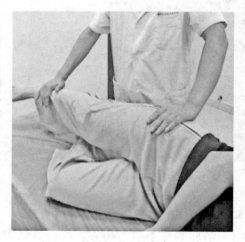

（2）髋部后伸肌力徒手肌力检查：被检查者俯卧位，医生一手固定于其髂后上棘处，另一手放置在膝部或踝部（要确定该部位没有受伤），嘱其向

图 3-3-9

上将大腿抬离检查床面；被检查者较虚弱时，可采取侧卧位，被检侧在上，医生在其后，从膝部向上扶起其大腿，告诉其"尽量把你的腿往我这边伸"，感受其臀大肌的收缩（图 3-3-10）。

（3）髋部屈曲肌力徒手肌力检查：被检查者坐于床边或仰卧位，两小腿下垂，手固定躯干，检查者双手放于被检查者大腿远端，嘱被检查者大腿向腹部屈曲，检查髂腰肌（含腰大肌）、髂肌的收缩（图 3-3-11）。

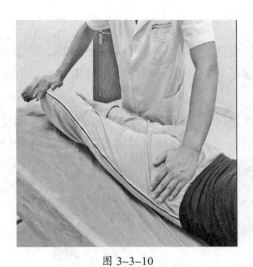
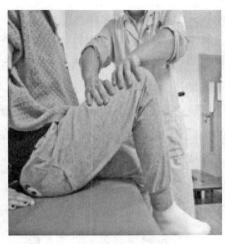

图 3-3-10　　　　　　　　　　　　　　　　　图 3-3-11

5. 膝关节肌力徒手肌力检查

（1）膝部前伸肌力徒手肌力检查：被检查者坐位，可稍后倾，以降低腘绳肌的张力，医生固定检查侧的大腿，以防止其旋转，同时在小腿前施加向下的压力，嘱被检查者尽量伸直膝关节；被检查者较虚弱时，方法同上，不施加压力，感受股四头肌的收缩（图 3-3-12）。

（2）膝部屈曲肌力徒手肌力检查：被检查者俯卧位，检查侧膝关节屈约 45°，另一只脚悬于床边，医生固定检查侧的大腿后，同时在踝关节上施加向后的拉力，嘱被检查者尽量将脚后跟向臀部屈曲；被检查者较虚弱时，方法同上，不施加压力，感受腘绳肌的收缩（图 3-3-13）。

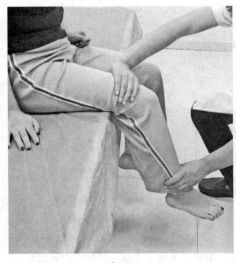
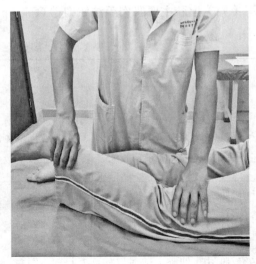

图 3-3-12　　　　　　　　　　　　　　　　　图 3-3-13

6. 踝关节徒手肌力检查

（1）踝部背屈徒手肌力检查：被检查者坐位，医生一手握住检查侧的小腿作为固定，另一只手置于足背施加阻力，嘱患者做足背屈动作；被检查者较虚弱时，方法同上，不施加压力（图3-3-14）。

（2）踝部跖屈徒手肌力检查：被检查者坐位，踝部呈轻度背屈，医生一手握住检查侧的小腿作为固定，另一只手置于足底施力，嘱患者做下踩的动作；被检查者较虚弱时，方法同上，不施加对抗阻力（图3-3-15）。

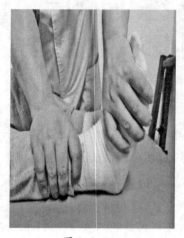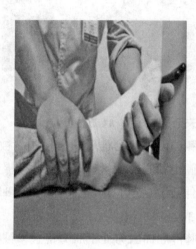

图 3-3-14   图 3-3-15

二、主要肌肉手法肌力检查

（一）上肢主要肌肉手法肌力检查

表 3-3-1　上肢主要肌肉手法肌力检查

肌肉	检查方法		
	1级	2级	3、4、5级
三角肌前部、喙肱肌	仰卧，试图屈肩时可触及三角肌前部收缩	向对侧侧卧，上侧上肢放在滑板上，肩可主动屈曲	坐位，肩内旋，屈肘，掌心向下，肩屈曲，阻力加于上臂远端
三角肌后部、大圆肌、背阔肌	仰卧，试图伸肩时可触及大圆肌、背阔肌收缩	向对侧侧卧，上侧上肢放在滑板上，肩可主动伸展	侧卧，肩伸展30°～40°，阻力加于上臂远端
三角肌中部、冈上肌	仰卧，试图肩外展时可触及三角肌收缩	同左，上肢放滑板上，可主动外展	坐位，屈肘，肩外展至90°，阻力加于上臂远端

续表

肌肉	检查方法		
	1级	2级	3、4、5级
冈下肌、小圆肌	俯卧，上肢在床缘外下垂；试图肩内旋时在腋窝前、后壁可触及相应肌肉收缩	俯卧位，肩可主动外旋	俯卧，肩外展，屈肘，前臂在床缘外下垂，肩外旋，阻力加于前臂远端
肩胛下肌、大圆肌、胸大肌、背阔肌	仰卧，上肢在床缘外下垂；试图肩内旋时在腋窝前、后壁可触及相应肌肉收缩	同左，肩可主动内旋	俯卧，肩外旋，屈肘，前臂在床缘外下垂，肩内旋，阻力加于前臂远端
肱二头肌、肱肌、肱桡肌	坐位，肩外展，上肢放滑板上；试图肘屈曲时可触及相应肌肉收缩	同左，肘可主动屈曲	坐位，上肢下垂；前臂旋后（测肱二头肌）或旋前（测肱肌）或中立位（测肱桡肌），肘屈曲，阻力加于前臂远端
肱三头肌、肘肌	坐位，肩外展，上肢放滑板上；试图肘屈曲时可触及肱三头肌收缩	同左，肘可主动伸展	俯卧，肩外展，屈肘；前臂在床缘外下垂：肘伸展，阻力加于前臂远端
肱二头肌、旋后肌	坐位，肩外展，前臂在床缘外下垂，试图前臂旋后时可于前臂上端桡侧触及肌收缩	同左，前臂可主动旋后	坐位，屈肘90°，前臂旋后；做前臂旋后动作，握住腕部，施加反方向阻力
旋前圆肌、旋前方肌	俯卧，肩外展，前臂在床缘外垂；试图前臂旋前时可在肘下、腕上侧触及肌收缩	同左，前臂可主动旋前	坐位，屈肘90°，前臂旋后；做前臂旋前动作，握住腕部，施加反方向阻力
尺侧腕屈肌	坐位，前臂旋前45°，试图腕背伸及桡侧时可触及其止点活动	同左，前臂旋后45°，可见大幅度腕掌屈及桡侧偏	同左，前臂旋后45°；腕向掌侧屈并向尺侧偏，阻力加于小鱼际
桡侧腕屈肌	坐位，前臂旋后45°，试图腕背伸及桡侧偏时可触及其止点活动	同左，前臂旋前45°可见大幅度腕掌侧偏	同左，前臂旋后45°；腕向掌侧屈并向桡侧偏，阻力加于大鱼际

肌肉	检查方法		
	1 级	2 级	3、4、5 级
尺侧腕伸肌	坐位，前臂旋后 45°，试图腕背伸及尺侧偏时可触及其止点活动	同左，前臂旋后 45°，可见大幅度腕掌屈及桡侧偏	同左，前臂旋前；腕背伸并尺侧偏阻力加于掌背尺侧
桡侧腕长、短伸肌	坐位，前臂旋后 45°，试图背伸及桡侧偏时可触及其止点活动	同左，前臂旋后 45°，可见大幅度腕背伸并向桡侧偏	同左，前臂旋后 45°；腕背伸并向桡侧偏，阻力加于掌背桡侧
指总伸肌	试图伸掌侧指关节时可触及掌背肌腱活动	前臂中立位，手掌伸直时掌指关节可主动伸展	伸掌指关节，并维持指间关节阻力加于手指近节背侧
指浅屈肌	屈近端指间关节时可在手指近节掌侧触及肌腱活动	近端指间关节有一定的屈曲活动	屈曲近端指间关节，屈远端指间关节，阻力加于手指中节掌侧
指伸屈肌	屈远端指间关节时可在手指中节掌侧触及肌腱活动	远端指间关节有一定的屈曲活动	固定近端指间关节，屈远端指间关节，阻力加于手指指腹
拇收肌	内收拇指时可于 1、2 掌骨关节触及肌肉活动	有一定的拇内收动作	拇指伸直，从外展位内收，阻力加于拇指尺侧
拇长、短展肌	外展拇指时可于桡骨茎突远端触及肌腱活动	有一定的拇外展动作	拇指伸直，从内收位外展，阻力加于第 1 掌骨桡侧
拇短屈肌	屈拇时于第 1 掌骨掌侧触及肌腱活动	有一定的拇屈曲动作	手心向上，拇指掌指关节屈曲，阻力加于拇指近端掌侧
拇短伸肌	屈拇时于第 1 掌骨掌侧触及肌腱活动	有一定的拇伸展动作	手心向上，拇指掌指关节伸展，阻力加于拇指近节背侧
拇长屈肌	屈拇时于拇指近节掌侧触及肌腱活动	有一定的拇屈曲动作	手心向上，固定拇指近节，屈曲指间关节，阻力加于拇指远节指腹
拇长伸肌	伸拇时于拇指近节背侧触及肌腱活动	有一定的拇指指间关节伸展动作	手心向下，固定拇指关节，伸指间关节，阻力加于拇指远节背侧

（二）下肢主要肌肉手法肌力检查

表 3-3-2　下肢主要肌肉手法肌力检查

肌肉	检查方法		
	1 级	2 级	3、4、5 级
髂腰肌	仰卧，试图屈髋时于腹股沟上缘可触及肌活动	向同侧侧卧，托住对侧下肢可主动屈髋	仰卧，小腿悬于床缘外，屈髋，阻力加于骨股远端前面
臀大肌	仰卧，试图伸髋时于臀部及坐骨结节可触及肌活动	向同侧侧卧，托住对侧下肢可主动伸髋	俯卧，屈膝（测臀大肌）或伸髋（测臀大肌和股后肌群），髋伸 10°～15°，阻力加于骨远端后面
大收肌、长收肌、短收肌、股薄肌、耻骨肌	仰卧，分腿30°，试图内收时于骨内侧部可触及肌活动	同左，下肢放滑板上可主动内收髋	向同侧侧卧，两腿伸，托住对侧下肢：髋内收，阻力加于骨远端内侧
臀中肌、臀小肌、阔筋膜张肌	仰卧，试图髋外展时于大转子上方可触及肌活动	同左，下肢放滑板上可主动外展髋	向对侧侧卧，对侧下肢半屈，髋外展，阻力加于骨远端外侧
股方肌、梨状肌、臀大肌	仰卧，腿伸直，试图髋外旋时于大转子上方可触及肌活动	同左，可主动外旋髋	仰卧，小腿在床缘外下垂，髋外旋，阻力加于小腿下端内侧
上下孖肌、闭孔内外肌、臀小肌、阔筋膜张肌	仰卧，腿伸直，试图髋内旋时于大转子上方可触及肌活动	同左，可主动内旋髋	仰卧，小腿在床缘外下垂，髋内收，阻力加于小腿远端外侧
腘绳肌	俯卧，试图屈膝时可于腘窝两侧触及肌腱活动	向同侧侧卧，托住对侧下肢，可主动屈膝	俯卧，膝从伸直变屈曲，阻力加于小腿远端后侧
股四头肌	俯卧，试图伸膝时可触及髌韧带活动	向同侧侧卧，托住对侧下肢，可主动伸膝	仰卧，小腿在床缘外下垂，伸膝，阻力加于小腿远端前侧
腓肠肌	俯卧，试图踝跖屈时可触及跟腱活动	同左，踝可主动跖曲	仰卧，膝伸（测腓肠肌）或膝屈（测比目鱼肌），踝跖屈，阻力加于足跟
胫前肌	仰卧，试图踝背伸，足内翻时可触及跟腱活动	侧卧，可主动踝背屈并足内翻	坐位，小腿下垂，踝背屈并足内翻，阻力加于足背内缘

续表

肌肉	检查方法		
	1级	2级	3、4、5级
胫后肌	仰卧，试图足内翻时于内踝后方可触及肌腱活动	同左，可主动踝跖屈并足内翻	向同侧侧卧，足在床缘外，足内翻，阻力加于足外缘
腓骨长、短肌	仰卧，试图足外翻时于外踝后方可触及肌腱活动	同左，可主动踝跖屈并足外翻	向外侧侧卧，使跖屈的足外翻，阻力加于足外缘
趾长、短屈肌	屈趾于近趾节面可触及肌腱活动	有主动屈趾活动	仰卧，屈趾，阻力加于足趾近节趾骨近节跖面
趾长、短伸肌	仰卧，伸直时于足背可触及肌腱活动	同左，有主动伸趾活动	同左，伸足趾，阻力加于足趾近节背面
踇长伸肌	坐位，伸踇时于踇趾近节背侧可触及肌腱活动	同左，有主动伸踇活动	同左，固定踇趾近节，伸踇阻力

（三）脊柱肌肉徒手肌力检查

表 3-3-3　脊柱肌肉徒手肌力检查

肌肉	检查方法		
	1级	2级	3、4、5级
斜方肌菱形肌	坐位，臂外展放桌上，试图使肩胛骨内收时可触及肌收缩	同左，使肩胛骨主动内收时可见肌肉运动	俯卧，两臂稍抬起，使肩胛骨内收，阻力位将肩胛骨向外推
斜方肌下部	俯卧，臂前伸，内旋，试图使肩胛骨内收及下移时，可触及斜方肌下部收缩	同左，可见有肩胛骨内收及下移动作	同左，肩胛骨内收及下移，阻力位将肩胛骨向外推
斜方肌上部肩胛提肌	俯卧，试图耸肩时可触及斜方肌上部收缩	同左，能主动耸肩	坐位，两臂垂于体侧，耸肩向下压的阻力加于肩锁关节上方
前锯肌	坐位，臂向前放桌子上，上臂前伸时在肩胛骨内缘可触及肌收缩	同左，上臂前伸时可见肩胛骨活动	坐位，上臂前平举，屈肘，上臂向前移动，肘不伸，向后推的阻力加于肘部

（四）颈腰部肌肉徒手肌力检查

表 3-3-4 颈腰部肌肉徒手肌力检查

肌肉	检查方法				
	1 级	2 级	3 级	4 级	5 级
颈肌、斜角肌、颈长肌、头长肌、胸锁乳突肌	仰卧，屈颈时可触及胸锁乳突肌	侧卧，托住头部时可屈颈	仰卧，能抬头，不能抗阻力	同左，能抗中等阻力	同左，抬头屈颈，能抗加于额部的较大阻力
斜方肌、颈部骶棘肌	俯卧，抬头时触及斜方肌活动	侧卧，托住头部时可仰头	俯卧，能抬头，不能抗阻力	同左，能抗中等阻力	同左，抬头时能抗加于枕部的较大阻力
腹直肌	仰卧，抬头时触及上腹部腹肌紧张	仰卧，能屈颈抬头	仰卧，髋及膝屈，能抬起头及肩胛骨	同左，双手前平举坐起	同左，双手抱头后能坐起
骶棘肌	俯卧，抬头时触及其收缩	俯卧位能抬头	俯卧，胸以上在床缘外下垂 30°，固定下肢，能抬起上身，不能抗阻力	同左，能抗中等阻力	同左，能抗较大阻力
腹内斜肌	坐位，试图转体时触及腹外斜肌收缩	同左，双臂下垂，能大幅度转体	俯卧，能旋转上体至一肩离床	仰卧，屈腿，固定下肢，双手前平举，能坐起并转体	同左，双手抱颈后能坐起，同时向一侧转体

第四节 平衡功能评定

平衡功能是指身体所处的一种状态，能在运动或受到外力作用时调整并维持姿势的一种能力。大体可分为以下两类。

1. 静态平衡 指的是人体或人体某一部位处于某种特定的姿势，例如坐或者站等姿势时保持稳定的状态。

2. 动态平衡 包括两个方面：自动态平衡和他动态平衡。

平衡功能评定的目的主要在于了解是否存在平衡功能障碍，找出引起平衡障碍的环节，确定是否需要进行治疗（如药物治疗或康复治疗），重复评定以了解治疗手段是否有效，预测患者可能发生跌倒的危险性。评定方法包括主观评定和客观评定两个方面。主观评定以观察和量表为主，客观评定主要是指平衡测试仪评定。

一、观察法

1. 站立位反应　包括 Romberg 征，双足并拢直立，观察在睁、闭眼时身体摇摆的情况，又称为"闭目直立检查法"；单腿直立检查法，要求受检查者单腿直立，观察其睁、闭眼情况下维持平衡的时间长短，维持 30 秒为正常；强化 Romberg 检查法，要求受检查者两足一前一后、足尖接足跟直立，观察其睁、闭眼时身体的摇摆，维持 60 秒为正常。

2. 跨步反应　受试者取站立位，检查者向左、右、前、后方向推动受试者身体。

阳性反应，快速向侧方、前方、后方跨出一步，头部和躯干出现调整。

阴性反应，不能为维持平衡而快速跨出一步，头部和躯干不出现调整。

3. 其他　包括在活动状态下能否保持平衡。例如，坐、站立时移动身体；在不同条件下行走，包括足跟行走、足尖行走、走直线、侧方走、倒退走、走圈圈、绕障碍物行走等。

二、量表法

虽然属于主观评定，但由于不需要专门的设备，评分简单，应用方便，临床仍普遍使用。信度和效度较好的量表主要有 Berg 平衡量表（Berg Balance Scale），它可以评定被测试对象在静态和动态状态下的平衡功能，也可以用来测试正常情况下摔倒的可能性。Berg 量表有 14 个项目，需要 20 分钟完成，满分 56 分，低于 40 分表明有摔倒的危险性。Tinnetti 量表分为平衡（10 项）和步态（8 项）两个部分，不到 15 分钟即可完成，满分 44 分，低于 24 分提示有摔倒的可能性。

表 3-4-1　Berg 平衡量表

评定项目及评分标准
1. 坐到站指令：尽量不用手支撑，站起来
4 分：不用支撑站起来，且保持稳定
3 分：能用手支撑站起来，且保持稳定
2 分：尝试几次后，能用手支撑站起来
1 分：站起来或稳定需要少量帮助
0 分：站起来需要中等或大量帮助
2. 独立站立指令：请独立站立 2 分钟
4 分：能安全地独立站立 2 分钟
3 分：在监护下能站立 2 分钟
2 分：能独立站立 30 秒
1 分：尝试几次才能独立站立 30 秒
0 分：不能独立站立 30 秒
如果患者能安全地独立站立 2 分钟，那么"独立坐"项得满分，直接进入第 4 项

评定项目及评分标准

3. 独立坐指令：两手抱胸坐 2 分钟（背部无支持，脚可踩在地上、矮凳上）

  4 分：能安全无协助地坐 2 分钟

  3 分：在监护下能坐 2 分钟

  2 分：能独立坐 30 秒

  1 分：能独立坐 10 秒

  0 分：需支撑才能坐 10 秒

4. 由站到坐指令：请坐下

  4 分：需要很少帮助（手支撑）就能安全坐下

  3 分：需要用手控制才能慢慢坐下

  2 分：腿的背面需靠着椅子来控制坐下

  1 分：能独立坐下，但下降过程无控制

  0 分：需要帮助才能坐下

5. 床—椅转移指令：床—椅转移

  4 分：能安全转移，很少用手

  3 分：能安全转移，需要手支撑

  2 分：口头提示 / 监督下能转移

  1 分：需一个人帮助转移

  0 分：需两个人帮助转移 / 监督

6. 闭眼站立指令：闭眼站立 10 秒

  4 分：能安全地闭眼站立 10 秒

  3 分：监督下闭眼站立 10 秒

  2 分：闭眼站立 3 秒

  1 分：不能闭眼 3 秒，但能安全地站立

  0 分：需帮助防止摔倒

7. 双足并拢站立指令：无支撑下双足并拢站立

  4 分：能双足并拢并安全地站立 1 分钟

  3 分：监督下能双足并拢，安全地站 1 分钟

  2 分：能双足并拢，但不能保持 30 秒

  1 分：需帮助并拢，双足能保持 15 秒

  0 分：需帮助并拢，双足不能保持 15 秒

评定项目及评分标准

8. 站立位上肢前伸指令：抬起上肢成 90°，伸开手指，尽可能向前。医生将软尺置于手指末端，手指不能触到尺子，测量患者前倾最大值时手指向前伸的距离。尽量双手前伸，避免身体旋转

    4 分：能安全地向前伸 25cm

    3 分：能向前伸 12cm

    2 分：能向前伸 5cm

    1 分：监督下能向前伸

    0 分：需外部支撑 / 向前伸时失去平衡

9. 站立位从地上拾物指令：站立位捡起脚前面的拖鞋 / 物品

    4 分：能安全容易地捡起拖鞋

    3 分：监督下能捡起拖鞋

    2 分：不能捡起拖鞋，但距离物品 2 ～ 5cm 能独立保持平衡

    1 分：不能捡起，尝试时需监督

    0 分：不能尝试 / 需帮助防止失去平衡或摔倒

10. 转身向后看指令：左转看身后，再右转看身后（医生在患者背后直接观察，鼓励患者转身）

    4 分：能从左右两边向后看，重心转移较好

    3 分：能从一边向后看，另一边重心转移较好

    2 分：只能从一边向后看，但是平衡较好

    1 分：转身时需监督

    0 分：需帮忙防止重心不稳或摔倒

11. 转身一周指令：顺时针转身一周，暂停，再逆时针转身一周

    4 分：安全转身一周，用时 ≤ 4 秒

    3 分：只能一个方向转身一周，用时 ≤ 4 秒

    2 分：能安全地转身一周，但较缓慢

    1 分：需要密切监督或口头提示

    0 分：需要帮助

12. 双足交替踏指令：无支撑下双足交替踏台阶（或矮凳）4 次

    4 分：能安全独立地交替踏 4 次，用时 20 秒内

    3 分：能独立地交替踏 4 次，用时 >20 秒

    2 分：监督下（不需帮助）交替踏 2 次

    1 分：需少量帮助能双足交替踏 >1 次

    0 分：需帮助尝试 / 防止摔倒

评定项目及评分标准

13. 双足前后站指令：（示范）一只脚向前迈步，如果不能直接向前迈步，则尽量向前迈远点，前脚脚跟在后脚的脚趾前，步长需超过脚长，步宽需约等于患者的正常步宽

　　　　　　　　　4分：能独立向前向后一步并保持30秒

　　　　　　　　　3分：能独立向前一步并保持30秒

　　　　　　　　　2分：能迈一小步保持30秒以上

　　　　　　　　　1分：迈步时需帮助但能保持15秒

　　　　　　　　　0分：在迈步或站立时失去平衡

14. 单腿站立指令：无支撑下单脚站尽可能长时间

　　　　　　　　　4分：单腿独立站立 >10秒

　　　　　　　　　3分：单腿独立站立 5～10秒

　　　　　　　　　2分：单腿独立站立 ≥ 3秒

　　　　　　　　　1分：能抬起脚独立站立但不能保持3秒

　　　　　　　　　0分：不能尝试 / 需帮助防止摔倒

三、平衡测试仪评定

　　可以客观记录评定数据，并可以进行平衡训练。

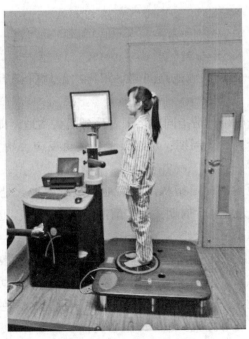

图 3-4-1　平衡测试仪

第五节　协调功能评定

协调是指人体产生平滑、准确、有控制的运动能力，又称共济，与平衡密切相关。中枢神经系统中参与协调控制的部位主要有小脑、基底节、脊髓后索。协调功能障碍又称为共济失调。根据中枢神经系统中不同的病变部位分为小脑性共济失调、基底节共济失调和脊髓后索共济失调。

协调功能的临床评定目的主要是判断有无协调障碍，为制订治疗方案提供依据。主要方法包括：指鼻试验、指–指试验、轮替试验、示指对指试验、拇指对指试验、握拳试验、跟–膝–胫试验。上述检查主要观察动作的完成是否直接、准确，时间是否正常，在动作的完成过程中有无辨距不良、震颤或僵硬，增加速度或闭眼时有无异常。评定时还需要注意共济失调是一侧性或双侧性，什么部位最明显（头、躯干、上肢、下肢），睁眼、闭眼有无差别。

第六节　步态分析

步态是人体在行走时的脚步状态，是人体通过髋、膝、踝、足趾的一系列连续活动使身体沿着一定方向移动的过程。步态分析是利用力学概念和人体解剖、生理学知识对人体行走的状态进行客观定性和（或）定量分析的过程。

一、基本概念

（一）步态周期

步态周期是指从一侧足跟触地到同侧足跟再次触地所经历的时间。分为两个相：站立相和摆动相。

1. 站立相　又称支撑相，是指同侧足跟着地到足尖离地，即足部支撑接触的时间，占步态周期的 60%，分为 5 个周期：足跟着地、负重反应、站立中期、站立末期、摆动前期。

2. 摆动期　又称迈步期，是指从足尖离地到足跟着地，足部离开支撑面的时间，约占步态周期的 40%，分为 3 个周期：迈步前期、迈步中期、迈步后期。

（二）临床步态分析

1. 病史回顾　通过仔细询问病史，弄清楚诱发步态异常和改善步态的相关因素。

2. 体格检查　重点在生理反射和病理反射、肌力和肌张力、关节活动度、感觉（触觉、痛觉、本体感觉）、压痛、肿胀、皮肤状况（溃疡、颜色）等。

3. 步态观察　一般采用自然步态，即最省力的步行姿势，观察包括前面、侧面和后面。需要注意全身姿势和步态，包括步行节律、稳定性、流畅性、对称性、重心偏移、手臂摆动、诸关节姿势与角度，患者神态与表情、辅助装置（矫形器、助行器）的作用等。在自然步态观察的基础上，可以要求患者加快步速、减少足接触面（踮足或足跟步行）或步宽（两足沿中线步行），以凸显异常；也可以通过增大接触面或给予支撑（足矫形垫或矫形器），以改善异常，从而协助评估。

4. 步行能力评定　是一种相对精细的半定量评定，常用的是"站起－走"计时测试。具体方法如下。

患者坐在靠背椅上，测试者发出"开始"指令后，患者站起并向前行走 3m，越过 3m 标线后马上转身，走回靠背椅并转身坐下，记录患者背部离开椅背到坐下重新靠在椅背上所用的时间，通常测 3 次，取平均值。

二、分析方法

（一）目测分析法

此类方法系由医务人员通过目测，观察患者行走过程，做出步态分析结论，其结论属于定性分析性质，不能计量，而且主观成分较多，结论较粗略。但此法不需器械设备，可随时随地进行，因而简便易行，在临床上仍然广泛应用。

用手杖或拐杖等助步器行走时，可以掩盖很多异常步态，此时除进行持拐或杖的步态检查外，还应试行不用助步器的步态检查。

（二）定量分析法

此类方法为借助器械或专门设备来观察记录行走步态的方法。所用器械和设备可以非常简单，如卷尺、秒表、量角器等测量工具，加上能留下足印的相应物品；也可以是较为复杂的，如利用肌电图、录像或高速摄影甚至步态分析系统，来进行此项工作。

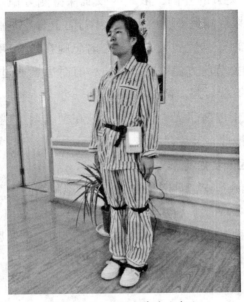

图 3-6-1　便携式步态分析仪

三、常见异常步态

（一）中枢性损伤引起的步态异常

1. 偏瘫步态 多见于脑损伤（如脑卒中、颅脑外伤）。由于下肢伸肌紧张导致步态周期中髋、膝关节痉挛，膝不能屈曲，髋内旋，足内翻下垂。行走时，患腿在摆动相向前迈步时常经外侧回旋向前，故又称回旋或划圈步态，患腿站立相缩短，上肢常出现屈曲内收，停止迈步。

2. 截瘫步态 多见于脊髓损伤。T_{10}节段以下截瘫患者通过训练，借助手杖、支具等可达到功能性步行，但瘫痪较重的患者，双下肢可因肌张力高而始终保持伸直，行走时可出现剪刀步，甚至于足着地时伴有踝痉挛而使行走更困难，成交叉步或剪刀步。

3. 脑瘫步态 见于脑瘫患者，由于髋内收肌痉挛，导致行走中两膝常互相摩擦，步态不稳，成剪刀步或交叉步。

4. 蹒跚步态 见于小脑损伤导致的共济失调，行走时摇晃不稳，不能走直线，又称酩酊步。

5. 慌张步态 见于帕金森病或基底节病变，行走时上肢缺乏摆动，步幅小，并出现阵发性加速。不能随意停止或转向，称慌张或前冲步态。

（二）肌无力引起的步态异常

1. 臀大肌无力 由于伸髋肌群无力，行走时躯干用力后仰，重力线通过髋关节后方以维持被动伸髋，并控制躯干的惯性向前，形成仰胸凸肚的姿态。

2. 臀中肌无力 由于髋外展肌群无力，不能维持髋的侧向稳定，行走时上身向患侧弯曲，重力线通过髋关节的外侧，依靠内收肌保持侧方稳定，并防止对侧髋下沉，带动对侧下肢迈步，如果双侧臀中肌均无力，步行时上身左右摇摆，又称鸭步。

3. 股四头肌无力 由于伸髋肌无力，行走时患腿在站立期不能保持伸膝稳定，上身前倾，重力线通过膝关节前方使膝被动伸直，有时患者通过稍屈髋来加强臀肌及股后肌群的张力，使股骨下端后摆，帮助被动伸膝。

4. 胫前肌无力 由于伸膝肌无力，患侧下肢在摆动期呈现足下垂，患者通过增加屈髋和屈膝来防止足尖拖地，又称跨栏步。

（三）其他原因引起的步态异常

1. 短腿步态 如一侧下肢短缩超过2.5cm时，患腿站立期可见同侧骨盆及肩下沉，摆动期现足下垂。

2. 疼痛步态 当各种原因引起患腿负重时出现疼痛，患者尽量缩短患腿的站立期，使对侧下肢跳跃式迈步前进，步长缩短，又称短促步。

四、异常步态矫治原则

（一）异常步态病因的矫治

1. 短腿步态患者需用矫形手术或矫形鞋来平衡两下肢的长度。

2. 关节挛缩畸形时，需通过关节活动度锻炼或矫形手术改善关节活动度，消除畸形。

3. 因疼痛引起步态异常时，需用理疗、局部封闭、按摩、药物等治疗消除疼痛。因关节不稳定或骨关节炎引起疼痛时，需用免荷支架减轻局部负荷。

4. 肌肉软弱时，可通过肌肉锻炼得到加强。锻炼难以收效时，考虑肌肉重建手术或用支架进行功能代替。

5. 肌肉痉挛时用放松练习，包括肌电反馈练习、按摩、被动拉伸、热敷或冷敷、解痉药物、神经注射或手术切除等方法缓解痉挛。

（二）步态训练

一般对着镜子进行。治疗师从旁边指出需要纠正之处，指导纠正，经反复练习以求熟练掌握与巩固。步态训练应设定可以达到的近期目标。可以从步态检查所用的各种运动中选取患者勉强可以完成但有缺点及困难的动作作为练习动作进行系统练习，达到目的后再改选难度更高的动作作为练习动作。练习时应令患者集中注意力，但不宜引起过度紧张，特别在肌痉挛时。练习一般每日进行 1 ~ 2 次，每次 1 ~ 2 小时，包括间歇休息，避免明显疲劳。

步行练习时应采取必要的安全措施，包括采用适当的支架、拐杖、步行器、平衡杠等。或给予人工的保护或扶持，防止跌倒，并使患者有必要的安全感。

步态训练中要注意患者的全身适应能力，必要时进行坐、站的耐力练习，上肢及腹背肌肌力练习及心血管系统功能锻炼，即用上肢运动或蹬车等方式进行的耐力运动练习，以适应步态异常时步行能耗的增加。

第七节　脊髓损伤评定

一、脊髓损伤神经学分类国际标准

脊髓损伤神经学分类国际标准（SCI）是由美国脊柱损伤协会（ASIA）编写和发布，用于脊髓损伤的检查方法和诊断标准，该手册及配套录像带旨在为 SCI 的使用者提供帮助，可以使其完全理解有关定义，然后学习运用推荐的标准来检查患者，从而利用检查中获得的数据进行评分、分级和分类，并将其运用至研究性工作中。由于目前所有检查都将自理水平及活动能力与神经平面相联系，因此，在临床工作中高水平地熟练应用 SCI，对明确预后、指导治疗有非常大的意义。

（一）基本概念

1. 皮节和肌节　脊髓是大脑和躯体之间传递运动和感觉信息的主要通路，每个脊髓节段都有相应的神经根通过椎间孔走行至躯干各部位。每个神经根接受来自相应皮肤区域（称皮节）的感觉信息。同样，每一神经根支配一组肌群，称为肌节。皮节通常代表一块独立且与其他相连的皮肤区域。多数神经根支配一块以上肌肉，大多数肌肉受多个神经根支配。

脊髓损伤影响损伤区域运动和感觉信号的传导。脊髓损伤的定位有纵定位和水平定位两部分，脊髓损伤的纵定位决定其神经平面，水平定位决定其残损分级（ASIA 分级）。通过对皮节和肌节进行系统检查，就能判定脊髓损伤所涉及的脊髓节段并确认ASIA 残损分级。

2. 神经平面　神经平面是指身体两侧有正常的感觉和运动功能的最低脊髓节段，包括感觉平面和运动平面。实际上，感觉、运动检查正常的神经节段在身体两侧常常不一致。因此，在确定神经平面时要确定 4 个平面，即左右侧感觉平面和左右侧运动平面。对于两侧正常节段不同的病例，使用上面的方法对每个节段进行记录，而不采用单一的"平面"，以免造成误解。感觉平面是指身体两侧具有正常感觉功能的最低脊髓节段。

脊髓损伤平面通过如下神经学检查来确定。

（1）检查身体两侧各自 28 个皮节的关键感觉点。

（2）检查身体两侧各自 10 个肌节的关键肌。

3. 完全性和不完全性损伤　如果在神经平面以下包括最低的骶段保留部分感觉和运动功能，则此损伤被定义为不完全性损伤。骶部感觉包括肛门黏膜皮肤交界处和肛门深部的感觉。骶部运动功能检查是通过肛门指检发现肛门外括约肌有无自主收缩。完全性损伤指最低骶段的感觉和运动功能完全消失。

4. 部分保留区　此术语只用于完全性损伤，指在神经平面以下一些皮节和肌节保留部分神经支配。有部分感觉或运动功能的最低节段范围称为部分保留区，它们应按照身体两侧感觉和运动功能分别记录。例如，如果右侧感觉平面是 C_5，一直到 C_8 都存在部分感觉，那么 C_8 应被记录为右侧感觉部分保留区。

（二）感觉检查

感觉检查分必查部分和选查部分。必查部分是检查体表的 28 个关键点的针刺觉和轻触觉，并按照 3 个等级评分。选择针刺觉和轻触觉这两种感觉作为感觉的必查部分形式，是因为这两种感觉反映了不同脊髓传导束的感觉传导功能。

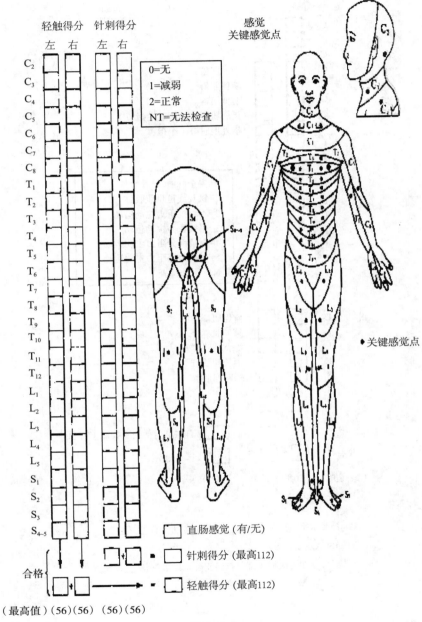

图 3-7-1

左　　右

运动
关键肌

C₂
C₃
C₄
C₅　肘屈肌群
C₆　腕伸肌群
C₇　肘伸肌群
C₈　指屈肌群（中指远端指节）
T₁　指外展肌群（小指）
T₂
T₃
T₄
T₅
T₆
T₇
T₈
T₉
T₁₀
T₁₁
T₁₂

0=完全麻痹
1=触及或可见肌收缩
2=不可抗重力主动运动
3=可抗重力主动运动
4=对抗部分阻力主动运动
5=对抗全部阻力主动运动
NT=无法检查

L₁
L₂　髋屈肌群
L₃　膝伸肌群
L₄　踝背伸肌群
L₅　踇长伸肌群
S₁　踝跖屈肌群
S₂
S₃
S₄₋₅

自主肛门括约肌收缩（有/无）

合计　□ ＋ □ ＝ □　运动得分

（最高值）（50）（50）　（100）

神经水平：感觉（右＿＿左＿＿）运动（右＿＿左＿＿）

ASCA残损分级：＿＿＿＿

部分存在的区域（部分神经支配阶段）感觉＿＿运动＿＿

图 3-7-2

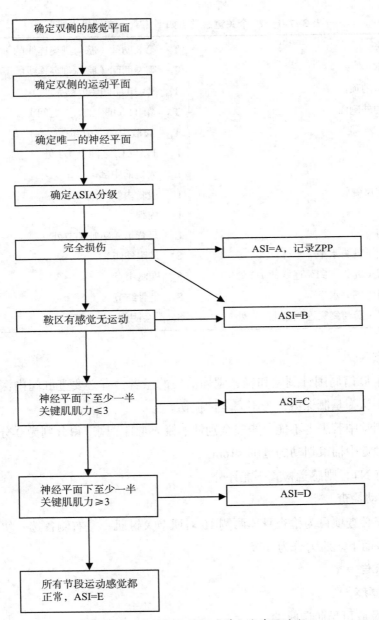

图 3-7-3 脊髓损伤神经病学分类步骤流程

1. 评分标准

0= 缺失；1= 障碍（部分障碍或感觉改变，包括感觉过敏）；2= 正常；NT= 无法检查

表 3-7-1　28 个关键感觉点如下（T_{3-11} 在锁骨中线）

C_2　枕骨粗隆	T_8　第 8 肋间（脐与剑突连线的 1/2 处）
C_3　锁骨上窝	T_9　第 9 肋间（脐与剑突连线的下 1/4 处）
C_4　肩锁关节的顶部	T_{10}　第 10 肋间（肚脐水平）
C_5　肘前窝的外侧面	T_{11}　第 11 肋间（T_{10-12} 之间）
C_6　拇指	T_{12}　腹股沟韧带中部
C_7　中指	L_1　T_{12} 与 L_2 之间上 1/3 处
C_8　小指	L_2　大腿前中部
T_1　肘前窝的尺侧面	L_3　股骨内侧髁
T_2　腋窝	L_4　内踝
T_3　第 3 肋间	L_5　足背第 3 跖趾关节处
T_4　第 4 肋间（乳头水平）	S_1　足跟外侧
T_5　第 5 肋间（乳头与剑突连线的 1/2 处）	S_2　腘窝中点
T_6　第 6 肋间（剑突水平）	S_3　坐骨结节
T_7　第 7 肋间（脐与剑突连线的上 1/4 处）	S_{4-5}　会阴部

2. 注意点

（1）对于肛门周围针刺觉和轻触觉均消失的患者，有必要查肛门内深压觉，如深压觉存在，则认为是骶保留，为不完全性损伤。

（2）针刺觉中若患者不能分辨安全别针的锐 / 钝端，则应得分判为 0 分。

（3）轻触觉中棉束划动的范围 <1cm。

（4）若有 NT，则感觉检查不能评分。

（三）运动检查

运动检查必查项目为检查身体两侧 10 对肌节关键肌，左右侧各选一块关键肌。检查顺序为从上而下。肌力分为 6 级。

1. 评分标准

0　完全瘫痪。

1　可触及或可见肌肉收缩。

2　在无重力下全关节范围的主动活动。

3　对抗重力下全关节范围的主动活动。

4　在中度阻力下进行全关节范围的主动活动。

5　（正常肌力）对抗全阻力下全关节范围的主动活动。

5+ （正常肌力）在无抑制因素存在的情况下，充分对抗阻力下全关节范围的主动活动。

2. 10 块关键肌

C_5　屈肘肌（肱二头肌、肱肌）。

T_6　伸腕肌（桡侧伸腕长肌和短肌）。

C_7　伸肘肌（肱三头肌）。

C_8　中指屈肌（指深屈肌）。

T_1　小指外展肌（小指外展肌）。

L_2　屈髋肌（髂腰肌）。

L_3　伸膝肌（股四头肌）。

L_4　踝背屈肌（胫前肌）。

L_5　长伸趾肌（踇长伸肌）。

S_1　踝跖屈肌（腓肠肌和比目鱼肌）。

3. 注意点

（1）所有的运动功能检查都要在仰卧位进行。

（2）在临床上无法检查肌力的肌节，如 C_{1-4}、T_2-L_1、S_{2-5}，在这些节段，其运动平面等同于感觉平面。

（3）除对以上这些肌肉进行两侧检查外，还要检查肛门外括约肌，以肛门指检感觉括约肌收缩。评定分级为有或无。如果存在肛门括约肌自主收缩，则运动损伤为不完全性。

二、感觉平面与运动平面的确定

ASIA 量表里把身体每侧的皮节评分相加，产生 2 个总的感觉评分，即针刺觉评分和轻触觉评分，并用感觉评分量化评定感觉功能的变化。针刺觉和轻触觉都在正常的最低平面称为感觉平面，可以有左右两个不同的感觉平面，并可以据此判断部分保留区，以及是否有骶残留。

各肌节按左、右两侧做运动评分。如总表所示，将两侧肌节得分相加，得出一个总的运动评分，并用这一评分量化评定运动功能的变化。此外，通过该运动部分项目的检查，可以判断两个运动平面、部分保留区和残损分级。

运动平面确定需进一步考虑的内容：每个节段的神经（根）支配一块以上的肌肉，同样大多数肌肉接受一个以上的神经节段支配，通常为 2 个节段。因此用一块肌肉或一组肌肉（关键肌）代表一个脊神经节段支配目的是简化检查。我们可以认为一块肌肉在丧失一个神经节段支配但仍有另一神经节段支配时肌力减弱。按常规，如果一块肌肉肌力至少在 3 级以上，则该肌节的上一个肌节存在完整的神经支配。在确定运动平面时，相邻的上一个关键肌肌力必定是 5 级，因为预计这块肌肉受 2 个完整的神经节段支配。例如 C_7 支配的关键肌无任何活动，C_6 支配的肌肉肌力为 3 级，若 C_5 支配的肌肉肌力为 5 级，那么，该侧的运动平面在 C_6。

检查者的判断依赖于确定其检查的肌力小于 5 级的肌肉是否有完整的神经支配。许多因素可以抑制患者充分用力，如疼痛、体位、肌张力过高或失用等。如果任何上述或其他因素妨碍了肌力检查，则该肌肉的肌力应被认为是 NT。然而，如果这些因素不妨碍患者充分用力，检查者的最佳判断为排除这些因素后患者肌肉肌力为正常（5级），那么，该肌肉肌力评级为 5 级。

三、残损程度判定

A 完全性损伤：在骶段 S_{4-5} 无任何感觉或运动功能保留。

B 不完全性损伤：在神经平面以下包括骶段 S_{4-5} 存在感觉功能，但无运动功能。

C 不完全性损伤：在神经平面以下存在运动功能，且平面以下一半以上的关键肌肌力小于 3 级（0-2 级）。

D 不完全性损伤：在神经平面以下存在运动功能，且平面以下至少一半的关键肌肌力大于或等于 3 级。

E 正常：感觉和运动功能正常。

注：当一个患者被评为 C 或 D 级时，他 / 她必须是不完全性伤，即在骶段 S_{4-5} 有感觉或运动功能存留。此外，该患者必须具备如下两者之一：①肛门括约肌有自主收缩；②运动平面以下有 3 个节段以上有运动功能保留。

四、临床综合征

1. 中央综合征　病变几乎只发生于颈段，尚存骶部感觉，上肢肌力减弱重于下肢。

2. 布朗 - 塞卡综合征　病变造成同侧本体感觉和运动功能丧失比较明显，对侧痛温觉丧失比较明显。

3. 前柱综合征　病变造成不同程度的运动功能和痛温觉丧失，而本体感觉存在。

4. 圆锥综合征　脊髓骶段的圆锥损伤和椎管内的腰神经根损伤，常可引起膀胱、肠道和下肢反射消失。偶尔可以保留骶段反射，如球海绵体反射和排尿反射。

5. 马尾综合征　椎管内的腰骶神经根损伤引起膀胱、肠道和下肢反射消失。

五、损伤水平与功能预后

功能预后不是脊髓损伤神经学分类标准的评定内容，但是一旦完成了该项评定，我们可以根据其神经平面的确定大致估计其预后。

表 3-7-2　脊髓不同节段的运动、感觉平面及损伤时的功能预后

损伤水平	感觉平面	代表肌肉	运动功能	移动功能	生活自理能力
C_{1-3}	颈部	胸锁乳突肌	颈屈曲、旋转	电动轮椅	完全依赖
C_4	肩锁关节	膈肌 斜方肌	呼吸 肩胛上提	同上	同上
C_5	肘前外侧	三角肌 肱二头肌	肩屈曲外展 肘屈	轮椅驱动	大部分依赖
C_6	拇指	胸大肌 桡侧腕伸肌	肩内收前屈 腕背伸	轮椅实用	中度依赖
C_7	中指	肱三头肌 桡侧腕屈肌	肘伸 腕掌屈	轮椅实用	轮椅上基本自理 床、轮椅转移
C_8-T_1	小指	屈指肌 手内部肌	手指屈 手指灵活运动	轮椅实用	同上 驾驶汽车
T_6	第6肋间	上部肋间肌 上部背肌	上体稳定 带支具扶拐步行	轮椅实用	基本自理
T_{12}	腹股沟 上缘	腹肌 胸部背肌	操纵骨盆 带支具扶拐步行	轮椅实用	同上 上下阶梯
L_2	股前中部	髂腰肌	屈髋	同上	自理
L_3	膝上内侧	股四头肌	伸膝不用轮椅	同上	带短腿支架步行
L_4	内踝	胫前肌	踝背伸	同上	同上
L_5	足背	蹬长伸肌	伸趾	同上	同上
S_1	足跟外侧	腓肠肌	踝屈	正常步行	同上

第八节　骨质量评定

平乐正骨认为骨质量评定在骨伤康复中起着至关重要的作用，骨质量情况是确定骨伤康复治疗方案、保证安全及疗效的基础。

一、骨的化学性成分和物理性质

骨主要由有机质和无机质组成。有机质主要有骨胶原纤维和黏多糖蛋白质，构成骨的支架，赋予骨的韧性。无机质主要有碱性磷酸钙，使骨坚硬挺实。脱钙骨（去掉

无机质）仍具有骨原型，但柔软、有弹性；煅烧骨（去掉有机质）虽然形状不变，但是脆而易碎。两种成分的比例随年龄的增长而发生变化。幼年时期骨的有机质和无机质各占一半，故弹性较大，柔软，易发生变形，在外力作用下不易骨折或折而不断（青枝骨折）。成年人骨的有机质和无机质的比例约 3∶7，最为合适，因而骨具有很大的硬度和一定的弹性。老年人的骨无机质所占比例更大，脆性增加，但因激素水平下降，影响钙、磷的吸收和沉积，骨质出现多孔性，骨组织的总量减少，表现为骨质疏松症。此时骨的脆性较大，易发生骨折。

骨密度，是骨质量的一个重要标志，反映骨质疏松程度，可作为预测骨折危险性的重要依据。由于测量试销品的日益改进和先进软件的开发，使骨密度测量可用于不同部位，测量精度显著提高，除可诊断骨质疏松症之外，尚可用于临床药效观察和流行病学调查，在预测骨质疏松性骨折方面有显著的优越性。

骨密度全称是骨骼矿物质密度，是骨骼强度的一个重要指标，以 "g/cm^2" 表示，是一个绝对值。在临床使用骨密度值时由于不同的骨密度检测仪的绝对值不同，通常使用 T 值判断骨密度是否正常。T 值是一个相对值，正常参考值在 −1 和 +1 之间。当 T 值低于 −2.5 时为不正常。

二、测定方法

1. 单光子吸收测定法（SPA） 利用骨组织对放射物质的吸收与骨矿含量成正比的原理，以放射性同位素为光源，测定人体四肢骨的骨矿含量。一般选用部位为桡骨和尺骨中远 1/3 交界处（前臂中下 1/3）作为测量点。一般右手为主的人测量左前臂，"左撇子"测量右前臂。该方法在我国应用较多，且设备简单，价格低廉，适合于流行病学普查。该法不能测定髋骨及中轴骨（脊椎骨）的骨密度。

2. 双能 X 线吸收测定法（DEXA） 通过 X 射线管球经过一定的装置所获得两种能量，即低能和高能光子峰。此种光子峰穿透身体后，扫描系统将所接受的信号送至计算机进行数据处理，得出骨矿物质含量。该仪器可测量全身任何部位的骨量，精确度高，对人体危害较小，检测一个部位的放射剂量相当于一张胸片的 1/30、定量 CT（QCT）的 1%。该方法不存在放射源衰变的问题，目前已在我国各大城市逐渐开展，前景看好。

3. 定量 CT（QCT） 近 20 年来，计算机断层扫描（CT）已在临床放射学领域得到广泛应用。QCT 能精确地选择特定部位的骨，测量骨矿密度，能分别评估皮质骨的海绵骨的骨矿密度。临床上骨质疏松引发的骨折常位于脊柱、股骨颈和桡骨远端等富含海绵骨的部位，运用 QCT 能观测这些部位的骨矿变化，因受试者接受 X 线量较大，目前仅用于研究工作中。

4. 超声波测定法 由于其无辐射和诊断骨折较敏感而引起人们的广泛关注，利用声波传导速度和振幅衰减能反映骨矿含量多少、骨结构及骨强度的情况，与 DEXA 相关性良好。该法操作简便，安全无害，价格便宜，所用的仪器为超声骨密度仪。

三、测试结果

骨密度测试结果包括平均值和标准值，平均值为实际测试结果。

标准值为预先存储在计算机内的，它包括两部分：标准值 ± 标准差。标准值因性别和年龄的组合不同而有不同的值，即按男女性别分为两大系列组，并同时按年龄分为：20 岁以前每 2 岁一个年龄组，20 岁以后每 10 岁一个年龄组，每个年龄组一个值。

以平均值和标准值求差，如果差为正值或零，则被测人骨密度良好。如果差为负值，则被测人为骨密度降低，降低程度将由负差值与标准值中的标准差进行比较后决定。如果负差值的绝对值小于 1 个标准差，为骨密度轻度降低；其绝对值大于 1 个标准差、小于 2 个标准差，为骨密度中度降低；其绝对值大于 2 个标准差，为骨密度重度降低。

四、正常数值

应用 DXA 测定腰椎 L_2-L_4 及髋部骨密度，结果表明男性峰值骨密度年龄各部位均在 20 ～ 24 岁，L_2-L_4 密度值为 1228（g/cm^2）；女性峰值年龄腰椎在 30 ～ 34 岁，密度值为 1197（g/cm^2）。髋部骨密度峰值年龄在 25 ～ 29 岁。

在国际骨质疏松基金会（IFO）2004 年世界骨质疏松大会上，英国谢菲尔德大学 WHO 代谢性骨病研究中心 Johnell 等对 12 个临床研究进行荟萃分析后认为，无论男性还是女性，骨密度（BMD）均是十分重要的骨折危险因素。该研究纳入 12 个人群研究中的 3.9 万人，共观察了约 17 万人·年。采用 Poisson 模型分别对每个研究人群中 BMD 对骨折发生危险的影响进行分析，采用加权系数对每个研究结果进行合并分析。结果显示，对于男性和女性，BMD 均是很好的骨折（尤其是髋部骨折）预测指标。

在 65 岁年龄组中，BMD 值每降低 1 个标准差（SD），男性髋部骨折的危险增加 2.94 倍（2.02 ～ 4.27），女性增加 2.88 倍（2.31 ～ 3.59）。但是，这种作用呈年龄依赖性，50 岁的危险梯度显著高于 80 岁。各种类型的骨折和骨质疏松性骨折的危险梯度均低于髋部骨折，BMD 预测价值随着年龄的增加而增加。在 65 岁年龄组中，BMD 每降低 1 个 SD，男性骨质疏松性骨折的危险增加 1.41 倍（1.33 ～ 1.51），女性增加 1.38 倍（1.28 ～ 1.41）。对于髋部骨折，骨折与测量 BMD 间隔时间延长，BMD 的预测价值减小，但没有显著性。BMD 值越低，预测骨质疏松性骨折（和各种类型骨折）的作用越大，T 值降低 4 个 SD 时的危险比是 2.10（1.63 ～ 2.71），T 值降低 1 个 SD 时危险比是 1.73（1.59 ～ 1.89）。对于髋部骨折，BMD 的预测作用也相似。Johnell 等认为，由于所选的临床研究是国际性的，因此，该分析结果所得出的结论有很好的应用价值。该分析结果表明，BMD 可以用于易感病例的筛查，但是，在应用过程中，要考虑到年龄对 BMD 骨折预测价值的影响。

五、测试意义

人体骨矿物质含量与骨骼强度和内环境稳定密切相关，因而是评价人类健康状况的重要指标。在生理状态下，人体骨骼中骨矿物质含量随年龄不同而异，在病理状态下，某些药物可导致骨矿含量改变，因此人体骨矿含量的定量测定已成为现代医学的一个重要课题。骨矿的常规检测主要是通过对人体骨矿含量测定，直接获得骨矿物质（主要是钙）的准确含量，它对判断和研究骨骼生理、病理和人的衰老程度，以及诊断全身各种疾病均有重要作用。正常人骨矿含量与性别、年龄密切相关。同年龄组不同性别有差异，女性低于男性。同一性别随年龄增长发生相应的变化，35～40 岁及以后，骨矿含量出现逐渐下降趋势，女性尤为显著。这些生理性变化数据也为疾病的诊断及不同原因所致的骨矿含量改变提供了重要诊断依据。

年龄与性别是影响人骨矿含量的因素之一。婴儿至青春期骨矿物质含量随年龄增长而增加，且无明显性别差异。青春期之后，骨矿含量的增加，男性较女性显著，30～40 岁达到最高峰值。以后骨矿物质含量随年龄的增长逐渐下降，女性下降幅度较男性大。有资料记载，对 50～65 岁妇女桡骨远端进行测量，骨矿物质含量下降率为 0.0118g/（cm·year）；一位老年人，其桡骨远端的骨矿含量比骨峰值下降了 39% 左右。

体重、身高和骨横径也是影响人骨矿含量的因素之一。男性和绝经期前的妇女骨矿含量与身高呈正相关，绝经前和绝经后的妇女，骨矿物质含量与体重呈正相关。由于骨横径的个体差异，使同龄人群的骨矿含量变化较大。若以骨矿含量/骨横径（BMC/BW，单位：g/cm^2）对骨矿含量（BMC）进行修正，使同龄人正常曲线变异系数由 12% 降为 9%，用多元回归法处理，将身高、体重、骨横径考虑在内，则变异系数降至 6%，老年人的变异系数由 20% 降至 10%，儿童降至 8%。

运动和饮食对人体骨矿含量的影响是相当大的。实际观测证明，运动员桡骨及脊柱的骨矿含量明显高于对照组。摄入钙相同的情况下，从事体力劳动的人比不活动的人可保持较高的骨骼健康状态。骨专家的研究表明，高钙饮食的妇女其平均桡骨骨矿含量高于低钙饮食的妇女，活动量大而低钙饮食的妇女可保持较好的骨骼指数。所以注意饮食调整，多吃含钙量多的食物，进行适度体力劳动或运动，可以减少骨量丢失和骨折的危险性。

对正常人不同年龄段骨矿含量检测，可以了解人体骨骼发育、成长和衰老过程中的骨矿含量变化规律。如果年轻人骨矿含量尚未达到高峰值，应采取饮食、药物同时补钙，加强锻炼，使骨矿含量达到高峰值水平。老年人除药物饮食补钙外，适当活动和晒太阳能使骨矿物质含量提高或不继续降低。单光子骨矿测定仪的检测技术为临床提供了一个简单而非创伤性骨骼测量，由于它具有较高的准确性及精确性，可用于观察人一生中正常骨矿含量的变化及各种疾病对骨的影响和药物疗效，为临床研究骨代谢病提供了有力的测量手段。

在骨科康复过程中，一定要对患者的骨密度高度重视。一方面，正常的骨密度能够使受伤局部快速康复；另一方面，保证我们在康复治疗过程中的安全性。骨质疏松并不都见于老年人，对于青少年患者，受伤局部如果长时间固定不活动，也会造成局部钙流失，特别是在运动治疗时一定要注意局部的问题。如果不加以重视，经常会在治疗中造成局部骨折的情况，从而引起不必要的医疗纠纷。

第九节　情志与心理评定

平乐正骨非常注重形神统一，认为患者只有情志条达，才能客观反映病情及康复状况，同时提高患者对康复治疗的依从性，进而达到最佳的康复效果。

一、心理评定量表

心理评定量表是对自己的主观感受和对他人行为的客观观察做出分级或量化评定的量表。评定量表分为自评量表和他评量表。心理评定量表内容一般较短，条目简单，回答方式采用是或否或等级（一般分3、4级，也有分7、8级）。此测验结果分析比较简便，对评定人的要求也低些，此测验的内容也不禁止公开。

（一）抑郁自评量表（SDS）

本量表由 Zung 编制，是一使用广泛的抑郁状态自评表。

1. 评定方法　由测试者本人对最近1周的情况进行评定。SDS共由20个条目组成，每一条目代表一种症状，按照发生频率分为1～4四级评分。1分——从来没有或偶尔发生；2分——有时发生；3分——经常发生；4分——持续发生。

2. 量表内容

表 3-9-1　抑郁自评量表

	偶/无	有时	经常	持续
1. 感到情绪沮丧，郁闷	1	2	3	4
*2. 我感到早晨心情最好	4	3	2	1
3. 我要哭或想哭	1	2	3	4
4. 我夜间睡眠不好	1	2	3	4

	偶／无	有时	经常	持续
＊5. 我吃饭像平常一样多	4	3	2	1
＊6. 我的性功能正常	4	3	2	1
7. 我感到体重减轻	1	2	3	4
8. 我为便秘烦恼	1	2	3	4
9. 我的心跳比平时快	1	2	3	4
10. 我无故感到疲劳	1	2	3	4
＊11. 我的头脑像往常一样清楚	4	3	2	1
＊12. 我做事情像平时一样不感到困难	4	3	2	1
13. 我坐卧不安，难以保持平静	1	2	3	4
＊14. 我对未来感到有希望	4	3	2	1
15. 我比平时更容易激怒	1	2	3	4
＊16. 我觉得决定什么事很容易	4	3	2	1
＊17. 我感到自己是有用和不可缺少的人	4	3	2	1
＊18. 我的生活很有意思	4	3	2	1
19. 假如我死了，别人会过得更好	1	2	3	4
＊20. 我仍旧喜欢自己平时喜欢的东西	4	3	2	1

3. 评分与意义　20 个条目中一半为正性词陈述，另一半为负性词陈述，将 20 个条目得分相加得到 SDS 总分，然后计算抑郁严重度指数＝总分 /80。

Zung 认为该指数在 0.50 以下表明无抑郁；0.50 ～ 0.59 为轻微型至轻度抑郁；0.60 ～ 0.69 为中至重度抑郁；0.70 以上为重度抑郁。

（二）焦虑自评量表（SAS）

由 Zung 编制的一种广泛适用于具有焦虑症状的成年人的量表。

1. 评定方法　由测试者本人对最近 1 周的情况进行评定。SAS 共由 20 个条目组成，每一条目代表一种症状，按照发生频率分为 1 ～ 4 四级评分。1 分——从来没有或偶尔发生；2 分——有时发生；3 分——经常发生；4 分——持续发生。

2. 量表内容

表 3-9-2 焦虑自评量表

	偶 / 无	有时	经常	持续
1. 我觉得比平时容易紧张和着急	1	2	3	4
2. 我无缘无故地感到害怕	1	2	3	4
3. 我容易心理烦乱或觉得惊恐	1	2	3	4
4. 我觉得我可能将要发疯	1	2	3	4
* 5. 我觉得一切都很好，也不会发生什么不幸	4	3	2	1
6. 我手脚发抖打颤	1	2	3	4
7. 我因为头痛、头颈痛和背痛而苦恼	1	2	3	4
8. 我觉得衰弱和疲乏	1	2	3	4
* 9. 我觉得心平气和，并且容易安静坐着	4	3	2	1
10. 我觉得心跳得很快	1	2	3	4
11. 我因为一阵阵头晕而苦恼	1	2	3	4
12. 我有晕倒发作或觉得要晕倒似的	1	2	3	4
* 13. 我呼气吸气都感到很容易	4	3	2	1
14. 我手脚麻木和刺痛	1	2	3	4
15. 我因为胃痛和消化不良而苦恼	1	2	3	4
16. 我常常要小便	1	2	3	4
* 17. 我的手常常是干燥温暖的	4	3	2	1
18. 我脸红发热	1	2	3	4
* 19. 我容易入睡并且睡得很好	4	3	2	1
20. 我做噩梦	1	2	3	4

3. 评分与意义 将 20 个条目得分相加得到 SAS 总分，然后计算焦虑严重度指数＝总分 /80。

Zung 认为该指数在 0.50 以下表明无焦虑；0.50 ～ 0.59 为轻微型至轻度焦虑；0.60 ～ 0.69 为中至重度焦虑；0.70 以上为重度焦虑。

二、主题统觉测验（TAT）

该测验是一种投射性测验，包括 19 张黑白图片和 1 张空白图片，每张图片画着一个情境，如一个青年在深思、一个提着箱子的男人等。受试者要根据每一张图片编一个故事，要讲出是什么原因引起当时的情境，此时此刻正在发生什么事情，图中人在想什么，有什么感受，结果会怎么样。例如，有一张图片是一个人趴在窗子上张望，对这张图片，有人说是贼在想偷东西；有人说是盼望亲人或朋友归来。有一张图是一个提着箱子的男人，对这张图，有人说是丈夫刚刚外出归来，妻子将热烈地欢迎他；而有人说是夫妻刚刚吵了架，丈夫要离家出走。对于空白图片，要求受试者首先想象一个图，描述这个图的形象，然后再编一个故事。对 TAT 评分的逻辑是：在受试者所编的故事中有些主题会经常出现，而这些主题反映出受试者的人格心理特征。通过对那些重复出现主题的分析，可以揭示其某一部分内心世界。

举例：抑郁患者在讲故事中表现出抑郁心态，大部分故事内容都在询问中获得。有强迫观念者在描述时很详细，详细得出奇，甚至古怪。偏执者其主题是猜疑、特务、偷偷摸摸和背后袭击。精神分裂症者则差异很大，有妄想性的内容，有荒诞的幻想。

三、洛夏测试

此测验属投射性测验的一种。测验包括 10 张用墨水涂成的图片，其中 5 张是黑色的，2 张是黑红色的，3 张是彩色的。施测时，主试将这些图片逐个给受试者看，请他将看图联想到的东西，不论什么都自由地照原样说出来。10 张看完后，再从头对每一回答询问一遍。问他看到的是图的整体还是一部分，为什么说这些部位是他说的那样。将受试者的所有回答都记录下来，然后由主试者进行结果分析。此测验最后给出对运动、形态、浓淡、色彩的反应次数的剖析图，给出受测者的智力、情绪、控制能力、经验类型、一般适应能力与成熟、预后等方面的解释性诊断。如果受试者的反应与多数人相同，被认为是正常的。如果其反应怪异，与其他人差别很大，就可能存在障碍。此测验技术对临床经验要求很高，结论往往需要综合考虑测验以外的信息（如面谈、病史等）才能得到。

四、艾森克人格问卷（EPQ）

1. E 量表（内外向维度）　艾森克认为 E 维度与中枢神经系统的兴奋、抑制的强度密切相关。E 维度是一双向特质，该维度的两端是典型的内向和外向，二者之间是连续不断的移行状态。具有典型外向特质（E 分很高）的人往往神经系统易兴奋，且兴奋性高，常表现为爱社交、朋友多、喜冒险、易冲动，具有积极进取精神，甚至攻击性，回答问题迅速、乐观随和等；而典型的内向个性（E 分很低）的人则多表现为安静、深沉，常内省、保守，不喜社交，常常喜欢一人独处，好阅读和思考，做事计划性强，甚至瞻前顾后、犹豫不决，工作生活有规律、严谨等。

2. N 量表（神经质或情绪稳定性维度）　N 维度与自主神经系统的稳定性有关。N

维度也是一双向特质，极端的情绪不稳和超稳状态者很少，大多数人均处在中间移行状态。典型情绪不稳（N 分很高）表现为焦虑、高度紧张、情绪不稳易变，大喜或大悲快速转换，对于各种刺激的反应往往过分。典型情绪稳定（N 分很低）表现为情绪反应缓慢，强度很弱，有时给人一种情感反应缺乏的感觉。

3. P 量表（精神质维度）　精神质维度是一种单向维度，P 分过高提示精神质，常表现为孤独、不关心人、敌意、缺乏同情心、攻击行为、行为常怪异、捉弄人等。

4. L 量表（掩饰）　这是一个效度量表，高分说明受试者过分地掩饰，这样将影响到该份答卷的"真实"性。

五、心理评定的意义

心理卫生评估对象是人，包括了患者和健康的人，故评估的范围既涉及了疾病，又涉及了健康，而且更重视健康的评估。心理卫生强调生物 – 心理 – 社会医学模式，评估的内容必须涉及这三个方面及其相互间影响。当然在某项具体临床工作或研究中常常需有所侧重，但在分析结果时应全面考虑其他方面的影响，具体而言，心理评估的意义包括如下内容。

1. 描述个体或人群有关疾病的特征，主要是从疾病的行为表现或精神病理学水平进行评估，协助临床诊断分类，作为科研患者入组标准，寻找各类疾病的特征性表现。

2. 描述个体或人群的健康状况，全面地从生理、心理、社会等方面对构成健康的诸要素进行评估，为研究增进各种人群的健康机制和方法提供依据。

3. 评估日常健康行为习惯和日常功能有效水平。

4. 评估疾病发展中的心理过程，包括认知、行为、社会、情感等诸心理过程。

5. 评估心理社会因素在疾病自然愈合过程中的作用。

6. 评估个体对不同应激刺激的反应，主要指在实验室控制条件下，观察个体对各种应激事件的心身反应性质和程度。

7. 评估疾病康复过程中各种治疗方法的效果及其与心理社会影响因素的相互作用。

8. 评估生活方式对防治疾病和增进健康的影响。

9. 评估个体或人群的社会经济状况对健康的影响。

10. 评估各种生态学有害因素对健康的影响，既包括了像噪音、环境污染、建筑风格等自然环境因素，也包括人际关系、群体气氛、家庭结构和关系、人口流动、城市化等社会环境因素。

11. 评估卫生保健的有效性，主要是指各种卫生保健设施和方法对提高人群健康的作用。

12. 评估医嘱依从性对疾病和健康的影响。

第十节　气血津液评定

平乐正骨认为，气血津液是机体活动的基本物质，气血辨证是伤科辨证的总纲。骨伤诸证必伤气血，连及脏腑，血瘀气滞，脏腑不和，气血津液等人体必需的生命物质化生及功能紊乱，筋骨失养，直接影响到骨伤疾病的康复。

一、气血的生理功能及其相互关系

气血运行于全身，周流不息，在外而充养皮肉筋骨，在内而灌溉五脏六腑，气血与人体的一切生理活动和各种病理变化密切相关。

（一）气的生理功能

气是构成人体和维持人体生命活动的最基本物质。气在全身流通，无处不到，上升下降，维持着人体动态平衡。气来源于先天之精（即从父母身上禀受的精微）与后天之精（即由肺吸入的清气和脾胃所化生的水谷精气）。与气的生成有密切关系的脏腑是肾、脾、胃、肺。

气有以下功能：对一切生理活动有推动作用；有温养形体的温煦作用；有卫护肌肤、防御外邪侵入的防御作用；对机体内的液态物质和腹腔脏器等有顾护统摄作用；对精、气、血和津液的化生、输布、转化有气化作用。

（二）血的生理功能

血是循行于脉管中的富有营养的赤色液体，是构成人体和维持人体生命活动的基本物质之一。血来源于脾胃运化而来的水谷精微与肾精。

与血的运行密切相关的脏腑是心、肺、脾、肝。心主血脉，为血液循环的枢纽和动力。肺朝百脉，脾主统血，控制血液在脉中运行。肝藏血，它能贮藏血液，调节血量。

血具有营养和滋润全身的生理功能，是神志活动的物质基础。

（三）气与血的关系

气为血之帅，气能生血，气能行血，气能摄血。血为气之母，血是气的载体，气若不附于血中，则漂浮不定而无所归；另一方面，血不断为气的功能活动提供水谷精微。当大量丢失血时，气无所附，常常引起气脱，而血虚也会引起气虚。正如《血证论》云："气为血之帅，血随之而运行；血为气之守，气得之而静谧，气结则血凝，气虚则血脱，气迫则血走。"气与血在生成上相互促进，在运行上相互依托。若一方异常，常可引起另一方异常。

（四）气血病机与证候

人体一切伤病的发生、发展无不与气血有关，气血调和能使阳气温煦，阴精滋养。

若气血不和，则百病丛生。当机体受到急性或慢性损伤后，也必然导致气血运行紊乱而产生一系列变化。因此，研究气血的基本理论，分析气血与损伤的病理联系，不但可以深入探讨伤病的本质，而且有利于掌握伤病的治疗规律，从而提高伤病辨证施治的水平。

伤气：由于负重用力过度，或举重呼吸失调，或跌仆闪挫、撞击胸部等，导致人体气机运行失常。通常有气滞、气虚、气闭、气脱等证。由此引起气行血、载血、摄血失职，往往伴发相应的血瘀、血虚、血脱等证。

气滞：运行于全身的气应流通舒畅，如果人体某一部分或一脏腑发生病变或受外伤，气机不利，都可使气的流通发生障碍，出现"气滞"的病机现象，出现局部或全身的痛胀不舒等。

气闭：通常为损伤严重而骤然导致气血错乱，气为血壅，气闭不宣。其主要症状为一时性的晕厥、昏迷不省人事、窒息、烦躁妄动或昏睡困顿等。常发生于严重损伤的患者。

气虚：全身或某一脏腑、器官、组织出现功能不足和衰退的病理现象。在伤科病中某些慢性损伤患者、严重损伤的恢复期、体质虚弱和老年患者等均可看到。主要症状为少气懒言，神疲乏力，语声低微，呼吸气短，头晕目眩，自汗，活动时诸症加剧，舌淡苔白，脉虚无力。

气脱：损伤可造成气无所附，引起气随血脱。气脱者多有突然昏迷，或醒后又昏迷，目闭口开，面色苍白，呼吸浅促，四肢厥冷，二便失禁，脉微细欲绝，或浮大而散。通常见于损伤失血过多或头部严重外伤。

伤血：由于跌打坠堕、辗轧挤压、拳击撞挫，以及各种机械冲击等伤及经络血脉，以致损伤出血或瘀血停积而产生全身症状。骨伤康复期患者伤血主要有血瘀、血虚、血热三种，和伤气互为因果关系，相互影响，常伴发经络不通之气滞、气郁，或血虚载气失职而气虚等证。

血瘀：血液运行于脉管之中，流布全身，环周不休，运行不息。当全身血流不畅或因血溢于脉外，局部有离经之血停滞，便会出现血瘀的病理。血瘀通常由于局部损伤出血及各种内脏和组织发生病变所形成。在伤科疾病中的血症多为局部损伤出血所致。血有形，形伤肿，瘀血阻滞，不通则痛，因此血瘀会出现局部肿胀、疼痛、青紫。疼痛如针刀割，痛点固定不移，是血瘀最突出的一个症状，这一点不同于气滞疼痛，气滞疼痛常是痛无定处。由于瘀血不去，可使血不循经，出血反复不止。全身症状多表现有面色晦暗、皮肤青紫、舌暗或瘀斑、脉细或涩等。

血虚：是由于体内血液不足所发生的病变，原因有失血过多，或心脾功能不佳，生血不足所引起，或旧血不去，新血不生，或因筋骨损伤严重，累及肝肾，肝血肾精不充所引起。主要症状为面白无华或萎黄，唇色淡白，爪甲苍白，头晕眼花，心悸失眠，手足发麻，损伤局部久延不愈，甚至血虚筋挛，皮肤干燥、头发枯焦，或关节缺少血液滋养而僵硬、活动不利，舌淡苔白，脉细无力。

血热：伤后积瘀化热或肝火炽盛、血分有热均可引起血热。主要症状有发热、口渴、心烦、舌红绛、脉数等，严重者出现高热昏迷。积瘀化热，邪毒感染，尚可导致局部血肉腐败，瘀热化脓，如果血热妄行，则可见出血不止等。

气与血之间有着不可分割的关系。伤气者，每多兼有血瘀血虚，而血伤瘀凝必阻碍气机流通。气血同病，常见的有气滞血瘀、气虚血瘀、气血两虚、气不摄血、气随血脱等。临床上多为气血两伤，肿痛并见，但有所偏胜，或偏重伤气，或偏重伤血，有先痛后肿或先肿后痛等不同情况。

二、津液的生理功能、平衡与失衡

津液是人体内一切正常水液的总称，包括各脏腑组织内的液体，也是构成人体和维持人体生命活动的基本物质。津，性质清稀，流动性大，主要散在体表皮肤、肌肉和孔窍等部位，有滋润作用。液，性质较稠厚，流动性小，灌注于骨节、脏腑、脑、髓等组织，有濡养作用。津液来源于饮食水谷，通过胃、脾、小肠的作用而生成。津液的输布需要脾、肺、肾等脏腑的作用，津液的排泄需要肺、肾、膀胱等脏腑及口鼻、皮肤、二阴等器官的共同作用。津液具有滋润和濡养、参与血液的生成、调节机体的阴阳平衡、排泄废物等作用。

气与津液密切相关。气能生津，气能行津，气能摄津，津能载气。

血与津液也密切相关。血与津液在生理上相互补充，病理上相互影响。运行于脉中的血液渗出于脉外，便化为有濡润作用的津液。津血同源，损伤而致血症时，由于积瘀生热，热邪灼伤津液，可使津液出现一时性消耗过多，滋润作用不能很好发挥，从而出现口渴、咽燥、大便干结、小便短少、舌苔黄而干燥等症。当重伤久病时，常严重消耗阴液，除了可见较重的伤津证候外，还可见全身情况差、舌色红绛而干燥、舌苔光剥、口干而不甚饮水等症。

三、气血津液评定的意义

平乐正骨非常重视人体本身的统一性、完整性及其与自然界的相互关系，认为人体是一个有机整体，人体与外界环境也是一个有机的整体。

气血津液是人体维持生命活动所必需的营养物质和动力，因此，它们的不足和运行输布的失常是人体患病的基本病机之一。运用气血津液理论去辨别、分析、判断患者的病情，确定其气血津液的盛、衰、常、变，从而在康复治疗中加以调整，方能达到或促进机体康复。气血津液辨证是八纲辨证在气血津液不同层面的深化和具体化，也是对病因辨证不可或缺的补充。

第十一节　脏腑评定

平乐正骨认为人体是以脏腑为核心的有机整体，局部病变会引起五脏六腑、气血经络等的整体病理反应，若不加以调衡，则影响骨伤病的康复。

一、与骨伤康复密切相关的脏腑及其生理功能

从中医观点来看，在骨科康复中最重要的是要调整好人体肝、肾、脾三脏的功能，只有脏腑功能良好，机体康复才能够更好。

1. 肝主筋理论　中医学认为肝藏血，主疏泄，主筋，即全身的气血输布、筋肉的运动与肝有密切关系。运动属于筋，而筋又属于肝，肝血充盈才能使肢体的筋骨得到充分濡养，以维持正常的活动。如果肝血不足，血不养筋，则出现手足拘挛、肢体麻木、屈伸不利等症。

《灵枢·本神》中云："肝藏血。"人体在休息时，不需要很多的血液供应，部分血液应归藏于肝，即人静则血归于肝；当劳动或工作时，血液分布于全身各处，人动则血运于诸经。凡跌打损伤而有恶血留内者，则不分何经，皆以肝为主，因肝主血，故败血凝滞，从其所属，必归于肝。

2. 肾主骨理论　中医学认为肾为先天之本，生命之根；肾藏精，主骨，生髓，通于脑。说明肾与骨在生理病理上有着密切的联系。由于肾藏精，精生髓，髓养骨，因此，骨的生长、发育、修复均依赖肾之精气的滋养和推动。

中医学还认为腰为肾之府。《诸病源候论》中云："肾主腰脚""劳损于肾，动伤经络，又为风冷所侵，血气搏击，故为腰痛也。"《医宗必读》认为腰痛的病因"有寒有湿，有风热，有挫闪，有滞气，有积痰，皆标也，肾虚本也"。因此肾虚易致腰部扭闪和劳损等，而出现腰酸背痛、腰脊不能俯仰等症状。当骨折伤时必内动于肾，肾生精髓，故骨折后如肾生养精髓不足，则无以养骨，从而影响疾病的康复。

3. 脾主肌肉理论　脾胃为后天之本，主运化，为气血生化之源；脾统血，主肌肉四肢。即五脏六腑、四肢百骸的营养全依赖脾胃的健运。尤其是脾主肌肉、四肢，脾健则肌肉壮实，四肢活动有力，受伤后容易痊愈；反之，则肌肉瘦削，四肢疲惫，举动无力，伤后不易恢复。所以骨伤患者要注意调理脾胃的功能。如果伤后脾胃功能减退，生化和转输功能障碍，日久则出现肢体疲乏无力、肌肉消瘦等现象。

二、脏腑的相互影响

1. 生理上互相依赖　一是肝藏血，肾藏精，脾胃为后天之本、气血生化之源。肝血与肾精都依赖脾胃后天化生之气血的充养，才能源源不断，以司其职；反之，脾胃

又依赖于肝血和肾精的濡养才能健运，才能完成化生气血之能。二是肝肾同源，精血互生，在生理上密不可分。三是三脏所主之筋、骨、肉相连，在结构和功能上共为一体，不可分割。

2. 病理上互相影响　一是肝肾同源，精血互生，精血共赖脾胃化生之气血来充养，脾胃又须精血濡养来成其能；所以，肝、脾、肾任一脏腑的虚损均可影响到其他脏腑的健康。二是肝主之筋、肾主之骨与脾主之肌肉在结构和功能上共为一体，损伤时必然连及，即伤骨必伤筋肉；同理，伤筋肉也必及骨。三是在损伤康复中，肝血肾精不足则无以荣筋骨，筋骨失养而影响修复。所以治疗时，在补肾的同时还需养肝、健脾同施。另要注意动静互补、筋骨并重，方能取得良好的康复效果。

三、脏腑评定的意义

脏腑辨证评定，是在认识脏腑生理功能、病变特点的基础上，将四诊所收集的症状、体征及有关病情资料进行综合分析，从而判断疾病所在的脏腑部位及其病性的一种辨证方法。

《正体类要》曰："肢体损于外，则气血伤于内，营卫有所不贯，脏腑由之不和。"明确指出了外伤与内损、局部与整体相互作用、相互影响的关系。平乐正骨认为人体是一个以五脏为核心，通过经络、血脉联系起来的有机整体，五脏之间通过生克制化保持着动态平衡，则气血生化不息，组织器官包括脏腑得以充养，环复有常，则身体健康，神清气爽。反之，五脏失衡，生克制化紊乱，则气血化生、循行无度，必然导致筋骨失养失衡，酿成筋骨之病，或影响伤病康复。所以，在伤科疾病治疗和康复过程中必须重视五脏平衡。只有评估了解脏腑功能状态，调理恢复脏腑平衡，才能促进气血与筋骨安和，疾病康复。

第四章 平乐正骨康复常用治疗方法

在骨伤科治疗中，手法占有极其重要的位置，在临床上应用范围很广。

首先是检查手法。唐代蔺道人所著《仙授理伤续断秘方》书中载有："凡认损处，只须揣摩骨头平正不平正，便可见。"又"凡左右损伤，只相度骨缝，仔细捻捺，忖度便见大概。"及至清代，《医宗金鉴·正骨心法要旨》手法总论中载有："……则骨之截断、碎断、斜断，筋之弛、纵、卷、挛、翻、转、离、合，虽在肉里，以手扪之，自悉其情。"《手法释义》中"摸法"居于首位。"摸者，用手细细摸其所伤之处，或骨断、骨碎、骨歪、骨正，骨软、骨硬、筋强、筋柔，筋歪、筋正，筋断、筋走，筋粗、筋翻，筋寒、筋热，以及表里虚实，并所患之新旧也。先摸其或为跌扑，或为错闪，或为打撞，然后依法治之。"以上都是说凡损伤先用手法检查，确定病情，以便施治。

其次是复位手法。骨折不论何种搓形，多有不同程度的移位和畸形，没有手法复位，虽有灵丹妙药亦无法矫正错位或畸形。脱位和关节错缝也必须用手法复位，使其和槽。伤科专著《仙授理伤续断秘方·医治整理补接次第口诀》中即指出："……三拨伸，四或用力收入骨，五捺正。"《世医得效方·正骨兼金镞科秘论》也指出："骨节损折，肘臂腰髋臼蹉跌，但须用法整理归元。"直至清代《伤科补要·手法总论》依然强调："夫接骨入骱者，所赖手法也。"

再次是治筋手法。根据"按其经络，以通郁闭之气，摩其壅聚，以散淤结之肿"的原理，以手法按摩推拿可行气活血，舒筋通络，既可通利关节，又可强筋壮骨。正如宋《圣济总录·伤折门·伤折统论》所说："坠堕倒扑，折伤蹉跌……究图疗治，小则消肿伸挛，大则接骨而续筋。"清代《医宗金鉴·正骨心法要旨》手法总论载："可以一己之卷舒，高下疾徐，轻重开合，能达病者之气血凝滞，皮肉肿疼，筋骨挛折，于情之至苦欲于也。"《手法释义》也载有："按者，谓以手往下抑之也，摩者，谓徐徐揉摩之也，此法盖为皮肤筋肉受伤，但肿硬麻木，而为骨断者设也。""若肿疼已出，伤痕已愈，其中或有筋急而转摇不甚便利，或有筋纵而运动不甚自如……唯宜推拿，以通经络气血也。"有些损伤，可单纯用药治疗，但如果配合运用手法则可缩短疗程，提高疗效。理筋手法广泛运用于临床，是中医骨伤科也是平乐正骨的显著特点之一，具有方法简便、痛苦小、疗效好的特点，深受广大患者的欢迎。

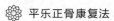

平乐郭氏正骨经历代传人的长期实践与探索，形成了一套完整的检查、复位和治筋手法，其中有些手法既可用作检查，也可用作治疗，但其运用目的不同，兹分别论述于后。平乐正骨康复博大精深、兼容并包，积极学习现代康复技术，积极吸收现代康复理念，结合自身的优势，力图走出一条中西并重、中西兼顾的骨伤康复之路。

第一节　康复手法

一、检查手法

检查手法也称诊断手法，是医者用手在患者躯体上的一定部位进行触摸、按压等，借以了解疾病的性质、发生发展的根由及其变化和预后的一种检查方法。骨伤科的检查，除一般的中医望、闻、问、切四诊外，更重要的是对受伤局部的手法检查，用以察其受伤情况及轻重，始能做出正确诊断，从而为进一步的正确治疗打下基础。

手法检查应取得患者的配合，根据望、闻、问、切四诊所得情况，医者用相应的手法，有目的地进行全身或局部的检查。平乐郭氏正骨常用的检查手法有触摸、按压、对挤、推顶、叩击、扭转、伸屈、二辅等八种，兹分别介绍于后。

（一）触摸法

医者用手仔细触摸伤处的一种检查方法，即用拇指或拇、示二指轻柔地由远而近、由轻而重触摸皮肤、筋肉及骨骼。一般触摸多在软组织较薄的骨表浅部位进行，若伤部筋肉丰厚，须由肌间隙探触；若肿胀严重者，可先揉按驱散淤血后再行触摸，才能检查清楚。

触和摸虽有相似之处，也有不同之点，可结合应用。摸乃用手或指稍加压力摸抚患者，观察有无凹凸不平畸形；而触有接触之意，即用手指轻轻触皮肤，除可用手触，如以手指腹或指背触及患者某部，以察其凉、热、感觉情况外，也可借助某种器具，如棉絮、钝针、竹签轻轻触划肢体某部，以查其感觉、运动反应等。

（二）按压法

用手指在伤处上、下、左、右、前、后进行按压的一种检查手法。借以了解有无疼痛，并根据疼痛的情况以辨别是骨折还是软组织损伤。或用两个手指相辅按压患处，以测定有无波动或漂浮感，用以判断有无积血、积液或积浓。

（三）对挤法

对挤法，使用手或两指于相对方向挤压，借以测定有无疼痛来确定损伤性质的一种检查手法。常用于检查胸部损伤，确定有无肋骨和骨盆骨折。

（四）推顶法

推顶法，是医者一手持患处，一手持患肢远端，由纵轴向近端推顶，来测定有无传导痛，借以判定有无骨折和骨折愈合情况的一种检查手法。常用于长管状骨的裂纹、无异位和临床诊断较轻，甚至能走路，甚或X线亦无明显阳性显示的一类骨折，也可用于对长管状骨愈合情况的测定。本法也可和叩击法结合应用。

（五）叩击法

叩击法，是医者一手持患处，一手握拳，由患肢远端沿肢体纵轴向近端叩击，以测定有无传导痛；或用手指叩击或拍击体表某部，来测定音响；或借助器具叩打肢体某部，以查其反应，借以判定骨折的有无和损伤情况，骨折愈合情况和脊柱的病变或损伤，以及胸腹部的损伤和神经系统的疾病等。

（六）扭转法

扭转法，是医者一手持患部，一手持肢体远端，沿肢体长轴扭转，以测定有无传导痛或旋转受限或异常，借以判定有无骨折、脱位或筋肉损伤的一种检查手法。常用于检查长管状骨的裂纹、无异位和临床症状不典型的一类骨折和关节脱位及筋肉韧带损伤。

（七）伸屈法

伸屈法，是医者一手扶持损伤的相应关节部，一手持肢体远端，做相应关节的伸屈活动，以测定关节的功能情况，用以辨别肢体的损伤性质、范围、轻重程度，借以确定是脱位、韧带损伤还是关节周围骨折的一种检查手法。常用作关节脱位、关节周围韧带损伤和关节周围或近关节部骨折的检查。用本法检查前，应先令患者做相应的主动伸屈活动，然后根据主动活动情况，再行手法检查。

（八）二辅法

二辅法，是医者用两手相互辅助的一种检查方法。其一，医者一手持伤处，一手持伤肢远端，做前后或左右的轻柔摆动，以测定有无骨软和关节的异常活动，借以判定有无骨折和筋肉韧带损伤。其二，是用于测定骨折愈合情况时，用两手分持近端骨折处的上下部位，做相反方向的轻柔摆动，以测定有无骨软或异常活动，借以判定骨折的愈合情况。

一个高明的骨科医生，一定要练就高深的检查触摸手法，才能够在临床中达到出神入化的境地，临床医生一定要参与手法的治疗，刻意地去锻炼指腹的敏感度。洛阳正骨医院康复中心的医师和治疗师们，每天必须要做的功课就是进行十指支撑做俯卧撑，每一位医师和治疗师在下班前都会自觉做十个手指支撑俯卧撑，以此不断来提高手指的力度和敏感度。

二、复位手法

复位手法是用来整复骨折和脱位的方法，共有八法十二则。临床所见骨折搓形千变万化，但基本上不外横断、斜断、螺旋及粉碎；骨折移位虽有多种多样，归纳起来不外侧方移位、前后移位、成角移位、旋转移位、背向移位及分离移位。关节脱位则有全脱位、半脱位和脱出之分。在筋断肢体的上下、前后、左右仔细甄别这些变化，判断关节脱位或骨折合并脱位，根据不同类型和复位的难易程度，或选用一法一则，或合用数法数则，通常均能获得满意的复位。现将八法十二则分述于下。

（一）拔伸牵拉法

拔伸牵拉法是整复骨折脱位的基本手法，也可用于创伤后期遗留的关节不利、筋肉挛缩。严格说来，该法含拔伸和牵拉二则。拔伸和牵拉虽有共同之处，但又有不同点，临床应用也各有所侧重。

1. 拔伸 一般情况下不需助手，多是医者拔、患者伸，由轻到重，使肢体伸向远侧，常用于创伤引起的关节挛缩、手足部位骨折、指（趾）间关节脱位等。与牵拉比较，用力相对较小，所需时间也较短。

2. 牵拉 即将肢体牵拉到治疗所需要的方位，可分为短时牵拉和持续牵拉。短时牵拉一般需要助手配合，或用布袋加以辅助，常用于较为严重的骨折、脱位或骨折合并脱位。如肱骨外科颈外展型骨折的整复，常需两个助手。一助手用布袋经患侧腋窝于健侧反牵拉，另一助手持伤肢前臂顺畸形姿势牵拉并坚持 3 ～ 5 分钟，以矫正两折端的重叠移位。持续性牵引系指借助器具进行长时间的牵引，如骨牵引、皮牵引、布兜牵引等，常用于一次性复位困难或不宜于一次性手法复位的患者，如股骨干骨折，颈椎骨折、脱位，陈旧性髋关节脱位等。

（二）推挤提按法

推、挤、提、按为一法四则。推，为单向用力；挤，包括单向推挤和双向对挤。故推和挤可单独应用，亦可联合应用。提，使下陷复起；按，使高突平复。这四则手法常需在牵引的基础上进行，临床根据骨折脱位的不同部位、不同类型和伤后时间的长短，或单一应用，或联合应用。如股骨或胫腓骨骨折，经牵引，骨折端重叠已经拉开，若出现侧方移位，可用推法或挤法矫正，前后移位可用按法或提法矫正。陈旧性肘关节后外侧脱位，用常规的牵引按压屈肘法很难复位，甚至会引起鹰嘴骨折，若在屈肘位，顺畸形姿势牵引下用推挤手法（即用两拇指从外后侧推脱出的桡骨小头向前内侧），使脱出在外后侧的桡骨小头先复位，尺骨脱位即可随之复位。髌骨体横断骨折可用上、下对挤法使之复位。髋关节后上脱位，表现出肢体缩短，用提牵法可使之复位。胸腰段屈曲型骨折脱位，表现出局部后突，用按法可以使高突平复，此外推、挤、提、按还可以用于近关节骨折和关节内骨折。总之，该四则手法是临床应用最为广泛的手法。

（三）折顶对位法

折顶对位法也称成角对位法，该法根据力学原理，借用巧力使骨折对位，适用于近关节部位和某些长管状骨干的横断型骨折。骨折后由于筋肉收缩，两折端多重叠移位，加之局部血肿，内部张力增加，牵拉复位比较困难，应用折顶法复位较易成功。该法要领是在筋肉松弛的情况下，将两骨折端推向同一个方向，并使之成角接触，在保持其成角相抵的同时，再行反折使之复位。如儿童尺桡骨下端同一水平骨折，折端多成横断错形而向背侧重叠移位，若采用其他手法不容易复位，用本法则较易复位。术者面对患者，两手紧握腕部，两拇指于背侧扣住尺桡骨远折端，在肌肉松弛的情况下，两拇指用力按压远折端，其余四指提腕掌向背侧，使桡骨两折端于掌侧成角相抵，然后反折使之复位。

（四）嵌入缓解法

嵌入缓解法为会意手法，临床常用于以下三种情况。一是皮肉嵌在两骨折端之间，如髌骨骨折、儿童肱骨髁上骨折、锁骨骨折、胫腓骨骨折等。有时可见锐利骨叉将皮肤顶起，稍有不慎即可造成开放性骨折。二是移位的骨块相夹在关节缝内，如肱骨内髁3度骨折、内踝骨折等，会严重影响关节功能。三是脱位的关节头被肌腱、筋膜或关节囊缠绕绞索，该情况常见于拇、示二指掌关节脱位，脱位后的指呈弹性摆动状态。以上骨折、脱位用其他手法均难奏效，必须应用本法使嵌入的骨折块两端松解张口，然后根据不同情况施以不同方法。

如儿童肱骨髁上伸展型骨折有时可见肘前侧皮肉嵌夹，术者乘机用拇指推肘窝前外侧，利用皮下组织的牵拉，被嵌夹的软组织即可缓解。又如肱骨内髁3度骨折，骨折片嵌夹在肘关节隙的内侧，术者一手持腕、一手持肘，两手向相反方向用力，使肘关节过伸，前臂外展、外旋，扩大肘关节内侧间隙，利用屈肌总腱的紧缩牵拉将骨折片拉出来。再如第1掌指关节背侧脱位，掌骨头从掌侧穿出，筋肉（屈指肌腱）可相夹在脱位后的关节之间，用牵拉屈曲法难以使其复位。术者可先将掌骨头向掌侧推以扩大畸形，同时屈曲掌指关节，如此可使筋肉松弛，然后捏持脱出的近节指骨围绕掌骨头侧屈旋转，即可缓解嵌夹的软组织而顺利复位。

（五）回旋拨搓法

回旋拨搓法，是纠正骨折背向移位的手法。骨折背向移位的原因可能与暴力的方向、肌肉的牵拉和肢体的扭转有关，或为伤后骨折未做临时固定而搬运移动所致。临床常见于儿童肱骨外髁骨折和四肢长骨骨折。长骨的斜行搓背向移位容易确定，近似横断有背向搓，有时X线片也难以判断，只有在治疗中，用其他手法（包括持续牵引）难以复位时，才会想到是背向搓形，旋即采用回旋拨搓法，往往能顺利使背向搓合拢。其方法是在筋肉松弛的情况下，以近折端为轴心，持远端围绕近折端回旋，若向一侧回旋不成功，再向另一侧回旋；两侧都不成功，可配合牵拉法，在筋肉紧张的情况下再施行回旋法，背向搓多可拨正吻合。

（六）摇摆推顶法

摇摆推顶法，适于骨折复位后尚有残留移位，或横断骨折有部分移位者。其方法是在维持牵拉的情况下，医者双手于前后或两侧捏持骨折端，在约 30°的范围内，根据变位情况做前后、左右的摇摆活动，使残留移位复位，从而使两折端更加紧密地对合与稳定。四肢长骨横断骨折，复位后保持对位，术者持远侧断端纵轴推顶，使骨折端复位更加紧密，从而有利于骨折的稳定和愈合。

（七）倒程逆施法

倒程逆施法又称原路返回法，多用于关节脱位的治疗。所谓倒程逆施，就是根据脱位发生的过程，采用相应的手法，再使其一步一步回归原位。现以肘关节后脱位为例来说明。肘关节后脱位发生的过程（即脱位机制），多是患者前倾跌倒，手掌撑地，地面的反作用力沿前臂向上传导，交叉剪力先迫使肘关节伸直、过伸，进而传导力使尺骨喙突超越肱骨滑车顶点，形成了肘关节后上方脱位，当外力停止后，由于筋肉挛缩，脱位后的肘关节形成半屈曲状的弹性固定位。用本法复位时，医者先将肘关节伸直，再过伸，继而牵拉使尺骨喙突向远侧滑降，当其越过肱骨滑车顶点后维持牵拉，按压肱骨下端向后，同时屈肘即可复位。

（八）旋撬复位法

旋撬复位法是用来整复关节脱位的手法。该法是利用脱位关节的解剖及其损伤机制，借用杠杆力量，即可巧妙地使关节复位。如髋关节后上方脱位，通常髋骨韧带完好，股骨头脱出后停留在髋臼后上方的髋骨外侧面。用本法复位时，患者仰卧，助手按压两髂前上棘固定骨盆，术者两手分别握持患肢膝、踝关节，顺畸形姿势屈曲髋，当大腿贴近腹壁时，脱出的股骨头即绕髋臼后外缘而逐渐滑动到髋臼后下方，此时术者将大腿由内收内旋局部变为外展外旋，在保持外展外旋位的同时，缓缓伸展下肢，借助髋骨韧带的紧缩力，股骨头便可顺利滑入髋臼而复位。

三、治筋手法

"筋者，束骨利关节也。"外力侵及人体，造成损伤，轻者仅及皮肉，为肿为痛；重者过筋中骨而致骨折、脱位；再重者，可伤及脏腑，危及生命。然而，不管何种损伤，虽有轻重不同、时间久暂之异，但都或轻或重伴有一定程度的筋肉伤，因而临床上常见大量筋伤患者，故治筋手法是治疗骨伤科疾病的基本手法之一。通过相应的手法治疗，既能舒筋活血、消肿止痛，又可调理气血、强壮筋骨、通利关节，使损伤肢体恢复正常功能。

平乐郭氏正骨常用的治筋手法共分四法十二则，兹分述于后。

（一）揉药法

揉药法是传统的按摩法与外擦药相结合的一种治疗方法。利用药物行气活血，结合按摩通经活络，使毛孔开放，有利于药物的渗透、吸收，从而充分发挥其药效，二者相辅为用，相得益彰。其中包括粉剂揉药法和液剂揉药法。

1. 粉剂揉药法　所用药物主要是平乐展筋丹，又名七珠展筋散，它是平乐郭氏正骨传统祖传药物，是将麝香、琥珀、冰片等名贵中药制成极细粉剂。本手法是应用特定揉药手法，将药物涂在皮肤上，通过手法按摩使药物透过皮肤吸收，达到治疗疾病效果的一种外治方法。清朝时有医家曾以"孔穴大开无滞碍，以令邪气出如飞"来描述这种治疗方法。

（1）适应证：凡外伤所致的气血瘀滞、肿胀疼痛、筋骨关节疼痛、功能障碍，表现为肢体麻木不用、筋强筋急、筋挛筋缩、筋弛筋软无力，或筋肉萎缩，或闪扭岔气、腱鞘炎、网球肘等，均可采用揉药法治疗。

（2）禁忌证：红肿热痛的热毒聚结，局部皮肤破损，或有皮疹、水疱者忌用。

（3）应用方法：分穴位揉药法、痛点揉药法和关节处揉药法。

①穴位揉药法：经络内连脏腑，外络肢节，沟通内外，贯穿上下，是气血运行的通道。经络的穴位则是经络在体表的枢纽，以司气血转输。通过损伤肢体的相应穴位，进行点穴按摩揉药，可调节脏腑经络的功能，并通过药物的渗入起到祛瘀活血、通经止痛、强筋壮骨等作用。

②痛点揉药法：机体损伤处必有肿痛及淤血存在，如局部挫伤、扭伤、闪腰岔气等新鲜损伤，可选择痛点进行揉药治疗，亦可用于陈旧损伤。

③关节处揉药法：多用于关节疼痛、功能障碍，常作为骨伤疾病的后期疗法，通过药物作用，达到舒筋利节、消肿止痛的效果，且多用于活筋法之前，一般在关节的阳面揉药。

（4）展筋丹的具体用法：将展筋丹装入鼻烟壶瓶内，用时以拇指指腹蘸展筋丹粉少许，然后将拇指置于选好的揉药点上，其余四指固定在肢体上，以拇指在局部皮肤上做旋转揉摩，活动面积约为5分硬币大小。手法宜轻，只起到摩擦作用，不能使局部皮肤活动，使药物渗入皮内吸收，每次旋摩50～100圈，以药尽为度，每日可进行1～2次，每处揉药3～5点，每点揉药3～5次。

（5）注意事项

①展筋丹的储存应密闭、防潮，避免光线直接照射。

②揉药处的皮肤应清洁干燥。

③手法要轻柔，部位要固定，旋圈不宜过大，一般范围以五分硬币大小为宜，否则药物分散，不利于吸收，疗效不佳。

④揉药时，不能上下、左右搓动，而是依靠拇指指腹在皮肤上做顺时针方向的旋转揉摩，借助指与皮肤间的摩擦，使毛孔开放，药物渗入。

⑤揉药点的选择是根据病情需要，循经取穴或伤处附近取穴，或痛点附近，或关节周围，一般多用于体表的阳侧。

⑥对新伤，手法宜轻，或配合局部的轻推、轻按；对陈旧性伤或筋骨伤的后期治

疗，常配合活筋和练功，以促进功能恢复；对急性疼痛，多用循经取穴，或配合点、按、揉、捏等手法。

⑦足底、手掌和瘢痕处不宜选作揉药点，因局部皮肤粗厚，药物不易渗入。

2. 液剂揉药法　常用的液剂药物为展筋酊、白酒和红花水等。

（1）展筋酊：是展筋丹的酒浸溶液，故功用、适应证同展筋丹。

用时将展筋酊涂于患处，迅速以手指或手掌加以揉摩，待其吸收干燥后再摩。每处 3 ～ 5 次，每日 1 ～ 2 次。

（2）白酒：先将白酒加温，以手或手掌蘸白酒少许，在患处缓缓揉摩，酒干后再蘸再摩，每处 3 ～ 5 次，每日 1 ～ 2 次。有散瘀滞、开结聚、疏通经络、调和营卫的作用，一般适用于筋伤的中后期，或慢性劳损的气血不和、麻木、疼痛；或用于筋肉疲惫、酸痛不适，以及褥疮初起的淤血凝滞等症。

（3）红花水：为红花的水或酒浸液，以手指或手掌蘸红花水少许，在患处徐徐揉摩，药干后再蘸再摩，每处 3 ～ 5 次，每日 1 ～ 2 次，有活血消肿止痛的作用，一般用于外伤后肿痛和褥疮初期，但局部皮肤破损者禁用。

（二）理筋法

理筋法具有活血化瘀、消肿止痛、舒筋活络、宣通气血等作用，其中包括揉摩法、捏拿法、推按法和弹拨法四则。

1. 揉摩法　用指腹或手掌放置患处，做直线来回或旋转的抚摸动作，手法比较轻柔，有消瘀退肿、舒筋止痛的作用。适应于筋伤初期局部肿痛，或外伤后筋急疼痛。

2. 捏拿法　是由拇指和其他四指相对，用力捏拿筋肉较丰厚的部位，做紧 - 松的捏拿动作，有疏通气血、松解粘连及挛缩的作用，适应证同上。

3. 推按法　其中包括推和按两种手法。按是对患处垂直施力；推是在按的基础上向一个方向推移。两者多结合应用，但有时也可单独应用，有理气、活血、解郁的作用。一般应用于新、旧损伤的疼痛，以及闪腰、岔气、筋肉挛急等。其中又分拇指推按法、手掌推按法。

（1）拇指推按法：适用于面积较小的部位，在伤处局部或其周围，做由上而下或由下而上或左右推按动作。

（2）手掌推按法：适用于面积较大、肌肉较丰厚的部位，由一掌或两掌，或两掌相叠，在伤处局部或其周围，或沿脊柱两侧由下而上或由上而下，或左右推按。

4. 弹拨法　是根据病情，以拇、示二指或协同其他手指做与患部筋肉走向相横的推拉动作，弹拨筋肉、肌束、肌腱、韧带，类似拨动琴弦的动作。

（三）活筋法

活筋法是一种恢复机体生理功能活动的被动性关节活动法，是理筋治伤手法中非常重要的一种手法。活筋法能使强硬的关节灵活，挛缩的筋肉舒展；筋弛无力的肢体恢复筋肉力量；肿痛的部位血气和顺，肿减痛止；另外，对劳损和痹症引起的肢体筋骨疼痛也有很好的效果。

活筋法可每日进行1次，每个关节活动3～5次，应先轻后重，再轻收功。每次活筋达到患者的最大耐受程度。可根据每次治疗时患者的反应，调整手法的轻重。每次活筋后，若患者立即感到轻快，病情有所好转，即说明手法恰到好处；若活筋后没有一定反应，说明手法过轻，达不到治疗目的；若活筋后病情加重，经过休息仍不能缓解者，说明手法过重，应根据情况加以调整。

平乐郭氏正骨常用的活筋手法有伸屈法、旋转法、牵抖法、收展法、侧屈法、拔伸法六则。

1. 伸屈法　通过相应的手法，使关节做适当的伸屈活动，以达到治疗目的。

2. 旋转法　通过相应的手法，使关节做沿纵轴的旋转或环转活动，或回旋活动，以达到治疗目的。

3. 牵抖法　牵拉患肢远端，根据病情需要，轻柔地或大力地或迅猛地抖动患肢，以达对关节或躯干的治疗作用。

4. 收展法　通过相应的手法，使关节做内收、外展的活动。

5. 侧屈法　通过相应的手法，使关节做向侧方的屈曲活动。

6. 拔伸法　医者缓缓用力牵拉患肢，同时患者应主动配合做患肢的伸展，使患肢向远端舒展。

以上各法根据需要，可以单独应用，也可数法协同应用。在施行手法的过程中，可配合助手固定患肢，或做反牵拉。

（四）通经活络法

常用于以上三法之后，用以疏通周身的气血，通经活络，其中包括循经点穴法、拍打叩击法。

1. 循经点穴法　根据相应的经络、穴位，或相邻近处的经穴，或阿是穴，进行点、按、拍、掐、叩、捶以通经气、活血、止痛，促使机体的功能恢复正常的一种方法。根据病情需要，采用补法或泻法。

2. 拍打叩击法　根据病情需要，可选用空心拳或空心掌，在患处做拍打、叩击，以安抚气血、通调经气、舒展挛缩、镇静止痛。

四、功能疗法

功能疗法是通过一定的手法治疗和功能锻炼，达到治愈疾病，使患者完全恢复其正常生理功能的治疗方法，是创伤治疗的重要组成部分。在实施过程中，必须以保证骨折对位、对线、功能复位为前提，以恢复患肢原有生理功能为目标。

功能疗法包括功能锻炼法及按摩理筋法两大类。功能锻炼法是在医者指导下，根据疾病的不同阶段和需要进行练功、体操等锻炼，以达到治疗目的的方法。

在中医学有关理论指导的基础上，结合临床实践经验，平乐正骨形成一套完整的功能疗法，有其独特之处，兹介绍于下。

（一）功能疗法的作用

1. 活血化瘀，消肿止痛　"痛则不通，通则不痛。""痛不通，气血壅；通不痛，和解奉。"通过相应的手法能促进气血流通，起到活血散结、祛瘀生新的作用。

2. 加速骨折愈合　气血畅通时，气、血、精、津、液得以濡养五脏六腑，四肢百骸。肾主骨、生髓，髓充骨自长。

3. 舒筋利气，促进关节功能活动的恢复　关节长期固定不动，不但气血停滞不通，关节亦形成粘连，筋肉也发生挛缩，因而关节僵硬，功能受限。中医认为："诸筋皆属于节。""肝主筋。"活动可促进气血生化旺盛，肝血足，筋得以濡养、柔顺，筋舒节利，关节强劲有力。

4. 防止肌肉萎缩　长期不活动，肌肉可形成失用性萎缩，活动锻炼可促使脾强肉长，亦符合用进废退的道理。

5. 防治骨质脱钙和骨质疏松　由于长期固定，可造成气血循环受阻，代谢紊乱，使钙丢失和骨小梁破坏。通过手法的按摩活筋和功能锻炼的治疗，促进气血流通，五脏六腑功能旺盛，使肾强、髓充、骨坚。

（二）功能疗法的原则

1. 做好患者的思想工作，消除顾虑，引起重视，发挥患者的主观能动作用，取得患者的配合。

2. 在保证骨折对位、有利于骨折愈合的情况下进行，避免剪力及扭曲，严格指导患者锻炼，并随时加以观察指正。

3. 功能锻炼应从整复固定后即开始，并贯穿于治疗的全过程。在活动时，应使肌肉收缩，起到束骨作用，避免骨折端在活动时再移动。

4. 循序渐进，持之以恒，不能操之过急，避免粗暴。

5. 严格选择手法和适应证。

（三）功能疗法的种类和具体方法

自主功能疗法：是患者自身的功能锻炼。

被动功能疗法：是医者对患者施治的各种手法。其具体方法很多，现按部位分述于下。

★ 颈部功能疗法

适应证：颈部损伤、颈椎病、落枕项强、颈部闪筋扭筋、颈肌痉挛等。

方法：有自主功能锻炼和按摩理筋法两种。

1. 自主功能锻炼法　有俯仰锻炼法、左右侧屈法、左右旋转法、左右回旋法等，每种动作重复 30 次。

（1）俯仰锻炼法：站立位，两手叉腰，两足分开，与肩等宽，头中立位，两眼平视。使头尽量前屈，还原；再尽量背伸，还原。

（2）左右侧屈法：姿势同上。头尽量向左侧屈，还原；再尽量向右侧屈，还原。

（3）左右旋转法：姿势同上。头尽量向左旋转，还原；再尽量向右旋转，还原。

（4）左右回旋法：姿势同上。头前屈，由左侧回旋一周，还原；再由右侧回旋一周，还原。

2. 按摩理筋法　此法包括揉药法、理筋法、活筋法、通经活络法四大法。每大法又包括数种小法，其具体操作手法较多，可一病一法应用，也可一病多法配合应用，灵活变通，不必拘泥，医者根据病情和病变部位、病程阶段、疾病特点的需要，选择相应的治疗手法。

（1）揉药法：使用手法，促使药物通过皮肤渗透，加速药物吸收与扩散，达到治疗目的的方法。外用药很多，在此专指平乐郭氏祖传展筋丹的应用。

功能：活血、舒筋、通经。

方法：有穴位揉药法和痛点揉药法。

①穴位揉药法：常用穴位两个。列缺穴，腕横纹上 1.5 寸，桡骨茎突上方；大椎穴，第 7 颈椎棘突下。

②痛点揉药法：即在颈后 3–5 颈椎正中及两侧各一点或上下各一点揉药。

（2）理筋法：患者坐位，颈前屈。医者站于后方。

功能：疏通气血，调和营卫，缓解痉挛，安抚镇痛，松解粘连，适用于颈部疾患的中、后期。

具体方法包括揉摩法、捏拿法、推按法三种。

①揉摩法：医者用两手拇指指腹，沿颈部棘突两侧，由上到下，再由下到上，反复揉摩 5 ～ 10 次。

②捏拿法：医者一手固定患者头部，另一手拇、示、中三指沿棘突两侧，由上到下，再由下到上，反复捏拿 5 ～ 10 次。

③推按法：医者两手拇指沿棘突两侧，由上到下，再由下到上，反复推按 5 ～ 10 次。

（3）活筋法：有活动颈部小关节、分离粘连、缓解挛急等作用。适用于颈部筋挛、筋急、活动功能受限、小关节紊乱等。具体方法有以下两种。

①俯仰活筋法：端坐位，医者一手扶枕部，一手托下颌，略带提牵力，使头前屈、后伸活动 5 ～ 10 次。

②旋转活筋法：体位同上，医者用两手把持头的两侧，使颈部向左侧旋转，至最大限度时，再向左推进一下；然后使颈部向右旋转，再向右推进一下。在旋转的同时，医者施以适当的向上提牵力量。

（4）通经活络法：有行气活血、安抚止痛、通经活络之功。用于颈部筋急、筋挛，气血不和，酸困沉痛。

具体方法有循经点穴法和空掌拍打法两种。

①循经点穴法：用拇指压肩外俞（肩胛内缘处）和列缺穴。

②空掌拍打法：医者五指并拢，指屈成空心掌，叩拍肩颈部，反复 10 ～ 20 次。

★ **腰背部功能疗法**

适应证：腰背部的损伤和疾患。

方法：自主功能锻炼和按摩理筋法两种。

1. 自主功能锻炼法　有后仰前屈、左右侧屈、左右旋转、左右回旋、仰卧起坐、仰卧支撑、俯卧背伸、俯卧支撑等 8 种方法。

（1）后仰前屈法：站立位，两臂自然下垂，两足分开，与肩等宽，头中立位。先两臂前屈高举，腰部尽量背伸到最大限度，然后腰部尽量前屈，两手探地，再返回原位。有活血止痛、增强腰背部肌力和功能活动的作用。

（2）左右侧屈法：站立位，两手叉腰，两足分开，与肩等宽。腰尽量向左侧弯曲，并逐渐加强三次，还原。再尽量向右侧弯曲，并逐渐增强三次，还原。功能同上。

（3）左右旋转法：姿势同上。先向左转体旋腰，还原；再向右转体旋腰，还原。功能同上。

（4）左右回旋法：姿势同上。腰先前屈，从左侧开始回旋一周，还原；再从右侧开始回旋一周，还原。功能同上。

（5）仰卧起坐法：仰卧位，两上肢伸直，置于身体两侧，两下肢伸直并拢。然后依靠腹肌收缩，坐起，再缓缓躺下，反复数次。用以锻炼腹部肌力，强筋壮骨。多用于背部损伤和疾患后期及腰椎滑脱等。

（6）仰卧支撑法：仰卧位，不用枕。两肘屈曲，置于身体两侧。以头、两肘、两足五点用力，作为支点，腰部向上拱起，离开床面，尽量支撑，还原，操作次数不限。随着肌力的恢复和增强，逐渐改为头及两足三点用力的支撑锻炼。用以锻炼腰腹部肌力，增强腰部功能活动，并活血止痛，强筋壮骨。

（7）俯卧背伸法：俯卧位，两上肢微外展，置于身体两侧或背部，两下肢伸直并拢。以胸腹为支点，头和四肢上抬，离开床面，使腰部尽量背伸，还原，如此数次，功能同上。

（8）俯卧支撑法：俯卧位，两肘屈曲，置于身体两侧，两腿自然伸直，以两手、两膝用力。随着肌力的恢复，逐渐改为两手两足用力支撑，使身体离开床面，还原，如此数次。用以锻炼四肢、胸腹部及腰部肌力，起补气活血、强筋壮骨作用。

2. 按摩理筋法　此法包括揉药、理筋、活筋和通经活络四种手法，分述于下。

（1）揉药法：有活血舒筋、通络止痛的作用。其具体方法有穴位揉药和痛点揉药两种。

①穴位揉药法：常用两个穴位。阳关穴，第 4 腰椎棘突下方，约与髂嵴相平处；肾俞穴，第 2 腰椎棘突下，旁开 1.5 寸。

②痛点揉药法：在痛点与周围 3 ～ 4 点揉药。

（2）理筋法：有理气活血、通络止痛、强筋壮骨和为活动关节做准备的功用。理筋法有揉摩、捏拿、弹压、推按、面壁推脊等法。

①揉摩法：俯卧位，医者以单掌从腰骶部正中开始揉摩，逐渐向上移动，直到背上部大椎处。再由大椎处向下揉摩至尾骶部，如此反复进行数次。

②捏拿法：俯卧位，医者两手拇指并拢，其他四指也与拇指相对，捏拿棘突两侧的筋肉，由下而上，再由上而下，反复 3 ～ 5 次。

③弹压法：俯卧位，令患者全身肌肉放松，医者双掌相叠，置于脊柱正中，由腰骶部开始，由下而上，缓慢而有节奏地弹压移动，同时令患者张口，配合手法呼气，如此数次。

④推按法：俯卧位，医者用两掌沿棘突两侧，由骶部开始，由下斜向上方推按，并逐渐向上移动。患者张口，配合吸气，如此数次。

⑤面壁推脊法：患者双手高举，胸、腹部紧贴墙壁站立，医者站于患者侧方，用一手扶患者肩部，一手由下腰部正中斜向上推按，并逐渐移动至背部，令患者张口，配合手法呼气。

又：患者体位同上，医者站于患者背部，以双手并排，分别斜置于腰部，沿脊柱两侧向上推按，至上背部。患者张口，配合手法呼气。

（3）活筋法：有活血、理气、舒筋止痛、强筋壮骨、恢复功能及使腰椎间盘脱出还纳的功能。适用于脊椎损伤，腰背部软组织损伤，腰背部骨折的后期。

活筋法有推膝屈髋、伸膝屈髋和屈腿牵抖、屈腿旋转等十二种方法。

①推膝屈髋法：仰卧位，医者持患者两膝部，使两下肢尽量屈髋、屈膝，并在膝前加压，反复数次，以加强髋、膝关节屈曲度，尽量使大腿贴紧腹壁，用以舒展脊柱及腰背部筋肉。

②伸膝屈髋法：仰卧位，医者一手握一侧小腿下段，一手置髋前，使膝关节过伸抬腿，使髋关节尽量屈曲，然后再做另一侧。

③屈腿牵抖法：仰卧位，医者一手握踝，一手扶髋，先使髋膝关节尽量屈曲，随之用力牵抖，使下肢伸直，两腿交替抖动。

又：医者站于足端，两手握持患者双踝，先使髋膝关节屈曲，然后再用力牵抖，使两腿伸直。

④屈腿旋转法：仰卧位，两腿髋、膝关节屈曲，医者两手扶按膝部，使两腿并拢，做顺时针方向旋转数圈，再做逆时针方向旋转数圈，然后放下使两腿伸直。

⑤伸腿牵抖法：仰卧位，助手站于头侧，两手把持患者两侧腋窝部固定。医者站

于患者足端，两手握持双踝关节，将两腿提离床面，牵拉抖动数次。

⑥按腰单腿过伸法：俯卧位，医者一手按于患者腰部，一手托持患者膝部，两手同时用力，使腰、髋成过伸状，提按数次，换另一腿，动作同前。

⑦按腰双腿过伸法：俯卧位，医者一手按下腰部，另一前臂托双膝关节离开床面，使腰、髋过伸。

⑧按腰单肩旋转法：俯卧位，医者一手按下腰部，另一手扳抬对侧肩部，两手同时用力，然后换另一侧。

⑨按腰提胸过伸法：俯卧位，医者一手按下腰部，另一前臂托抬胸部，使腰部背伸，两臂同时用力。

⑩双腿过伸牵抖法：俯卧位，双手紧握床头，或令一助手牵两侧腋窝固定，医者握持两踝关节，牵提两腿，使腰部呈过伸状，抖动数次。

⑪肩髋斜扳法：侧卧位，医者站在患者背后，一手扳肩向后，一手推髋部向前，两手同时用力，推扳数次。必要时可换另侧，进行同上动作。

⑫下蹲屈腰法：蹲位，颈前屈，医者站于侧方，一手按上背部，一手按腰骶部，两手同时用力，加大脊柱的屈曲度。

（4）通经活络法：该法有疏导经络、行气活血、安抚止痛之功，其中包括循经点穴和空掌拍打两种手法。

①循经点穴法：俯卧位，医者用拇指或肘尖点压穴位，代表穴有委中穴、阳关穴、肾俞穴，使之得气。

②空掌拍打法：俯卧位，医者五指并拢，指微屈呈空心掌，由下到上，再由上到下，反复叩拍腰部数次。

★ 肩部功能疗法

适应证：用于肩部损伤和疾患疼痛及活动受限。

方法：有自主功能锻炼和按摩理筋两种方法。

1. 自主功能锻炼法　有屈肘旋臂、抱颈撑合等九种锻炼方法。

（1）屈肘旋臂法：站立位，两臂自然下垂，两肘关节屈曲90°，微握拳，前臂旋后位，肌肉放松。肩关节尽量做内旋和外旋活动，如此数次（上臂似门轴，前臂似门扇）。有松解肩部粘连及软组织挛缩，活血舒筋止痛，增加肩关节的外旋及内旋活动的功能。

（2）抱颈撑合法：站立位，两手交叉，用健手带动患肢，将双手置于颈后，呈抱颈状。做肩关节内收、外展撑合活动，两臂应尽量撑开，然后两臂再尽量内收，迫使两肘合拢，如此数次。除有同上功用外，还能增加肩关节的内收与外展活动。

（3）前屈高举法：站立位（或坐立位），患肢下垂。用健手握患肢腕部，使患肢前屈，高举，再放下。如此反复数次。除同上功用外，并可增加肩关节的前屈高举功能。

（4）后伸摸背法：站立位，患肢下垂。做患肢背伸、内旋屈肘摸背，用健手于背后握住患腕，使尽量向健侧肩胛部探摸。除同上功能外，并可增加肩关节的背伸及内旋功能。

（5）内收探肩法：站立位，患肢屈肘。用健侧手托持患肘，使患臂尽量内收，患侧手尽量探摸健侧肩部，并逐渐向后探摸健侧肩胛部。除同上功用外，并可增加肩关节的内收功能。

（6）外展指路法：站立位，两上肢自然下垂。肩关节外展90°，然后还原，反复操作数次。除同上功能外，并可增加肩关节的外展功能。

（7）旋臂画圈法：站立位，患肢自然下垂。以患肢为半径，手为指针，旋转成圆形。先顺时针方向旋转肩关节，再逆时针旋转肩关节，如此反复操作数次。除同上功用外，并可增加肩关节的旋转活动功能。

（8）垂臂甩肩法：站立位，患肢自然下垂，肌肉放松，以肩为轴心自然摆动双臂。除同上功用外，并可增加肩关节的前屈和背伸功能。

（9）屈肘耸肩法：站立位，上臂下垂，靠贴胸壁，肘关节屈90°，紧握拳，使上臂肌肉收缩，在束骨作用情况下，垂直向上耸肩关节。除同上功用外，并可增加肩胛胸壁关节的上、下活动功能，以及克服骨折分离移位、促进肱骨干骨折愈合的作用。（此法贯穿于治疗上臂骨折的全过程）

2. 按摩理筋法　该法有揉药、理筋、活筋和通经活络四种手法。

（1）揉药法：医者用手掌在肩部周围轻轻揉摩。

（2）理筋法：起舒筋、理筋、活血、理气的作用。适于肩部损伤和肩部劳损的疾患。该法含揉摩、捏拿舒筋和摇晃耸肩等法。

（3）活筋法：有舒筋活血止痛，分离粘连及松解挛缩，促使肩关节恢复的功能。具体有下述五种手法。

①扶肩抬臂高举法：医者一手扶患肩，使患肩尽量前屈，患臂尽量高举。

②扶肩提肘内收法：医者一手扶患肩，一手推患肢肘部，使肩关节尽量内收。

③扶肩提腕摸背法：医者一手扶患肩，一手提患肢腕部，使患肩背伸、内旋、屈肘摸背。

④牵拉旋肩法：医者一手扶患肩，一手牵握患肢肘关节，或医者两手牵握腕部，使肩关节做回旋活动。

⑤牵拉抖动法：医者持患肢腕部，使患肢外展平举，在牵拉情况下抖动患肢，活动肩关节。

（4）通经活络法：有活血理气、通经止痛、安抚的作用，是功能疗法的善后手法。含有以下四种手法。

①循经点穴法：医者用拇指点按肩髃穴。

②空掌拍打法：医者五指并拢，指微屈，成空心掌，反复叩拍肩部。

③空拳震击法：医者手指微屈，轻握成空心拳，两手交替捶击肩部。

④推揉舒筋法：医者手掌平放，推揉肩部，达到皮下组织移动为度，反复操作。

★ 肘部功能疗法

适应证：肘部损伤疾患，肘关节功能障碍，前臂旋臂障碍。

方法：包括自主功能锻炼法和按摩理筋法两种。

1. 自主功能锻炼法 即握拳伸屈活动法，站立或坐位下进行。患手握拳，肘及上臂紧靠胸壁，肘关节做尽量地伸屈活动，或以健手牵患腕，协助患肘关节尽量地伸屈活动。

又：患肢置台上，肘下衬垫以软物，使上臂平贴台面放置，用健手握患腕，协助患肘关节做伸屈活动。

2. 按摩理筋法 含揉药、理筋、活筋三种手法。

（1）揉药法：功能同前。于关节缝处前、内、外三点揉药。

（2）理筋法：有行气活血、舒筋利节之功。含以下两种手法。

①捏拿散结法：以拇、示、中三指捏拿肘关节周围的筋肉，反复进行操作。

②推揉舒筋法：以手掌平放，推揉肘关节的筋肉。

（3）活筋法：有帮助恢复肘关节伸屈活动功能、旋臂功能和舒筋利节作用。含以下四种手法。

①拔伸屈肘法：医患配合，共同缓缓用力，伸展和屈曲肘关节。

注意：拔伸与屈肘时应用力适度，不可手法太重，以免造成关节继发性损伤，引起肿痛及新的粘连，甚至骨质增生或骨化性肌炎。亦不可手法过轻，过轻起不到治疗作用。所谓适度，即是在活动时或活动以后稍感疼痛，经休息后，疼痛即消失，而功能有所恢复。

②屈肘旋臂法：患肘屈曲，上臂下垂，靠贴胸壁，肘屈90°。医者握患肢前臂远端，使前臂做旋前与旋后的活动。

③前臂旋前过伸法：患肘伸展，医者一手牵腕，一手托住肘关节，使前臂旋前，两手同时用力，使肘关节过伸。

④前臂旋后过伸法：患肢伸展，医者一手牵腕，一手托住肘关节，使前臂旋后，两手同时用力，使肘关节过伸。

★ 腕部和手部功能治疗

适应证：适用于腕及手部的损伤和疾患，如功能障碍、粘连、肿胀等。

方法：包括自主功能锻炼和按摩活筋两种手法。

1. 自主功能锻炼法 坐位下进行，内含掌屈背伸、对掌对背、推腕伸屈等六种方法。

（1）掌屈背伸法：伸腕，手中立位。使腕关节做尽量的掌屈与背伸活动。

又：以自己健手相助，做腕关节尽量的掌屈与背伸活动。有分离粘连、活动关节、恢复功能的作用。

（2）对掌对背法：两手伸出，腕关节伸展。先使两手对掌，相互用力对推，迫使腕关节做尽量的背伸活动。再使两手背对，迫使腕关节做尽量的掌屈活动。

（3）推腕伸屈法：患腕自然位，将手置于自己膝上或大腿上（台上也可），以健手虎口部按压患腕，使之做尽量的伸屈活动。

（4）左右侧屈法：患腕中立位，使腕关节做尽量的尺偏或桡偏活动。

（5）施腕活动法：握拳，腕关节中立位，使腕关节做顺时针方向回旋动作及逆时针的回旋动作。并有恢复腕关节旋转的功能。

（6）握拳伸直法：同上体位下做掌指关节的伸屈活动，或以健手相助。锻炼和恢复掌指关节及指间关节的功能，促进和改善末梢循环，活血消肿。

本法应用于上肢损伤治疗全过程。

2. 按摩理筋法　该法含揉药、理筋、活筋三种手法。

（1）揉药法：于腕关节前、后、内、外四点揉药。

（2）理筋法：有活血消肿、舒筋散结、分离粘连、活动关节、恢复腕关节和手部功能的作用。含以下三种手法。

①捏揉散结法：医者一手或两手拇、示指于腕关节周围轻轻揉捏，反复进行操作。

②摇摆舒筋法：医者一手持腕上，一手持手指，在牵拉的情况下，向前、后、左、右摆动。

③牵拉伸筋法：医者一手持腕上，一手逐个牵拉手指，进行前伸活动。

（3）活筋法：可舒筋活血、消肿、利关节，治疗腕部筋伤，恢复腕关节及指间关节的功能活动。含以下三种手法。

①伸展活动法：医者一手持腕上，一手握患手，使腕关节做掌屈和背伸活动，以及指间关节的伸屈活动。

②旋腕利节法：医者一手持腕上，一手握患手，先向尺侧顺时针方向回旋腕关节，再向桡侧逆时针方向回旋腕关节。

③按压伸腕法：患者手掌向下，按于台面上，医者一手持患肢前臂，用另手虎口部按于腕背及手背部，使腕关节尽量背伸。

注意：指关节不可经常揉捏，避免增加其增生和粘连。

★ 髋部功能疗法

适应证：适于髋部和大腿部的损伤和疾患，髋关节功能障碍和疼痛等。

方法：含自主功能锻炼和按摩理筋两种方法。

1. 自主功能锻炼法　该法含仰卧屈伸、仰卧外展、内收等五种方法。

（1）仰卧屈伸法：仰卧，下肢中立位。先屈膝，用自己两手抱住膝关节，使髋关节尽量屈曲，再伸直，反复操作数次。有活血舒筋，松解挛缩及粘连，恢复髋关节屈曲的作用。

（2）仰卧外展、内收法：在同上体位下，使髋关节尽量外展及内收。除上述作用外，尚可恢复髋关节的外展和内收功能。

（3）屈髋外展、内收法：在同上体位下，使髋、膝关节屈曲，做尽量外展及内收活动。

（4）站立摆动法：站立位，两手叉腰，使患肢股部筋肉在收缩紧张的情况下，尽量向前屈髋，还原。再尽量后伸，还原。如此反复操作数次。

（5）站立下蹲法：站立位，两手叉腰，两足分开，与肩等宽。做下蹲及起立活动，反复操作数次。

2. 按摩理筋法　含揉药法、理筋法、活筋法和通经活络法四种手法。

（1）揉药法：于髋关节前、后、外三点揉药。

（2）理筋法：仰卧位下进行，有活血理气、通经活络作用。该法含以下两种手法。

①捏拿理筋法：医者用两手捏拿髋关节周围筋肉，反复操作数次。

②牵拉摇摆法：医者两手持踝部，在牵拉下，使患肢做前后、左右摆动活动。

（3）活筋法：可活血行气、舒筋解痉、通经利节、恢复髋关节功能活动。本法含以下五种手法。

①仰卧推膝屈髋法：仰卧位，医者一手持小腿，一手推膝，使髋关节尽量屈曲。

②仰卧屈曲收展法：仰卧位，髋、膝关节屈曲90°。医者一手持踝，一手推膝，使髋关节内收、外展。

③仰卧拔伸收展法：仰卧位，医者两手持踝关节，在拔伸的情况下，使髋关节尽量内收外展。

④仰卧屈曲旋转法：仰卧位，髋、膝关节屈曲90°，医者一手持小腿，一手持膝关节，使髋关节做顺时针方向旋转活动，再做逆时针方向旋转活动。

⑤侧卧过伸法：健侧卧位，医者站于背后，一手推患者骶部，一手持患肢向后扳动，使髋关节过伸。

（4）通经活络法：有活血理气、安抚止痛、通经活血之功。含以下两种手法。

①通经活络法：医者用拇指点压风市穴（大腿外侧中线，腘横纹上7寸）、伏兔穴（膝前上6寸）、环跳穴（股骨大转子与骶管裂孔连线的外1/3）。

②空掌拍打法：医者五指并拢，手指微屈，成空心掌，于大腿及臀部反复拍打。

★ 膝部功能疗法

适应证：适于膝关节损伤及疾患，大腿、小腿部的损伤及疾患，膝关节功能障碍等。

方法：包括自主功能锻炼和按摩理筋法两种。

1. 自主功能锻炼法　该法包括卧位伸膝抬腿、床缘屈膝、指推活髌等八种方法。

（1）卧位伸膝抬腿法：仰卧，患肢伸直中立位。使下肢各部肌肉收缩紧张，足背伸，在用力伸膝关节的情况下做抬腿动作。用以锻炼股四头肌力量及膝、踝关节的功能活动，有活气血、利关节、壮筋骨的作用。

（2）坐位伸膝抬腿法：患者坐于床边，屈膝，小腿下垂。自己用两手扶持按压膝关节上部以固定，然后绷紧肌肉，伸膝抬腿。随着肌力的增强，可于踝部缚以重物（重量根据肌力恢复情况和耐受能力而定），做对抗的抬腿伸膝活动，有补气活血、强壮筋骨、增强股四头肌的作用。

（3）床缘屈膝法：患者坐于床边，两手把持按压膝关节上部。用力屈曲膝关节后放松，反复操作数次。可锻炼膝关节周围肌力，恢复膝关节功能活动，补气活血，强筋壮骨。

（4）指推活髌法：膝关节伸直，置于床上，肌肉放松，患者自己用拇、示二指捏持髌骨上下、左右活动，可活动髌股关节，松解粘连，恢复功能。

（5）原地蹬瓶法：坐位，屈膝，小腿下垂。单足或双足踏在瓶上，蹬动使瓶前后滚动。用以锻炼膝关节的伸屈功能和肌力。

（6）扶膝屈伸法：站立位，患者用自己两手环抱患肢大腿下段。利用躯干的前倾力及下蹲力，迫使膝关节做屈曲活动。可松解关节粘连及克服肌肉挛缩，疏利关节，恢复膝关节的屈曲功能。

（7）抱柱蹲起法：患者两手环抱一固定的柱形物体，或牵拉固定绳索，以免跌倒，反复做下蹲和起立活动，主要用以恢复膝关节的屈曲功能。

（8）仰足伸膝法：膝半屈位。股骨骨折在持续骨牵引下，在足及踝关节尽量背伸情况下，使膝关节尽量伸展，并经常操练。本法应贯穿于股骨骨折治疗的全过程。用以预防和减轻股四头肌的萎缩和膝关节粘连。

2. 按摩理筋法　本法含揉药、理筋、活筋、通经活络四种手法。

（1）揉药法：于膝关节内外侧及两膝眼处四点揉药。

（2）理筋法：仰卧位下进行。有舒筋利节、行气活血的功能。含以下两种手法。

①捏拿理筋法：仰卧位，医者以拇、示、中三指捏揉膝关节周围的筋肉，反复进行操作。

②推移髌骨法：仰卧位，患腿伸直或微屈，肌肉放松。医者以拇、示、中三指推动髌骨向上、下、左、右活动。

（3）活筋法：可松筋利节，恢复膝关节功能。本法含推按屈膝、腋压屈膝等五种手法。

①推按屈膝法：仰卧位，髋关节屈曲90°。医者一手持膝，一手持小腿，推按膝关节使其屈曲。

②腋压屈膝法：仰卧位，髋关节屈曲 90°，医者两手持膝上部，两手拇指在腘窝处推大腿前屈，同时将小腿下段夹持在医者腋窝下，利用身体的前倾、腋窝向下压的力量，迫使膝关节屈曲（持膝部的手还有保护膝关节和骨折端的作用）。

③手推屈曲法：俯卧位，医者一手按腘窝，另手持小腿推或扳，使膝关节屈曲。

④肩扛屈膝法：俯卧位，医者两手按压腘窝上部，将患肢小腿前部置于医者肩上，利用医者躯体前倾力推压，使膝关节屈曲。

⑤床边按压屈膝法：患者坐于床边，使腘窝部恰置于床边缘，医者一手按于膝上，一手按压小腿，使膝关节屈曲。

（4）通经活络法：有通经活络、舒筋活血、安抚止痛的功能。含以下两种手法。

①循经点穴：医者用拇指按阴陵泉（胫骨内髁下缘凹陷中）、阳陵泉（腓骨小头前下方凹陷中）。

②空拳震击法：医者五指并拢，手指微屈成空心拳，于膝关节上下、周围反复叩拍。

★ 足踝部功能疗法

适应证：踝关节、小腿和足部的损伤及疾患，踝关节和足部各关节的功能障碍、粘连、肿痛等。

方法：自主功能锻炼和按摩理筋两种方法。

1. 自主功能锻炼法

（1）背伸蹬足法：仰卧中立位。踝关节尽量用力背伸，足下蹬，连做数次。有活血消肿、通利关节、恢复踝关节背伸的作用。

（2）按膝背伸法：坐于高凳上，膝、踝关节屈曲。患者自己以两手按压膝关节，将患足逐渐后移，加大踝关节的背伸度。

（3）摇足旋踝法：坐位或仰卧，足中立位。先趾屈，使踝关节上下摇动，后顺时针方向做踝关节回旋动作，再逆时针方向回旋踝关节。如此数次。

（4）下蹲背伸法：站立位，两手叉腰，练习下蹲活动，尽量使患足用力着地，使足、踝关节加大活动度。

（5）站立背伸法：站立位，患足在后。健膝屈曲，利用健腿的屈曲和躯体的前倾力，使踝关节背伸。

（6）斜坡练步法：站立位，在斜坡路面上练习上、下行走，坡度应由小到大，以增加踝关节的背伸活动。

2. 按摩理筋法　该法含揉药法、理筋、活筋、通经活络法四种方法。

（1）揉药法：于踝关节前、内、外及足背四点揉药。

（2）理筋法：用以疏理筋肉，调和气血，活动关节。含以下三种手法。

①捏拿通络法：医者以拇、示、中三指捏揉患足及踝部筋肉，或以双掌对揉，反复操作。

②摇摆松紧法：医者一手持踝关节上方，一手持足，在牵拉下做踝关节前后、内外摇摆活动及踝关节旋转活动。

③牵趾抖动法：医者一手持踝部，一手以拇、示二指捏持足趾，在牵拉情况下逐个抖动足趾。

（3）活筋法：有活动关节、恢复功能、促进末梢循环、消肿止痛的功能。含推足背伸等五种手法。

①推足背伸法：医者一手持踝上，一手推足底部，使踝关节尽量背伸。

②按压跖屈法：医者一手持踝部，另手按压足背部，使踝关节跖屈。

③踝部旋转法：医者一手持踝上，另手持足部，使踝关节做旋转活动。

④抵足按膝背伸法：患者坐于高凳上，屈膝，小腿下垂，足平放着地。医者两手相叠，按于患膝上方，并以足底顶患足，使之后移，同时在膝上方加压，迫使踝关节背伸。

⑤牵趾伸屈法：医者一手持患足，另手拇、示二指持足趾，在牵拉情况下，使足趾逐个作屈伸活动。

（4）通经活络法：用以舒筋活血，促进末梢循环，安抚止痛。含以下两种手法。

①循经点穴法：医者以拇指点压然谷穴（足舟骨结节下，足底内缘凹陷处）、飞扬穴（承山穴外侧前斜下1寸，腓肠肌外侧）、下巨虚穴（足三里穴下6寸，胫骨嵴外开一横指）。

②空掌拍打法：医者以空掌拍打踝关节周围及腓肠肌腹部。

五、关节松动技术

（一）基本概念

1. 定义　关节松动技术是现代康复治疗技术中的基本技能之一，是治疗师在患者关节活动允许范围内完成的一种手法操作技术，临床上用来治疗关节功能障碍如疼痛、活动受限或僵硬等，具有针对性强、见效快、患者痛苦小、容易接受等特点。

2. 基本运动　关节松动技术常以关节的生理运动和附属运动做为手法操作的基本运动类型。

（1）生理运动：是指关节在生理范围内完成的活动，如关节的屈伸、内收外展、旋转等。生理运动可以由患者主动完成，也可以由治疗师被动完成，在关节松动技术操作中，生理运动就是一种被动运动。

（2）附属运动：是指关节在允许范围内完成的活动。附属运动是维持关节正常活动不可缺少的一种运动，一般不能通过关节的主动活动来完成，需要其他人或健侧肢体的帮助才能完成。例如滑动、揉动、分离（包括垂直分离和水平分离）或牵引等，均属于附属运动中常用的手法。

应用举例，一个人不能主动地使脊柱任何一个相邻的关节（如颈椎）发生分离，但他人可以通过类似于牵引的方式比较容易地完成上述活动。又如，一个人也不能主动地使掌指关节发生轴向分离，但借助于健侧手的帮助，可以很容易地完成掌指关节的轴向分离。这些活动都属于关节的附属运动。

（3）生理运动与附属运动的关系：二者关系密切。当关节因疼痛、僵硬而限制了活动时，其关节的生理运动和附属运动都有可能受到影响。如果生理运动恢复后关节仍有疼痛或僵硬，则可能关节的附属运动尚未完全恢复正常。治疗时通常在改善关节的生理运动之前，先改善关节的附属运动；而关节附属运动的改善又可以促进关节生理运动的改善。

3. 治疗平面　是指手法治疗中的一个假想平面，该平面平行于关节面，并垂直于关节的轴心。治疗时，凡属于分离或牵拉的手法，实施力的方向或是平行于治疗平面，或是垂直于治疗平面。凡属于滑动的手法，实施力的方向一定平行于治疗平面；而摆动手法，实施力的方向沿着治疗平面变化。

4. 关节松动技术与我国传统医学手法的区别　关节松动技术在手法操作上有些类似于我国传统医学中的手法治疗（推拿术或按摩术），但在理论体系、手法操作方面，二者有较大的区别。在我国的传统医学中，推拿又称按摩，二者所指基本相同。但在西方治疗技术中，推拿术与按摩术是两个完全不同的概念。

（1）西方按摩术：是指作用于皮肤、皮下组织、肌肉、肌腱、韧带等软组织的一些手法操作，其手法比较简单，主要有揉法、推法、叩击法、振颤法。临床上常用来治疗软组织损伤，如烧伤后的皮肤瘢痕，肌腱移植或缝合术后的组织粘连和瘢痕等。

（2）西方推拿术：是指作用于脊柱及四肢关节的一种快速、小范围的手法操作，多在关节活动的终末端，趁患者不注意而突然发力。一般分为快速推拿术和麻醉下推拿术2类。临床上主要用于治疗脊柱小关节紊乱、椎间盘突出、四肢关节脱位后的复位等，与我国中医正骨手法有些类似。

关节松动技术在广义上可以归入推拿术的范畴，但在实施时，其操作手法的速度比推拿术要慢。20多年来，国外关节松动技术发展很快，临床应用广，已经形成了独立的体系，与按摩术、推拿术一起共同构成了治疗骨科疾患的三大基本操作技术。由于澳大利亚的麦特兰德（Maitland）对这一技术的发展贡献很大，因此，也有将其称为"麦特兰德手法"或"澳式手法。"

（二）**手法分级**

与传统医学中的手法治疗相比，关节松动技术的最大特点是对操作者施加的手法进行分级。这种分级具有一定的客观性，不仅可以用于记录治疗结果，也可以用于临床研究。

1. 分级标准　手法分级是以关节活动的可动范围为标准，根据手法操作时活动（松动）关节所产生的范围的大小，将关节松动技术分为4级。

Ⅰ级：治疗师在关节活动允许范围内的起始端，小范围、节律性地来回推动关节。

Ⅱ级：治疗师在关节活动允许范围内，大范围、节律性地来回推动关节，但不接触关节活动的起始端和终末端。

Ⅲ级：治疗师在关节活动允许范围内，大范围、节律性地来回推动关节，每次均接触到关节活动的终末端，并能感觉到关节周围软组织的紧张。

Ⅳ级：治疗师在关节活动的终末端，小范围、节律性地来回推动关节，每次均接触到关节活动的终末端，并能感觉到关节周围软组织的紧张。

2. 手法等级选择　治疗时根据关节在附属运动或生理运动时是以疼痛为主还是以僵硬为主来选择手法的等级。一般而言，Ⅰ、Ⅱ级手法适用于治疗因疼痛而引起的关节活动受限；Ⅲ级手法适用于治疗关节疼痛并伴有关节僵硬；Ⅳ级手法适用于治疗关节因周围组织粘连、挛缩而引起的关节活动受限。手法分级范围随着关节可动范围的大小而变化，当关节活动范围减小时，分级范围相应减小，当治疗后关节活动范围改善时，分级范围也相应增大。

（三）治疗作用

1. 缓解疼痛　当关节因肿胀或疼痛不能进行全范围活动时，关节松动可以通过活动关节促进关节液的流动，增加关节软骨和软骨盘无血管区的营养，从而缓解疼痛。同时可以防止因关节活动减少而引起的关节退变，这些是关节松动的力学作用，关节松动的神经学作用表现在关节松动可以抑制脊髓和脑干致痛物质的释放，提高痛阈。

2. 改善关节活动范围　动物实验及临床均发现，关节不活动可以引起组织纤维增生，关节内粘连，肌腱、韧带和关节囊挛缩。关节松动技术，特别是Ⅲ、Ⅳ级手法，由于直接牵伸了关节周围的软组织，因此，可以保持或增加关节周围软组织的伸展性，改善关节的活动范围。

3. 增加本体反馈　本体感受器位于关节周围的韧带、肌腱和关节囊，关节松动由于直接活动了关节，牵伸了关节周围的韧带、肌腱和关节囊，因此，可以提高关节本体感受器的敏感度，主要是下列本体感觉信息：关节的静止位置和运动速度及其变化，关节运动的方向，肌肉张力及其变化。

（四）临床应用

1. 适应证　关节松动技术适用于任何由于力学因素（非神经性）引起的关节功能障碍，包括关节疼痛、肌肉紧张，可逆性关节活动降低，进行性关节活动受限，功能性关节制动。对进行性关节活动受限和功能性关节制动，关节松动技术的主要作用是维持现有的活动范围，延缓病情发展，预防因不活动引起的其他不良影响。

2. 禁忌证　关节松动技术的禁忌证为关节活动已经过度、外伤或疾病引起的关节肿胀（渗出增加）、关节的炎症、恶性疾病，以及未愈合的骨折。

（五）操作程序

1. 患者体位　治疗时，患者应处于一种舒适、放松、无疼痛的体位，通常为卧位或坐位，尽量暴露所治疗的关节并使其放松，以达到关节最大范围的松动。

2. 治疗师位置及操作手法　治疗时，治疗师应靠近所治疗的关节，一侧手固定关节的一端，一侧手松动另一端。本节中除特别说明，凡是靠近患者身体的手称内侧手，远离患者身体的手称外侧手；靠近患者头部一侧的手为上方手，靠近患者足部一侧的手为下方手。其他位置术语与标准解剖位相同，即靠近腹部为前，靠近背部为后，靠近头部为上，靠近足部为下。

3. 治疗前评估　手法操作前，对拟治疗的关节先进行评估，分清具体的关节，找出存在的问题（疼痛、僵硬）及其程度。根据问题的主次，选择有针对性的手法。当疼痛和僵硬同时存在时，一般先用小级别手法（Ⅰ、Ⅱ级）缓解疼痛后，再用大级别手法（Ⅲ、Ⅳ级）改善活动。治疗中要不断询问患者的感觉，根据患者的反馈来调节手法强度。

4. 手法应用技巧　掌握以下操作技巧有助于提高临床治疗效果。

（1）手法操作的运动方向：操作时手法运用的方向主要是根据关节的解剖结构和治疗目的（如缓解疼痛或改善关节活动范围），可以平行于治疗平面，也可以垂直于治疗平面。

（2）手法操作的幅度：治疗疼痛时，手法应达到痛点，但不超过痛点；治疗僵硬时，手法应超过僵硬点。操作中，手法要平稳、有节奏。不同的松动速度产生的效应不同，小范围、快速度（如Ⅰ级手法）可抑制疼痛；大范围、慢速度（如Ⅲ级手法）可缓解紧张或挛缩。

（3）手法操作的强度：不同部位的关节，手法操作的强度不同。一般来说，活动范围大的关节如髋关节、胸腰椎，手法的强度要大于活动范围小的关节，如手腕部关节和颈椎关节。

（4）治疗时间：每次治疗时一种手法可以重复 3～4 次，治疗的总时间在 15～20 分钟。根据患者对治疗的反应，可以每天或隔天治疗 1 次。

（5）治疗反应：治疗后一般症状有不同程度的缓解，如有轻微的疼痛，多为正常的治疗反应，通常在 4～6 小时应消失；如第二天仍未消失或较前加重，提示手法强度太大，应调整强度或暂停治疗 1 天。如果经 3～5 次的正规治疗，症状仍无缓解或反而加重，应重新评估，调整治疗方案。

需要指出的是，关节松动技术不能改变疾病的病理过程，如类风湿关节炎和损伤后的炎症反应等，在这些情况下，关节松动的主要作用是缓解疼痛，维持现有关节的活动范围，以及减少因力学因素引起的活动受限。

（六）脊柱关节松动技术

1. 颈椎关节

（1）解剖学概要：有关颈椎的解剖详细情况请参阅人卫版教材《人体解剖学》等内容。

（2）运动学概要：虽然颈椎在脊椎椎骨中体积最小，但它的活动度和活动频率最大，而且解剖结构、生理功能复杂，所以容易引起劳损和外伤。

生理运动：包括前屈、后伸、侧屈、旋转运动。活动比较大的节段是 C_{4-5}、C_{4-6}、C_{6-7}，一般从 C_{2-6}，屈曲程度大于伸直，而在 C_6–T_1，伸直稍大于屈曲。

附属运动：包括相邻颈椎的分离牵引、滑动及旋转。分离是颈椎沿着长轴的牵伸运动，滑动是相邻椎体间的前后及侧方的移动，而旋转则是指相邻椎体间或横突间的转动。

（3）操作要领

①分离牵引

作用：一般松动，缓解疼痛。

患者体位：去枕仰卧位，头部伸出治疗床外，枕在治疗师的手掌上，颈部中立位。

治疗师位置及操作手法：面向患者头部坐或站立，一侧手托住患者头后部，一侧手放在下颌处，双手将头部沿长轴纵向牵拉，持续约15秒，然后放松还原，重复3次。颈椎上段病变在颈部中立位牵引，中下段病变在头前屈10°～15°体位牵引。

注意：治疗师每次施加的牵拉力量逐渐增加，依次为全力的 1/3、2/3、3/3。

②旋转摆动

作用：增加颈椎旋转的活动范围。

患者体位：同分离牵引。

治疗师位置及操作手法：治疗师位置同分离牵引。向左旋转时，治疗师右手放在患者枕部托住其头部，左手放在其下颌，双手同时使头部向左缓慢转动。向右旋转时手法操作相反。

③侧屈摆动

作用：增加颈椎侧屈的活动范围。

患者体位：同上。

治疗师位置及操作手法：治疗师位置同上。向右侧屈时，治疗师的右手放在患者的枕后部，示指和中指放在患者颈椎左侧拟发生侧屈运动的相邻椎体横突上，左手托住患者下颌。操作时治疗师上身稍微向左转动，使颈椎向右侧屈，向左侧屈时手法操作相反。

④后伸摆动

作用：增加颈椎屈、伸的活动范围。

患者体位：同上。

治疗师位置及操作手法：坐位，大腿支撑患者头后部。双手放在颈部两侧向上提，使颈椎被动后伸。

⑤垂直按压棘突

作用：增加颈椎屈、伸的活动范围。

患者体位：去枕俯卧位，双手五指交叉，掌心向上放在前额处，下颌稍内收。

治疗师位置及操作手法：治疗师位置同上，双手拇指指尖相对放在同一椎体的棘突上，将棘突向腹侧垂直推动。C_2 和 C_7 的棘突在体表比较容易摸到，操作时可以 C_2 或 C_7 的棘突为标准，依次向下（从 C_2 开始）或向上（从 C_7 开始）移动。

⑥垂直按压横突

作用：增加颈椎旋转的活动范围。

患者体位：同上。

治疗师位置及操作手法：治疗师位置同上。双手拇指放在同一椎体的一侧横突上，拇指指背相接触，将横突垂直向腹侧推动。可以双手拇指同时推动，或内侧手拇指固定，外侧手推动。如果局部疼痛明显，外侧手的拇指可以靠近横突尖；如果关节僵硬明显，外侧手的拇指可以靠近横突根部。

⑦垂直松动椎间关节

作用：增加颈椎侧屈和旋转的活动范围。

患者体位：同上，但头部向患侧转动约 30°。

治疗师位置及操作手法：治疗师位置同上，双手拇指放在横突与棘突之间，向腹侧推动。如果在此体位上一时不能摸准，可先让患者头部处于中立位，治疗师一手拇指放在棘突上，另一手拇指放在同一椎体的横突上，然后让患者头向患侧转动约 30°，治疗师双手拇指同时向中间靠拢，此处即相当于椎间关节处。如果症状偏向棘突，可以外侧手固定，内侧手稍偏向棘突用力；如果症状偏向横突，可以内侧手固定，外侧手稍偏向横突用力。

2. 胸椎关节

（1）解剖学概要：有关胸椎的解剖详细情况请参阅人卫版教材《人体解剖学》等内容。

（2）运动学概要：胸椎的生理运动可以前屈 30°、后伸 20°，左右侧屈共为 40°，左右旋转为 70°，旋转时合并有侧弯。附属运动包括垂直按压棘突、侧方推棘突、垂直按压横突及旋转摆动等。

（3）操作要领

①垂直按压棘突

作用：增加胸椎的屈、伸活动范围。

患者体位：去枕俯卧位，上段胸椎（T_{1-4}）病变时，脸向下，双手五指交叉，手掌向上放在前额；中、下段胸椎（$T_{5-8,\ 9-12}$）病变时，头向一侧，上肢放在体侧或上肢外展，前臂垂于治疗床两侧，胸部放松。

治疗师位置及操作手法：上段胸椎病变，治疗师面向患者头部站立，双手拇指放在胸椎棘突上，指尖相对或指背相接触，其余四指自然分开放在胸椎背部。中、下段胸椎病变，治疗师站在体侧，一侧手掌根部（相当于豌豆骨处）放在胸椎棘突。操作时借助上肢力量将棘突向腹侧按压。

②侧方推棘突

作用：增加胸椎旋转活动范围。

患者体位：同上。

治疗师位置及操作手法：治疗师站在患侧，双手拇指重叠放在拟松动棘突的侧方，其余四指分开放在胸背部。拇指固定，双上肢同时用力将棘突向对侧推动。

③垂直按压横突

作用：增加胸腰椎旋转及侧屈活动范围。

患者体位：同上。

治疗师位置及操作手法：治疗师位置同上。双手拇指放在拟松动胸椎的一侧横突上，指背相接触或拇指重叠，将横突向腹侧推动。如果疼痛明显，拇指移向横突尖部；如果僵硬明显，拇指移向横突根部。

④旋转摆动

作用：增加胸椎旋转活动范围。

患者体位：坐在治疗床上，双上肢胸前交叉，双手分别放在对侧肩部。

治疗师位置及操作手法：治疗师站在患者一侧，向右旋转时，左手放在其右肩前面，右手放在左肩后面，双上肢同时用力，使胸椎随上体向右转动。向左旋转时治疗师手法操作相反。

3. 腰椎关节

（1）解剖学概要：有关腰椎的解剖详细情况请参阅人卫版教材《人体解剖学》等内容。

（2）运动学概要：腰椎的生理运动可以前屈50°、后伸30°，左右侧屈，侧屈时常伴有旋转。屈伸运动通过椎间盘的横轴，范围由上到下逐渐增加，腰椎的单独旋转幅度甚小，左右共约16°。附属运动包括垂直按压棘突、侧方推棘突、垂直按压横突，以及旋转摆动等。

（3）操作要领

①垂直按压棘突

作用：增加腰椎屈、伸活动范围。

患者体位：去枕俯卧位，腹部可以垫一小枕，使腰椎生理性前屈变平，上肢放在体侧或垂于治疗床沿两侧，头转向一侧。

治疗师位置及操作手法：治疗师站在患侧，下方手掌根部（相当于豌豆骨处）放在拟松动的棘突上，五指稍屈曲，上方手放在下方手腕背部。双手固定，上身前倾，借助上肢力量将棘突垂直向腹侧按压。

②侧方推棘突

作用：增加腰椎旋转活动范围。

患者体位：同上。

治疗师位置及操作手法：治疗师站在患侧，双手拇指分别放在相邻棘突一侧，指腹接触棘突，拇指尖相对或拇指相互重叠，其余四指自然分开放在腰部。双手固定，上身前倾，借助上肢力量将棘突向对侧推动。

③垂直按压横突

作用：增加腰椎侧屈及旋转活动范围。

患者体位：同上。

治疗师位置及操作手法：治疗师站在患侧，双手拇指放在拟松动腰椎的一侧横突上，指背相接触或拇指重叠。双手固定，上身前倾，借助上肢力量将横突向腹侧推动。如果疼痛明显，拇指移向横突尖部；如果僵硬明显，拇指移向横突根部。

④旋转摆动

作用：增加腰椎旋转活动范围。

患者体位：健侧卧位，患侧在上，下肢屈髋、屈膝。屈髋角度根据松动的腰椎节段而定，松动上段腰椎，屈髋角度偏小；松动下段腰椎，屈髋角度偏大。

治疗师位置及操作手法：治疗师面向患者站立，一侧肘部放在患者的肩前，另一侧肘部放在髂嵴上，双手示指分别放在拟松动相邻椎体的棘突上，同时反方向（肩向后，髂嵴向前）来回摆动。

（七）上肢关节松动技术

1.肩部关节

（1）解剖学概要：有关肩部关节的解剖详细情况请参阅人卫版教材《人体解剖学》等内容。

（2）运动学概要：肩关节的生理运动包括前屈、后伸，内收、外展（包括水平内收和外展）、旋转（包括旋内和旋外）；附属运动包括分离牵引、长轴牵引、前后向滑动等。

（3）操作要领

①分离牵引

作用：一般松动，缓解疼痛。

患者体位：仰卧位，上肢处于休息位，肩外展约 50°，前臂中立位。

治疗师位置及操作手法：治疗师站在患者躯干及外展上肢之间，外侧手托住上臂远端及肘部，内侧手四指放在腋窝下肱骨头内侧，拇指放在腋前。内侧手向外侧持续推肱骨约 10 秒，然后放松，操作中要保持分离牵引力与关节盂的治疗平面相垂直。

②长轴牵引

作用：一般松动，缓解疼痛。

患者体位：仰卧位，上肢稍外展。

治疗师位置及操作手法：治疗师站在患者躯干及外展上肢之间，外侧手握住肱骨远端，内侧手放在腋窝，拇指在腋前。外侧手向足的方向持续牵拉肱骨约 10 秒，使肱骨在关节盂内滑动，然后放松，操作中要保持牵引力与肱骨长轴平行。

③上下滑动

作用：一般松动，缓解疼痛。

患者体位：仰卧位，上肢稍外展。

治疗师位置及操作手法：此手法是上述①和②手法的结合。治疗师站在躯干一侧，双手分别握住肱骨近端的内外侧。内侧手稍向外做分离牵引，同时，外侧手将肱骨上下推动。

④外展向足侧滑动

作用：增加肩外展活动范围。

患者体位：仰卧位，上肢外展 90°，屈肘约 70°，前臂旋前，放在治疗师前臂内侧。

治疗师位置及操作手法：治疗师坐在患者外展肩的外侧，外侧手握住肘关节内侧，内侧手虎口放在肱骨近端外侧，四指向下。外侧手稍向外牵引，内侧手向足的方向推动肱骨。

当患者关节疼痛剧烈或明显僵硬，上肢不能外展，可使患者仰卧位，上肢放于体侧或外展至最大范围，肘关节伸、屈均可；治疗师站在患肩床头，双手拇指放在肩峰下肱骨头上，其余四指自然分开放在两侧。双手固定不动，向足的方向推动肱骨。

⑤前后向滑动

作用：增加肩前屈和内旋活动范围。

患者体位：仰卧位，上肢处于休息位。

治疗师位置及操作手法：治疗师站在患侧肩关节的外侧，上方手的手掌放在肱骨头上，下方手放在肱骨远端内侧，稍稍将肱骨托起，上方手将肱骨的近段由前向后推动。如果关节疼痛明显（如急性期），治疗师可以将双手拇指放在肱骨头上，由前向后推动肱骨头。

⑥后前向滑动

作用：增加肩后伸和外旋活动范围。

有 3 种操作方法。

患者仰卧位，上肢放在体侧，屈肘，前臂旋前放在胸前。治疗师站在患侧肩关节的外侧，双手拇指放在肱骨头后方，其余四指放在肩部及肱骨前方。双手拇指同时将肱骨头向前推动；此手法也可以在患者侧卧位时操作。

患者仰卧位，上肢稍外展，屈肘，前臂旋前放在治疗师内侧上肢肘窝处。治疗师站在患侧肩关节的外侧，外侧手握住肱骨近端外侧，内侧手握住肱骨远端内侧，外侧手将肱骨由后向前推动。

患者俯卧位，患侧肩关节放在治疗床边缘，肩前方垫一毛巾，上肢外展，上臂放在治疗师内侧大腿上。治疗师站在外展的上肢与躯干之间，内侧手放在肱骨近端后面，外侧手放在肱骨远端前面。外侧手固定，内侧手将肱骨向前推动。

上述 3 种方法中，第一种方法主要用于治疗关节明显疼痛的患者；第三种方法主要用于治疗关节明显僵硬的患者；第二种方法介于二者之间。

⑦外展摆动

作用：当外展超过 90°时，进一步增加外展的活动范围。

患者体位：仰卧位，肩外展至活动受限处，屈肘 90°，前臂旋前。

治疗师位置及操作手法：站在外展上肢与躯干之间，内侧手从肩背部后方穿过，固定肩胛骨，手指放在肩上，以防耸肩的代偿作用。外侧手托住肘部，并使肩稍外旋和后伸。外侧手将肱骨在外展终点范围内摆动。

⑧侧方滑动

作用：增加肩水平内收活动范围。

患者体位：仰卧位，上肢前屈 90°，屈肘，前臂自然下垂。

治疗师位置及操作手法：站在躯干一侧，内侧手握住肱骨近端内侧，外侧手握住肱骨远端及肘部。外侧手固定，内侧手向外侧推动肱骨。

如果关节僵硬明显，治疗师也可以用双手握住肱骨近端，颈肩部抵住肱骨远端外侧。松动时，双手向外，肩部向内同时推动肱骨。

⑨水平内收摆动

作用：增加肩水平内收活动范围。

患者体位：坐位，肩前屈 90°，屈肘，前臂旋前，手搭在对侧肩上。

治疗师位置及操作手法：站在患肩后方，同侧手托住患侧肘部，另一侧手握住搭在对侧肩部的手。双手同时将患侧上肢做水平内收摆动。

⑩后前向转动

作用：增加肩内旋活动范围。

患者体位：健侧卧位，患侧在上，肩稍内旋，稍屈肘，前臂放在身后。

治疗师位置及操作手法：站在患者身后，双手拇指放在肱骨头后面，其余四指放在肩部及肱骨近端前面。双手拇指同时由后向前转动肱骨。

⑪ 内旋摆动

作用：增加肩内旋活动范围。

患者体位：仰卧位，肩外展 90°，屈肘 90°，前臂旋前。

治疗师位置及操作手法：站或坐在患侧肩关节的外侧，上方手托住肘部，下方手握住前臂远端及腕部。上方手固定，下方手将前臂向床面运动，使肩内旋。

⑫ 外旋摆动

作用：增加肩外旋活动范围。

患者体位：仰卧位，肩外展，屈肘 90°，前臂旋后。

治疗师位置及操作手法：站或坐在患侧肩关节的外侧，上方手握住前臂远端及腕部，下方手托住肘关节前面，上方手将前臂向床面运动，使肩外旋。

⑬ 肩胛胸壁关节松动手法

作用：增加肩胛骨活动范围。

患者体位：健侧卧位，患侧在上，屈肘，前臂放在上腹部。

治疗师位置及操作手法：面向患者站立，上方手放在肩部，下方手从上臂下面穿过，拇指与四指分开，固定肩胛骨下角。双手同时向各个方面活动肩胛骨，使肩胛骨分别做上抬、下降、前伸（向外）、回缩（向内）运动，也可以把上述运动结合起来，做旋转运动。

2. 肘部关节

（1）解剖学概要：有关肩部关节的解剖详细情况请参阅人卫版教材《人体解剖学》等内容。

（2）运动学概要：肘关节的生理运动包括屈、伸；桡尺近端关节与桡尺远端关节共同作用可以旋转（包括旋前和旋后）。附属运动包括分离牵引、长轴牵引及侧方滑动等。

（3）肱尺关节操作要领

①分离牵引

作用：增加屈肘活动范围。

患者体位：仰卧位，屈肘至最大范围，前臂旋后。

治疗师位置及操作手法：站在患侧，上方手放在肘窝，手掌接触前臂近端，掌根靠近尺侧，下方手握住前臂远端和腕部背面尺侧。

松动手法：下方手固定，上方手向足的方向推动尺骨。

②长轴牵引

作用：增加屈肘活动范围。

患者体位：仰卧位，肩稍外展，肘关节伸到最大范围，前臂旋前。

治疗师位置及操作手法：站在患侧，内侧手握住肱骨远端内侧，外侧手握住前臂远端尺侧。内侧手固定，外侧手沿着长轴牵引尺骨。

③侧方滑动

作用：增加肱尺关节的活动。

患者体位：仰卧位或坐位，肩外展，伸肘，前臂旋后。

治疗师位置及操作手法：站或坐在患侧，一侧手放在肱骨远端，一侧手握住前臂近端，将尺骨推向桡侧。

④屈肘摆动

作用：增加屈肘活动范围。

患者体位：仰卧位或坐位，肩外展，屈肘90°，前臂旋前或旋后。

治疗师位置及操作手法：站或坐在患侧的外侧，上方手放在肘窝固定，下方手握住前臂远端，并将前臂稍做长轴牵引后再屈曲肘关节。

⑤伸肘摆动

作用：增加伸肘活动范围。

患者体位：仰卧位或坐位，肩外展，前臂旋后。

治疗师位置及操作手法：站或坐在患侧外侧，上方手放在肘窝，下方手握住前臂远端，在伸肘活动受限的终点摆动牵拨前臂。

（4）肱桡关节操作要领

①分离牵引

作用：增加肱桡关节的活动范围，增加屈肘和伸肘。

患者体位：仰卧位或坐位，肩外展，屈肘，前臂中立位。

治疗师位置及操作手法：站或坐在患侧，上方手抓住肱骨的远端，下方手握住前臂近端的尺侧。上方手固定，下方手向外侧推动桡骨，做肱桡关节分离的动作。

②长轴牵引

作用：增加肱桡关节的活动范围，增加屈肘和伸肘。

患者体位：仰卧位，肩外展，肘关节在伸肘活动受限处，前臂旋后。

治疗师位置及操作手法：站在外展上肢及躯干之间，内侧手握住肱骨远端，外侧手握住前臂远端桡侧。内侧手固定，外侧手沿桡骨长轴向远端牵拉。

③侧方摆动

作用：增加伸肘。

患者体位：仰卧位或坐位，肩外展，屈肘，前臂中立位。

治疗师位置及操作手法：站或坐在患侧，上方手放在肱骨远端内侧，下方手握住前臂远端桡侧及腕部。上方手固定，下方手将前臂向尺侧摆动。

（5）桡尺近端关节操作要领

①长轴牵引

作用：一般松动。

患者体位：仰卧位或坐位，屈肘，前臂旋后。

治疗师位置及操作手法：站或坐在患侧，双手分别握住桡骨或尺骨的远端。一侧手固定，一侧手将桡骨或尺骨沿长轴牵引。

②前后向滑动

作用：增加前臂旋前的活动范围。

患者体位：仰卧位或坐位，伸肘，前臂旋后。

治疗师位置及操作手法：面向患者站或坐，双手分别握住桡骨和尺骨的近端，拇指在上，示指在下。一侧手固定尺骨，一侧手向背侧推动桡骨。

③后前向滑动

作用：增加前臂旋后活动范围。

患者体位：仰卧或坐位，肩稍外展，屈肘，前臂中立位。

治疗师位置及操作手法：面向患者站或坐位，一侧手拇指或掌根部放在桡骨小头处，四指放在肘窝，一侧手握住肘关节下方。上方手向掌侧推桡骨小头。

④前臂转动

作用：增加前臂旋转活动范围。

患者体位：仰卧位或坐位，屈肘前臂中立位。

治疗师位置及操作手法：站或坐在患侧，上方手握住肱骨远端，下方手握住前臂远端掌侧。上方手固定，下方手将前臂旋前或旋后摆动。

3. 腕部关节

（1）解剖学概要：有关腕部关节的解剖详细情况请参阅人卫版教材《人体解剖学》等内容。

（2）运动学概要：腕部关节的生理运动包括屈腕（掌屈）、伸腕（背伸）、桡侧偏斜（外展）、尺侧偏斜（内收），以及旋转等。附属运动有前后向滑动、后前向滑动等。

（3）桡尺远端关节操作要领

①前后向滑动

作用：增加前臂旋前活动范围。

患者体位：仰卧位或坐位，前臂旋后。

治疗师位置及操作手法：站或坐在患侧，双手分别握住桡骨和尺骨的远端，拇指在掌侧，其余四指在背侧。握住尺侧的手固定，握住桡侧手的拇指将桡骨远端向背侧推动。如果关节僵硬比较明显，可以改拇指为鱼际推动桡骨。

②后前向滑动

作用：增加前臂旋后活动范围。

患者体位：仰卧位或坐位，前臂旋前。

治疗师位置及操作手法：双手分别握住桡骨和尺骨远端，拇指在背侧，其余四指在掌侧。桡侧手固定，尺侧手拇指将尺骨远端向掌侧推动。如果关节僵硬比较明显，可以把拇指改为用鱼际推动尺骨。

（4）桡腕关节操作要领

①分离牵引

作用：一般松动，缓解疼痛。

患者体位：坐位，前臂旋前放在治疗床或治疗台上，腕关节中立位伸出床沿或桌沿。前臂下可垫一毛巾卷。

治疗师位置及操作手法：一侧手握住前臂远端固定，一侧手握住腕关节的近排腕骨处并向远端牵拉腕骨。

②前后向滑动

作用：增加屈腕活动范围。

患者体位：仰卧位或坐位，前臂和腕关节中立位。

治疗师位置及操作手法：一侧手握住手背近排腕骨处固定，一侧手握住前臂远端桡侧，并向背侧推桡骨。

③后前向滑动

作用：增加伸腕活动范围。

患者体位：坐位或仰卧位，屈肘 90°，前臂和腕关节中立位。

治疗师位置及操作手法：一侧手握住近排腕骨掌侧固定，一侧手握住前臂远端桡侧背面，并向掌侧推动桡骨。

④尺侧滑动

作用：增加腕桡侧偏斜的活动范围。

患者体位：坐位或仰卧位，伸肘，前臂和腕关节中立位，伸出治疗床或治疗台缘。

治疗师位置及操作手法：一侧手固定前臂远端，一侧手握住近排腕骨桡侧，并向尺侧推动。

⑤桡侧滑动

作用：增加腕尺侧偏斜的活动范围。

患者体位：坐位或仰卧位，肩关节外展、内旋，伸肘，前臂旋前或旋后位，腕关节中立位。

治疗师位置及操作手法：一侧手固定前臂远端尺侧，另一侧手握住腕骨尺侧，并向桡侧推动。

⑥旋转摆动

作用：增加腕关节旋转活动范围。

患者体位：坐位或仰卧位，屈肘90°，前臂和腕中立位。

治疗师位置及操作手法：一侧手握住前臂远端固定，另一侧手握住腕骨，将腕骨顺时针或逆时针转动。

（5）腕骨间关节松动手法

①前后向滑动

作用：增加腕骨间关节的活动范围，增加屈腕活动范围。

患者体位：坐位，前臂旋后，腕中立位。

治疗师位置及操作手法：面向患者坐位，双手拇指分别放在相邻腕骨的掌面，示指放在相应腕骨的背面。一侧手固定，另一侧手向背侧推腕骨。

②后前向滑动

作用：增加腕骨间关节活动范围，增加伸腕活动范围。

患者体位：坐位，前臂旋前，腕中立位。

治疗师位置及操作手法：面向患者坐位，双手拇指分别放在相邻腕骨的背面，示指放在相应腕骨的掌面。一侧手固定，另一侧手向掌侧推动腕骨。

4. 手部关节

（1）解剖学概要：手部骨骼由8块腕骨、5块掌骨、14块指骨及数个籽骨构成，除拇指为2节指骨外，其余均为3节指骨。27块骨构成5种关节。

（2）运动学概要：手部关节的生理运动包括屈、伸，内收、外展，拇指对掌等。附属运动包括分离牵引、长轴牵引，以及各方向的滑动等。

（3）操作要领

①腕掌关节长轴牵引

作用：一般松动，缓解疼痛。

患者体位：坐位，前臂旋前放在治疗床或治疗桌上，腕部伸出床沿或桌沿，中立位。

治疗师位置及操作手法：一侧手固定远排腕骨，另一侧手握住相对应的掌骨，向远端牵拉。

②掌骨间关节前后向或后前向滑动

作用：增加相邻掌骨间的活动范围。

患者体位：坐位。前后向滑动时前臂旋后，后前向滑动时前臂旋前。

治疗师位置及操作手法：面向患者坐位，双手拇指放在相邻掌骨的远端，前后向滑动时，拇指在掌侧，四指在背侧；后前向滑动则相反，拇指在背侧，四指在掌侧。松动时，一侧手固定，另一侧手将相邻的掌骨由掌侧向背侧（前后向滑动），或由背侧向掌侧（后前向滑动）推动。

③掌指关节分离牵引

作用：一般松动，增加掌指关节屈曲活动范围。

患者体位：坐位，前臂中立位放在治疗床或治疗桌上，腕关节中立位，掌指关节屈曲 90°。

治疗师位置及操作手法：一侧手固定掌骨远端，另一侧手握住指骨近端，将指骨向掌骨远端牵拉。

④掌指关节长轴牵引

作用：一般松动，增加掌指关节的屈伸活动范围。

患者体位：坐位，前臂旋前放在治疗床或治疗桌上，腕关节中立位，手指放松。

治疗师位置及操作手法：一侧手握住掌骨远端固定，另一侧手握住指骨近端，将指骨沿长轴向远端牵拉。

⑤掌指关节前后向或后前向滑动

作用：前后向滑动增加掌指关节屈曲活动范围，后前向滑动增加掌指关节伸展活动范围。

患者体位：坐位，前臂旋前或中立位放在治疗床或治疗桌上，手指放松。

治疗师位置及操作手法：一侧手握住掌骨远端固定，一侧手握住指骨近端，前后向滑动时将近端指骨向背侧推动，后前向滑动时将近端指骨向掌侧推动。

⑥掌指关节侧方滑动

作用：增加掌指关节内收、外展活动范围。

患者体位：坐位，前臂旋前或中立位放在治疗床或治疗桌上，腕关节中立位，手指放松。

治疗师位置及操作手法：一侧手握住掌骨远端固定，一侧手握住指骨近端的内外侧，将指骨向桡侧或尺侧来回推动。

⑦掌指关节旋转摆动

作用：一般松动，增加掌指关节活动范围。

患者体位：坐位，前臂旋前放在治疗床或治疗台上，手指放松。

治疗师位置及操作手法：一侧手握住掌骨远端固定，一侧手握住指骨近端，将指骨稍作长轴牵引后再向掌侧转动，或向背侧转动。

⑧拇指腕掌关节长轴牵引

作用：一般松动，缓解疼痛。

患者体位：坐位，前臂中立位放在治疗床上，腕关节中立位，可在前臂下垫一毛巾卷。

治疗师位置及操作手法：一侧手握住远排腕骨的大多角骨固定，一侧手握住拇指近端指骨，将拇指近端指骨沿长轴向远端牵引。

⑨拇指腕掌关节前后向滑动

作用：增加拇指腕掌关节屈的活动范围。

患者体位：坐位，前臂旋后放在治疗床或治疗桌上。

治疗师位置及操作手法：一侧手握住前臂远端及远排腕骨的大多角骨，一侧手握住第1掌骨并向背侧推动。

⑩拇指腕掌关节后前向滑动

作用：增加拇指腕掌关节伸的活动范围。

患者体位：坐位，前臂旋前放在治疗床上。

治疗师位置及操作手法：一侧手握住前臂远端掌侧，固定远排腕骨的大多角骨，一侧手握住第1掌骨，并向掌侧推动。

⑪ 拇指腕掌关节尺侧滑动

作用：增加拇指外展活动范围。

患者体位：坐位，前臂中立位放在治疗床或治疗桌上，腕关节中立位，拇指掌侧内收。

治疗师位置及操作手法：一侧手握住舟状骨及大多角骨固定，另一侧手握住第1掌骨，并向尺侧推动。

⑫ 拇指腕掌关节桡侧滑动

作用：增加拇指对掌活动范围。

患者体位：坐位，前臂旋后位放在治疗床上，腕中立位，拇指掌侧内收。

治疗师位置及操作手法：一侧手握住手腕背侧，手指放在舟状骨、大多角骨及第2掌骨近端固定，另一侧手放在第1掌骨处，将第1掌骨向桡侧推动。

⑬ 近端指间关节和远端指间关节

操作手法相同。包括分离牵引、长轴牵引、前后向或后前向滑动、侧方滑动、旋转摆动。这些手法的治疗作用、治疗师操作手法与掌指关节相同，可参阅本节掌指关节这一部分内容。

（八）下肢关节松动技术

1. 髋部关节

（1）解剖学概要：有关髋部关节的解剖详细情况请参阅人卫版教材《人体解剖学》等内容。

髋关节由髋臼与股骨头构成，属多轴的球窝关节，为全身位置最深的关节。髋臼的周缘附有纤维软骨构成的髋臼唇，以增加髋臼的深度。髋臼窝内充填有脂肪组织，髋臼的上 1/3 最重要，为髋关节的主要负重区，髋臼的后 1/3 较厚，主要维持关节的稳定。

关节囊周围有多条韧带加强。

髂股韧带：最为强健，可限制大腿过伸。

股骨头韧带：位于关节囊内，连结股骨头凹和髋臼横韧带之间。当大腿半屈并内收时韧带紧张，外展时韧带松弛。

耻股韧带：可限制大腿的外展及旋外运动。

坐股韧带：加强关节囊的后部，可限制大腿的旋内运动。

轮匝带：是关节囊的深层纤维，围绕股骨颈环形增厚，可约束股骨头向外脱出。

髋关节的股骨颈与股骨干之间的角度称为颈干角，也称内倾角，可以增加下肢的运动范围，并使躯干的力量传至较宽的基底部。此角一般为 110°～140°，平均 127°，若大于 140°为髋外翻，小于 110°为髋内翻。自股骨头中心沿股骨颈画一条轴线，与股骨下端两髁间的投影连线之间形成的角度称为前倾角，也称扭转角。股骨内旋时股骨颈轴变水平位，前倾角消失；股骨外旋时，前倾角增大。

（2）运动学概要：髋关节的生理运动包括屈、伸，内收、外展，以及内旋和外旋。附属运动包括长轴牵引、分离牵引、前后向滑动、后前向滑动，以及旋转摆动等。

（3）操作要领

①长轴牵引

作用：一般松动，缓解疼痛。

患者体位：仰卧位，下肢中立位，双手抓住床头以固定身体。

治疗师位置及操作手法：面向患者站立于患侧，双手握住大腿远端，将小腿夹在内侧上肢与躯干之间。双手同时用力，身体向后倾，将股骨沿长轴向足部方向牵拉。

②分离牵引

作用：一般松动，缓解疼痛。

患者体位：仰卧位，患侧屈髋 90°，屈膝并将小腿放在治疗师的肩上，对侧下肢伸直。双手抓住床头，以固定身体。

治疗师位置及操作手法：面向患者站立于患侧，上身稍向前弯曲，肩部放在患侧的小腿下，双手五指交叉抱住大腿近端。上身后倾，双手同时用力将股骨向足部方向牵拉。

注意：治疗中保持患侧髋关节屈曲 90°。

③前后向滑动

作用：增加屈髋和外旋髋活动范围。

患者体位：仰卧位，患侧下肢稍外展。

治疗师位置及操作手法：面向患者站在患侧，上方手掌放在大腿近端前外侧，下方手放在腘窝内侧。下方手将大腿稍托起，上方手不动，借助身体及上肢力量将股骨向背侧推动。

④后前向滑动

作用：增加髋后伸及内旋活动范围。

患者体位：俯卧位，健侧下肢伸直，患侧下肢屈膝。

治疗师位置及操作手法：面向患者患侧站立，上方手放在大腿近端后面，下方手托住膝部和大腿远端。下方手稍向上抬起，上方手固定，上身稍前倾，借助上肢力量将股骨向腹侧推动。

⑤屈曲摆动

作用：增加髋屈曲活动范围。

患者体位：仰卧位，患侧下肢屈髋、屈膝，健侧下肢伸直。

治疗师位置及操作手法：面向患者站立，上方手放在膝关节上，下方手托住小腿。双手同时将大腿向腹侧摆动，使患侧下肢髋关节发生被动屈曲。

⑥旋转摆动

作用：增加髋的内旋或外旋活动范围。

此手法有以下几种操作方法。

患者仰卧位，患侧下肢分别屈髋、屈膝90°，健侧下肢伸直。治疗师面向患者站立，上方手放在髌骨上，下方手握住足跟，将小腿抬起。做内旋旋转时，上方手向内摆动大腿，下方手向外摆动小腿；做外旋旋转时，上方手向外摆动大腿，下方手向内摆动小腿。

患者俯卧位，患侧下肢屈膝90°，健侧下肢伸直。治疗师面向患者站在患侧，上方手放在臀部固定，下方手握住小腿远端的内外踝处。做内旋时，下方手将小腿向外摆动；做外旋时，下方手将小腿向内摆动。

⑦内收内旋摆动

作用：增加髋内收、内旋活动范围。

患者体位：仰卧位，患侧下肢屈髋、屈膝，足放在治疗床上，健侧下肢伸直。

治疗师位置及操作手法：面向患者站立于患侧，上方手放在患侧髋部，下方手放在患膝髌骨上。上方手固定，下方手将大腿向对侧髋部方向摆动。

⑧外展外旋摆动

作用：增加髋外展、外旋活动范围。

患者体位：仰卧位，患侧下肢屈髋、屈膝，足放在对侧膝关节上，呈"4"字状，健侧下肢伸直。

治疗师位置及操作手法：面向患者站立于患侧，上方手放在对侧骨盆上，下方手放在患侧膝关节。上方手固定，下方手将膝关节向下摆动。

注意：此手法也是临床上骨科检查中常用的髋关节检查手法之一。

2. 膝部关节

（1）解剖学概要：有关膝部解剖详细情况请参阅人卫版教材《人体解剖学》等内容。

（2）运动学概要：膝关节的生理运动包括屈和伸，在屈膝位小腿可内旋（足尖向内）和外旋（足尖向外）。附属运动包括长轴牵引、前后向滑动、后前向滑动、侧方滑动等。

（3）股胫关节操作要领

①长轴牵引

作用：一般松动，缓解疼痛。

患者体位：坐在治疗床上，患侧屈膝垂于床沿，腘窝下可垫一毛巾卷，身体稍后倾，双手在床上支撑。

治疗师位置及操作手法：面向患者下蹲或坐在低治疗凳上，双手握住小腿远端。双手固定，将小腿向足端牵拉。

②前后向滑动

作用：增加膝关节伸的活动范围。

此手法可以采用以下几种方法。

患者仰卧位，下肢伸直，患侧腘窝下垫一毛巾卷。治疗师面向患者站立，上方手放在大腿远端的前面，下方手放在小腿近端前面，虎口位于胫骨结节稍上方。上方手固定，上身前倾，借助身体及上肢力量将胫骨向背侧推动。患者坐位，患侧下肢屈膝，腘窝下垫一毛巾卷。治疗师面向患者坐位，一手虎口或掌根部放在小腿近端大约胫骨结节处，一手握住小腿远端，将胫骨近端向背侧推动。

③后前向滑动

作用：增加膝关节屈曲活动范围。

患者体位：仰卧位，患侧下肢屈髋、屈膝，足平放床上，健侧下肢伸直。

治疗师位置及操作手法：坐在治疗床一侧，大腿压住患者足部，双手握住小腿近端，拇指放在髌骨下缘，四指放在腘窝后方。双手固定，身体后倾，将胫骨向前拉动。

④侧方滑动

作用：增加膝关节活动范围。

患者体位：仰卧位，下肢伸直。

治疗师位置及操作手法：站立于患侧，双手将下肢托起，内侧手放在小腿近端内侧，外侧手放在大腿远端外侧，将小腿夹在内侧前臂与躯干之间。外侧手固定，内侧手将胫骨向外侧推动。

注意：此手法和骨科检查膝关节内侧副韧带损伤的手法相同。

⑤伸膝摆动

作用：增加膝关节伸的活动范围。

患者体位：仰卧位，患侧下肢稍外展，屈膝。

治疗师位置及操作手法：面向患者足的方向站立于患侧，双手抬起患侧下肢，将其置于内侧上肢与躯干之间。双手握住小腿远端，稍将小腿向下牵拉，并同时将小腿向上摆动。

⑥旋转摆动

作用：内旋摆动增加小腿内旋活动范围，外旋摆动增加小腿外旋活动范围。

此手法有以下几种方法。

患者坐位，小腿垂于治疗床沿。治疗师面向患者坐在一低凳上，双手握住小腿近端，并稍向下牵引。内旋时，向内转动小腿，外旋时，向外转动小腿。

患者仰卧位，下肢稍外展。治疗师面向患者站立，双手托起患者下肢，上方手放在大腿远端前面，下方手托住足跟。上方手固定，下方手将小腿向外转动（内旋）或向内转动（外旋）。

（4）髌股关节操作要领

①分离牵引

作用：一般松动，增加髌骨活动范围。

患者体位：仰卧位，稍屈膝，可以在腘窝下垫一毛巾卷。

治疗师位置及操作手法：面向患者站立于患侧，双手拇指与示指分别放在髌骨两侧。双手握住髌骨，同时向上抬动。

②侧方滑动

作用：一般松动，增加髌骨活动范围。

患者体位：仰卧位，稍屈膝，可以在腘窝下垫一毛巾卷。

治疗师位置及操作手法：站在患侧膝关节外侧。双手拇指放在髌骨外侧，示指放在对侧。双手固定，同时将髌骨向外侧或内侧推动。

③上下滑动

作用：向上（头部方向）滑动时，增加伸膝活动范围；向下（足部方向）滑动时，增加屈膝活动范围。

患者体位：仰卧位，稍屈膝，可以在腘窝下垫一毛巾卷。

治疗师位置及操作手法：面向患者站立于患侧。向下滑动时，双手拇指放在髌骨上端，其余四指放在髌骨两侧。向上滑动时，双手拇指放在髌骨下端，其余四指放在髌骨两侧。双手同时用力将髌骨向上或向下推动。如果髌骨活动明显受限，可以将一侧手的虎口或掌根放在髌骨的上端（向下滑动）或下端（向上滑动），另一侧手虎口放在髌骨的下方（向下滑动）或上方（向上滑动）操作。

（5）上胫腓关节操作要领

①前后向滑动

作用：一般松动，缓解疼痛。

患者体位：仰卧位，患侧下肢屈髋、屈膝，足平放在治疗床上，对侧下肢伸直。

治疗师位置及操作手法：坐在治疗床旁，大腿压住患者的足前部。双手拇指放在腓骨小头上，其余四指放在两侧。双上肢同时用力将腓骨小头向后推动。

②后前向滑动

作用：一般松动，缓解疼痛。

患者体位：俯卧位，小腿下方垫一枕头或将小腿放在治疗师的大腿上。

治疗师位置及操作手法：站在患侧，或治疗师将自己的内侧腿屈膝放在治疗床上，托住患者小腿。双手拇指放在腓骨小头后面，其余四指放在小腿两侧。双上肢同时用力将腓骨小头向前推动。

3. 踝部关节

（1）解剖学概要：有关踝部关节的解剖详细情况请参阅人卫版教材《人体解剖学》等内容。

（2）运动学概要：踝部关节的生理运动包括跖屈、背伸，内翻、外翻等。附属运动包括长轴牵引、前后向滑动、后前向滑动、上下滑动等。

其中下胫腓关节可以进行以下运动。

上下运动：即腓骨头在胫骨平台下向外方活动。

前后运动：范围很小，通常用手才能感觉出来，并随年龄的增加而减少。

旋转及侧方运动：二者常同时发生。此外，当足背伸时，外踝向上、外、后方，跖屈时向下、内、前方。

（3）下胫腓关节操作要领

前后向或后前向滑动

作用：增加踝关节活动范围。

患者体位：俯卧位，患侧下肢屈膝90°，踝关节放松。

治疗师位置及操作手法：站在患侧。前后向滑动时，上方手掌根部放在内踝后面，下方手掌根部放在外踝前面；后前向滑动时，上方手掌根部放在外踝后面，下方手掌根部放在内踝前面。前后向滑动时，上方手固定，下方手将外踝向后推动；后前向滑动时，下方手固定，上方手将外踝向前推动。

（4）胫距关节操作要领

①分离牵引

作用：一般松动，缓解疼痛。

操作时可以采用以下手法。

患者俯卧位，患侧下肢屈膝90°，踝关节放松。治疗师位置面向患者站在患侧，双手握住内外踝远端，相当于距骨处。也可用一侧下肢屈膝压住患者大腿后面固定。双手同时向上用力牵引。

患者仰卧位，下肢伸直，踝关节伸出床沿外。治疗师面向患者站在或坐在床尾，双手握住足背近端，借助上肢力量将足向远端牵引。

②前后向滑动

作用：增加踝关节背伸活动范围。

操作时可以采用以下手法。

患者俯卧位，患侧下肢屈膝 90°，踝关节稍跖屈。治疗师面向患者站立，下方手放在距骨前面，上方手放在内、外踝后方。上方手固定，下方手将距骨向后推动。

患者仰卧位，下肢伸直，踝关节伸出治疗床外。治疗师面向患者站在床尾，上方手握住内、外踝前方，下方手握住距骨前面，拇指在外侧，其他四指在内侧。上方手固定，下方手借助上肢力量将距骨向后推动。

③后前向滑动

作用：增加踝关节跖屈活动范围。

操作时可以采用以下手法。

患者俯卧位，患侧下肢屈膝 90°，踝关节放松。治疗师面向患者站立，上方手虎口放在距骨后面，下方手虎口放在内、外踝前面。下方手固定，上方手将距骨向前推动。

患者俯卧位，踝关节伸出治疗床外，小腿前面垫一毛巾卷。治疗师面向患者站在床尾，上方手握住内、外踝后面，下方手虎口放在距骨后面。上方手固定，下方手借助上肢力量将距骨向前推动。

患者仰卧位，下肢伸直。治疗师面向患者站立，上方手握住内、外踝前面，下方手托住跟骨。下方手固定，上方手借助上肢力量将内、外踝向后推动。

④向内侧滑动

作用：增加踝关节外翻活动范围。

患者体位：俯卧位，下肢伸直，踝关节伸出治疗床外，小腿前面垫一毛巾卷。

治疗师位置及操作手法：面向患者站在患足外侧，上方手握住内、外踝后面，下方手握住跟骨及距骨。上方手固定，下方手借助上肢力量将跟骨及距骨向内侧推动。

注意：这一手法对距下关节也有一定的松动作用。

⑤向外侧滑动

作用：增加踝关节的内翻活动范围。

患者体位：患侧卧位，患肢置于下方并伸直，踝关节伸出治疗床外。上方健侧下肢屈髋、屈膝。

治疗师位置及操作手法：面向患者站立，上方手握住内、外踝后面，下方手握住跟骨及距骨。上方手固定，下方手借助上肢力量将跟骨及距骨向外侧推动。

⑥屈伸摆动

作用：增加踝关节屈、伸活动范围。

患者体位：俯卧位，患侧下肢屈膝 90°，健侧下肢伸直。

治疗师位置及操作手法：面向患者站立，上方手握住内、外踝后面，下方手握住足底。上方手固定，下方手将足做屈、伸摆动。

注意：这一手法对距下关节也有一定的松动作用。

⑦翻转摆动

作用：内翻摆动增加踝内翻活动范围，外翻摆动增加踝外翻活动范围。

患者体位：俯卧位，患侧下肢屈膝 90°，健侧下肢伸直。

治疗师位置及操作手法：面向患者站立，上方手握住足跟后部，下方手握住足跟前部。内翻摆动时，双手将跟骨向内侧翻转；外翻摆动时，双手将跟骨向外翻转。如果关节比较僵硬，治疗师可以用上方手握住足跟，下方手握住足的中部，双手同时摆动，以增加摆动的强度和范围。

（5）距下关节操作要领

①分离牵引

作用：一般松动，缓解疼痛。

操作时可以采用以下手法。

患者仰卧位，下肢伸直，踝关节伸出治疗床外。治疗师面向患者站在床尾，内侧手放在内、外踝远端距骨前面，外侧手握住跟骨。上方手固定，下方手借助上肢力量将跟骨向远端牵拉。

患者俯卧位，患侧下肢屈膝 90°，健侧下肢伸直。治疗师面向患者站立，双手用虎口分别握住跟骨和楔骨，双上肢同时用力，将跟骨及足向上牵拉。

②前后向滑动

作用：增加踝关节背伸活动范围。

患者体位：俯卧位，患侧下肢屈膝 90°，健侧下肢伸直。

治疗师位置及操作手法：面向患者站立，上方手握住内、外踝及距骨后面，下方手虎口放在距骨前下方的跗骨上。上方手固定，下方手将距下关节的远端向后推动。

③后前向滑动

作用：增加踝关节跖屈活动范围。

患者体位：俯卧位，患侧下肢屈膝 90°，健侧下肢伸直。

治疗师位置及操作手法：面向患者站立，上方手握住足跟，手掌放在跟骨后，下方手虎口或掌根部放在距骨前面。下方手固定，上方手借助上肢力量将跟骨向前推动。

上述手法的操作与胫距关节的手法操作基本相同，主要区别在于操作时固定手尽量靠近距骨，松动手尽量靠近跟骨，使力量真正作用于距下关节。具体操作方法此处不再赘述。

（6）跗骨间关节操作要领

跗骨间关节的松动技术基本相同，主要为上下滑动，即由足背向足底滑动，或由足底向足背滑动。向足底滑动可以增加跗骨的背伸活动范围；向足背滑动可以增加跗骨的跖屈活动范围。

患者体位：仰卧位，稍屈髋、屈膝，或坐位，踝关节放松，稍跖屈。

治疗师位置及操作手法：站立或坐位，双手拇指分别放在相邻跗骨的背侧，示指放在足底相应跗骨的跖面。向足底滑动时，一侧手固定，另一侧手拇指向足底方向推动相邻跗骨；向足背滑动时，一侧手固定，另一侧手示指向足背方向推动相邻跗骨。

（7）跗跖关节

①上下滑动

作用：增加跗跖间活动范围。

患者体位：仰卧位或坐位，踝关节放松，稍跖屈。

治疗师位置及操作手法：面向患者，上方手握住跗骨，下方手握住跖骨。上方手固定，下方手将跖骨上下推动。如果要松动某个单一跗跖关节，则用双手拇指分别放在相邻的跗骨和跖骨近端的背面，示指放在足底相应的跗骨和跖骨的跖面，上方手固定，下方手将跖骨近端向足背或足底方向推动。

②旋转摆动

作用：旋前摆动增加踝关节外翻活动范围，旋后摆动增加踝关节内翻活动范围。

患者体位：仰卧位或坐位，踝关节放松。

治疗师位置及操作手法：面向患者，双手分别握住跗骨和跖骨近端，拇指在足背，四指在足底。上方手固定，下方手将跖骨向内转动（旋前）或向外转动（旋后）。

4. 足部关节

（1）解剖学概要：有关足部解剖详细情况请参阅人卫版教材《人体解剖学》相关内容。

（2）运动学概要：足的功能主要为支撑体重，足部关节的生理运动有屈、伸，内收、外展，内翻、外翻。附属运动有上下滑动、侧方滑动、长轴牵引、旋转摆动等。

（3）操作手法

①上下滑动

作用：增加相邻跖骨间活动范围。

患者体位：仰卧位，俯卧位或坐位，踝关节放松。

治疗师位置及操作手法：面向患者，双手分别握住相邻跖骨。一侧手固定，一侧手将相邻的跖骨上下推动。

②旋转摆动

作用：增加跖趾关节活动范围。

患者体位：俯卧位，患侧下肢屈膝90°。

治疗师位置及操作手法：面向患者站立，上方手放在跖骨上，拇指在足底，示指在足背，下方手放在相应的趾骨近端，拇指在足底，示指在足背。上方手固定，下方手将趾骨上下推动。

③其他活动

作用：增加跖骨间关节活动范围。

操作手法相同。包括分离牵引、长轴牵引、前后向或后前向滑动、侧方滑动、旋转摆动。这些手法的治疗作用、治疗师操作手法与掌指关节相同，可参阅本节掌指关节这一部分内容。

第二节　针灸推拿

一、针灸

针灸是针法和灸法的合称。针法是用毫针按一定穴位刺入患者体内，运用捻转与提插等针刺手法来治疗疾病。灸法是用燃烧着的艾绒按一定穴位熏灼皮肤，利用热的刺激来治疗疾病。如今人们生活中也经常用到。针灸由"针"和"灸"构成，是中医学的重要组成部分之一，其内容包括针灸理论、腧穴、针灸技术及相关器具，在形成、应用和发展的过程中具有鲜明的汉民族文化与地域特征，是基于汉民族文化和科学传统形成的宝贵遗产。

（一）针灸简介

针灸是一种"内病外治"的医术，通过经络、腧穴的传导作用，以及应用一定的操作法，来治疗全身的疾病。在临床上，按中医的诊疗方法判断病因，找出关键，辨别性质，明确病变属于哪一经脉、哪一脏腑，辨明它是属于表里、寒热、虚实中哪一类型，做出诊断。然后进行相应的配穴处方进行治疗，以通经脉，调气血，使阴阳归于相对平衡，脏腑功能趋于调和，从而达到防治疾病的目的。针灸疗法是祖国医学遗产的一部分，也是我国特有的一种民族医疗方法。

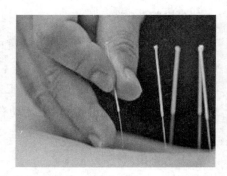

图 4-2-1

（二）治疗作用

1. 疏通经络　疏通经络的作用就是可使淤阻的经络通畅而发挥其正常的生理作用，是针灸最基本最直接的治疗作用。经络"内属于脏腑，外络于肢节"，运行气血是其主要的生理功能之一。经络不通，气血运行受阻，临床表现为疼痛、麻木、肿胀、瘀斑等症状。针灸上经常选择相应的腧穴和针刺手法，以及三棱针点刺出血等使经络通畅，气血运行正常。

2. 调和阴阳　针灸调和阴阳的作用就是使机体从阴阳失衡的状态向平衡状态转化，是针灸治疗最终要达到的目的。疾病发生的机制是复杂的，但从总体上可归纳为阴阳失衡。针灸调和阴阳的作用是通过经络阴阳属性、经穴配伍和针刺手法完成的。

3. 扶正祛邪　针灸扶正祛邪的作用就是扶助机体正气及祛除病邪。疾病发生发展及转归的过程，实质上就是正邪相争的过程。针灸治病，就是在于发挥其扶正祛邪的作用。

（三）针灸分类

1. 传统疗法　包括毫针刺法、灸法、其他刺法，其他刺法如三棱针刺法、皮肤针刺法、皮内针刺法、火针刺法、芒针刺法、电针刺法、梅花针疗法等。

2. 现代刺法灸法　诸如耳针法、头针法、眼针法、鼻针法、手针法、足针法、腕踝针法；声电波电针法、电火针法、微波针法；穴位激光照射法、穴位贴敷法、穴位埋线法、穴位磁疗法、穴位注射法、穴位指针法、穴位电离子透入法、穴位割治法、穴位结扎法等。

（四）针灸的优点

针灸疗法具有很多优点：第一，有广泛的适应证，可用于内、外、妇、儿、五官等科多种疾病的治疗和预防；第二，治疗疾病的效果比较显著，特别是具有良好的兴奋身体功能、提高抗病能力和镇静、镇痛等作用；第三，操作方法简便易行；第四，医疗费用经济；第五，没有或极少副作用，基本安全可靠，又可以协同其他疗法进行综合治疗。这些都是它始终受到人民群众欢迎的原因。

（五）针灸的适用范围

针灸治疗的适用范围很广，举凡内、外、伤、妇、儿、五官、皮肤等各科的许多疾患，大部分都能应用针灸来治疗，世界卫生组织（WHO）曾公布43种针灸治疗有效的病症。本书主要叙述神经、肌肉、骨骼疾病，神经性膀胱功能失调、遗尿、肋间神经痛、颈臂综合征、肩凝症、网球肘、坐骨神经痛、腰痛、关节炎、小儿脑瘫等疾病的治疗。

（六）针灸注意事项

1. 过于疲劳、精神高度紧张、饥饿者不宜针刺；年老体弱者，针刺应尽量采取卧位，取穴宜少，手宜法轻。

2. 怀孕妇女针刺不宜过猛，腹部、腰骶部及能引起子宫收缩的穴位如合谷、三阴交、昆仑、至阴等禁止针灸。

3. 小儿因不配合，一般不留针。婴幼儿囟门部及风府、哑门穴等禁针。

4. 有出血性疾病的患者，或常有自发性出血，损伤后不易止血者，不宜针刺。

5. 皮肤感染、溃疡、瘢痕和肿瘤部位不予针刺。

6. 眼区、胸背、肾区、项部，胃溃疡、肠粘连、肠梗阻患者的腹部，尿潴留患者的耻骨联合区，针刺时应掌握好深度和角度，禁用直刺，防止误伤重要脏器。

7. 针刺对某些病症确实有极好的疗效，但并非万能，特别是一些急重病的治疗，应根据情况及时采用综合治疗，才能更有利于患者，也可充分发挥针灸的作用。

由于针灸疗法具有独特的优势，有广泛的适应证，疗效迅速显著，操作方法简便易行，医疗费用经济，极少副作用，远在唐代，中国针灸就已传播到日本、朝鲜、印度、阿拉伯等国家和地区，并开花结果，繁衍出一些具有异域特色的针灸医学。到如今为止，针灸已经传播到世界140多个国家和地区，为保障全人类的生命健康发挥了巨大的作用。

二、推拿

（一）推拿定义及其发展简史

推拿，指用手在人体体表对经络、穴位用推、拿、提、捏、揉等手法进行操作，以期达到疏通经络、运行气血、扶伤止痛、祛邪扶正、调和阴阳、防治疾病的一种治疗方法。推拿又有"按跷""跷引"诸称号。

推拿疗法的起源可以追溯至远古时期。先民们在生存竞争中遇到意外损伤时，由于用手按抚体表患处而感到疼痛减轻或缓解，从而逐渐发现其特殊的治疗作用，并在长期实践的过程中形成了这一独特疗法。隋唐时期设立了按摩专科，有按摩博士、按摩师、按摩工等职别，并在太医署展开了有组织的教学活动。

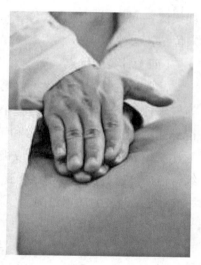

图 4-2-2

到了宋金元时期，推拿运用的范围更加广泛，如宋代医生庞安时"为人治病，十愈八九……有民家妇孕将产，七日而子不下，百术无所效……令其家人以汤温其腰腹，自为上下按摩，孕者觉胃肠微痛，呻吟间生一男子"，运用了按摩法催产。在宋代陈直的《养老奉亲书》中提出了老年人经常擦涌泉穴，可使晚年步履轻便，精神饱满。

此后各朝代均将推拿列为临床专科，促进了推拿疗法的普及和发展。明清时期，在全面总结推拿临床治疗经验的基础上，发展了许多各具特色的推拿治疗方法，形成了诸多不同的流派。

（二）推拿的作用

1. 疏通经络 《黄帝内经》里说："经络不通；病生于不仁，治之以按摩。"说明推拿有疏通经络的作用。如按揉足三里、推脾经可促进消化液的分泌功能等。从现代医学角度来看，推拿主要是通过刺激末梢神经，促进血液、淋巴循环及组织间的代谢过程，以协调各组织、器官间的功能，使功能的新陈代谢水平有所提高。

2. 调和气血　明代养生家罗洪先在《万寿仙书》里说："按摩法能疏通毛窍，能运旋荣卫。"这里的运旋荣卫，就是调和气血之意。因为按摩就是以柔软、轻和之力，循经络、按穴位，施术于人体，通过经络的传导来调节全身，借以调和营卫气血，增强机体健康。现代医学认为，推拿手法的机械刺激，通过将机械能转化为热能的综合作用，以提高局部组织的温度，促使毛细血管扩张，改善血液和淋巴循环，使血液黏滞性降低，减少周围血管阻力，减轻心脏负担，故可防治心血管疾病。

3. 提高机体免疫能力　如小儿痢疾，经推拿后症状减轻或消失；小儿肺部有干湿啰音时，按揉小横纹、掌心横纹有效。有人曾在同龄组儿童中并列对照组进行保健推拿，经推拿的儿童组，发病率下降，身高、体重、食欲等皆高于对照组。以上临床实践及其他动物实验皆证明，推拿按摩具有抗炎、退热、提高免疫力的作用，可增强人体的抗病能力。

（三）推拿的优点及注意事项

推拿操作经济简便，因为它不需要特殊医疗设备，也不受时间地点、气候条件的限制，随时随地都可施行；且平稳可靠，易学易用，无任何副作用。正是由于这些优点，推拿成为深受广大群众喜爱的养生健身措施。对正常人来说，能增强人体的自然抗病能力，取得保健效果；对患者来说，既可使局部症状消退，又可加速恢复患部的功能，从而收到良好的治疗效果。其主要注意事项如下。

1. 身心放松　按摩时除思想应集中外，尤其要心平气和，要求做到身心放松。

2. 取穴准确　掌握常用穴位的取穴方法和操作手法，以求取穴准确，手法正确。

3. 用力恰当　力量过小，起不到应有的刺激作用，过大则易产生疲劳，且易损伤皮肤。

4. 循序渐进　推拿手法的次数要由少到多，推拿力量由轻逐渐加重，推拿穴位时力度要逐渐增加。

5. 持之以恒　无论是保健或治疗慢性病，都不是一两天就有效的，常须积以时日，才会逐渐显出效果，所以应有信心、耐心和恒心。

除上述注意事项外，还要掌握推拿保健的时间，每次以 20 分钟为宜。最好早晚各 1 次，如在清晨起床前和临睡前。为了加强疗效，防止皮肤破损，在施推拿术时可选用一定的药物作润滑剂，如滑石粉、香油、按摩乳等。若局部皮肤有破损、溃疡或有骨折、结核、肿瘤、出血等，则禁止在该处做推拿保健。自我推拿时最好只穿背心短裤，操作时手法尽量直接接触皮肤。推拿后有出汗现象时应注意避风，以免感冒。此外，在过饥、过饱、酗酒或过度疲劳时，也不要行保健推拿。

（四）推拿的临床应用

推拿治疗在临床上最多应用的是颈、肩、腰腿疼痛和四肢骨关节、肌肉、神经等病变，为了杜绝不必要的医疗事故发生，现代医学的诊断方法是完全可以借鉴的。通过此方法可以排除炎症、肿瘤等各种非推拿治疗适应证的疾病，而且还能使疾病得到明确诊断和提高治疗效果。

（五）推拿疗法的禁忌证

1. 诊断不明的急性脊髓损伤或伴有脊髓症状的患者，在未排除脊椎骨折时切忌推拿。出现脑脊髓症状时须排除蛛网膜下腔出血。

2. 各种骨折、骨关节结核、骨髓炎、骨肿瘤、严重的老年性骨质疏松症患者，推拿可能引起病理性骨折、肿瘤扩散转移或炎症发展扩散。

3. 严重的心、肺、肝、肾衰竭的患者或身体过于虚弱者，由于承受不住强刺激，因此一般不宜接受推拿治疗。应该采取措施，及时抢救。

4. 各种急性传染病、急性腹膜炎，包括胃、十二指肠溃疡穿孔者，禁忌推拿治疗。应考虑手术剖腹探查。

5. 有出血倾向或有血液病的患者，推拿可能引起局部皮下出血，故不宜推拿治疗。

6. 避免在有皮肤损伤的部位施手法。但在有褥疮的周围施轻手法改善局部血液循环，可使缺血性坏死的创面逐渐愈合。

7. 妊娠 3 个月以上的妇女，为了防止流产，不宜在其腹部、臀部、腰骶部施手法。

8. 精神病患者，或精神过度紧张时不宜推拿治疗。

三、推拿的手法

（一）摩擦类手法

以指、掌、拳及肢体的其他部位贴附在体表一定部位，做直线或环形移动的一类手法，称为摩擦类手法。本类手法主要包括推法、运法、摩法、擦法、抹法、搓法、刮法等。

摩擦类手法中摩擦的形式也各不相同，有些手法呈单方向直线移动；有些手法呈直线往返移动；有些手法呈环形移动；有些手法则是呈弧形移动。此外，摩擦的速度、压力也不同，操作时应注意区别。

摩擦类手法的共同特点是在体表治疗部位进行摩擦动作，其接触面积较大，作用力较浅，安全舒适，无不良反应。

1. 推法 用指掌或其他部位着力于体表一定部位或穴位，做前后、上下、左右的单方向直线（或弧线）推进的手法，称为推法。推法是临床上常用的手法之一，可分为平推法、直推法、旋推法、分推法和合推法等。

（1）平推法

【分类与操作】用指、掌、拳或肢体其他部位着力于体表一定部位或穴位，运用一定压力做单方向直线移动的手法，称为平推法，是推法中着力较重的一种，有"按而送之谓之推"之说。根据着力部位的不同，可分为拇指平推法、掌平推法、拳平推法和肘平推法4种。

①拇指平推法：医者用拇指指腹着力于体表治疗部位或穴位，其余四指分开助力，前臂主动摆动，带动拇指做内收运动，使指面在治疗部位或穴位上做单方向直线移动。

②掌平推法：医者用手掌、掌根着力于体表治疗部位或穴位，以掌根部为重点，运用前臂力量做单方向直线移动。如需要增大压力时，可用另一手掌重叠于掌背缓缓推进。

③拳平推法：医者用手握实拳，以示指、中指、环指及小指四指的近侧指间关节背面着力于体表治疗部位，以肘关节为支点，运用前臂力量做单方向直线移动。

④肘平推法：医者屈肘关节，以前臂尺侧或尺骨鹰嘴着力于体表治疗部位，以肩关节为支点，运用上臂力量做单方向直线移动。

【动作要领】

①操作时着力部位要紧贴体表。

②用力要稳而着实，压力均匀适中。

③速度宜缓慢均匀。

【注意事项】

①操作时须单方向推进，线路要平直，不可歪曲斜推。

②速度不可过快，压力不可过重或过轻，要轻而不浮，重而不滞。

③操作时为防止推破皮肤，可使用介质以润滑保护皮肤，如冬青膏、滑石粉、凡士林及红花油等润滑剂。

【适用部位】平推法多适用于成人全身各部位。一般拇指平推法接触面积小，动作灵巧，适用于头面部、颈项部、肩背部、胸腹部、腰臀部及四肢部。

掌平推法较拇指平推法刺激缓和，接触面积大，适用于腰背部、胸腹部及大腿后部等。

拳平推法是平推法中刺激较强的一种手法，刚劲有力，适用于腰背部及下肢部。

肘平推法是平推法中压力最大、刺激最强的一种，适用于身壮体胖、肌肉丰厚、感觉迟钝的患者，多用于背腰部、臀部及大腿后部等。

【临床应用】平推法具有温经活络、解痉止痛、理筋整复、祛瘀消积、宽胸理气、调和气血、健脾和胃等作用。拇指平推法常用于治疗风湿痹证、筋肉拘急、肌肤感觉迟钝等软组织疾患；掌平推法主要治疗胸闷、脘腹胀满、便秘、积食，以及腰背酸痛、肌肉劳损等症，临床常与擦法、搓法、按揉法、湿热敷等方法配合使用；拳平推法常用于治疗四肢关节软组织损伤、肌肉劳损及风湿痹痛等症；肘平推法主要治疗迁移日久的腰腿痛、腰背部僵直及腰背风湿痹痛等症，常配合拍法、搓法、肘压法等手法。

（2）直推法

【操作】医者用拇指桡侧缘或示、中两指的指腹附着于体表治疗部位或穴位，前臂做主动运动带动腕、掌、指，使指腹做轻快的单方向的直线推动，称为直推法。

【动作要领】

①操作时要求手法轻快、连贯，一拂而过。

②操作时压力适中，以推后皮肤表面不发红为佳。

③直推法必须直线移动，不可歪斜。

④一般频率在 200 ～ 250 次 / 分。

【注意事项】

①用拇指做直推法时，也可以靠拇指的内收和外展运动，使指面做直线推动。

②操作时需蘸葱姜汁、清水、乙醇、滑石粉或松节油等介质，随推随蘸，使皮肤保持湿润，以提高治疗效果。

③切忌用力重硬粗暴。

【适用部位】直推法主要适用于小儿推拿特定穴中的"线状穴位"和"五经穴"。

【临床应用】直推法是小儿推拿常用手法之一，在小儿推拿临床应用相当广泛，具有清热解表、开窍醒脑、通便止泄、安神除烦的作用。直推法的治疗作用常取决于穴位的特性，如推天柱骨、推七节骨、推天河水、推六腑、推三关、推大肠、推小肠等穴位，主要治疗感冒、发热、便秘、泄泻等症。直推法在"五经穴"上常作为清法应用，《厘正按摩要术》有"直推为清"，用于治疗相应脏腑及经脉的实热，如清肝经、清肺经、清心经等。

（3）旋推法

【操作】用拇指指腹附着于体表一定部位或穴位，做环旋移动的手法，称为旋推法。

【动作要领】

①医者肩、肘、腕关节均应放松，仅依靠拇指做小幅度的环旋运动。

②频率在 200 次 / 分左右。

【注意事项】

①旋推法犹如用单指做摩法，仅在皮肤表面操作，不要求带动皮下组织。

②操作时需蘸葱姜汁、清水、乙醇、滑石粉或松节油等介质，随推随蘸，使皮肤保持湿润，以提高治疗效果。

③切忌用力重硬粗暴。

【适用部位】旋推法主要适用于小儿"五经穴"。

【临床应用】旋推法为小儿推拿常用手法之一，与直推法相对而言，一般作为补法应用，具有健脾和胃、补益肺气等作用。临床上主要用于治疗脾胃虚弱、食欲缺乏、消化不良、肺虚咳嗽等症。《厘正按摩要术》说："旋推为补。"《小儿按摩经》上有："脾土，曲指左旋为补，直推为泻。"故凡小儿虚证，都可在有关的穴位上应用旋推法，如补脾经、补肺经、补肾经等。

（4）分推法

【分类】用双手拇指的指腹、偏锋或掌面，自体表的一定部位或穴位，向两侧做相反方向移动的手法，称为分推法，又名"分法""开法"。根据着力部位不同，可分为指分推法和掌分推法。

①指分推法：医者用双拇指的指腹或偏锋紧贴于体表治疗的部位或穴位，其余四指自然伸直放松置于相应位置以助力，然后双拇指自中心向两侧做相反方向推动，可作直线或八字形缓慢推动。

②掌分推法：医者用双手掌面掌根紧贴于体表治疗部位或穴位，自中心向两侧做相反方向推动，可做直线或八字形缓慢推动。

【动作要领】

①操作时两手用力要均匀对称，压力要适中。

②操作时动作要柔和并协调一致。

【注意事项】

①分推时，既可做直线移动，也可做弧形推动，如←·→或↗·↘。

②切忌用力粗暴。

【适用部位】指分推法适用于头面部、胸胁部和腹部；掌分推法适用于胸胁部、肩胛部和背腰部。

【临床应用】分推法轻柔缓和，属调理温补手法，具有调和阴阳、镇静安神、分理气血、消积导滞、舒筋通络、消散淤血等作用。临床主治发热、头痛、咳嗽、呕吐、腹胀、便秘、消化不良、食欲缺乏等症。在阴阳穴上应用，又称分阴阳，有分额阴阳、分腕阴阳、分腹阴阳等法，是小儿推拿常用手法。

（5）合推法

【分类与操作】用双拇指指腹、掌面分别自体表一定部位或穴位的两侧向中心合拢移动的手法，称为合推法，又称"合法""和法"。根据着力部位的不同，可分为指合推法和掌合推法。

①指合推法：医者双手拇指伸直，其余四指分开，用拇指指腹紧贴于体表治疗部位或穴位，分别自其两侧均匀地向中心推动。

②掌合推法：医者双手掌面紧贴于体表治疗部位或穴位，分别自其两侧均匀地向中心推动。

【**动作要领**】合推法的动作和要求与分推法基本相同，只是操作方向相反。

【**注意事项**】

①向中心做合推时，做直线移动，如→·←。

②切忌用力粗暴。

【**适用部位**】合推法适用于腕部、脘腹部和头面部。

【**临床应用**】合推法是与分推法相对而言的，在临床上仅作为一种辅助手法，具有调和阴阳、舒理气血、疏经通络、调和脾胃、扶助正气等作用。临床上主治发热、腹胀、便秘等症。在临床上，合推法常与分推法配合使用，一分一合起到相辅相成的作用。

2. 运法

【**操作**】医者用拇指或中指的指腹，附着于体表治疗部位或穴位，做由此穴向彼穴的弧形推动，或在穴周做周而复始的环形推动，称为运法，又称"运推法"。

【**动作要领**】

①操作时接触面要紧贴体表。

②操作时的力量宜轻不宜重，仅有皮肤表面摩擦，而不带动皮下组织。

③操作时的速度宜缓不宜急，频率 80 ～ 120 次 / 分。

【**注意事项**】操作时应与旋推法区别，运法的幅度较大，而旋推法的幅度较小。

【**适用部位**】运法适用于全身各部位，但多用于弧线 形穴位或圆形面状穴位。

【**临床应用**】运法为小儿推拿的常用手法之一，具有宽胸理气、健脾和胃、通滞散结、清利湿热、清热除烦等作用。临床上常用于治疗消化不良、腹胀、泄泻、便秘、胸闷、小儿疳积、食欲缺乏等病症，多与摩腹、推揉膻中等配合使用。

3. 摩法

【**分类与操作**】用指或掌附在体表一定部位，做环形而有节奏抚摩的手法，称为摩法。根据着力部位的不同，可分为指摩法和掌摩法。

①指摩法：医者手指并拢，指掌关节自然伸直，腕关节微屈，用示指、中指、环指、小指指面附着于体表治疗部位，以肘关节为支点，前臂主动运动，随着腕关节连同前臂做缓和协调的环旋活动。

②掌摩法：医者手掌自然伸直，腕关节微伸，将手掌平放于体表治疗部位，用掌心、掌根部作为着力点，以肘关节为支点，前臂主动运动，随着腕关节连同前臂做缓和协调的环旋活动。

【**动作要领**】

①医者肩、臂、腕均应放松，肘关节微屈，指掌自然伸直，腕部连同前臂做缓和协调的环旋抚摩活动。

②摩法一般以顺时针方向摩动为主，有"顺摩为补，逆摩为泻"之说。

③摩动时动作轻柔，压力均匀。《厘正按摩要术》曰："摩法较推则从轻，较运则从中。"

④频率为 100 ～ 120 次 / 分。

【注意事项】摩法与揉法都是环形操作，应注意区别。摩法操作时不带动皮下组织；揉法要吸定于一定部位，并带动该部位的皮下组织。临床中两者可结合运用，摩中带揉，揉中带摩，根据具体情况灵活变化。

【适用部位】摩法适用于全身各部位。指摩法多用于胸腹、头面部；掌摩法多用于脘腹、背腰及四肢。

【临床应用】摩法有着力轻、接触面大、刺激量较小、柔和舒适的特点，具有益气和中、调理脾胃、温通气血、活血散积、消肿止痛、疏肝解郁等作用。在临床应用中可借助一定介质，以增强手法的防治功效。主要用于咳喘、胸闷、呃逆、胁胀、脘腹胀痛、消化不良、泄泻、便秘、胃肠功能紊乱、肝郁气滞、胸胁迸伤及软组织损伤、遗精、阳痿、早泄、痛经、月经不调、风湿痹症、增生性关节炎等症。

4. 擦法

【分类与操作】用指或掌贴附于体表一定部位或穴位，稍用力下压做较快的直线往返移动，使之产生一定热量的手法，称为擦法。擦法是推拿常用手法之一，也是内功推拿流派的主要手法。根据着力部位不同，可分为指擦法、掌擦法、大鱼际擦法和小鱼际擦法。

①指擦法：可分为拇指擦法和多指擦法。医者用拇指指面或示指、中指、环指和小指的指面着力于体表治疗部位或穴位，稍用力向下按压，肩关节放松，腕关节伸直，使前臂与手掌相平，以肘关节为支点，前臂做主动运动，带动着力部位在体表做均匀的上下或左右往返摩擦移动，使治疗部位产生一定的热量。

②掌擦法：医者手指自然伸直，用全掌掌面着力于体表治疗部位或穴位，稍用力向下按压，肩关节放松，腕关节伸直，使前臂与手掌相平，以肩关节为支点，上臂做主动运动，带动前臂及手掌在体表做均匀的上下或左右往返摩擦移动，使治疗部位产生一定的热量。

③大鱼际擦法：医者手指自然伸直，微屈呈虚掌，用大鱼际及掌根桡侧面着力于体表治疗部位或穴位，稍用力向下按压，肩关节放松，腕关节伸直，使前臂与手掌相平，以肩关节为支点，上臂做主动运动，带动大鱼际在体表做均匀的上下或左右往返摩擦移动，使治疗部位产生一定的热量。

④小鱼际擦法：医者手指自然伸直，用小鱼际部着力于体表治疗部位或穴位，稍用力向下按压，肩关节放松，腕关节伸直，使前臂与手掌相平，以肩关节为支点，上臂做主动运动，带动小鱼际在体表做均匀的上下或左右往返摩擦移动，使治疗部位产生一定的热量。

擦法中由于接触面积的大小不同，其所产生的热量也各不相同。除指擦法因操作的线路短、产热量较低以外，其余三种擦法在局部都会产生明显的热量。掌擦法的接触面最大，故产生的热量最大；小鱼际擦法的接触面最小，故产生的热量较低，若操作技术娴熟，可使被擦部位产生灼热感；大鱼际擦法所产生的热量介于掌擦法与小鱼际擦法之间。

【动作要领】擦法的动作要领应掌握直、长、均、透。

①操作时动作要稳，不论是上下摩擦或者左右摩擦，均必须直线往返移动，不可歪斜。

②操作时往返的距离要拉长，而且动作要连续不断，不可有间歇停顿，使热量逐渐透达深层组织。

③压力要均匀适中，以皮肤不起皱褶为宜。若压力过大，易擦破皮肤；若压力过轻，热量不易渗透到深层组织。

④肩部放松，肘关节自然下垂并内收，做到发力于臂，蓄劲于腕，使擦法动作平稳而有节奏，热量渗透到组织深层。

⑤频率一般约 100 次 / 分。

【注意事项】

①医者操作时，要保持呼吸自然，切忌屏气。指甲要修剪平滑，防止损伤皮肤。

②操作时保持室内温度，防止患者着凉。

③操作时可在治疗部位涂少许介质（润滑剂），以保护皮肤，防止擦破，并有利于热量渗透。

④擦法使用后，不能再在该部位使用其他手法，否则容易造成皮肤疼痛或破裂。在临床上治疗时，擦法一般都是在其他手法之后应用，但可配合湿热敷。

【适用部位】擦法适用于全身各部位。指擦法适用于头面部、颈项部及胁肋部；掌擦法适用于胸腹部、胁肋部、肩背部，以及下肢部等面积较大而又较平坦的部位；小鱼际适用于肩背部、腰骶部、脊柱两侧；大鱼际适用于四肢部，尤以上肢部多用。

【临床应用】擦法温热之性较强，具有疏通经络、祛风除湿、行气活血、散瘀止痛、温中散寒、宽胸理气、温肾壮阳、调理脾胃，以及扶正祛邪等作用。临床上常用于治疗风湿痹症，筋脉拘急，软组织损伤引起的疼痛、痉挛、肌肉萎缩、关节屈伸不利，以及脾肾阳虚所致的慢性腹泻、遗尿、阳痿、带下等症。

5. 抹法

【分类与操作】用拇指指腹或者掌面紧贴于体表一定部位或穴位，做上下、左右、弧形、曲线移动的手法，称为抹法。可分为指抹法、掌抹法和大鱼际抹法等。

①指抹法：医者用单手或双手的拇指指腹紧贴于体表治疗部位或穴位，其余四指轻扶相应位置以助力，以拇指的掌指关节为支点，拇指主动施力，做上下或左右、直

线或弧形曲线的往返移动或单方向移动。

②掌抹法：医者用单手或双手的手掌面紧贴于体表治疗部位或穴位，以肘关节为支点，前臂主动施力，腕关节放松，做上下或左右、直线或弧形曲线的往返移动或单方向移动。

③大鱼际抹法：医者用单手或双手的大鱼际紧贴于体表治疗部位或穴位，以肘关节为支点，前臂主动施力，腕关节放松，做上下或左右、直线或弧形曲线的往返移动或单方向移动。

【动作要领】

①着力部位要紧贴于体表治疗部位。

②用力要均匀适中，动作要轻缓灵活。

【注意事项】

①抹法施力时既不可过轻，又不可过重，要轻而不浮，重而不滞。

②注意来回抹动的距离要长。

【适用部位】抹法适用于全身各部位。指抹法适用于头面部、手足部；掌抹法适用于胸腹部、腰背部；大鱼际抹法适用于四肢部。

【临床应用】抹法轻柔舒适，具有开窍醒神、疏肝理气、消食导滞、活血通络、缓解痉挛等作用。临床上常用于治疗头痛、眩晕、视物模糊、失眠、胸闷、气喘、颈项强痛、胸肋胀满、腰背筋肉拘急疼痛等症。

6. 搓法

【分类与操作】用双手掌置于肢体两侧面，相对用力做方向相反的来回快速搓揉；用双手掌着力于体表一定部位或夹住肢体，相对用力做快速的交替往返搓揉的手法，称为搓法。根据操作方式的不同，可分为夹搓法和推搓法两种。

①夹搓法

上肢搓法：医者用双手掌面分别夹住肢体相对用力，做相反方向快速搓揉动作，自上而下，由肩部搓至腕部。

下肢搓法：患者仰卧位，下肢自然伸直或屈膝60°。医者用双手夹住下肢部，同时用力做快速的搓揉动作，自上而下，由大腿搓至踝部。

②推搓法：又称平搓法，医者用双手掌面着力于体表治疗部位，以肘关节为支点，前臂主动施力，双手同时做较快的交替往返搓动。

【动作要领】

①操作时双掌自然伸直，腕关节要放松，双手用力要对称。

②搓揉动作要快，但在体表上下移动的速度要慢。

③动作均匀柔和，灵活连贯。

【注意事项】

①注意在操作时不宜将治疗部位夹得太紧，紧贴治疗部位以带动肢体旋转即可。

②搓法在操作时压力不可过大，否则会造成手法呆滞。

【适用部位】搓法适用于胸胁部、背腰部、四肢部等部位。夹搓法适用于胁肋部、四肢部，临床以上肢部最为常用；推搓法适用于背腰部以下及下肢后侧。

【临床应用】搓法轻快柔和，舒适放松。具有舒筋通络、调和气血、疏肝理气、解痉止痛、消除疲劳及缓解强刺激手法所引起的不良反应等作用。临床上常用作治疗腰背疼痛、胁肋胀痛、肝气郁结、四肢部筋肉酸痛及乏力、关节活动不利、肌肉萎缩等病症的辅助手法。常与抖法等作为四肢治疗的结束手法。

7. 刮法

【操作】用拇指桡侧面或示、中两指指面蘸水后紧贴于体表一定部位或穴位，做单方向的快速用力推动的手法，称为刮法。刮法也常用边缘光滑的嫩竹板、硬币、汤匙或牛角板等作为辅助工具，蘸香油或油类介质操作，以代替手指在体表进行推动刮治。

【动作要领】着力部位要紧贴皮肤，用力较推法重。

【临床应用】刮法民间常用于治疗痧症，又称"刮痧"，具有发散解表、松肌活血、疏经通络等作用。临床常用于治疗感冒、中暑、胸闷、头晕、食积、晕车、晕船等病。

此外，《小儿按摩经·手诀》有刮手背法，用于治疗小儿便秘。《保赤推拿法》有："刮手背法，从儿手背刮至中指梢，能使心泄。"

（二）摆动类手法

以指或掌着力，通过腕关节的连续协调摆动，使手法产生的功力轻重交替、持续不断地作用于体表一定部位或穴位的一类手法，称为摆动类手法。本类手法主要包括一指禅推法、滚法和揉法等。

摆动类手法缠绵，具有可持续操作性且适应证广泛的特点，具体有以下几种手法。

1. 一指禅推法

【分类与操作】以拇指指端、指面或偏锋着力于体表一定部位或穴位，运用腕部的连续不断往返摆动，使所产生的功力通过拇指关节的屈伸运动持续作用于治疗部位的手法，称为一指禅推法。根据着力部位的不同，可分为一指禅指端推法、一指禅指腹推法、一指禅偏锋推法、一指禅屈指推法。

①一指禅指端推法：医者手握空拳，拇指自然伸直并盖住拳眼（使拇指对着示指第二节处），用拇指指端着力于治疗部位或穴位，沉肩、垂肘、悬腕，以肘关节为支点，前臂做主动摆动，带动腕关节、拇指指间关节或掌指关节的屈伸活动，使所产生的功力轻重交替、持续不断地作用于治疗部位。

②一指禅指腹推法：医者手握空拳，拇指自然伸直并盖住拳眼，用拇指指腹着力于治疗部位或穴位，其余动作与一指禅指端推法相同。

③一指禅偏锋推法：医者用拇指桡侧偏锋着力于治疗部位，其余四指自然分开伸直，腕关节放松，呈微屈或自然伸直，沉肩、垂肘，以肘关节为支点，前臂做主动摆动，带动腕关节、拇指指尖或掌指关节的屈伸活动，使所产生的功力轻重交替、持续不断地作用于治疗部位。

④一指禅屈指推法：又称跪推法。医者拇指屈曲，用拇指指间关节桡侧或背侧着力于治疗部位，其余四指握空拳，其余动作与一指禅指端推法相同。

【动作要领】

①沉肩：肩关节放松，不能耸起用力。若肩部紧张，操作时上肢易产生疲劳酸痛，使动作受到影响。

②垂肘：肘关节自然下垂，使肘部位置略低于腕部与肩部，同时注意腕部尺侧要略低于桡侧。

③悬腕：腕关节自然悬屈，在腕关节放松的状况下，使腕屈曲至 $70°\sim 90°$，否则影响腕关节的灵活性和手法功力的渗透。

④掌虚：除拇指着力外，掌与其余四指均应放松，自然屈曲，不可用力。

⑤指实：拇指自然着力，使拇指着力部位着实吸定于治疗部位。

⑥紧推慢移：在操作过程中，腕部的摆动要快，但拇指在治疗部位移动的速度要慢。

⑦压力：自然压力，不可用蛮力。

⑧频率：$120\sim 160$ 次 / 分。

总起来说，本法的动作要领贯穿一个"送"字。只有将肩、肘、腕、掌各部都放松，才能使功力集中于拇指，做到蓄力于掌，发力于指，着力于操作部位，使手法动作灵活，力量沉着，刺激柔和有力，刚柔并济，才能称得上为一指禅功。

【注意事项】一指禅推法，临床操作有屈伸拇指指间关节和不屈伸拇指指间关节两种。前者刺激柔和，后者着力较稳，刺激较强。若医者拇指指间关节较硬，或治疗时要求较柔和的刺激，宜选用屈伸拇指指间关节的操作；若医者拇指指间关节较柔软，或治疗时要求的刺激量较强，宜选用不屈伸拇指指间关节的操作。

【适用部位】一指禅推法适用于全身各部位。一指禅指端推法、一指禅指腹推法刺激量中等，接触面小，渗透性好，临床适用于循经络、推穴位；一指禅偏锋推法刺激较一指禅推法更为柔和，适用于头面部、胸腹部和胁肋部，以头面部为常用；一指禅屈指推法具有着力稳健、刚劲有力的特点，常用于颈项部、骨缝小关节间及肌肉松弛的部位。

【临床应用】一指禅推法具有舒筋通络、行气活血、解痉止痛、调和营卫、理气消积、健脾和胃、镇静安神的作用。临床上用于治疗头痛、失眠、面瘫、胃脘痛、关节酸痛等症。

2. 揉法

【分类与操作】用指、掌、肘或肢体其他部位吸定于体表一定部位或穴位，做轻柔缓和的环旋运动，并带动该处的皮下组织活动的一种手法，称揉法。根据着力部位的不同，可分为指揉法、掌揉法和肘揉法。指揉法又可分为拇指揉法、中指揉法、三指揉法；掌揉法又可分为鱼际揉法、掌根揉法和全掌揉法。

①指揉法

拇指揉法：医者以拇指指腹着力于体表治疗部位或穴位，其余四指自然伸直放松，置于相应位置以助力，腕关节微悬，拇指及前臂主动施力，使拇指指腹在治疗部位或穴位做轻柔缓和的小幅度环旋运动，并带动该处皮下组织一起运动。

中指揉法：医者中指伸直，示指搭于中指远端指间关节背侧，腕关节微屈，用中指指腹着力于治疗部位或穴位，以肘关节为支点，前臂做主动摆动，带动腕关节，使中指指腹在治疗部位或穴位做轻柔的小幅度环旋运动，并带动该处皮下组织一起运动。

三指揉法：医者示、中、环指三指伸直，用其指腹着力于治疗部位或穴位，其操作方法同中指揉法。

②掌揉法

大鱼际揉法：医者沉肩、垂肘、腕关节放松，拇指内收，其余四指伸直，大鱼际附着于体表治疗部位或穴位，稍用力下压，以肘关节为支点，前臂做主动摆动，带动腕部，使大鱼际在治疗部位做轻柔缓和的环旋运动，并带动该处皮下组织一起运动。

小鱼际揉法：医者用小鱼际附着于治疗部位或穴位，其操作方法同大鱼际揉法。

掌根揉法：医者用手掌掌根附着于治疗部位，稍用力下压，腕关节放松，以肘关节为支点，前臂做主动运动，带动腕部及掌根连同前臂做小幅度的环旋揉动，并带动该处皮下组织一起运动。

全掌揉法：医者用手掌掌面着力于治疗部位或穴位，操作方法同掌根揉法。

③肘揉法：医者用前臂着力于治疗部位或穴位，稍用力下压，以肩关节为支点，上臂做主动运动，带动前臂做小幅度的环旋揉动，并带动该皮下组织一起运动。

【动作要领】

①肩、肘、腕关节放松，动作协调灵活，轻缓而有节律性。

②压力适中，以带动皮下组织为宜。

③往返移动时应在吸定的基础上进行。

④掌揉法 60 ～ 80 次 / 分；指揉法 80 ～ 100 次 / 分。

【注意事项】

①操作时前臂主动摆动，腕关节不可主动摆动。

②操作时要吸定治疗部位或穴位，带动皮下组织一起运动，不能在体表有摩擦。

③要注意摩法与揉法的区别。揉法着力较重，操作时指掌吸定一个部位，并带动

皮下组织运动，和体表没有摩擦；摩法着力较轻，操作时指掌在体表环旋摩擦，不带动皮下组织。

【适用部位】拇指揉法、中指揉法适用于全身各部位或穴位；三指揉法适用于颈项部；大鱼际揉法主要适用于头面部、胸腹部、胁肋部；小鱼际揉法适用于颈项部、肩背部；掌根揉法适用于腰背部、臀部及四肢部；全掌揉法适用于脘腹部、腰背部、四肢部等；肘揉法适用于体格健壮者腰背部、臀部及下肢后部等。

【临床应用】揉法是临床常用手法之一，其特点是轻柔缓和，刺激量适中，具有醒脑明目、宁心安神、疏肝解郁、宽胸理气、健脾和胃、消积导滞、活血化瘀、缓急止痛等作用。常用于治疗头痛、头晕、视物不清、失眠、口眼㖞斜、胸闷胁痛、脘腹胀满、消化不良、腹泻、便秘、软组织损伤、肌肉痉挛、肌肉萎缩等病症。临床上常与按法、摩法、拿法等手法配合使用。

3. 滚法

【分类与操作】以第 5 掌指关节背侧或小指、环指、中指的掌指关节突起部，吸附于体表一定部位或穴位，通过腕关节的屈伸运动和前臂的旋转运动，使产生的功力轻重交替、持续不断地作用于治疗部位的手法，称为滚法。根据着力部位的不同，可分为侧掌滚法、掌指关节滚法、掌滚法和前臂滚法。

①侧掌滚法：医者拇指自然伸直，其余手指自然屈曲，用手背第 5 掌指关节背侧吸定于治疗部位，肩关节放松，以肘关节为支点，前臂做主动摆动，带动腕关节的屈伸及前臂的旋转活动，使小鱼际和手背尺侧部在治疗部位进行持续不断的滚动。

②掌指关节滚法：医者用第 5 掌指关节背侧为吸定点，以小指、环指、中指及示指的掌指关节背侧为滚动着力面，腕关节略屈向尺侧，沉肩，以肘关节为支点，前臂做主动摆动，带动腕关节的屈伸与前臂的旋转运动，使掌指关节在治疗部位进行持续不断的滚动。

③拳滚法：医者拇指自然伸直，余指半握空拳，以示指、中指、环指和小指的近节指背吸定于治疗部位，以肘关节为支点，前臂主动施力，以示指、中指、环指及小指的近侧指间关节背面、近节指背、掌指关节背面为滚动着力面，在治疗部位进行持续不断的滚动。

④前臂滚法：医者屈肘关节，用前臂尺侧吸定于治疗部位，沉肩，以肩关节为支点，上臂做主动摆动，带动前臂的旋转运动，使前臂在治疗部位进行持续不断的滚动。

【动作要领】

①肩关节放松，上臂与胸壁距离保持 5～10cm，过近影响手法的发挥，过远则易疲劳。

②肘关节屈曲至 120°～140°，角度过大不利于前臂的旋转运动，角度过小则不利于腕关节的屈伸活动。

③腕关节放松，腕关节屈伸的幅度要大，使手背滚动幅度控制在120°左右，即当腕关节屈曲时向外滚动约80°，腕关节伸展时向内滚动约40°。

④操作时，滚动着力面要吸附于治疗部位，不可跳动、顶压或拖来拖去摩擦移动，避免撞击体表。

⑤操作时指掌部均应放松，手指任其自然，不要有意分开、并拢或伸直，否则会影响手法的舒适度。

⑥压力适量而均匀，动作协调而有节律性，不可忽快忽慢或时轻时重。

⑦频率为120～160次/分。

【注意事项】

①操作时要紧贴体表，不可跳跃或摩擦，保持明显的滚动。

②操作时的压力和摆动的幅度、速度均要相对一致。

【适用部位】 滚法适用于颈项部、背腰部、腰臀部及四肢部等。

【临床应用】 滚法为一指禅推拿流派的主要手法，接触面积广，渗透力强，具有舒筋活血、祛瘀止痛、缓解痉挛、松解粘连、滑利关节等作用。常用于治疗痹证、痿证、颈椎病、落枕、肩周炎、腰肌劳损、腰椎间盘突出症、坐骨神经痛，以及肢体关节运动障碍、高血压、糖尿病、痛经、月经不调等多种病症。临床常与揉法、按法、摇法、扳法等手法配合应用。

　　附：指间关节滚法

医者手握空拳，用示指、中指、环指、小指的近侧指间关节背面吸定于治疗部位，腕关节放松，以肘关节为支点，前臂做主动摆动，带动腕关节的伸屈运动，以及前臂轻微的旋转运动，使滚动着力面在治疗部位做持续不断的滚动。

滚法是一指禅推拿流派的一种辅助手法，具有舒筋活血、镇静安神、健脾和胃、调节胃肠功能的作用。常用于头部、颈项部、肩背部及腹部的操作，治疗头痛、失眠、颈椎病、颈项部肌肉酸痛、脘腹胀痛、便秘、泄泻等症。

临床上常与揉法、按法、拿法、拔伸法等配合应用。

（三）挤压类手法

以指、掌或肢体其他部位按压或对称性挤压体表的一类手法，称为挤压类手法。

挤压类手法包括按压与捏拿两类手法。按压类手法是以按压的方式作用于机体的一类手法。操作时由体表向深部垂直用力，使刺激缓缓透达体内，其作用浅至肌肤，深达骨骼、脏腑。按压类手法主要包括按法、压法、点法、掐法、拨法、理法等，其代表手法是按法，其他手法皆由此衍化或发展而来。这些手法按压的力量有强有弱，按压的范围有大有小，按压的时间长短不一，能应用于全身各部位，可根据治疗需要而选择相宜的手法。捏拿类手法是以对称性挤捏的方式作用于体表或肢体的一类手法。操作时应对称性用力，刺激既柔和又渗透，舒适自然。捏拿类手法主要包括捏法、拿法、捻法、挤法、揪法等。

因按压与捏拿两类手法操作时均能使治疗部位受到挤压之力，只不过前者是单侧受力，而后者是两侧对称性受力，故将按压与捏拿两类手法统称挤压类手法。

1. 按法

【分类与操作】 用指、掌、肘着力于体表一定部位或穴位，逐渐用力下压，按而留之的手法，称为按法。根据着力部位的不同，可分为指按法、掌按法和肘按法三种。

①指按法

拇指按法：医者拇指伸直，用拇指指面着力于治疗部位，其余四指张开，置于相应位置以助力，拇指主动用力，垂直用力逐渐向下按压，使刺激充分达到机体组织的深层后，应稍停片刻，然后渐渐放松，如此反复操作。

中指按法：医者中指伸直，示指搭于中指末节背面，其余四指弯曲，用中指指端着力于治疗部位，垂直用力逐渐向下按压，使刺激充分达到机体组织的深层后，应稍停片刻，然后渐渐放松，如此反复操作。

三指按法：医者示、中、环指伸直，三指指腹着力于治疗部位，垂直用力逐渐向下按压，使刺激充分达到机体组织深层后，应稍停片刻，然后渐渐放松，如此反复操作。

②掌按法：医者腕关节放松，用掌根、鱼际或全掌着力于治疗部位，垂直用力逐渐向下按压，使刺激充分达到机体组织的深层后，应稍停片刻，然后渐渐放松，如此反复操作。根据疾病治疗的需要或部位的不同，可采用单掌按法或者双掌重叠按法。

③肘按法：医者肩关节放松，用肘或前臂尺侧肌肉着力于治疗部位，垂直用力逐渐向下按压，使刺激充分达到机体组织的深层后，应稍停片刻，然后渐渐放松，如此反复操作。

【动作要领】

①操作时，按压的用力方向多为垂直向下或与受力面相垂直。

②用力要由轻到重，平稳而持续，并逐渐增加力量，使刺激充分达到机体组织深部。

③要"按而留之"，不宜突然松手，应逐渐减轻按压的力量。

【注意事项】

①选取部位或穴位要准确。

②不可突施暴力，以免造成筋伤、骨折。

③用力平稳、持久，不可偏歪、移动。

④手法刺激量和时间应根据患者的体质、病情、耐受力等情况灵活掌握。

【适用部位】 指按法接触面积小，适用于全身各部位，以经络穴位等常用；掌按法接触面积大，刺激强而柔和，适用于胸腹部、背腰部、下肢后侧；肘按法刺激强，适用于腰臀部等肌肉丰厚而坚实的部位。

【临床应用】按法具有活血止痛、疏通经络、开通闭塞、温中散寒、解痉散结、矫正畸形的作用。临床常用于治疗胃痛、腹痛、胸痹、头痛、痛经、肢体酸痛麻木、急慢性软组织损伤、功能性脊柱侧弯及后突畸形等病症。

2. 压法

【分类与操作】用指、掌、肘着力于体表一定部位，进行持续性按压的手法，称为压法。根据着力部位的不同，可分为指压法、掌压法和肘压法。

①指压法：医者用拇指面着力于治疗部位或穴位，其余四指张开，置于相应位置以助力，拇指垂直用力向下进行持续按压。

②掌压法：医者用掌根或掌面着力于治疗部位或穴位，以肩关节为支点，利用身体上半部的力量，通过臂部传至手掌，垂直向下用力，进行持续性按压。

③肘压法：医者肘关节屈曲，以前臂尺侧肌肉部着力于治疗部位或穴位，肩关节为支点，利用身体上半部的重量垂直向下用力，进行持续性按压。

【动作要领】

①操作时用力方向多为垂直向下或与受力面相垂直。

②操作时要持续性用力，由轻到重，结束时再由重到轻。

③动作要平稳而有节律性。

【注意事项】

①压法的动作与按法相似，如"指按法""掌按法"，亦有人称为"指压法"和"掌压法"。由于压法和按法两者动作相似，一般把两者结合起来统称为"按压法"。但按法偏于"动"，带有缓慢的节奏性，而压法偏于"静"，按压时间较长，力量较重。

②压法操作时，要根据治疗部位、病情、患者体质等情况适当使用。

③明确诊断，不可突施暴力，以免造成损伤。

【适用部位】指压法常用于全身各部位，以经络穴位常用；掌压法常用于胸腹部、背腰部及下肢后部；肘压法常用于背腰部、腰臀部、大腿后侧等肌肉较丰厚结实的部位。

【临床应用】压法刺激较强，具有疏通经络、镇静安神、解痉止痛、温中散寒的作用。临床常用于治疗头痛、牙痛、失眠、胃脘痛、胸痛、泄泻、便秘、腰臀部肌肉损伤、顽固性腰腿痛、脊柱强直等病症。

3. 点法

【分类与操作】用指端或屈曲的指间关节部着力于体表一定部位或穴位，点而压之的手法，称为点法，又称点穴法。根据着力部位的不同，可分为拇指指端点法、拇指屈指点法、示指屈指点法及中指点法。

①拇指指端点法：医者拇指伸直，用拇指指端着力于治疗部位或穴位，其余四指

张开，置于相应位置以助力，拇指主动用力，逐渐垂直用力向下按压。

②拇指屈指点法：又称握拳点法，医者握拳屈拇指，以拇指端抵住示指中节外侧缘，用拇指指间关节桡侧突起部点按治疗部位或穴位，逐渐垂直用力向下按压。

③示指屈指点法：医者握拳屈示指，以拇指末节内侧缘紧压示指指甲部，用示指近侧指间关节突起部点按治疗部位或穴位，逐渐垂直用力向下按压。

④中指点法：医者沉肩，微屈肘，拇、示、中指自然伸直，拇指置于中指掌侧，示指置于中指背侧，夹持中指，以中指端点按治疗部位或穴位，逐渐垂直用力向下按压。

【动作要领】

①操作时，用力方向垂直向下。

②用力要由轻到重，平稳而持续，力量逐渐增加，使刺激充分达到机体组织深部，以治疗部位或穴位有得气感为宜。

③操作结束时，不宜突然松手，应缓缓减轻力量。

【注意事项】

①操作时，点取部位或穴位要准确。

②不可突施暴力。

③对年老、体弱、久病虚衰的患者慎用点法，尤其是心功能较弱的患者禁用。

④点后宜用揉法，以避免造成气血积聚，以及局部软组织损伤。

【适用部位】点法着力点小，用力集中，渗透性强，适用于全身各部位或穴位。

【临床应用】点法具有通经活络、消积散结、开通闭塞、消肿止痛、调节脏腑等功能。常用于治疗头痛、胸痛、胃脘痛、腹痛、牙痛、急慢性扭挫伤、半身不遂等病症。

4. 掐法

【操作】用拇、示或中指的指甲重掐体表一定部位或穴位而不刺破皮肤的手法，称为掐法，又称"切法""爪法"。掐法刺激尖锐而集中，有以指代针之意，所以也称"指针法"。

【动作要领】

①操作时，宜垂直用力按压，不能扭动，以免掐破皮肤。

②掐后常继以揉法，以缓和刺激，减轻局部的疼痛反应。

③操作次数一般掌握在 5 ～ 6 次，不宜反复长时间操作。

【注意事项】

①操作时需取准治疗部位或穴位。

②医者指甲不宜尖锐、过长，以免掐破皮肤。

【适用部位】掐法刺激集中而尖锐，适用于头面及手足部穴位。

【临床应用】掐法具有开窍醒神、回阳救逆、祛风散寒、兴奋神经、温通经络的作用。临床上主要用于急救，如掐人中、十宣、老龙等痛觉敏感的穴位，常用于中暑、晕厥、小儿惊风、昏迷等症。

5. 拨法

【分类与操作】用指、掌、肘深按于体表一定部位或穴位，做与肌纤维、肌腱、韧带呈垂直方向滑动的手法，称为拨法。根据着力部位的不同，可分为拇指拨法、掌根拨法和肘拨法。

①拇指拨法：医者拇指伸直，用拇指指面着力于治疗部位或穴位，其余四指张开，置于相应位置以助力，拇指主动用力按压，待有酸胀感时，再做与肌纤维、肌腱、韧带呈垂直方向的拨动。若单手指力不足时，可用双手拇指重叠拨。

②掌根拨法：医者手掌自然放松伸直，腕关节微屈，用掌根着力于治疗部位或穴位，适当用力按压，待有酸胀感时，再做与肌纤维、肌腱、韧带呈垂直方向的拨动。若单手掌根用力不足时，可用双掌重叠拨。

③肘拨法：医者用肘部着力于治疗部位或穴位，适当用力按压，待有酸胀感时，再做与肌纤维、肌腱、韧带呈垂直方向的拨动。

【动作要领】

①拨动时着力部位不能在皮肤表面有摩擦移动，应带动肌纤维、肌腱或韧带一起滑动，手下应有弹拨感。

②拨动的方向应与按压的方向垂直。

③用力要由轻到重，轻而不浮，重而不滞。

【注意事项】

①施力的大小应根据治疗部位辨证而定。

②拨动的方向、角度、幅度，应根据肌肉的走行而定。

③在拨动中，腕关节应相对放松，使拨动有力而不失柔和。

【适用部位】拨法适用于颈项部、肩背部、腰部、臀部、四肢部等。

【临床应用】拨法刺激量较大，是治疗伤筋的常用手法，具有解痉止痛、剥离粘连、疏理肌筋等作用。临床常用于"以痛为腧"或指下有"筋结"感的部位，并辅以肢体的被动活动。常用于治疗落枕、肩周炎、颈椎病、腰腿痛，以及关节扭伤等急慢性软组织损伤引起的肌肉痉挛、疼痛。常与理筋法配合应用。

6. 理法

【分类与操作】用指、掌或肘深压于体表一定部位或穴位，做与肌纤维、肌腱、韧带呈平行方向推理动作的手法，称为理法，又称理筋法。根据着力部位的不同，可分为拇指理法、掌理法和肘理法。

①拇指理法：医者拇指伸直，用拇指指面着力于治疗部位或穴位，适当用力按压，待有酸胀感时，再做与肌纤维、肌腱、韧带呈平行方向的推理动作。若单手拇指指力

不足时，可用双手拇指重叠推理。

②掌理法：医者用手掌掌面或大鱼际着力于治疗部位或穴位，适当用力按压，再做与肌纤维、肌腱、韧带呈平行方向的推理动作。

③肘理法：医者用肘部着力于治疗部位或穴位，适当用力按压，待有酸胀感时，再做与肌纤维、肌腱、韧带呈平行方向的推理动作。

【动作要领】

①操作时着力部位不能在皮肤表面有摩擦移动，应带动肌纤维、肌腱、韧带呈平行方向推理。

②用力平稳着实，速度均匀缓慢。

【注意事项】

①施力的大小应根据治疗部位辨证而定。

②操作时的方向、角度、幅度应根据肌肉的走行而定。

【适用部位】理法适用于颈项部、肩背部、腰部、臀部、四肢部等。

【临床应用】理法是治疗伤筋的常用手法，具有理顺筋脉、疏通经络、解痉止痛等作用。临床上常用于治疗颈椎病、肩周炎、腰腿疼痛等急慢性软组织损伤引起的肌肉痉挛、疼痛，常在拨法之后应用。

7. 捏法

【操作】用拇指与其他手指在体表一定部位或穴位做对称性挤压动作的手法，称为捏法。医者用拇指和示、中指指面夹住肢体或肌肤的治疗部位或穴位，做相对用力挤压，随即放松，再用力挤压、放松，重复以上动作，并循序移动。亦可用拇指和其余四指相对用力操作。

【动作要领】

①用指面着力，施力时力量要对称。

②动作要连贯而有节奏性，用力要均匀而柔和。

【注意事项】

①不可用指甲掐压肌肤。

②操作时以掌指关节活动为主。

【适用部位】捏法适用于头部、颈项部、背腰部及四肢部。

【临床应用】捏法具有舒筋通络、行气活血等作用。临床上常用于治疗头痛、口眼㖞斜、风湿痹痛、肢体麻木、软组织损伤、肌肤酸痛、痉挛等症，常与拿法、按揉法等配合应用。

8. 拿法

【分类与操作】用拇指与其余四指相对用力，捏提体表一定部位或穴位的手法，称为拿法，有"捏而提起谓之拿"的说法。医者用拇指和示、中指指腹相对用力，捏住治疗部位或穴位的肌肤，并逐渐用力内收提起，做轻重交替而连续的捏提。亦可用拇指与其余四指的指腹相对用力操作，或掌根与其余四指的指腹相对用力操作。

【动作要领】

①操作时腕关节要放松，使动作柔和灵活。

②用手指的指腹着力，不能用指端、爪甲内抠。

③用力要由轻到重，再由重到轻，不可突然用力或使用暴力。

④拿法的动作要连续不断而有节奏感。

【注意事项】

①注意拿法动作的协调性，不可死板僵硬。

②提拿时指面应吸定治疗部位或穴位，防止肌肤滑脱。

③拿法刺激较强，临床应用后继以揉摩，以缓和刺激。

【适用部位】拿法适用于头部、颈项部、肩部、腹部、背腰部及四肢部等。

【临床应用】拿法具有舒筋通络、行气活血、祛风散寒、解痉止痛、开窍醒神等作用。常用于治疗感冒、头痛、项强、四肢关节及肌肉酸痛、筋肉挛急等病症。临床常配合擦法、拍法、叩法等手法。

9. 捻法

【操作】医者用拇指和示指的指腹（或示指桡侧面）相对用力捏住体表治疗部位或穴位，稍用力做对称性如捻线状的快速捻转揉搓动作，称为捻法。

【动作要领】

①操作时腕关节放松，动作要灵活而连贯。

②用力轻快柔和，做到捻而不滞，转而不浮。

③捻搓速度要快，但在体表移动要慢，做到紧捻慢移。

【注意事项】

①捻转搓揉动作以掌指关节的活动为主。

②手指对称着力，不能捏得太紧，以带动患者旋转而不出现摩擦为度。

③操作时可用介质，以保护皮肤，提高疗效。

④若局部撕脱、骨折、血肿初期禁用本法。

【适用部位】捻法适用于四肢小关节，如指、趾小关节及浅表肌肤。

【临床应用】捻法是一种辅助手法，轻快柔和，具有理筋通络、滑利关节、消肿止痛等作用。常用于治疗指、趾关节疼痛、肿胀、屈伸不利，以及声音嘶哑、失音等。

10. 挤法

【分类与操作】用指端或掌对称性着力于体表一定部位或穴位，向中间挤按的手法，称为挤法。根据着力部位的不同，可分为指挤法或掌挤法。

①指挤法：医者用单手和示指的指端，或用两手拇指的指端着力于治疗部位或穴

位的皮肤、筋结上，对称性用力向中间挤按，称为指挤法。

②掌挤法：医者用双手着力于治疗部位或穴位的皮肤、筋结上，对称性用力向中间挤按，称为掌挤法。

【动作要领】

①操作时用力要对称而缓慢。

②挤按皮肤时以局部皮下透出红晕为度。

③挤按筋结以筋结破散为度。

【注意事项】

①不可挤破皮肤，指甲要修剪平滑。

②对于时间较久的筋结，不可强行挤破。

③挤按腹部时用力不宜太重。

【适用部位】挤法适用于全身各部位，以前额部、颈项部、腹部及四肢部常用。

【临床应用】挤法具有清热解毒、软坚散结、通经止痛等作用。常用于治疗关节酸痛、腱鞘囊肿、筋结、头痛、脘腹部胀痛、消化不良、腹泻、痛经等症，常与擦法、揉法、摩法、振法等配合。

11. 揪法

【操作】用拇指与其他手指对合呈钳状，用力捏住肌筋做快速上提的手法，称为揪法。医者用拇指指腹与示指第二节指骨桡侧面，或示指、中指的第二节指骨对合，钳夹住肌筋，做快速敏捷的捏提、捏拉动作，并使肌筋滑离出声，嗒嗒作响，如此反复操作。

【动作要领】

①操作时用力要对称。

②操作时速度要快而灵活。

③力量要由轻到重，不可粗暴用力。

【注意事项】

①操作时需使用润滑剂，以保护皮肤。

②注意操作时不可揪破皮肤。

【适用部位】揪法可用于全身各部位，主要用于前额部、颈项部及腰背部。

【临床应用】揪法具有祛风散寒、清热解表、解痉止痛、疏通经络之作用。常用于治疗头痛、咽喉肿痛、声音嘶哑、肢体乏力、颈项强痛、腰背酸痛和身热不退等症。

（四）振动类手法

以较高频率的节律性轻重交替刺激，持续作用于人体体表一定部位或穴位，使之产生振动舒松的一类手法，称为振动类手法。本类手法主要包括抖法、振法、颤法等。

1. 抖法

【**分类与操作**】用单手或双手握住患者肢体远端，用力做小幅度持续的、连续的、频率较快的连续颤动，使关节、肌肉产生松动感的手法，称为抖法。因操作部位不同，分为抖上肢法、抖下肢法及抖腰法。

①抖上肢法：患者坐位或者站立位，肩臂部放松。医者站于其前外侧，上身略前俯，用双手或单手握住肢体的手腕部或手掌部，将其上肢慢慢地向前、外侧抬起约60°，然后稍用力做连续的、小幅度的、频率较快的上下抖动，使抖动所产生的振动似波浪般地传递到肩部，使肩关节和上肢产生舒适的感觉。或医者以一手按其肩部，另一手握住其腕部，做连续不断的小幅度上下抖动，抖动中可结合被操作肩关节的前后方向活动。

②抖下肢法：患者仰卧位，下肢放松，自然伸直。医者站其足后方，用双手握住患者一侧踝部，使下肢呈内旋状，并将其下肢抬起至离床面约30cm，然后稍微用力做连续的、小幅度的上下抖动，使髋部和大腿部有舒适放松的感觉。本法亦可两侧下肢同时操作。

③抖腰法：患者俯卧位，下肢放松，自然伸直，两手拉住床头或由助手固定其两腋部。医者以两手握住其两足踝部，两臂伸直，身体后仰，与助手相对用力，牵引其腰部。待其腰部放松后，身体前倾呈起立之势，瞬间用力，做 1～3 次较大幅度的抖动，使抖动产生之力作用于腰部，使其产生较大幅度的波浪状运动。

【**动作要领**】

①患者被抖肢体要自然伸直放松，并应使患肢肌肉处于最佳松弛状态，否则抖动的力量不易发挥。

②操作时动作要轻松、连续不断。

③抖动幅度要小，频率要快。

④医者呼吸自然，不可屏气。

【**注意事项**】

①抖动时应适当牵拉被操作肢体，使之相对伸直，便于抖动的传导，但牵拉力不宜太大。

②肩、肘、腕关节有习惯性脱位者禁用。

③腰部疼痛较重，活动受限，肌肉不能放松者禁用。

【**适用部位**】抖法适用于腰部及四肢部，以上肢部最为常用。

【**临床应用**】抖法是一种和缓、放松、疏导的手法，具有调和气血、舒经活络、缓解痉挛、松解粘连、滑利关节、消除疲劳的作用。临床上，上肢部抖法主要用于治疗颈椎病、肩关节周围炎，以及肩、肘关节酸痛活动不利等病症；下肢部抖法、抖腰部法主要用于腰部扭伤、腰椎间盘突出症、腰椎后关节紊乱、腰椎退行性病及腰腿疼痛等病症。常与搓法、叩法等配合应用。

2. 振法

【分类与操作】以指或掌吸附于体表一定部位或穴位，做频率密集的快速振颤动作的手法，称为振法。根据着力部位的不同，可分为指振法和掌振法两种。

①指振法：一般应用中指振法。医者中指伸直，着力于经络或穴位上，示指加压于中指指背，肘微屈，意念集中于中指，运用前臂和手部的静止性用力，使肌肉强力收缩，发出快速而强烈的振颤，集功力于中指并传递到经络或穴位，产生温热感和舒松感。

②掌振法：医者用掌心着力于治疗部位或穴位，肘微屈，意念集中于掌心，运用前臂和手部的静止性用力，使肌肉强力收缩，发出快速而强烈的振颤，集功力于掌心并传递到治疗部位或穴位，并产生温热感和舒松感。

掌振法也可双手操作，即医者双手重叠交叉或并列平放，附着于治疗部位或穴位，然后两上肢部同时做静止性用力，使手臂产生连续性的振颤，传递到治疗部位或穴位，以增强振法的功力。医者必须结合推拿功法中的少林内功功法的锻炼，以增进臂力。

【动作要领】

①操作时指、掌自然伸直，不可过分用力下压。

②操作时功力要集中在指端或掌心，前臂与手部必须静止性用力，身体其他部位均要放松，呼吸自然，不可屏气。

③动作连贯、持续，一般要求 3 分钟以上，使振颤持续不断传递到体内。

④振动幅度要小，频率要快，要求 300 ～ 400 次 / 分。

【注意事项】

①操作时医者手臂不能有主动按压或摆动运动。

②操作时着力部位均不能离开治疗部位或穴位。

③操作时医者应注意自身调节保护。

【适用部位】指振法适用于全身各部位、穴位；掌振法适用于胸腹部和肩背部。

【临床应用】振法是内功推拿流派的代表手法之一，刺激柔和舒适，在局部会产生温热、疏松的效应，具有温中散寒、理气和中、消食导滞、疏肝解郁、行气活血、祛瘀镇痛、调节胃肠功能的作用。常用于治疗失眠、头痛、脘腹部胀痛、肠鸣腹泻、消化不良、肠胃功能紊乱、肩背部肌肉酸痛、肿胀等病症；对肠粘连、胃下垂均有明显治疗效果，常与一指禅推法、推摩法配合应用。

3. 颤法

【分类与操作】以指、掌在体表一定部位或穴位做快速颤动的手法，称为颤法。根据着力部位的不同，可分为指颤法和掌颤法两种。

①指颤法：以示指、中指二指或示指、中指、环指三指的指腹着力于治疗部位或穴位。手部和臂部肌肉绷紧，主动施力，使手臂部产生快速有节律的颤动，治疗部位或穴位连同医者手臂一起颤动。

②掌颤法：医者掌面着力于治疗部位或穴位，其余动作姿势与指颤法相同。掌颤法也可双手操作。

【动作要领】

①指或掌在局部的压力要适度，不宜太重或太轻，以便于颤动的传导。

②前臂和手部要主动颤动发力。

③操作时要使功力集中于指或掌。

④颤法的运动频率在 200 ～ 300 次 / 分。

【注意事项】

①颤法是前臂进行主动的运动，振法是静止性用力。

②颤法对医者的体能消耗较振法少，但亦应注意自身保护，不可过久操作。

【适用部位】 颤法主要适用于腹部。

【临产应用】 颤法具有消积导滞、健运脾胃的作用。临床上主要用于治疗脾胃失调所致的腹胀、消化不良等症。

（五）叩击类手法

用指、掌、拳或特制的器械在体表一定部位或穴位，有节奏叩打拍击的一类手法，称为叩击类手法。本类手法包括击法、叩法、拍法、啄法、弹法等。

叩击类手法特点是运用叩击时的冲击力，使组织发生震动，手法操作简单，但技巧性较强，多属"刚劲"手法，如果运用不当，就会造成不良刺激，给患者增加痛苦。因此在临床上运用时必须特别注意动作技巧，做到击打劲力的收放自如，刚柔并济。

1. 击法

【分类与操作】 用指端、掌侧小鱼际、掌根、拳背及特制器械（桑枝棒）有节律地击打体表一定部位或穴位的手法，称为击法。根据着力部位的不同，可分为拳击法、掌击法、侧击法、指端击法、棒击法。

①拳击法：医者手握空拳，腕关节伸直，利用肘关节的屈伸和前臂的力量，以拳背平击治疗部位或穴位，称为拳击法；以拳心平稳而有节奏地击打治疗部位，称为拳心击法；以下拳眼击打治疗部位或穴位，称为拳眼击法，又称打法或捶法。

②掌击法：又称掌根击法。医者手指自然松开，伸直或微屈，腕关节伸直或略背伸，以掌根为着力点，运用前臂的力量有节律性地击打治疗部位或穴位，前臂挥动的幅度较拳击法大些。

③侧击法：又称小鱼际击法。医者手指自然伸直，腕关节略背伸，运用前臂的力量，用单手或双手尺侧掌指部或小鱼际部有节奏地击打治疗部位或穴位。

④指端击法：医者手指自然弯曲，五指分开或呈爪形，腕关节放松，运用腕关节做小幅度或较大幅度的背伸运动，以指端有节律地轻轻击打治疗部位或穴位。

⑤棒击法：用特制的棒（如桑枝棒）有节律地击打治疗部位或穴位，称为棒击法。医者手握桑枝棒的一端，运用肘关节屈伸和挥臂的力量，用棒体平击治疗部位或穴位。击打时棒的着力面要大，主要以棒前段 1/2 部着力。

【动作要领】

①腕关节要放松，用力要稳，要含力蓄劲，收发自如。击打时要有反弹感，触及治疗部位或穴位后迅速弹起，不要停顿或拖拉。

②击打动作要均匀、灵活、连续而有节奏感，快起快落。

【注意事项】

①应避免暴力击打。

②须严格掌握各种击法的使用部位和适应证。

③击打时应避开骨性突起部位，在肺区和肾区部位慎用。

④击打的力量要适中，应因人、因病而异，灵活掌握其刺激量。

【适用部位】拳击法，适用于颈根部、腰骶部、臀部；掌击法，适用于臀部及下肢肌肉丰厚处；侧击法，适用于肩背部、四肢部；指端击法，适用于头部；棒击法，适用于背腰骶部、臀部、下肢部。

【临床应用】击法用力较重，刺激较强，具有舒筋通络、调和气血、缓解痉挛、祛瘀止痛、振奋阳气、安神醒脑等作用。临床上，拳击法常用于治疗颈、腰椎疾病所致的肢体酸麻、坐骨神经痛、腰臀部软组织劳损及下肢酸麻等症；侧击法的应用法同掌击法，临床上可交替使用；指端击法常用于头部，治疗头痛、失眠等症。

其中棒击法的特点是力量大而重，是特强刺激手法，对肢体组织深部的震动较大。在临床上治疗肢体麻木、浅表感觉迟钝有较好疗效，应用时要特别注意根据不同部位控制好击打的力量和方法，由轻到重，适可而止。

2. 叩法

【分类与操作】以手掌的小指侧端、空拳的尺侧在体表一定部位或穴位，轻快而有节律叩击的手法称为叩法。叩法刺激程度较击法为轻，有"轻击为叩"之说。根据着力部位的不同，可分为拳叩法、掌叩法、拳掌叩法和指叩法。

①拳叩法：医者双手握空拳，拇指轻盖拳眼，拳眼朝上，用拳的尺侧缘着力于治疗部位或穴位，或拳眼相对，示指、中指、环指、小指的第二指节指背面排齐，着力于治疗部位或穴位，肘关节微屈，前臂做主动运动，腕关节略背伸，以腕关节的屈伸运动带动双拳快速交替、轻快柔和、有节律地叩击治疗部位或穴位。

②掌叩法：医者或双手掌相合，或双手分开，掌心空虚，指腹相抵，手指自然伸直、分开，腕关节略背伸，双手的小鱼际于小指的尺侧缘着力于治疗部位或穴位，肘

关节微屈，前臂做主动运动，以腕关节的屈伸运动带动双手的小鱼际，于小指的尺侧缘同时或交替，快速、轻快柔和、有节律地叩击治疗部位或穴位。

③拳掌叩法：医者用左手掌着力于治疗部位或穴位，右手手握空拳，拇指轻盖拳眼，拳眼朝上，用拳的尺侧缘着力于左手背上，肘关节微屈，而后医者用拳的尺侧缘在左手背上轻柔缓和、有节奏地叩振。

④指叩法：医者双手五指掌指关节半屈曲，自然分开呈爪形，腕关节略背伸，用双手的多指端着力于治疗部位或穴位，肘关节微屈，前臂做主动运动，以腕关节的屈伸运动带动双手的多指端同时或交替，轻快柔和、有节律地叩击。

【动作要领】

①腕关节放松。

②叩击动作要轻快灵活，均匀连贯，快起快落，双手可交替操作，如击鼓状。

③叩击力量要适中，叩击后患者常有轻松舒适感觉。

【注意事项】

①叩法与击法动作相似，但刺激量较击法轻，所谓"轻击为叩"。

②注意不要施重力，一般使用后患者常有轻松舒适的感觉。

【适用部位】叩法适用于肩背、腰臀和四肢部位。

【临床应用】叩法具有舒筋通脉、调和气血、消除疲劳、振奋精神等作用。临床多用于肩背、腰骶部和四肢肌肉酸痛、麻木、倦怠、疲乏等病症。

3. 拍法

【操作】医者手指自然并拢，掌指关节微屈，使掌心空虚，腕关节放松，运用前臂力量或腕力，使整个虚掌平稳而有节奏地拍打治疗部位或穴位。拍法可单手操作，也可双手操作。双手操作时动作要协调，两手有节律地交替进行。

【动作要领】

①腕关节放松，在前臂的带动下协调活动，用腕力进行拍打。

②拍击时动作要平稳、均匀、灵活、连贯、快起快落，整个手掌同时接触治疗部位，可闻及清脆的空气暴鸣声，但无疼痛感。

③拍击的刺激量应根据患者的体质、病情及耐受力而灵活掌握。

【注意事项】

①用力要均匀，切忌施暴力，特别是老人及小儿。

②操作时应保持虚掌不变，平整地拍击体表。

③不可在操作部位出现停顿，以免影响振荡效应。

④掌握好适应证，对冠心病慎用拍法。

【适用部位】拍法适用于肩背、腰骶部和四肢部等。

【临床应用】拍法的着力面积较大，主要作用于浅表组织，具有促进气血运行、消除肌肉疲劳、解痉止痛等作用。临床常用于治疗乳腺炎初期、乳房小叶增生、急性扭伤、肌肉痉挛、慢性劳损、风湿痹痛、局部感觉迟钝、麻木等症。在做湿热敷时，拍打热敷巾能使药力和热力更加渗透。

4. 啄法

【**操作**】医者五指屈曲，拇指与其余四指的指端聚拢，成梅花状，以诸指端为着力点，做屈伸腕关节运动，使指端垂直啄击治疗部位或穴位，如鸡啄米状。本法可单手操作，也可双手操作。

【**动作要领**】

①操作时腕部要放松，应用腕力进行叩击。

②动作轻巧灵活，有节律性。

③用力轻快，着力均匀。

【**注意事项**】在头部操作时，幅度要小，频率要快；在背部操作时，幅度要大，频率要慢。

【**适用部位**】啄法适用于头部、胸部和背部等。

【**临床应用**】啄法刺激轻柔舒适，具有安神醒脑、开胸顺气、活血止痛、通经活络等作用。临床用于治疗颈背部肌肉酸痛、板滞、胸胁胀痛、头痛、头晕、失眠、神经衰弱等病症，常与摩法、揉法、按法等配合应用。

5. 弹法

【**分类与操作**】用拇指指面压住示指或中指的指甲部，用力迅速弹出，连续弹击体表一定部位或穴位的手法，称为弹法。根据着力部位的不同，可分为示指弹法、中指弹法和双指弹法。

①示指弹法：医者用拇指指腹面压住示指的指甲部，然后做伸指运动，将示指用力迅速弹出，如此连续弹击治疗部位或穴位。

②中指弹法：医者用拇指指腹面压住中指的指甲部，然后做伸指运动，将中指用力迅速弹出，如此连续弹击治疗部位或穴位。

③双指弹法：医者用拇指指腹面压住示、中指的指甲部，然后做伸指运动，将示、中指用力迅速弹出，如此连续弹击治疗部位或穴位。

【**动作要领**】

①弹击力量要均匀而持续，以不引起疼痛为度。

②动作要轻巧、灵活自如，悬弹而击之。

③连续弹击频率 120 次 / 分左右。

【**注意事项**】持续弹击时，弹力不能忽轻忽重，不能用蛮力。

【**适用部位**】弹法适用于全身各部位与穴位，以头部、四肢关节端常用。

【**临床应用**】弹法具有舒筋活络、畅通气血、松解粘连、活血止痛、祛风散寒的作用。临床常用于治疗头痛、四肢关节端酸痛、局部粘连、屈伸不利等病症。

（六）运动关节类手法

1. 屈伸法

【分类与操作】使关节做被动性屈伸运动的手法，称为屈伸法。可分为颈部屈伸法、肩关节屈伸法等。

①颈部屈伸法

颈项部斜扳法：患者坐位，颈部放松。医者立其身后或一侧，以一手扶于前额部，另一手扶其后枕部，双手协同施力，缓缓做颈部前屈后伸活动。

颈部侧屈法：患者坐位，颈部放松。医者立其身后，双手掌分别扶其头部两侧，双手协同施力，缓缓做颈部左右侧屈活动。

②肩关节屈伸法

肩关节屈伸法：患者坐位，肩关节放松，上肢部自然下垂。医者一手扶于肩部，另一手握其腕部或臂部，双手协同施力，缓缓做肩关节前屈后伸活动。

肩关节后伸法：以右侧为例。患者坐位，肩关节放松，肘关节屈曲，肩关节后伸。医者立其患侧，以左臂肘窝抵住其肘下部，双手十指交叉扣于肩上部，然后稍用力向上抬肘，使肩关节过度后伸。操作时肩关节尽量内收，防止损伤肩周软组织。

③肘关节屈伸法：患者坐位或仰卧位，医者立其患侧，以一手托握其肘后部固定，另一手握住其腕部，双手协同施力，缓缓做肘关节屈伸活动。

④腕关节屈伸法：患者坐位或仰卧位，示指、中指、环指和小指并拢，掌心朝下。医者立其患侧，以一手握其腕上部固定，另一手握其并拢的四指部，然后两手协同施力，缓缓做腕关节屈伸活动。

⑤掌指关节屈伸法：患者坐位或仰卧位。医者立其患侧，一手握其腕部或手掌部，另一手捏住手指末节，双手协同施力，缓缓做掌指关节屈伸活动。

⑥指间关节屈伸法：患者坐位或仰卧位。医者立其患侧，一手捏住手指近侧指骨，另一手捏住患者同一手指远侧的指骨，两手协同施力，缓缓做指间关节屈伸活动。

⑦腰部屈伸法：患者仰卧位，双下肢自然伸直。医者立其床尾，并用大腿前侧分别顶住患者的足掌部，然后双手分别握其腕部协同施力，缓缓用力牵拉，使其坐起。稍停留片刻，患者主动后仰的同时，医者随之前倾伸臂，使其恢复仰卧位。如此反复数次，以屈伸活动腰部。

⑧髋、膝、踝关节屈伸法：患者仰卧位。医者立其一侧，以一手扶按其膝部，另一手托其足掌部，双手协同施力，使患者髋、膝、踝关节同时屈曲，随即伸直复原。如此反复数次，以屈伸活动髋、膝、踝关节。

⑨膝关节屈伸法：患者俯卧位。医者立其一侧，以一手扶按其腘窝上部，另一手握其踝部，双手协同施力，使患者缓缓屈伸膝关节。如此反复数次，以屈伸活动膝

关节。

⑩踝关节屈伸法：患者仰卧位。医者立其床尾，以一手握其足掌部，另一手托其足跟部，双手协同施力，做踝关节屈伸活动。如此反复数次，以屈伸活动踝关节。

【动作要领】

①屈伸的幅度要在人体生理活动范围内进行，应由小到大，逐渐增加，循序渐进。

②屈伸的速度宜缓慢，尤其是刚开始操作时的速度要慢，随着屈伸次数的增加及患者的逐渐适应可稍微加快。

③屈伸时用力要均匀、协调、持续，并因势利导，适可而止。不可做突发性用力或用蛮力，以免造成新的损伤。

④屈伸时动作要稳妥灵活。

【注意事项】

①不可逾越正常人体的关节生理活动范围进行操作。

②增大屈伸幅度时，要在患者能够忍受的情况下进行，绝不可使用暴力或蛮力做屈伸法，以避免加重关节周围软组织的损伤，甚至发生脱位、骨折等医疗事故。

③做屈伸法之前要明确诊断，排除其禁忌证，如骨折、肿瘤、结核等骨质病症。

【适用部位】屈伸法适用于全身各关节，多用于颈项部、腰部及四肢关节。

【临床应用】屈伸法具有舒筋通络、松解粘连、解除软组织的痉挛，以及滑利关节之作用。临床常用于治疗颈、肩、肘、腰、膝、踝等各关节的酸痛、僵硬、屈伸不利等运动功能障碍病症。

2. 摇法

【分类与操作】使关节做被动的环转运动的手法，称为摇法。临床应用时常根据治疗部位的不同，操作方法也不同，各类关节摇法分述如下。

①颈项部摇法

上颈部摇法：患者坐位，颈项部放松。医者立其身后或一侧，以一手托其下颌部，另一手扶起头项后部，双手协同做相反方向运动，使其颈项部缓缓做顺时针或逆时针方向的环转运动。

下颈部摇法：患者坐位，颈项部放松。医者立其身后，双手扶起头部两侧协同施力，使其颈项部缓缓做顺时针或逆时针方向的环转运动。

②肩关节摇法

托肘摇肩法：患者坐位，肩关节放松，患侧肘关节屈曲。医者一手扶住肩关节上部，另一手托其肘部，使前臂搭于医者前臂上，双手臂协同施力，使患者肩关节缓缓做顺时针或逆时针方向的中等幅度的环转运动。

握肘摇肩法：患者坐位，肩关节放松。医者立其患侧肩后，以一手扶按其肩关节上部，另一手握其肘关节上部，双手协同施力，使患者肩关节做顺时针或逆时针方向的环转运动。

握臂摇肩法：患者坐位，肩关节放松。医者立其患侧，以一手扶按其患侧肩关节上部，另一手握其前臂，稍用力将手臂牵伸，双手协同施力，使患者肩关节缓缓做顺时针或逆时针方向的小幅度的环转运动。

拉手摇肩法：患者坐位，肩关节放松。医者立其患侧，以一手拉住患者的手，主动摇转手臂以带动患者的手臂运动，使其肩关节做顺时针或逆时针方向的环转运动。

幅度摇肩法：患者坐位，肩关节放松。医者立其患侧前外侧，两足呈丁字步，双掌相合，夹持住患侧上肢的腕部，双手牵伸患肢并抬高至其前外方约45°，将其上肢慢慢向前外上方托起。在此过程中，位于下方的手应逐渐翻掌，当上举至160°时，即可虎口向下握其腕部。另一手随其上举之势，由腕部沿前臂、上臂滑移至肩关节上部。略停之后，按于肩关节的手将肩关节略向下按并固定之，握腕一手则略上提，使肩关节伸展。随即握腕一手握腕摇向后下方，经下方复于原位，此时扶按肩关节的手已随势沿其上臂、前臂滑落于腕部，还原为准备姿势，此为肩关节大幅度摇转一周，可反复摇转数次。在大幅度摇转肩关节时，要配合脚步的移动，以调节身体重心。即当肩关节向上、向后外方摇转时，前足进一小步；当向下、向前外下方复原时前足退步，身体重心后移。

③肘关节摇法：患者坐位或仰卧位，屈肘约45°，医者立其患侧，以一手托握其肘后部固定，另一手握其腕部，然后双手协同施力，使患者肘关节缓缓做顺时针或逆时针方向的环转运动。

④腕关节摇法

双手摇腕法：患者坐位或仰卧位，掌心朝下。医者立其患侧，双手合握其手掌部，以两拇指扶按于腕背侧，其余指端握住大小鱼际部，两手协同施力，在稍拔伸情况下带动患者的腕关节做顺时针或逆时针方向的环转运动。

单手关节摇法：患者示指、中指、环指和小指并拢，掌心朝下。医者以一手握其腕上部固定，另一手握其并拢的四指部，两手协同施力，在稍拔伸情况下带动患者的腕关节做顺时针或逆时针方向的环转运动。

⑤掌指关节摇法：患者坐位或仰卧位，掌心朝下。医者立其患侧，以一手握其手掌部，另一手握拇指和其余四指部，两手协同施力，在稍拔伸情况下带动患者的掌指关节做顺时针或逆时针方向的环转运动。

⑥腰部摇法

仰卧位摇腰法：患者仰卧位，双下肢并拢，屈髋屈膝。医者立其一侧，双手分别按其双膝或一手按膝，另一手按于足踝部，双手协同用力，使患者腰部缓缓做顺时针或逆时针方向的环转运动。

俯卧位摇腰法：患者俯卧位，双下肢伸直。医者立其一侧，一手按压腰部固定，另一手臂托抱住双下肢大腿前方，双手协同施力，使患者腰部缓缓做顺时针或逆时针方向的环转运动。摇转时，按压腰部的手可根据具体情况施加压力，以决定腰部摇转的幅度。

站立位摇腰法：患者站立位，双手扶墙。医者半蹲于一侧，以一手扶按其腰部，另一手扶按脐部，双手协同施力，使患者腰部缓缓做顺时针或逆时针方向的环转运动。

搽床摇腰法：患者坐于治疗床上，一助手扶按其双膝固定。医者立其身后，以双手臂环抱其胸部并两手锁定，协同施力，使患者腰部缓缓做顺时针或逆时针方向的环转运动。

⑦髋关节摇法

仰卧位摇髋法：患者仰卧位，患侧屈髋屈膝。医者立其患侧，以一手扶按其膝上部，另一手托其足跟部，双手协同施力，使患者髋关节缓缓做顺时针或逆时针方向的环转运动。

俯卧位摇髋法：患者仰卧位，下肢伸直。医者立其患侧，以一手按其髋关节上部固定，另一手托其大腿前面，双手协同施力，使患者髋关节缓缓做顺时针或逆时针方向的环转运动。

⑧膝关节摇法

仰卧位摇膝法：患者仰卧位，患侧屈髋屈膝。医者立其患侧，以一手按其膝上部，另一手托足跟部，双手协同施力，使患者膝关节缓缓做顺时针或逆时针方向的环转运动。

俯卧位摇膝法：患者俯卧位，屈膝 90°。医者立其患侧，以一手扶按其腘窝上部，另一手握其踝部，双手协同施力，使患者膝关节缓缓做顺时针或逆时针方向的环转运动。

⑨踝关节摇法

仰卧位摇踝法：患者仰卧位。医者立其床尾，以一手握其足掌部，另一手托握足跟，双手协同施力，在拔伸情况下带动患者的踝关节做顺时针或逆时针方向的环转运动。

俯卧位摇踝法：患者俯卧位。医者立其患侧，以一手托握其足跟，另一手托握足背，双手协同施力，在拔伸情况下带动患者的踝关节做顺时针或逆时针方向的环转运动。

【动作要领】

①被操作的关节应充分放松。

②摇转的幅度要在人体生理活动许可范围内进行，或在患者能忍受的范围内进行。幅度由小到大，逐渐增大。根据病情灵活掌握，因势利导，适可而止。

③操作时，速度要缓慢，用力要平稳。

④动摇时施力要协调、稳定，除被摇的关节、肢体运动外，身体其他部位不应随之晃动。

【注意事项】

①不可逾越正常人体的关节生理活动范围进行摇转。

②诊断要明确，对年老体弱者慎用。

③对于习惯性关节脱位者禁用摇法。对关节畸形或本身有病变者，如关节结核、肿瘤化脓性关节炎、颈椎齿状突发育不全者等禁用。

【使用部位】摇法适用于全身各关节，多用于颈项部、腰部及四肢关节等。

【临床应用】摇法具有舒筋活血、滑利关节、缓解痉挛、松解粘连和增加关节活动功能等作用。临床常用于治疗颈项部、腰部及四肢关节酸痛和运动功能障碍等病症。

3. 拔伸法

【分类与操作】固定肢体或关节的一端，牵拉另一端，或应用对抗力量将关节或肢体进行牵拉，使关节伸展的手法，称为拔伸法。又称"牵拉法""牵引法""拉法"等。临床应用时根据治疗部位的不同，操作方法也不同，各关节部位拔伸法分述如下。

①颈项部拔伸法

掌托拔伸法：患者坐位，颈部放松，呈中立位或微前倾。医者立其后方，以双手拇指端面顶按住其两侧枕骨下方风池穴处，两掌分置于两侧下颌部以托夹助力，两手掌指及臂部协调施力，拇指上顶，双掌上托，缓慢地向上拔伸1～2分钟，以使颈椎在较短时间内得到持续牵引。

肘托拔伸法：患者坐位，颈部放松，呈中立位或微前倾。医者立其身后，以一手托扶其枕部，另一侧上肢屈肘，肘窝托住其下颌部，手掌扶住对侧颜面以加强固定，然后协调施力，向上缓慢拔伸1～2分钟，以使颈椎在较短时间内得到持续牵引。

仰卧位拔伸法：患者仰卧位，颈部放松。医者坐于床头，以一手托扶其枕部，另一手托扶其下颌部，然后双手协同施力，向其头顶缓慢拔伸。拔伸时间可根据病情需要而定，使颈椎得到持续的水平牵引。

②肩关节拔伸法

上举拔伸法：患者坐于低凳上，两臂自然下垂。医者立其患侧肩后，双手握其臂部，先做数次屈伸活动，再自前屈位缓缓向上抬起，至最大限度时，向上拔伸持续1～2分钟。

对抗拔伸法：患者坐位。医者立其患侧，以双手分别握其腕部和肘部，然后医者于肩关节外展位逐渐用力牵拉，同时嘱咐患者身体向另一侧倾斜，或有助手协助固定其身体上半身，与牵拉之力相对抗。

手牵膝顶拔伸法：患者坐位，两臂自然下垂放松。医者立其患侧肩后，用一侧膝部顶于其同侧腋窝部，双手握其腕部或肘部，逐渐用力向下拔伸。

手牵足蹬拔伸法：患者仰卧位，患肩侧位于床边。医者半坐于床边，以邻近患者一侧的足跟置于其腋下，双手握住其前臂部，缓缓向外下方牵拉。手足协同施力，使其患侧肩关节自外展位 20°左右得到持续牵引，并同时用足跟顶住腋窝与之对抗，持续 1～2 分钟，再逐渐使患侧肩关节内收、内旋。

③肘关节拔伸法：患者坐位或仰卧位，上肢放松。医者立其患侧，以一手固定肘关节的近端，另一手握其前臂远端或腕部，然后双手协同向相反方向施力，缓缓进行拔伸。亦可双手握住患者的前臂远端或腕部，嘱咐其身体向另一侧倾斜对抗，或以助手用双手固定其上臂对抗，进行持续拔伸牵拉。

④腕关节拔伸法：患者坐位或仰卧位。医者立其患侧，以一手握其前臂下端，另一手握其手掌部，双手协同向相反方向施力，缓缓进行拔伸。亦可双手握住患者的掌指部，逐渐用力拔伸，嘱咐其身体向另一侧倾斜，形成对抗用力，或嘱助手用双手固定其上臂部对抗，进行持续拔伸牵拉。

⑤掌指关节拔伸法：患者坐位或者仰卧位。医者立其患侧，以一手握其腕部或手掌部，另一手捏住患者手指，双手协同向相反方向施力，缓缓进行拔伸。

⑥指间关节拔伸法：患者坐位或仰卧位。医者立其患侧，以一手捏住手指近侧指骨，另一手捏住患者同一手指的远侧指骨，双手协同向相反方向施力，缓缓进行拔伸。

⑦腰部拔伸法：患者俯卧位，双手用力抓紧床头或助手用力抓其腋下，以固定其身体。医者立其床尾，以双手分别握住其两踝部，或用推拿巾将其双踝固定在一起，然后向下逐渐施力牵拉。在牵拉时，医者身体上半部应顺势后仰，以加强牵拉拔伸力度。

⑧骶髂关节拔伸法：患者仰卧位，双手抓紧床头，或以助手按其髋部固定。医者立其患侧，以一手扶按其膝部，另一手臂穿过其腘后，握住扶膝之手的前部下段，并用腋下夹住其小腿下段，缓缓用力向下拔伸，身体亦同时随之后仰，以增强拔伸力度。

⑨髋膝关节拔伸法：患者仰卧位，双手抓住床边，或由助手固定骨盆。医者双手握住患肢的足踝部，使其膝髋关节屈曲，然后快速将其下肢用力向下牵拉，拔伸髋膝关节。

⑩膝关节拔伸法：患者俯卧位，患肢屈曲 90°。医者立于患侧，用一侧膝部按住大腿后侧下端。双手握其踝部，向上拔伸膝关节。或患者下肢自然伸直，助手双手（或肘部）抱住患侧大腿远端，医者双手握住小腿，两人协调用力，向相反方向持续拔伸。

⑪踝关节拔伸法：患者仰卧位。医者立其患侧，以一手握其小腿下段，另一手握其足掌部，双手协同向相反方向施力，缓缓进行拔伸。在拔伸的过程中，可配合踝关节的屈伸活动。

【动作要领】

①被拔伸关节要充分放松。

②拔伸动作要平稳而柔和。

③用力要均匀而持续，不可用突发性的猛力牵拉，力量由小到大，逐渐增加，拔伸到一定程度后，须持续 2～5 分钟或以上。

【注意事项】

①不可用突发暴力进行拔伸，以免造成牵拉损伤。

②根据病情轻重缓急的不同和治疗部分的不同，适当控制拔伸的角度、力量和方向。如果运动不当，不但影响治疗效果，甚至还会造成不良后果。

③在关节复位时不可在疼痛、痉挛较重的情况下拔伸，以免手法失败和增加患者痛苦。

【适用部位】 拔伸法适用于全身各关节，多用于颈项部、腰部及四肢关节等。

【临床应用】 拔伸法具有治疗四肢关节损伤而出现的功能障碍、粘连、挛缩、伤筋、小关节错位、脱臼、骨折，以及颈项部、腰部关节、椎间盘的病变等症。

4. 扳法

【分类与操作】 用双手握住肢体或关节的两端，向同一方向或相反方向用力，使关节做伸展、屈曲或旋转活动的手法，称为扳法。临床应用时常根据治疗部位的不同，操作方法也不同。

①颈部扳法

颈部坐位斜扳法：患者坐位，颈项部放松，头部略前倾或中立位。医者立其患侧后方，以一手扶按其头顶后部，另一手托其下颌部，双手协同用力，使患者头部向患侧慢慢旋转，待旋转至有阻力时，稍微停留片刻，随即用"巧力寸劲"做一个有控制的、稍增加幅度的、短促的、突发性的扳动，此时常可闻及"喀哒"声。

寰枢关节扳法：患者坐于低凳上，颈微屈。医者立其患侧后方，以一手拇指顶按住第 2 颈椎棘突，另一手肘部托其下颌部，手掌扶其对侧耳后，双手臂协同施力，缓缓将患者的颈椎向上拔伸。在拔伸的基础上，使颈椎向患侧旋转至有阻力时，稍微停留片刻，随即用"巧力寸劲"做一个有控制的、稍增加幅度的、短促的、突发性的扳动，此时顶按棘突的拇指要协同使劲，将病变棘突向对侧推动。

颈部旋转定位扳法：患者坐位，颈项部放松。医者立其患侧后方，以一手拇指顶按住病变棘突旁，另一手托其下颌部。然后医者先嘱咐患者颈部慢慢前屈，至顶按棘突的拇指下感到棘突活动，关节间隙张开时，即保持这一前屈幅度，并向患侧侧屈至最大限度，托其下颌部的手向患侧旋转至有阻力时，稍微停留片刻，随即用"巧力寸劲"做一个有控制的、稍增加幅度的、短促的、突发性的扳动。与此同时，顶按棘突的拇指要协同用力，将病变棘突向对侧推动，此时常可闻及"喀哒"声，拇指下并有棘突的跳动感，标志手法成功。

颈部仰卧位斜扳法：患者仰卧位，全身放松。医者坐其头端，以一手托其下颌部，另一手托其枕部，双手协同施力，先缓缓将颈椎向上拔伸。在拔伸的基础上，将颈向患侧旋转。待旋转至有阻力时，稍微停留片刻，随即用"巧力寸劲"做一个有控制的、稍增加幅度的、短促的、突发性的扳动。此时常可闻及"喀哒"声。

②胸背部扳法

扩胸牵引扳法：患者坐位，双手十指交叉扣住并抱于枕部。医者立其后方，以一侧膝部顶住其病变胸椎，双手分别托握住两肘，嘱咐患者做前俯后仰运动，并配合深呼吸（即前俯时呼气，后仰时吸气）。如此活动数遍，待患者身体后仰至最大限度时，用"巧力寸劲"将其两肘向后方突然拉动，与此同时膝部向前顶抵，常可闻及"喀哒"声。

胸椎对抗扳法：患者坐位，双手十指交叉扣住并抱于枕部。医者立其后方，双手臂自其腋下伸入，并握住其两臂下段，一侧膝部顶住其病变胸椎，然后医者握住前臂的两手用力下压，而两前臂则用力上抬，将患者脊椎向上向后牵拉，顶住病变胸椎的膝部也同时向前向下用力，与前臂的上抬力形成对抗牵拉。持续牵拉片刻后，两手、两臂与膝部协同施力，以"巧力寸劲"做一个有控制的、稍增加幅度的、短促的、突发性的扳动，常可闻及"喀哒"声。

扳肩式扳法：患者俯卧位，全身放松。医者立其患侧，以一手经健侧腋下托其肩前部，另一手掌根着力，按压在病变棘突的患侧，用托肩之手将患者肩部向后上方拉起，同时按压患椎一手缓缓向健侧推动，至有阻力时，双手协同施力，以"巧力寸劲"做一个有控制的、稍增加幅度的、短促的、突发性的扳动，常可闻及"喀哒"声。

仰卧压肘胸椎扳法：患者仰卧位，两臂交叉置于胸前，两手分别抱住对侧肩部，全身自然放松。医者立其一侧，一手握拳，拳心朝上，将拳垫在其背部脊椎病变部位，另一手按压于其两肘部，然后医者嘱咐患者深呼吸，当呼气时，按肘之手随势向下按压。待呼气将尽时，以"巧力寸劲"做一个有控制的、稍增加幅度的、短促的、突发性的扳动，常可闻及"喀哒"声。

③腰部扳法

直腰旋转扳法一：以右侧病变向右旋转为例。患者坐位，两下肢分开，腰椎伸直。医者立其左后方，以两下肢夹住患者的左下肢以固定其下半身，左手抵住其左肩后方，右臂经其右腋下伸入肩前，右手握住肩部，然后医者双手协同施力，左手向前推其左肩部，右手向后拉其右肩部，且右臂同时施以上提之力，使腰椎向右旋转。待有阻力时，以"巧力寸劲"做一个有控制的、稍增加幅度的、短促的、突发性的扳动，常可闻及"喀哒"声。

直腰旋转扳法二：以右侧病变向右旋转为例。患者坐位，两下肢并拢，腰椎伸直。

医者立其右前方，以下肢抵住患者的下肢以固定其下半身，以左手按其右肩前，右手按其左肩后，双手协同施力，使患者腰椎向右旋转。待有阻力时，以"巧力寸劲"做一个有控制的、稍增加幅度的、短促的、突发性的扳动，常可闻及"喀哒"声。

腰椎旋转定位扳法：以右侧病变向右旋转为例。患者坐位，腰部放松，两臂抱于胸前，一助手立于患者左前方，双手按压于左下肢大腿上端，以固定其身体不能晃动。医者坐于患者右后方，以左手拇指端顶按于腰椎偏歪棘突的右侧，右手臂从其右腋下经胸前握住左肩，嘱咐患者腰部前屈，至医者拇指下感到棘突活动，即稳住这一前屈角度。然后使其向右侧侧屈至病变脊椎被限制在这个脊柱曲线的顶点上。此时，接着再使脊柱向右侧旋转至最大幅度时，略停片刻，右手下压其肩部，右肘部上抬，左手拇指则同时用力向左侧顶推偏歪的棘突，双手协同施力，以"巧力寸劲"做一个有控制的、稍增加幅度的、短促的、突发性的扳动，常可闻及"喀哒"声。

腰部斜扳法：患者侧卧位，健侧下肢在下，自然伸直，患侧下肢在上，屈髋屈膝。医者立其前面，以一手或肘按其患侧肩前，另一手或肘按其臀部，双手协同施力，先做数次小幅度的腰椎旋转活动（即按肩之手施力使其肩部后旋，按臀之手使其臀部前旋）。待腰部完全放松后，再使腰椎旋转至有阻力时，以"巧力寸劲"做一个有控制的、稍增加幅度的、短促的、突发性的扳动，常可闻及"喀哒"声。

腰部后伸扳法一：患者俯卧位，两下肢并拢。医者立其一侧，以一手按压其腰部，另一手托抱其双下肢膝关节上方，然后医者双手协同施力使患者腰椎后伸。当后伸至最大限度时，双手协同施力，以"巧力寸劲"做一个有控制的、稍增加幅度的、短促的、突发性的扳动。

腰部后伸扳法二：患者俯卧位。医者立其患侧，以一手按压其腰部，另一手托抱住健侧下肢膝部上方，双手协同施力下压腰部与上抬下肢并举。当患者下肢被抬至最大限度时，以"巧力寸劲"做一个有控制的、稍增加幅度的、短促的、突发性的扳动。

腰部后伸扳法三：患者俯卧位。医者骑坐于患者的腰部，双手抱住其双下肢或单下肢，先做数次小幅度的下肢上抬动作以使患者腰部放松。待其充分放松后，臀部着力下坐，双手臂用力使其上肢上抬至最大幅度，然后以"巧力寸劲"做一个有控制的、稍增加幅度的、短促的、突发性的扳动。

腰部后伸扳法四：患者侧卧位，患侧下肢屈膝在上。医者以一手抵住其腰部，另一手托握患侧膝部上方，双手协同施力，向前抵按腰部并缓慢向后牵拉下肢。至最大限度时，以"巧力寸劲"做一个有控制的、稍增加幅度的、短促的、突发性的扳动。

④肩关节扳法

肩关节前屈扳法：患者坐位，患侧肩关节前屈30°～150°。医者半蹲于患肩前外侧，以双手自前后方将患肩锁紧、扣住，患侧上臂置于医者内侧的前臂，然后医者双手臂部协同施力，将患者患臂缓缓抬起，至肩关节前屈至有阻力时，以"巧力寸劲"

做一个有控制的、稍增加幅度的、短促的、突发性的扳动。在做扳动之前，亦可使肩关节小幅度前屈数次或进行小范围的环转摇动数次，以使其肩关节尽量放松。

肩关节外展扳法：患者坐位，患侧手臂外展45°左右。医者半蹲于患肩外侧，以双手自前后方将患肩锁紧、扣住，患侧上臂置于医者肩部，然后医者双手臂部协同施力，将患者患臂缓缓抬起，至肩关节外展至有阻力时，以"巧力寸劲"做一个有控制的、稍增加幅度的、短促的、突发性的扳动。

肩关节内收扳法：患者坐位，患侧上肢屈肘置于胸前，手搭于健侧肩部。医者立其健侧肩后，以一手扶按于患肩固定，另一手托握其患侧肘部，缓慢将患者患肢向健侧胸前上托，至有阻力时，以"巧力寸劲"做一个有控制的、稍增加幅度的、短促的、突发性的扳动。

肩关节上举扳法：患者坐位，双臂自然下垂。医者立其患肩后方，以双手握住患侧上臂下段，先将患者患肢自前屈位缓缓向上抬起，至120°～140°时，双手臂协调施力，向上逐渐拔伸，至有阻力时，以"巧力寸劲"做一个有控制的、稍增加幅度的、短促的、突发性的扳动。

肩关节旋内扳法：患者坐位，患侧上肢的手与前臂置于腰部后侧。医者立其患肩的侧后方，以一手扶按其患侧肩部固定，另一手握住其腕部，然后医者先将患者患肢前臂沿其腰背部缓缓上抬，以使其肩关节逐渐内旋，至有阻力时，以"巧力寸劲"做一个有控制的、稍增加幅度的、短促的、突发性的扳动。

⑤肘关节扳法：患者仰卧位，患侧上肢平放于床面。医者坐于患侧，以一手托握其肘关节上部，另一手握住前臂远端，先使肘关节做缓慢的屈伸活动，然后医者视患者肘关节功能障碍的具体情况来决定扳法的选用。如为屈曲功能受限，则在其屈伸活动后，将肘关节置于屈曲位，缓慢施加压力，使其进一步向功能位靠近。当遇到明显阻力时，以握前臂之手施加一个持续的使肘关节屈曲的压力，达到一定时间后，双手协同施力，以"巧力寸劲"做一个有控制的、稍增加幅度的、短促的、突发性的扳动。如为肘关节伸直障碍受限，则以反方向施法。

⑥腕关节扳法

屈腕扳法：患者坐位，医者立于其对面。以一手握住前臂下端以固定，另一手握住指掌部，先反复做腕关节的屈伸活动，然后将腕关节置于屈曲位加压，至有阻力时，以"巧力寸劲"做一个有控制的、稍增加幅度的、短促的、突发性的扳动。

伸腕扳法：患者坐位，医者立其对面。以两手握住指掌部，两拇指按于腕关节背侧，先做拔伸摇转数次，然后将腕关节置于背伸位，不断加压背伸，至有阻力时，以"巧力寸劲"做一个有控制的、稍增加幅度的、短促的、突发性的扳动。

⑦髋关节扳法

屈髋屈膝扳法：患者仰卧位，一侧下肢屈髋屈膝，另一侧下肢自然伸直，医者立于其侧。以一手按压伸直侧下肢的膝部以固定，另一手扶按屈曲侧的膝部，前胸部贴近其小腿部以助力。两手臂及身体协调施力，将屈曲侧下肢向前下方施压，使其股前侧靠近胸腹部，至最大限度时可略停片刻，然后以"巧力寸劲"做一稍增大幅度的加压扳动。

髋关节后伸扳法：患者俯卧位，医者立于其侧。以一手按于其一侧臀部以固定，另一手托住其同侧下肢的膝上部，两手协调用力，使其髋关节尽力过伸，至最大阻力位时，以"巧力寸劲"做一增大幅度的快速过伸扳动。

"4"字扳法：患者仰卧位，将其一侧下肢屈膝，外踝稍上方的小腿下段置于对侧下肢的股前部，摆成"4"字形，医者立于其侧。以一手按于屈曲侧的膝部，另一手按于对侧的髂前上棘处，两手协调用力，缓慢下压，至有明显阻力时，以"巧力寸劲"做一稍增大幅度的快速的下压扳动。

髋关节外展扳法：患者仰卧位，医者立于其侧方。以一手按于一侧下肢的膝部以固定，另一手握住其另一侧下肢的小腿部或足踝部，贴靠在医者外侧下肢的股外侧，两手及身体协调用力使其下肢外展，至有明显阻力时，以"巧力寸劲"做一稍增大幅度的快速扳动。

直腿抬高扳法：患者仰卧位，双下肢伸直，医者立于其侧方。助手以双手按于其一侧膝部以固定。将其另一侧下肢缓缓抬起，小腿部置于医者近侧的肩上，两手将其膝关节部锁紧、扣住。肩部与两手臂协调用力，将其逐渐上抬，使其在膝关节伸直位的状态下屈髋，当遇到明显阻力时，略停片刻，然后以"巧力寸劲"做一稍增大幅度的快速扳动。为加强对腰部神经根的牵拉，可在其下肢上抬到最大阻力位时，以一手握足掌前部，突然向下拉扳，使其踝关节尽量背伸。对于患侧下肢直腿抬高受限较轻者，可以一手下拉前足掌，使其踝关节持续背伸，另一手扶按膝部以保证患肢的伸直，然后进行增大幅度的上抬、扳扳。

⑧膝关节扳法

膝关节伸膝扳法：患者仰卧位，医者立于其侧方。以一手按于一侧下肢膝部，一手置于其小腿下端后侧，两手相对协调用力，至有阻力时，以"巧力寸劲"做一稍增大幅度的下压扳动。

膝关节屈膝扳法：患者俯卧位，医者立于其侧方。以一手扶于股后部以固定，另一手握住足踝部，使其膝关节屈曲，至阻力位时，以"巧力寸劲"做一增大幅度的快速扳动膝关节扳法，亦可一手抵按膝关节内侧或外侧，另一手拉足踝部，向其内侧或外侧进行扳动。

⑨踝关节扳法

踝关节背伸扳法：患者仰卧位，两下肢伸直，医者坐于其足端，以一手托住其足跟部，另一手握住其跖趾部，两手协同用力，尽量使踝关节背伸，至有明显阻力时，以"巧力寸劲"做一增大幅度的背伸扳动。

踝关节跖屈扳法：患者仰卧位，两下肢伸直，医者坐于其足端，以一手托足跟部，另一手握住跖趾部，两手协调用力，尽量使踝关节跖屈，至有明显阻力时，以"巧力寸劲"做一增大幅度的跖屈扳动。踝关节扳法还可一手握足跟，另一手握足跗部，进行内翻或外翻扳动。

【动作要领】

①操作时，要顺应、符合关节的生理功能，因势利导，不能超出或违反关节的生理功能范围，更忌强拉硬扳，急躁从事，以免引起意外的损伤。

②扳法是一种有控制的、有限度的被动运动，操作时要分阶段进行。第一步先使关节放松；第二步将要扳动的关节极度地伸展或旋转；在保持这一位置的基础上实施第三步，做一个突发性的、稍增大幅度的、有控制的扳动。

③突发性的扳动动作要干脆利落，用力要短暂、迅速，做到发力要快，时机要准，力度适当，收力及时。

④扳法所施之力为"巧力寸劲"。所谓"巧力"，指手法的技巧力，是与蛮力、拙力相对而言，须经长期的练习和临床实践才能获得；所谓"寸劲"，指短促用力，所施之力比较快速，能够充分地控制扳动幅度，作用得快，消失得也快，做到中病即止。

【注意事项】

①不可逾越关节运动的生理范围。超越关节生理活动范围的扳动容易使关节自身及附着于关节的肌肉、韧带等软组织受到损伤。

②不可粗暴用力和使用蛮力。如若不然，轻则使患者不适，重则会造成损伤而发生医疗事故。

③不能强求关节的弹响声，在颈椎和腰椎应用扳法时，可听到"喀哒"声响，这是关节弹跳时所发出的响声，一般认为这是手法到位的标志，说明手法成功。但由于疾病的性质不同，在实际操作中若不能获得这种响声时，不要勉强从事，以免因使用粗暴蛮力而造成不良后果。

④老年人伴有较严重骨质增生、骨质疏松者慎用扳法；对于诊断不明的脊柱外伤、关节僵硬、强直、畸形，以及有脊髓症状、体征者，禁用扳法。

【适用部位】扳法适用于全身各关节部位，多适用于脊柱及四肢关节。

【临床应用】扳法具有舒筋活络、滑利关节、松解粘连、整复错缝等作用。临床常用于治疗四肢关节运动障碍、脊椎小关节错位、脊柱侧弯等生理曲度异常、软组织粘连等病症。扳法常与摇法、拔伸法、㨰法、揉法、拿法、按法、点法等方法配合应用于各关节。

5. 按摩　按摩疗法是运用手、指的技巧，在人体皮肤、肌肉组织上连续动作来治病的一种方法。

（1）按摩的优点：按摩的优点很多，容易学习，操作简便，经济实用，有时可代替药物。具有恢复体力、减轻疲劳、增强人体血液循环、提高人体抗病能力、调节脏腑等功能。比如患者按摩后，可使其精神振奋，起到兴奋剂的作用；也可使患者安静下来，起到镇静剂的作用。

由于按摩有利于循环系统和新陈代谢，对于一般慢性病或身体过度虚弱的患者是比较安全可靠的。对于不便吃药的孩子，按摩可增强小儿体质，起到预防保健作用。对于某些复杂疾病，还可配合针灸、药物治疗。但是，对于一些急性的传染病，或脏器的病变，如伤寒、肺炎、肺结核等，按摩只能起配合作用。如果患有肿瘤、急性化脓性阑尾炎、肠穿孔、胆道蛔虫引起的胆囊炎等，发病凶急，速转医院急诊，决不可应用按摩而延误病情。

（2）常用按摩手法：一种是主动按摩，又称自我按摩，是自己对自己按摩的一种保健方法。另一种是被动按摩，是由医生掌握用于患者的医疗法，也就是本文所说的按摩疗法。按摩手法并不一致，但归纳起来，常用手法可分为如下八种：按、摩、推、拿、揉、捏、颤、打。上述八种手法常常是相互配合进行的。

①按法：利用指尖或指掌，在患者身体适当部位，有节奏地一起一落按下，称作按法。通常使用的有单手按法、双手按法。临床上，在两肋下或腹部通常应用单手按法或双手按法。背部或肌肉丰厚的地方还可使用单手加压按法，也就是左手在下，右手轻轻用力压在左手指背上的一种方法；也可以右手在下，左手压在右手指背上。

②摩法：摩，就是抚摩的意思。用手指或手掌在患者身体的适当部位给以柔软的抚摩，称作摩法。摩法多配合按法和推法，有常用于上肢和肩端的单手摩法，和常用于胸部的双手摩法。

③推法：向前用力推动称推法。临床常用的有单手或双手两种推摩方法。因为推与摩不能分开，推中已包括摩，所以推、摩常配合一起用。在两臂、两腿肌肉丰厚处多用推摩。

手指是否可用推摩呢？可以的。不过手指面积太小，操作时，多用左手握住患者腕部，右手示、拇二指按住患者一个手指进行推摩，或者只用右手拇指在患者手指上推摩。中医流传下来的小儿推拿方法，实际上就是用的推摩法。推摩的手法是多样的。把两手集中在一起，使拇指对拇指、示指对示指，两手集中在一起往前推动，称作双手集中推摩法，这种方法是推摩法中最常用的一种手法。

④拿法：用手把适当部位的皮肤稍微用力拿起来，称作拿法。临床常用的有在腿部或肌肉丰厚处的单手拿法。如果患者因情绪紧张、恼怒，突然发生气闷，胸中痞塞，出现类似昏厥的情况，可在锁骨上方肩背相连的地方用单手拿法，把肌肉抓起来放下、放下再抓起，以每秒钟拿 2 次的速度，连拿 20 次，稍事休息，再连拿 20 次，则可使胸中通畅，气息逐渐调和。

⑤揉法：医生用手贴着患者皮肤，做轻微、旋转的揉拿，称作揉法。揉法分单手揉和双手揉。像太阳穴等面积小的地方，可用手指揉法；对于背部面积大的部位，可用手掌揉法。肌肉丰厚的小腿肚上则可使用双手揉法。揉法具有消瘀去积、调和气血的作用，对于局部痛点，使用揉法十分合适。

⑥捏法：在适当部位，利用手指把皮肤和肌肉从骨面上捏起来，称捏法。捏法和拿法有某些类似之处，但是拿法要用手的全力，捏法用力则着重在手指上。拿法用力要重些，捏法用力要轻些。捏法是按摩中常用的基本手法，它常常与揉法配合进行。捏法实际包括了指尖的挤压作用，由于捏法轻微挤压肌肉的结果，能使皮肤、肌腱活动能力加强，改善血液和淋巴循环。浅浅捏来，可去风寒，可化瘀血；深深捏来，可以治疗肌腱和关节囊内部及周围因风寒湿而引起的肌肉和关节的疼痛。

⑦颤法：一种振颤而抖动的按摩手法。动作要迅速而短促、均匀为合适。要求每秒颤动 10 次左右为宜，也就是一分钟达到 600 次左右为宜。颤法与抖动分不开，所以又称为颤动手法。将大拇指垂直地点在患者痛点，全腕用力颤动，带动拇指产生震颤性的抖动，称单指颤动法。以拇指与示指，或示指与中指，放在患者痛处或眉头等处，利用腕力进行颤动，称双指颤动法。

⑧打法：打法又称叩击法。临床上多配合在按摩手术后来进行。当然，必要时也可单独使用打法。打法手劲要轻重有度，柔软而灵活。手法合适，能给患者以轻松感，否则就是不得法。打法用的主要是双手。常用手法有侧掌切击法、平掌拍击法、横拳叩击法和竖拳叩击法等。

侧掌切击法：两手掌侧立，大拇指朝上，小指朝下，指与指间分开 1cm 许，手掌落下时手指合拢，抬手时又略有分开，一起一落，两手交替进行。

平掌拍击法：两手掌平放在肌肉上，一先一后有节奏地拍打。

横拳叩击法：两手握拳，手背朝上，拇指与四指相对，握拳时要轻松活泼，指与掌间略留空隙。两拳交替横叩。此法常用于肌肉丰厚处，如腰腿部及肩部。

竖拳叩击法：两手握拳，取竖立姿势，大拇指在上，小拇指在下，两拳相对。握拳同样要轻松活泼，指与掌间要留出空隙。本法常用于背腰部。

以上四种打法主要用于肌肉较丰厚的地方，如项、肩、背、腰、大腿、小腿等处。叩打的力量应该先轻后重，再由重而轻。当然，这里所谓重，也不是用极重的力量，而是相对稍稍加劲的意思。总之，要使患者有舒服感为合适。打法的速度一般是先慢而后快，慢时每秒 2 次，快时逐渐加到 6 次或 8 次。

应该记住，无论使用哪一种打法，第一次都不能使大劲，而应软中有硬，刚柔相济，后再逐渐转强。两手掌落下时既要有力，又要有弹性，使患者感觉舒服。叩打时间一般是 1～2 分钟，或 3 分钟。极个别情况下，根据病情延长一些时间，或缩短一些时间。这种手法也可在按摩后配合进行，也可同按摩手法夹杂进行。

（3）适应证：扭伤、关节脱位、腰肌劳损、肌肉萎缩、偏头痛、前后头痛、三叉神经痛、肋间神经痛、股神经痛、坐骨神经痛、腰背神经痛、四肢关节痛［包括肩、肘、腕、膝、踝、指（趾）关节疼痛］、颜面神经麻痹、颜面肌肉痉挛、腓肠肌痉挛；因风湿而引起的肩、背、腰、膝等部的肌肉疼痛，以及急性或慢性风湿性关节炎、关节滑囊肿痛和关节强直等症；其他如神经性呕吐、消化不良症、习惯性便秘、胃下垂、慢性胃炎、失眠、遗精，以及妇女痛经与神经官能症等，都可考虑使用或配合使用按摩手法。

（4）禁忌证：各种急性传染病，如急性骨髓炎、结核性关节炎、传染性皮肤病、皮肤湿疹、水火烫伤、皮肤溃疡、肿瘤，以及各种疮疡等。此外，妇女经期，怀孕5个月以上的孕妇，急性腹膜炎、急性化脓性腹膜炎、急性阑尾炎患者。某些久病过分虚弱的、素有严重心血管病的或高龄体弱的患者，都是禁忌按摩的。

（5）注意事项

①按摩前要修整指甲，以热水洗手，同时，将指环等有碍操作的物品预先摘掉。

②态度要和蔼，严肃细心，要耐心地向患者解释病情，争取患者合作。

③患者与医生的位置要安排合适；特别是患者坐卧等姿势要舒适而又便于操作。

④按摩手法要轻重合适，并随时观察患者表情，使患者有舒服感。

⑤按摩时间每次以20～30分钟为宜，按摩12次为1个疗程。

⑥患者在大怒、大喜、大恐、大悲等情绪激动的情况下，不要立即按摩。

⑦饱食之后不要急于按摩，一般按摩应在饭后2小时左右为宜。

⑧按摩时，有些患者容易入睡，应取毛巾盖好，以防着凉，注意室温。当风之处，不可按摩。

（6）按摩常见症状处理：推拿按摩简便、安全、舒适，易被人接受。但如果对推拿方法、部位等不加以注意，也会使患者受到不应有的痛苦或造成施术困难。所以，推拿师应认真做好推拿前的一切准备工作，然后根据患者的病情制订正确的推拿方案，认真细致操作，主动观察和询问患者的感受，手法要避免粗暴急躁、置患者反应于不顾。要尽量避免发生意外。一旦手法使用不当，操作时间过长或患者精神紧张等原因，导致异常情况发生（如晕厥、破皮、骨折、出血等），须及时处理。

①晕厥：晕厥是一种突发性、短暂性、一过性的意识丧失和昏倒，系由于广泛性脑缺血致大脑皮质由原来常态供氧情况下迅速陷入缺氧状态而引起，短时间可自然恢复。在推拿过程中，如果患者突然感到头晕、恶心，继而面色苍白、四肢发凉、出冷汗、神呆目定，甚至意识丧失而昏倒，可判断为患者发生晕厥。

按摩推拿时发生晕厥，主要可能是患者过于紧张、体质虚弱或处于疲劳、饥饿的情况下，因推拿手法过重或时间过长而引起。一旦患者出现晕厥，应立即停止推拿，使患者平卧于空气流通处，头部保持低位，经过休息后，一般就会自然恢复。如果患者严重晕厥，可采取掐人中、拿肩井、拿合谷、按涌泉等方法促使其苏醒，也可配合针刺等方法。如属于低血糖引起的晕厥，可让受术者喝些糖水。

②皮损：在使用擦法时，因操作不当，有时可导致受术者皮肤破损，此时应做一些外科处理，且避免在破损处操作，并防止感染。使用擦法时，不可硬性摩擦。

③皮下出血：按摩一般不会出现皮下出血，若患者局部皮肤出现青紫现象，可能是由于推拿手法太重或患者有易出血的疾患。出现皮下出血应立即停止推拿，一般出血会自行停止，2～3天，可在局部进行推拿，也可配合湿敷，使其逐渐消散。

④骨折：推拿手法过重或粗暴，患者易发生骨折，对怀疑有骨折的患者，应立即诊治。对小孩、老人，推拿时手法不能过重。做关节活动时手法要由轻到重，活动范围应由小到大（不能超过正常生理幅度），并要注意患者的耐受情况，以免引起骨折。

（7）常用局部按摩

①耳部推拿按摩方法：对耳部的按摩可以起到清醒头脑、增进记忆、强化听力、消除疲劳的作用。掩耳鸣鼓，是中国民间流传较广的健脑方法。做法是将两手掌心紧按耳孔，手指搭在脑后部，用中间三指轻轻扣击后枕部10～20次，手指按在后枕部不动，掩按耳孔的两掌心突然抬离，连续开闭10～20次，最后将两手示指或中指插入耳孔，旋转几下后突然拔出，共做3～5次，然后按摩翳明、翳风穴。翳风穴在耳垂与耳后高骨之间的凹陷处，翳明穴在翳风穴向脑后约1寸处。两穴按摩方法相同，用中指按在穴位上，先向前旋转按摩10圈，再向相反的方向旋转按摩10圈，先按摩哪个穴位均可。

最后，做擦的动作。将手掌放在耳部前面，平贴在脸上，均匀用力向后推擦，擦过耳后，再从耳后将耳背带倒向前推擦，反复做10～20次，以两耳出现热感为好。

②鼻部按摩法：鼻部的按摩主要是通过疏通经络，改善呼吸系统的功能，促进血液循环，来达到通畅鼻道、增强五官功能、清醒头脑的目的。

鼻不但是重要的呼吸器官，而且还与口、眼、耳相通，所以古人认为只有鼻道畅通，才能进一步达到"七窍通"。

按摩时首先做通畅鼻道的训练。深深地吸一口气，然后用大拇指和示指提捏住鼻腔，逐渐用力向外出气，这时会感到不能呼出的气被压向两耳和两眼，待感到气达内耳后，突然放开手指，正常呼吸两三次后，再做下一次，共做3次即可。再做相反的呼吸训练，先将体内残气呼净，再用手指捏住鼻腔，不呼不吸，再将手指突然松开，深深地吸一口气，反复做3次。做上面的训练时，一定要注意两点：第一，不要做得过分，憋得面红耳赤；第二，在两次中间的间隔时间里做两三次正常呼吸，以防止缺氧。

然后，按揉鼻部穴位。首先是迎香穴，位置在鼻翼外缘约0.5寸，鼻唇沟中，可用两手中指或示指指肚揉搓20～30次。其次是鼻通穴，位置在鼻唇沟上端尽头，软骨与硬骨交接处。用中指中等力量点按 15 ～ 20 次。指间关节用捻法，然后在病变关节按揉局部穴位，以痛为俞。

四、针刺疗法

（一）持针法

1."刺手"与"押手" 毫针操作时，一般将医者持针的右手称为"刺手"，按压穴位局部的左手称为"押手"（又称"压手"）。《灵枢·九针十二原》记述的"右主推之，左持而御之"，说明刺手的作用主要是掌握毫针，进针时将臂、腕、指之力集于刺手，使针尖快速透入皮肤，然后行针。押手的作用主要是固定穴位皮肤，使毫针能够准确地刺中腧穴，并使长毫针针身有所依靠，不致摇晃和弯曲。进针时，刺手与押手配合得当，动作协调，可以减轻痛感，行针顺利，并能调整和加强针感，提高治疗效果。古代医家非常重视双手配合动作，如《标幽赋》所说："左手重而多按，欲令气散；右手轻而徐入，不痛之因。"确是经验之谈。

2.持针姿势 持针的姿势状如执持毛笔，故称为执毛笔式持针法。根据用指的多少，一般又分为二指持针法、三指持针法、四指持针法、五指持针法。

（二）进针法

又称刺针法、下针法、入针法、内针法，是指毫针在刺手与押手的密切配合下，运用各种手法将针刺入腧穴皮下的方法，是毫针刺法的首要操作技术。在进针时要注意指力与腕力的协调一致，要求做到无痛或微痛进针。毫针进针方法很多，有以进针速度快慢分、以刺手刺入术式分、以押手姿势分、以使用进针器具分等。现代常用的进针法举例如下。

1.以进针速度分

（1）速刺法：即将针尖抵于腧穴皮肤时，运用指力快速刺透表皮，针入皮下的手法。速刺法适用于四肢腧穴和耳穴。

（2）缓刺法：即将针尖抵于腧穴皮肤时，运用指力缓缓刺透表皮，刺入皮下的手法。缓刺法适用于头身腧穴和头穴。

2.以刺入术式分

（1）插入法：即指针尖抵于腧穴皮肤时，运用指力不加捻转或其他术式，直接刺入皮下的手法。

（2）捻入法：即指针尖抵于腧穴皮肤时，运用指力稍加捻动将针尖刺入皮下的手法。

（3）飞入法：即指针尖抵于腧穴皮肤时，运用指力以拇、示指捻动针柄，拇指后退瞬间将针尖刺入，刺入皮下时五指放开做飞鸟状的手法。

（4）弹入法：即指针尖抵于腧穴皮肤时，运用指力，并以中指弹动针柄，瞬时将针尖刺入皮下的手法。

3. 以刺押手势分

（1）单手进针法：即用刺手的拇、示指持针，中指指端紧靠穴位，中指指腹抵住针身下段，当拇、示指向下用力按压时，中指随势屈曲将针刺入，直刺至所要求的深度。此法用于短毫针进针。

（2）双手进针法：即刺手与押手互相配合，协同进针。常用的有以下几种。

①爪切法：又称指切法，临床最为常用。即以左手拇指或示指之指甲掐切穴位上，右手持针，将针紧靠左手指甲缘刺入皮下的手法。

②夹持法：即左手拇、示两指用消毒干棉球捏住针身下段，露出针尖，右手拇、示指执持针柄，将针尖对准穴位，当贴近皮肤时，双手配合动作，用插入法或捻入法将针刺入皮下，直至所要求的深度。此法多用于长针进针。

③舒张法：即左手五指平伸，示、中两指分开置于穴位上，右手持针，针尖从示、中两指间刺入皮下。行针时，左手示、中两指可夹持针身，以免弯曲，在长针深刺时常用此法。对于皮肤松弛或有皱纹的部位，可用拇、示两指或示、中两指将腧穴部位皮肤向两侧撑开，使之绷紧，以便进针。此法多适用于腹部腧穴的进针。

④提捏法：即用左手拇、示两指将腧穴部位的皮肤捏起，右手持针从捏起部的上端刺入。此法主要用于皮肉浅薄的穴位，特别是面部腧穴的进针。

4. 以进针器具分

（1）针管针进针法：用金属、塑料、有机玻璃等制成长短不一的细管，代替押手。选用长短合适的平柄针或管柄针置于针管内，针的尾端露于管的上口，针管下口置于穴位上，用手指拍打或弹压针尾将针尖刺入腧穴皮下，然后将套管抽出。

（2）进针器进针法：用特制的圆珠笔式或玩具手枪式进针器，将长短合适的平柄或管柄毫针装入进针器内，下口置于腧穴皮肤上，用手指拉扣弹簧，使针尖迅速弹入皮下，然后将进针器抽出。

在临床应用时需根据腧穴所在部位的解剖特点、针刺深度、手法要求等具体情况，以便于进针、易于得气、避免痛感为目的，灵活选用以上相应的进针法。

（三）针刺的角度、方向、深度

针刺的角度、方向、深度是指毫针刺入皮下后的具体操作要求。在针刺操作过程中，掌握正确的针刺角度、方向和深度，是获得针感、施行补泻、发挥针刺效应、提高针治疗效、防止针刺意外发生的重要环节。取穴正确，不仅指其皮肤表面的位置正确，还必须与正确的针刺角度、方向和深度结合起来，才能发挥腧穴的治疗作用。因此，不能简单地将腧穴看作是一个小点，而应有一个立体的腧穴概念。临床上针刺同一个腧穴，如果角度、方向和深度不同，那么刺达的组织结构、产生的针刺感应和治疗的效果，都会有一定的差异。对于临床医生来说，针刺操作的熟练程度，是与其能否恰当地掌握好针刺的角度、方向和深度密切相关的。临证时所取的针刺角度、方向和深度，主要根据施术部位、治疗需要、患者体质体形等具体情况，灵活掌握。

1. 针刺的角度　指进针时针身与皮肤表面形成的夹角。

（1）直刺：针身与皮肤表面呈 90°，垂直刺入腧穴。适用于针刺大部分腧穴，尤其是肌肉丰厚部的腧穴。

（2）斜刺：针身与皮肤表面呈 45°左右，倾斜刺入腧穴。适用于针刺皮肉较为浅薄处，或内有重要脏器，或不宜直刺、深刺的腧穴和在关节部的腧穴。在施某种行气、调气手法时，亦常用斜刺法。

（3）平刺：又称横刺、沿皮刺，即针身与皮肤表面呈 15°左右，横向刺入腧穴。适用于皮薄肉少处的腧穴，如头皮部、颜面部、胸骨部腧穴。透穴刺法中的横透刺法和头皮针法、腕踝针法，都用平刺法。

2. 针刺的方向　针刺方向指针尖所朝的方向，简称针向。针刺方向一般根据经脉循行方向、腧穴分布部位和所要求达到的组织结构等情况而定。针刺方向与针刺角度有密切的关系，但二者不是同一概念。针刺角度以穴位所在部位的解剖特点为基准，针刺方向则是根据不同病症治疗的需要而定。仅以颊车穴为例，若用作治疗颌痛、颊痛、口噤不开等症时，针尖朝向颞部针刺，使针感放射至整个颊部；当治疗面瘫、口眼喎斜时，针尖向口吻横刺；而治疗疟腮时，针尖向腮腺部斜刺；但治疗牙痛时则用直刺。

3. 针刺的深度　针刺深度，是指针身刺入腧穴的深浅。掌握针刺的深度，应以既要有针下气至感觉，又不伤及组织器官为原则。每个腧穴的针刺深度，在临床实际操作时，还必须结合患者的年龄、体质、病情、腧穴部位、经脉循行深浅、季节时令、医者针法经验和得气的需要等诸多因素作综合考虑，灵活掌握。正如《素问·刺要论》指出："刺有浅深，各至其理……深浅不得，反为大贼。"强调针刺的深度必须适当。

正确掌握针刺深度，必须注意以下几个方面。

（1）年龄：《灵枢·逆顺肥瘦》说："婴儿、瘦人，浅而疾之；壮士、肥人，深而留之。"老年体弱，气血衰退；小儿娇嫩，稚阴稚阳，均不宜深刺。青壮之龄，血气方刚，可适当深之。

（2）体质：患者的体质、体形有肥瘦、强弱之分。《素问·三部九候论》云："必先度其形之肥瘦，以调其气之虚实。"张志聪亦说："知形之肥瘦，则知用针之深浅。"可见，对形瘦体弱者，宜相应浅刺；形盛体强者，可适当深刺。

（3）部位：凡头面和胸背部腧穴，针刺宜浅；四肢和臀腹部腧穴，针刺可适当深入。

（4）经络：经络在人体的分布和属性是有深浅、阴阳之不同。古代文献认为经脉较深，刺经可深；络脉较浅，刺络宜浅；阳经属表宜浅刺，阴经属里宜深刺。如《灵枢·阴阳清浊》所云："刺阴者，深而留之；刺阳者，浅而疾之。"大凡循行于肘臂、腿膝部位的经脉较深，故刺之宜深；循行于腕踝、指跖部位的经脉较浅，故刺之应浅。

（5）病情：《灵枢·卫气失常》指出："夫病变化，浮沉深浅，不可胜穷，各在其处。病间者浅之，甚者深之，间者小之，甚者众之，随变而调气。"《灵枢·终始》亦说："脉实者，深刺之，以泄其气；脉虚者，浅刺之，使精气无泻出，以养其脉，独出其邪气。"说明针刺深浅必须根据病性病机辨证而施。

（6）手法：《医学入门》云："补则从卫取气，宜轻浅而针，从其卫气随之于后而济其虚也；泻则从荣弃置其气，宜重深而刺，取其荣气迎之于前而泻夺其实也。"《难经》指出："刺营无伤卫，刺卫无伤营。"均说明针刺对手法的深浅要心中有数，有的放矢。如当深反浅，则未及于营而反伤于卫；当浅反深，则诛伐太过而损及于荣。

（7）时令：人体与时令息息相关，针刺必须因时而异，《素问·诊要经终论》说："春夏秋冬，各有所制。"在针刺深度上既要根据病情，又要结合时令。《灵枢·本输》说："春取络脉诸荥大经分肉之间，甚者深取之，间者浅取之；夏取诸输孙络肌肉皮肤之上；秋取诸合，余如春法；冬取诸井诸输之分，欲深而留之。"一般认为春夏宜浅刺，秋冬宜深刺，这个规律是根据《难经》所说："春夏者，阳气在上，人气亦在上，故当浅取之；秋冬者，阳气在下，人气亦在下，故当深取之。"如果不按时令规律，那么就如《素问·四时刺逆从论》指出的："凡此四时刺者，大逆之病，不可不从也。反之，则生乱气相淫病焉。"

（8）针感：施针时针下酸麻胀重感应大、出现快，以及精神紧张、惧怕针刺的患者，针刺应当浅些；感应迟钝或感应小的患者，针刺应当深些。正如《针灸大成》所说："凡刺浅深，惊针则止。"意思是说针刺深浅从针感来讲，以得气为度。

针刺的角度、方向和深度，这三者之间有着不可分割的关系。一般而言，深刺多用直刺，浅刺多用斜刺或平刺。对延髓部、眼区、胸腹、背腰部的腧穴，由于穴位所在处有重要脏腑、器官，更要掌握好针刺的角度、方向和深度，以防针刺意外的发生。

（四）行针手法

1. 基本手法　主要有提插法和捻转法。

（1）提插法：将针从浅层插向深层，再由深层提到浅层，如此反复上提下插。

（2）捻转法：将针入一定深度后左右来回旋转。

2. 辅助手法　针刺时，对针柄、针体和腧穴所在经脉进行的辅助动作，主要有以下几种。

（1）循法：用手指顺着经脉的循行经路，在腧穴的上下部轻轻循按。主要作用是激发经气的运行而使针刺容易得气。

（2）弹法：用手指轻弹针尾，使针体微微震动，以加强针感。

（3）刮法：用拇指抵住针尾，以示指或中指的指甲轻刮针柄；或以示指、中指抵住针尾，以拇指指甲轻刮针柄，或用拇、示两指从下向上轻刮针柄，称"旋刮"，可以加强针感和促使针感扩散。

（4）摇法：轻轻摇动针体，可以行气。直立针身而摇，可以加强针感；卧倒针身而摇，往往可促使针感向一定方向传导。

（5）飞法：以捻转为主，一般将针先做较大幅度的捻转，然后松手，拇、示指张开，一捻一放，反复数次，如飞鸟展翅之状，可以加强针感。

（6）震颤法：持针做小幅度的快速颤动，以增强针感。

（五）得气

得气是指针刺入腧穴一定深度后，施以提插或捻转等行针手法，使针刺部位获得经气感应。得气与否，可以体现针刺治疗疾病的效果（有效性），且是施行补泻手法的基础（基础性），还可用以辨别机体的气血、阴阳、正邪等盛衰（判断性）。

从主观感觉来说，患者针刺部位通常会有酸胀、麻重等自觉反应，有时还会出现热、凉、痒、痛、抽搐、蚁行等感觉，或呈现沿着一定的方向和部位传导、扩散的现象。医生行针时可感到针下沉紧、涩滞或针体颤动等反应。客观表现为针刺局部红晕，肌肉突起、跳动，或循经皮疹等。

得气与否，与患者、医者、环境等因素密切相关。从患者而言，敏感强壮者反应强，迟钝虚弱者反应弱。医者取穴的准确度、操作的技能和熟练度也影响得气的出现。其他影响因素还有环境因素，如天气、温度等。

促使得气的方法：①留针候气；②间歇运针（提插捻转）；③催气法（刮动针柄、弹摇针柄、沿经循摄）。

（六）补泻手法

1. 单式补泻法

（1）捻转补泻：针下得气后，捻转角度小，用力轻，频率慢，操作时间短者为补。先深后浅，轻插重提，提插幅度大，频率快，操作时间长为泻法。

（2）提插补泻：针下得气后，先浅后深，重插轻提，提插幅度小，频率慢，操作时间短为补法。进针时疾速刺入，多捻转，徐徐出针为泻。

（3）迎随补泻：进针时针尖随经脉循行去的方向刺入为补法。相反的为泻法。

（4）呼吸补泻：患者呼气时进针，吸气时出针为补。吸气时进针，呼气时出针为泻。

（5）开阖补泻。出针后迅速按揉针孔为补。出针时摇大针孔而不立即揉按为泻。平补平泻，进针得气后均匀地提插旋转后，即可出针。

2. 复式补泻法

（1）烧山火：将针刺入腧穴应刺深度的上 1/3（天部），得气后行紧按慢提（或用捻转）法九数；然后再将针刺入中 1/3（人部），同上法操作；再将针刺入下 1/3（地部），仍同上法操作，然后将针慢慢提至上 1/3，继续行针，反复 3 次，再将针按至地部留针，在操作过程中可使患者产生温热感。多用于治冷痹顽麻、虚寒性疾病等。

（2）透天凉：将针刺入腧穴深度的下 1/3（地部），得气后行紧提慢按（或捻转）法六数，再将针紧提至中 1/3（人部），同上法操作；然后再将针紧提至上 1/3（天部），仍同上法操作；再将针缓慢地按至下 1/3，如此反复操作 3 次，将针紧提至上 1/3，即可留针。操作过程中可产生凉感。多用于热痹、急性痈肿等实热性疾病。

（3）阳中隐阴：先补后泻，先浅层行补法——紧按慢提九数，再深层行泻法——紧提慢按六数。

（4）阴中隐阳：与阳中隐阴相反。

（七）留针法

当毫针刺入腧穴，行针得气并施以或补或泻手法后，将针留置在穴内者称为留针。

留针是毫针刺法的一个重要环节，对于提高针刺治疗效果有重要意义。通过留针，可以加强针刺感应和延长刺激作用，还可以起到候气与调气的目的。针刺得气后留针与否，以及留针时间久暂，应视患合体质、病情、腧穴位置等而定。如一般病症，只要针下得气并施以适当补泻手法后即可出针，或留置 10 ～ 20 分钟。但对一些特殊病症，如慢性、顽固性、痉挛性疾病，可适当延长留针时间。某些急腹症、破伤风角弓反张者，必要时可留针数小时；而对老人、小儿患者和昏厥、休克、虚脱患者不宜久留针，以免贻误病情。留针方法主要有下列两种。

1. 静留针法　《素问·离合真邪论》有"静以久留"之说，即是针下气至后，让其自然地留置穴内，不再运针，到时出针。临床多用于对针感耐受性较差的慢性、虚弱性患者。此外，病情属虚或寒需行补法时，按"寒则留之"，也用本法。

2. 动留针法　《针灸大成》云："病滞则久留针。"即将针刺入腧穴先行针，待气至后留置一定时间；在留针时间反复运针，称为动留针法，亦称间歇行针法。本法的作用在于增强针刺感应，达到补虚泻实的目的。此外，临床用于针后经气不至者，可边行针催气，边留针候气，直待气至。医者对留针必须重视，首先要排除不适于留针的患者，如不能合作的儿童、惧针者、初诊者、体质过于虚弱者；其次要排除不宜留针的部位，如眼区、喉部、胸部等；再次要排除不适宜留针的病情，如尿频、尿急、咳喘、腹泻等类病症，对需要留针、可以留针者，在留针期间，应时刻注意患者的面色和表情，防止晕针等意外发生。

（八）出针法

出针，又称起针、退针。在施行针刺手法或留针、达到预定针刺目的和治疗要求后，即可出针。出针是整个毫针刺法过程中的最后一个操作程序，预示针刺结束。"针入贵速，既入徐进；针出贵缓，急则多伤。"（《流注指微赋》）"左手重而多按，欲另气散，右手轻而徐入，不痛之因。"（《标幽赋》）

1. 出针方法　出针的方法，一般是以左手拇、示两指持消毒干棉球轻轻按压于针刺部位，右手持针做轻微的小幅度捻转，并随势将针缓缓提至皮下（不可单手猛拔），静留片刻，然后出针。

2. 出针要求　出针时，依补泻的不同要求，分别采取"疾出"或"徐出"，以及"疾按针孔"或"摇大针孔"的方法出针。出针后，除特殊需要外，都要用消毒棉球轻压针孔片刻，以防出血或针孔疼痛。当针退完后，要仔细查看针孔是否出血，询问针刺部位有无不适感，检查核对针数有否遗漏，还应注意有无晕针延迟反应征象。

（九）异常情况的处理及预防

1. 晕针

原因：患者精神紧张、体质虚弱、饥饿疲劳、大汗大泄大出血后，或体位不当，或医者手法过重而致脑部暂时缺血。

症状：患者突然出现精神疲倦、头晕目眩、面色苍白、恶心欲呕、多汗、心慌、四肢发冷、血压下降、脉象沉细或神志昏迷、扑倒在地、唇甲青紫、二便失禁、脉微细欲绝。

处理：首先将针全部取出，使患者平卧，头部稍低，注意保暖，轻者在饮温开水或糖水后即可恢复正常；重者在上述处理的基础上，可指掐或针刺人中、素髎、内关、足三里，灸百会、气海、关元等穴，必要时应配合其他急救措施。

预防：对于初次接受针刺治疗和精神紧张者，应先做好思想工作，消除顾虑；正确选择舒适持久的体位（尽可能采取卧位），取穴不宜太多，手法不宜过重；对于过度饥饿、疲劳者，不予针刺。留针过程中，医者应随时注意观察患者的神色，询问患者的感觉，一旦出现晕针先兆，可及早采取处理措施。

2. 滞针

原因：患者精神紧张。针刺入后，局部肌肉强烈收缩，或因毫针刺入肌腱，行针时捻转角度过大，或连续进行单向捻转而使肌纤维缠绕针身。

现象：进针后出现提插捻转及出针困难。

处理：嘱患者消除紧张状态，使局部肌肉放松。因单向捻转而致者，需反向捻转。如属肌肉一时性紧张，可留针一段时间，再行捻转出针。也可以按揉局部，或在附近部位加刺一针，转移患者注意力，随之将针取出。

预防：对精神紧张者，先做好解释工作，消除紧张顾虑，进针时避开肌腱，行针时捻转角度不宜过大，更不可单向连续捻转。

3. 弯针

原因：医者进针手法不熟练，用力过猛，或碰到坚硬组织；留针中患者改变体位；针柄受到外物的压迫和碰撞，以及滞针未得到及时正确处理。

现象：针身弯曲，针柄改变了进针时刺入的方和角度，提插捻转及出针均感困难，患者感觉疼痛。

处理：如系轻微弯曲，不能再行提插捻转，应慢慢将针退出；弯曲角度过大时，应顺着弯曲方向将针退出；如因患者改变体位而致，应嘱患者恢复原体位，使局部肌肉放松，再行退针，切忌强行拔针。

预防：医生进行手法要熟练，指力要轻巧，患者体位要舒适，留针时不得随意改动体位，针刺部位和针柄不能受外物碰撞和压迫，如有滞针，应及时正确处理。

4. 断针

原因：针具质量欠佳，针身或针根有剥蚀损坏；针刺时，针身全部刺入；行针时，强力捻转提插，肌肉强烈收缩或患者改变体位；滞针和弯针现象未及时正确处理。

现象：针身折断，残端留在患者体内。

处理：嘱患者不要紧张，不要乱动，以防断端向肌肉深层陷入。如断端还在体外，可用手指或镊子取出；如断端与皮肤相平，可挤压针孔两旁，使断端露暴于体外，用镊子取出；如针身完全陷入肌肉，应以 X 线下定位，通过外科手术取出。

预防：认真检查针具，对不符合质量要求的针应剔除不用。选针时，针身的长度要比准备刺入的深度长 5 分。针刺时，不要将针身全部刺入，应留一部分在体外。进针时，如发生弯针，应立即出针，不可强行刺入。对于滞针和弯针应及时正确处理，不可强行拔出。

5. 血肿

原因：针尖弯曲带钩，使皮肉受损或针刺时误伤血管。

现象：出针后，局部呈青紫色或肿胀疼痛。

处理：微量出血或针孔局部小块青紫，是小血管受损引起，一般不必处理，可自行消退。如局部青紫较重或活动不便者，在先行冷敷止血后再行热敷，或按揉局部，以促使局部瘀血消散。

预防：仔细检查针具，熟悉解剖部位，避开血管针刺。

（十）皮内针刺法

皮内针刺法又称"埋针法"，皮内针刺法是以特制的小型针具刺入并固定于穴位皮内或皮下，较长时间埋藏的一种治疗方法，与"静以久留"的传统理论意义相似，其作用是给皮部以微弱而较长时间的刺激。

1. 针具　皮内针是以不锈钢丝制成的小针，有颗粒型和揿钉型两种（图 4-2-3）。

（1）颗粒型（麦粒型）：针身长约 1cm，针柄形似麦粒或呈环形，针身与针柄成一直线。

（2）揿钉型（图钉型）：针身长 0.2～0.3cm，针柄呈环形，针身与针柄成垂直状。

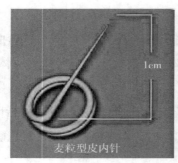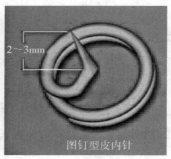

图 4-2-3　皮内针

2. 操作方法

（1）颗粒型皮内针法

步骤 1：常规皮肤消毒，以左手拇、示指按压穴位上下皮肤，稍用力将针刺部位皮肤撑开固定。

步骤 2：右手用小镊子夹住针柄，沿皮下将针刺入真皮内，针身可沿皮下平行埋入 0.5 ～ 1.0cm。针刺方向一般与经脉循行方向呈十字形交叉。

步骤 3：针刺入皮内后，露在外面的针身和针柄下的皮肤表面之间粘贴小块胶布，再用较前稍大的胶布覆盖在针上，以保护针身固定在皮内，以免因活动而致针具移动或丢失。

（2）揿钉型皮内针

方法 1：皮肤消毒，用小镊子或持针钳夹住针柄，针尖对准穴位轻轻刺入；用小方块胶布粘贴固定。

方法 2：将针柄放在预先剪好的小方块胶布上粘住，使用时将胶布连针直接刺入穴位。此法多用于面部、耳部穴位。

附：皮内留针法

是以普通 30 ～ 32 号韧性强、不易折断的毫针，刺入选定的腧穴，施行手法后将针提至皮下，再沿皮刺入，最后用胶布固定贴牢，使针不易脱落，一般可留针 1 ～ 3 日。应用此法，所选毫针均不宜过长。

3. 适应范围　常用于慢性顽固性疾病，以及经常发作的疼痛性疾病。如高血压、神经衰弱、支气管哮喘、胃脘痛、胆绞痛；三叉神经痛、偏头痛、面肌痉挛、眼睑眴动；关节痛、扭挫伤；月经不调、痛经；遗尿。

4. 注意事项

（1）埋针要选择较好固定和不妨碍肢体活动的穴位。

（2）埋针期间针处不要着水，以免感染。

（3）皮肤针埋藏的时间一般 1 ～ 2 天，多者 6 ～ 7 天，暑热天出汗较多，埋针时间不宜超过 2 天。

（4）注意检查，发现针处感染应及时处理。

5. 作用

免疫调节作用：通过作用于人体的神经－内分泌－免疫系统，对类风湿关节炎、干燥综合征、反应性关节炎等风湿性疾病有较好的防治作用。

对自主神经功能失调的调节作用：对失眠、胃痛、心脏神经功能症、溃疡性结肠炎等疾病有较好的治疗作用。

疼痛性疾病的治疗作用：如胸痛、胸闷、背部不适及高血压、头痛、痛经等。

6. 特殊诊断法　皮肤针疗法，除了应用一般的诊断法之外，还有一种特殊诊断法，就是脊柱两侧检查断法。脊柱两侧检查诊断法，是医生运用手法触摸于患者脊柱两侧体表，检查有无条索状物、结节状物、泡状软性物等这称阳性物，是有形的；或是酸、痛、麻木等感觉，称阳性反应，是无形的。根据这些阳性物或阳性反应可以初步认识疾病，以及判断治疗效果。通过脊柱两侧检查发现的阳性物（条索状物、结节物、泡状软性物）及阳性反应（酸、痛、麻、木），在治疗时须做重点叩打，其叩打方法如下。

（1）对阳性物叩打法：叩打阳性物时，首先要摸清楚阳性物的形状大小、性质软硬、深浅程度，以及其起止和走向，基底部周围组织黏附情况等，然后在阳性物表面皮区及周围采取较重手法密刺。为了刺准阳性物，术者可以用左手拇指或示指将阳性物固定，然后进行叩打，对条索状物的叩打要注意其起止两端的叩打。

（2）对阳性反应区叩打法：阳性反应区是指酸、痛、麻、木区域，治疗时在此皮区应采取密刺，手法较一般部位要重些。对疼痛或酸痛区的叩打，必须找到其最痛的反应点，然后在该痛点皮区做重点叩打。麻、木皮区叩打，除对皮肤感觉迟钝或消失的阳性区进行密刺外，还需要在麻木区的周围健康皮肤处做疏通性叩打；如是梅花针，先叩打正常皮肤区，然后逐渐移向麻木阳性反应区叩打，按此法在阳性区的四周做疏通诱导叩打。还有，叩打患部（如皮炎、湿疹等）要由四周向内叩打。

（十一）针刺常用针具

1. 三棱针

（1）针具：三棱针用不锈钢制成，针长约6cm，针柄较粗，呈圆柱形，针身呈三棱形，三面有刃，针尖锋利。针具使用前可用高压消毒，也可在75%的乙醇内浸泡30分钟。

（2）刺法：根据病情及部位的需要，可选用下列刺法。

①点刺法：手持三棱针，对准所要放血的部位或络脉迅速刺入0.05～0.1寸，随后迅速退出，以出血为度。出针后不要按闭针孔，让血液流出，并可轻轻挤压穴位，以助排血。随后，以消毒干棉球压住针孔，按揉止血。

②挑刺法：用三棱针挑破治疗部位的小血管，挤出少量血液。

③丛刺法：用三棱针集中在一个较小的部位上点刺，使之微微出血。

④散刺法：用三棱针在病变局部的周围进行点刺，根据病变部位大小，可刺10～20针或以上，针刺深浅须依据局部肌肉厚薄、血管深浅而定。由病变外围向中心环形点刺，达到祛瘀生新、疏经通络的目的。

⑤泻血法：以橡皮管结扎于针刺部位上端，令局部静脉充盈，左手拇指按压于被刺部位，到此为下端，局部消毒后，右手持三棱针对准被刺部位的静脉，迅速刺入0.05～0.1寸，即将针迅速退出，使血液流出，亦可轻按静脉上端，以助瘀血排出。

（3）强度与疗程：三棱针疗法强度与点刺的深浅、范围及出血的多少有关。病情轻的、范围小的、体质差的患者，宜采用浅刺、少刺、微出血的轻刺激。反之，病情重的、范围大的、体质好的患者，应采用深刺、多刺、多出血的强刺激。

疗程也要看出血多少和病情轻重而定。一般浅刺微出血，可每日2次或1次；如深刺多出血，每周可放血2～3次，可每隔1～2周放血1次。

2. 火针

（1）治疗部位

经穴：经穴用于火针，每次不宜多取，应选主穴，且须在四肢、躯干部肌肉丰厚处选穴。如《针灸资生经》治足卒肿，仅用足三里一穴，腰痛不得俯仰只取肾俞。

病所：一般是以火针直刺病所，"痈疽始发，或小或大……宜当头以火针针入四分。"（《圣济总录》）亦可散刺病痛周围之处，"心脾疼……令儿女各以火针微刺之，不拘心腹，须臾痛定。"（《针灸资生经》）

（2）操作方法：具体操作，以《针灸聚英》最详："以麻油满盏，灯草令多如大指许，丛其灯火烧针，频以麻油蘸其针，烧令通红，用方有功。"且宜"先令他人烧针，医者临时用之"。运用火针，要求"以油火烧之，务在猛热，不热即于人有损也"。

①深刺法：即以火针深刺入穴，迅即出针，按压针孔，"凡行火针，一针之后，疾速便去，不可久留，寻即以左手速按针孔上。"（《针灸聚英》）

②散刺法：以火针频频点刺，不计次数。使症状减轻或消失。既包括不拘部位的较大面积浅刺，亦可反复叩刺某一穴位，如王执中治疗腰痛，"火针微微频刺肾俞，则行履如故"。此法已鲜有报道。

③刺血法：此法在古籍中记载很少。《针灸资生经》中提到，王执中治其母突发脚肿之症，"以针置火中令热，于三里穴，刺之微见血，凡数次，其肿如失"。火针刺血法结合了火针刺和刺血二法，如能进一步加以探讨，可能对治疗某些急症有一定临床价值。

第三节　中药熏洗

中医熏洗疗法是伤科常用的治疗方法。早在《五十二病方》就记载有外伤疾病用以外敷的药剂，有煎汤外洗的洗剂，有燃烧熏治的熏剂，有蒸葱熨治的熨剂，以及灸剂。《黄帝内经》中也有"热汤洗浴""烫熨"和"浴法"的记载，如《素问·阴阳应象大论》中说："其有邪者，渍形以为汗。"热敷熏洗，古称"淋拓""淋渫""淋洗""淋浴"。在骨伤科的领域，现存最早的伤科专书《仙授理伤续断秘方》已提出了"凡肿是血伤，用热药水泡洗"的观点。骨伤熏洗法作为中医药外治的特色疗法之一，具有方便、有效、副作用小、应用范围广泛的特点，在治疗骨关节疾病，尤其是伤筋疾患方面发挥着重大作用。

熏洗疗法就是使用药物的蒸汽，在体表的某个特定部位熏洗从而达到治疗疾病目的的一种外治方法。其方法起源很古老，在《黄帝内经》中即有记载和阐述，通过药物熏洗，使药物直接为肌肤吸收、利用，在熏洗中可以通过热量促进机体的新陈代谢，达到治疗效果。这种疗法现较多应用于小儿，在宋朝，儿科专家钱乙尤为推崇使用该方法施治。

平乐郭氏正骨十分注重筋伤疾病和关节功能障碍的中药熏洗治疗，为腰椎间盘突出症、颈椎病、退行性关节炎、关节功能障碍等疾病提供了一种无创伤、无痛苦、复发率低、近期和远期疗效均较好的疗法。

（一）原理

此治疗是应用中药煎汤熏蒸患者患处，借温度和药物作用达到活血化瘀、舒筋活络、蠲痹止痛目的的方法。中医理论认为："血见热即行，遇凉即凝，治痹先治血，血行痹自止。"现代医学认为：中药熏洗时，由于物理温度的刺激及药物药理作用，引起皮肤和血管扩张，促进局部血液循环和淋巴循环，使新陈代谢旺盛，可改善局部组织营养和全身功能，并且刺激神经系统和血管系统，疏通经络，调和气血，破瘀散结，行气活血，祛风除湿，温经通络，消除水肿，促进经络的调节功能活动。中药熏洗局部治疗，既克服了服用中药口感不佳、对胃肠道刺激大的缺点，又符合用药自然、局部用药和内病外治的三大趋势。

（二）适应证

本疗法适用于风湿类疾病有颈、腰背僵硬疼痛者，膝、踝部肿痛者，膝部屈曲畸形、肌腱挛缩者。寒痹，设定温度为 50～70℃；热痹，设定温度为 40～50℃。设定熏蒸时间为 30 分钟，疗程为 15 天。我科患者在应用此疗法过程中一般应用 1～2 个疗程，颈、腰背僵硬、疼痛者及膝、踝部肿痛者疗效佳；膝部屈曲畸形、肌腱挛缩者，配合牵引治疗，关节功能亦会有明显好转。

（三）熏洗药方

熏洗药方为我院内部制剂——软伤外洗方，由海桐皮汤衍化而来，主要功能为温经散寒、通络止痛，其药物组成如下。

海桐皮 30g，透骨草 30g，白芷 15g，制乳香 15，制没药 15g，羌活、独活各 10g，防风 10g，葛根 10g，狗脊 15g 等，共 13 味药。

每日 1 剂，水煎 2500mL，每日 1 ～ 2 次。

（四）操作步骤

用物准备：治疗车，棉被（被罩），毛巾 2 条，一次性中单，药液，枕头。

1. 在熏蒸间备齐用物，核对药液后将其倒入熏蒸床熏蒸容器内，打开电源开关，检查机器性能良好，设定温度，寒痹设定为 50 ～ 70℃，热痹设定为 40 ～ 50℃。

2. 由护士协助患者到熏蒸室，铺一次性中单，扶患者上熏蒸床，取舒适体位，暴露熏蒸部位于容器的正上方，盖好盖被，尽量不使热气散发。

3. 注意熏蒸温度，根据患者个体的耐受度再次调节温度至患者感觉舒适，并随时询问患者有无不适，防止烫伤。

4. 根据医嘱设定熏蒸时间，一般为 30 分钟。

5. 熏洗完毕，关闭电源开关。

6. 用大毛巾协助患者擦干汗液，协助穿衣，嘱患者注意保暖。

7. 撤去用物，整理熏蒸床。

8. 护送患者回房。

（五）使用注意事项

1. 使用前注意检查机器性能，正常方可使用。

2. 药液应完全浸没电热管，以防电热管受损。

3. 设定温度时按测量—设定—测量—设定程序，根据患者耐受性随时调节。

4. 在熏洗过程中注意观察熏洗部位的皮肤情况，严防烫伤。

5. 适时询问患者有无头晕、心慌等不适，如有问题，及时处理。

6. 熏蒸完毕后不可立即下床，以免出汗过多，造成体位性低血压。下床后要避风休息 30 分钟，回病房时要注意保暖，避免受凉感冒，加重病情。

7. 对合并高血压、心脏疾患的患者应加强巡视，熏蒸时温度应较无合并症患者低 5 ～ 10℃，密切观察生命体征，防止意外发生。

第四节　中药离子导入

中药离子导入仪是将中频药物导入和中频按摩融为一体，调制中频电流能促进皮肤电阻下降，扩张小动脉和毛细血管，改善局部血液循环，具有消炎、消肿、镇痛、疏通经络、松解粘连、调节和改善局部循环的作用。

（一）原理

利用直流电将中药中的有效成分更深入、更有效地透过皮肤黏膜快速进入人体，作用于患部病灶，达到舒筋活络、活血化瘀、消肿止痛、松解黏膜、调节和改善局部血液循环的目的。现代医学认为，中药离子进入人体后，在局部与组织直接产生反应，在皮肤内形成离子堆，使患肢局部有较高的药物浓度。本疗法具有简便、安全、有效等优点。

（二）适应证

此方法适用于各种风湿类疾病，伴有颈椎、胸椎、腰椎、肘膝关节、手腕、足踝、足跟等关节僵痛、肿痛者。选择治疗部位要注意有利于电极片固定。10 日为 1 个疗程，每日 1 ～ 2 次，可连续进行 2 个疗程后休息 1 周，再重复治疗，经 4 个疗程治疗后判断结果。一般在 1 个疗程后即有明显感觉，若 4 个疗程后无效者，可改用其他疗法施治。

（三）禁忌证

1. 急性湿疹患者。

2. 除特殊药物离子导入治疗皮肤溃疡外，若皮肤有破损，电极不能置于破损处。

3. 对直流电过敏者。

4. 有出血倾向性疾病者。

（四）药方

以外洗为主，主要作用为温经散寒、通络止痛，药物组成如下。

海桐皮 30g，透骨草 30g，白芷 15g，制乳香 15g，制没药 15g，羌活、独活各 10g，防风 10g，葛根 10g，狗脊 15g 等 13 味药。

每日 1 剂，水煎 100mL，每日 1 ～ 2 次。

（五）操作步骤

用物准备：治疗车，NPD-4AE 型电脑中频离子导入治疗仪、中药液。

1. 备齐用物，打开电源开关，检查机器工作性能。将海绵药垫从电极片中取出，将所需中药制剂加温 40℃左右，核对药液后将两海绵药垫浸泡于药液中。

2. 由护士将治疗仪推至患者床前，向患者详细解释，患者取适宜体位后，将浸满药液的海绵片装入电极片中，与治疗仪连接，区别正负极，将正极放在疼痛敏感区，负极放在相对应的部位上或相邻近部位，并在电极片上面覆盖塑料布，同时压上沙袋，其目的是使治疗面与皮肤接触密切，导电效果更佳。

3. 接通电源，调节电流量由小逐渐增大，以患者能耐受为宜，一般在 8 ～ 20mA（注意电流量过大易引起电灼伤），并随时询问患者有无不适，防止灼伤。

4. 设定治疗时间一般为 30 分钟，每日 1 ～ 2 次。

5. 治疗完毕，关闭电源开关，取下电极片。

6. 用纱布擦拭导入部位药液，协助穿衣，嘱患者注意保暖。

（六）使用注意事项

1. 治疗后，所用海绵药垫要清洗干净、消毒、晒干。否则，无效极性离子及水分存留于药垫内，新药物的有效成分不能被充分吸附，治疗时会降低疗效。

2. 部分患者在第 1、2 个疗程治疗中出现症状加重现象，3 ~ 5 日可自动缓解，且见效快，其疗效与无反应者相比更佳，因而不必中断治疗。

3. 部分患者在开始治疗过程中出现治疗部位瘙痒或皮疹不适，适当将中药药液稀释，3 ~ 5 日多可缓解，若瘙痒或皮疹加重，停止治疗，可改用其他疗法施治。

4. 两个电极要完全接触皮肤并压紧，不要在治疗中移动或取下电极，否则会因接触面积变小，使局部电流集中而产生刺激；也不能只有一个电极接触皮肤，另一个电极闲在一旁，那样将起不到治疗作用。

5. 治疗时，若患者在一端电极皮肤感觉刺痛，可能是电极与皮肤接触不够好，应检查电极是否与皮肤完全接触、皮肤是否湿润等。

第五节　牵引疗法

牵引治疗是指用特制的牵引弓和牵引架对人体某部位进行牵拉练习，目的是增大椎体间隙和椎间孔或关节间隙，解除关节、神经根的压迫和椎动脉的扭曲，缓解肌肉痉挛，使错位的关节或突出的椎间盘复位。常用的有治疗颈椎病的颈椎牵引、治疗腰椎间盘突出症的骨盆（腰椎）牵引，以及改善和增进四肢关节功能的功能牵引。其装置可利用重锤或旋紧螺旋杆作牵引力的非机动牵引床，或使用电子装置自控的机动牵引床。如果依照关节来分，牵引可分为脊椎或四肢关节的牵引。在临床上，脊椎牵引较常被使用，而脊椎牵引中，又以腰椎牵引、颈椎牵引及下肢牵引最为常见。

（一）原理

应用外力对患处关节进行对抗性牵拉，从而达到小距离分离关节，适当增加关节腔间隙，以达到改善局部血液循环、松解肌肉粘连、滑利关节等治疗目的。现代医学认为，牵引可以减轻周围肌肉对患处的压力，改善局部血液循环，松解肌肉粘连，促进肿胀消退，还具有预防关节畸形、解除肌肉痉挛与疼痛等疗效。本疗法具有经济、疗效显著、实用等优点。

（二）适应证

关节功能障碍、骨性关节炎、各类风湿性疾病伴有颈椎病变，髋关节积液滑膜炎，骨盆倾斜，髋、膝关节局部肌肉挛缩、屈曲畸形者，配合中药熏洗效佳。

（三）操作步骤

用物准备：牵引带，牵引架（带有滑轮），牵引锤，牵引绳。

1. 髋关节皮牵引　适用于髋关节积液滑膜炎、骨盆倾斜、髋关节局部肌肉挛缩、屈曲畸形者。

（1）备齐物品，固定牵引架于床头。

（2）嘱患者仰卧于床上，双下肢取功能位，在大腿根部佩戴适宜型号牵引带，系牵引绳，悬挂牵引锤。牵引重量为患者体重的 1/20，初始重量取牵引重量的 1/3，在牵引重量范围内，3～5 日增加一次重量。

（3）患者处于滑膜炎急性期，关节疼痛严重者，需持续牵引 1 周，以改善局部血液循环，松解肌肉粘连，促进肿胀消退。症状较轻者，给予间断牵引，每日 1～2 次，每次 30 分钟。据病情掌握牵引疗程。

2. 膝关节皮牵引　适用于膝关节局部肌肉挛缩、屈曲畸形者。

（1）备齐物品，固定牵引架于床头。

（2）嘱患者仰卧于床上，双下肢取功能位，在大腿下 1/3 处佩戴适宜型号牵引带，系牵引绳，悬挂牵引锤。牵引重量为患者体重的 1/20，初始重量取牵引重量的 1/3，在牵引重量范围内，3～5 日增加一次重量。

（3）患者处于滑膜炎急性期时不适宜牵引治疗。关节屈曲畸形、肌肉挛缩时给予间断牵引，松解肌肉粘连，每日 1～2 次，每次 30 分钟。据病情掌握牵引疗程。

3. 颈椎寰枢关节错位皮牵引

（1）备齐物品，固定牵引架于床头。

（2）嘱患者仰卧于床上，四肢处于解剖体位，牵引头套套于颈部，松紧适度，连接牵引弓，保持牵引弓与床面平行，系好牵引绳，调整角度，悬挂牵引锤。牵引重量 3～6 kg。

（3）患者牵引 1～2 周，复查了解复位情况，必要时请专科予以手法复位处理。

（4）牵引后注意佩戴颈托。

（四）使用注意事项

1. 根据患者个体差异，选择适当牵引重量。

2. 牵引带松紧要适度。

3. 牵引时务必选择正确体位。

4. 随时注意患者情况，如牵引引起患者关节疼痛严重、头晕等不适症状时，立即停止牵引。

5. 伴有颈椎其他疾患时，请专科协助牵引治疗。

第六节　运动疗法

一、概念及分类

运动疗法（kinesiotherapy，therapeutic exercise）是为了缓解症状或改善功能而进行全身或局部的运动，以达到治疗目的的方法，是主要的物理疗法之一，近些年来由西方医学提出。现代平乐正骨人积极吸取先进的康复理念及治疗方法，不断完善和丰富正骨康复法。

运动疗法按运动方式、肌肉收缩的形式和治疗作用可分为多种类型。

（一）按运动方式分类

1. 被动运动　由外力作用于人体某一部分所引起的动作称被动运动。一般用于维持正常或增大已受限的关节活动范围，防止肌肉萎缩和关节挛缩。

2. 主动运动　依靠患者自身的肌力进行运动称主动运动。患者肌力在Ⅲ级以上者，均可进行主动运动，单纯的主动运动一般不给予辅助，也不施加阻力，主要用于维持关节的活动范围、进行增强肌力和持久力的训练和增强肌肉之间协调性的训练。

属于主动运动的尚有下列形式：肌力达不到Ⅲ级以上时，可由物理治疗师、健侧肢体或运动器械帮助患者进行活动，即助力运动。在肌力达到Ⅲ级以上时，为增强患者的肌力，可以进行抗阻运动，这种运动对增强肌力和耐久力有效，但是应在医师的正确指导下进行。抗阻运动的方式有徒手抵抗和器械抵抗两种形式。

（二）按肌肉收缩的方式分类

1. 等长运动　等长运动时关节不发生活动，肌肉长度不变，等长阻力训练是增加肌力最迅速的方法。经过大量的实验和观察，除按一般等长收缩原理进行的简单训练外（如下肢被石膏固定于伸直位时，让患者经常主动收缩股四头肌），目前常用的还有短暂的等长最大收缩和短暂重复等长最大收缩训练。

一般认为，维持 5～6 秒的最大负荷等长收缩期间，由于肌肉强烈收缩，进入肌内的血流近于被阻断，此时肌内的能量主要依靠无氧酵解来维持，此时将产生一定数量的乳酸和 H^+。肌肉松弛后，由于局部 pH 下降，促使毛细血管扩张，从而使肌组织获得较多的营养，有利于肌力的增加。但在强烈收缩的时间上认为不宜长于 6～10 秒，否则肌肉将因血流阻断过长而受损。对于病肌，更应审慎，因而认为一般强烈收缩时间不宜长于 5～6 秒。

2. 等张运动　等张运动是运动时肌肉缩短、关节角度发生变化的训练，例如屈肘关节举哑铃的动作，即为等张收缩的运动，肌肉的等长收缩与等张收缩不同，二者的区别和举例如表 4-6-1 所示。

表 4-6-1　等张收缩与等长收缩的比较

	等张	等长
肌肉	明显缩短	长度无明显变化
肌肉的起止点	相互靠近	基本不动
收缩成分中的张力	不增加	增加
关节活动范围	明显变化	无明显变化
例	手持哑铃伸屈肘	站立时股四头肌收缩使腿伸直维持站姿

渐进性抗阻训练法（progressive resistance exercise，PRE）是有效的等张训练法，该训练法是根据大量实验观察结果提出来的，其特点如下。

（1）负荷量逐渐增加：在最大负荷量已经决定的情况下，训练究竟从较少的量开始？还是从一开始就用最大的量，以后再逐步减少？这是两种截然不同的训练方法。运动生理学的研究证实，从小量开始相当于训练有个"热身"过程，较为合理；反之，如一开始即用最大量，易于引起肌损伤，故 PRE 中采用从小量开始的方法。

（2）采用大负荷、少重复：训练中常有小负荷、少重复的方法，实验和观察证明，小负荷、多重复的方法只能训练能力；而大负荷、少重复的方法才能训练肌力，因此在 PRE 中采用大负荷、少重复的方法，举例如下。

最大负荷的确定，是测定需训练的肌或肌群通过规定范围能举起 10 次的最大重量作为最大负荷。

渐进抗阻训练第一组训练：采用 50% 的 10RM 的重量，以每分钟 10～15 次的速度进行 10 次锻炼；

第二组训练：采用 75% 的 10RM 的重量，以同样速度进行 10 次锻炼；

第三组训练：采用 100% 的 10RM 的重量进行 10 次锻炼。每次训练之间可休息 1 分钟，每日只进行 1 次。

由于需要抗阻收缩，故上述方法适用于有Ⅳ级肌力（即能抗阻力）的病肌。至于 10RM 的值不是固定不变的，每周需重测 1 次，重测后按新的 10RM 为标准计算。

在实际中，病肌的肌力常达不到Ⅳ级，此时可按下法进行训练：利用滑车重锤装置减少肢体的自重，让肢体在减重状态下开始训练。

最小减重量（10RM）确定是利用滑车重锤装置给肢体减重后，肌肉恰能通过规定范围顺利进行 10 次运动时所加重锤的重量。

第一组训练：加在重锤侧的重量为 10RM 的 2 倍，即使肌肉在负担更轻的情况下，以每分钟 10～15 次的速度进行 10 次锻炼；

第二组训练：加在重锤侧的重量为 10RM 的 1.5 倍，肌肉即在此前负担较重的情况下，进行 10 次锻炼；

第三组：加在重锤侧的重量恰为 1 个 10RM，肌肉又在此第二组训练负担更重的情况下，进行 10 次训练。

每次训练间休息 1 分钟，每周重新测 10RM 的情况，与前相仿。

3. 等速运动　又称等速训练（isokinetic exercise），是借助特定的仪器，确立一定的收缩速度后，使肌肉进行收缩，仪器内部的自动机构保证肌肉收缩力越大时，阻力也越大；收缩力下降时阻力也减小，从而保证在收缩过程中速度恒定，故称为等速收缩。另外，又因肌肉收缩时，阻力变化与阻力成正比，使肌肉运动在活动范围的每一点上都得到与之相适应的阻力，故又译为等动收缩。

等速收缩不借助特定仪器则无法进行，Cybex 等曾专门设计了著名的仪器，以供测量和训练之用，实验和临床证明，等速训练有独特的优点。

（1）可同时刺激所有的肌纤维：肌肉中有三型肌纤维，实验证明，等张收缩只能训练肌中的 Ⅰ 型慢速纤维；等长收缩也只能训练肌中的 Ⅰ 和 Ⅱa 两型纤维，而等速收缩却能同时训练肌中的 Ⅰ、Ⅱa 和 Ⅱb 三种纤维，因而可以最全面地锻炼肌肉。

（2）由于角速度恒定，可使肌纤维的收缩力和张力在收缩期间保持平衡，既可防止肌肉损伤，又可较好地发展肌力。

（3）可促进运动单位的同步收缩。

（4）由于在关节活动范围的每一点上都能向肌内提供合适的阻力，始终使肌肉保持合适的张力状态，从而使肌肉得到充分的锻炼。

（5）准确、有效、安全。

（三）按神经生理学治疗系统分类

传统的运动疗法多适用于骨科和周围神经损伤的患者。为了治疗中枢神经系统疾患后的运动功能障碍，从 20 世纪初期开始，不少治疗学家研究这种方法，由于其理论基础相当主要的部分为神经生理学，故称这类疗法为神经生理疗法。

1. 传统的运动疗法　包括主被动运动，等张、等长和等速收缩。这些方法其主要治疗作用可归纳为：维持关节活动度、增强肌力、增强肌肉的耐力、加强肌肉协调能力、增强心肺功能和全身对运动的耐力等。

2. 神经生理疗法　神经生理疗法是以神经生理学为基础研究出来的治疗运动功能障碍的方法，主要有以下四种：本体感觉神经肌肉促进疗法（proprioceptive neuromuscular facilitation, PNF）、布巴斯（Bobath）疗法、布鲁恩斯特朗（Brunnstrom）疗法、路德（Rood）疗法。由于在这些疗法中广泛采用了神经生理学上的促进或易化（facilitation）原理，故又称促进疗法。

促进是一种阈下值的神经冲动使另一种阈下值的神经冲动易于达到兴奋阈而引起兴奋的现象。促进在临床应用上的例子如图 4-6-1 所示。

（1）患者随意用力引起的阈下冲动 a，由理疗师操纵外周结构引起的阈下冲动 b。当两者单独应用时不引起促进，如同时作用即发生促进而使肌肉发生收缩。

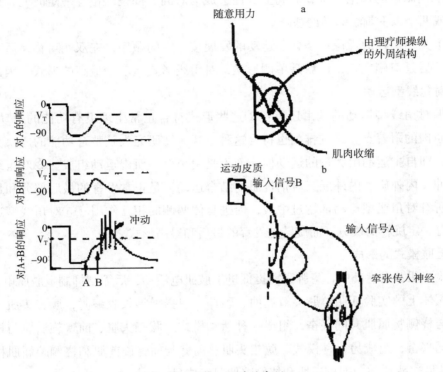

图 4-6-1　促进的实例

（2）患者收缩的意念引起阈下冲动 b，由理疗师牵张肌肉，通过牵张传入神经传入阈下冲动 a，若 a、b 单独作用，无兴奋结果，但当 a、b 同时作用时即可引起肌肉兴奋。

如上所述，两个阈下冲动单独作用不会有促进作用，但若在一定时间内相继作用，而两者的兴奋场在空间又相重叠，则可引起促进效果，这种时空总和是引起促进必须具备的条件。两冲动出现的时间间距越长，促进作用越弱，当相距超过一定时间后，促进作用即消失。

二、本体感觉神经肌肉促进疗法（PNF）

（一）基本理论

这是利用牵张、关节压缩和牵引、施加阻力等本体刺激和应用螺旋、对角线状运动模式（spiral and diagonal patern）来促进运动功能恢复的一种治疗方法，其理论由 Kabat 提出，完整的一套治疗方法由 Knott 和 Voss 完成。此法的基本原理是以神经生理、运动学习和运动行为方面的研究成果归纳出来的。

1. 有关的基本理论

（1）促进作用：两个或数个阈下刺激错开一定时间作用于同一个神经结构，使两个或数个局部兴奋相重叠而达到阈值，称为时间上的促进。空间上的促进成为同时应用两种不同刺激的理论基础，时间上的促进成为对同一部位的错开一定时间，连续施加两个或两个以上刺激的理论基础。

（2）关于模式的理论：姿势和运动的发展按一定的顺序，先双侧对称，后双侧不对称，然后是双侧交互，再后是单侧形式，对角线形式运动是最高的形式，因此应大力采用对角线型运动。

提倡对角线型运动的理由还有：①这些形式符合正常生理上有功能的运动形式，大多数肌肉的附着点和纤维排列也符合这种形式。②研究大脑整合功能的成果支持这种观点，即自主运动由大量的运动模式而不是由单个的肌肉运动组成。③对角线型运动是屈伸、内外旋、内外展三对拮抗肌的结合运动，是正常发育的最后部分和最高形式。④所有对角线型运动都越过中线，促进身体两侧的相互作用。⑤对角线型运动总是合并有一定旋转的成分，而旋转是发育的最后和最高形式之一。

2. 上肢模式的形成

实验证明：在运动中，肩胛带前挺促进上肢肌电活动，后缩则抑制上肢肌电活动。

在人体上的实验证明：肘关节屈曲、腕伸、屈指做等长收缩时，肱三头肌、前臂旋前肌与桡侧腕屈肌共同兴奋，组成一种活动模式。肱三头肌、前臂旋后肌与桡侧腕伸肌共同兴奋，组成另一种模式。肱二头肌、前臂与前臂旋前肌和桡侧腕屈肌构成一种模式；肱二头肌与前臂旋后肌和桡侧腕伸肌组成另一种模式。

上述的实验是 PNF 中设定运动模式中的一些依据。

双侧活动的必要性：在人身上的实验证明，双侧性运动和左右交替的运动能更有效地改善被训练肌肉的功能。

运动开始时肢体的位置：在动物和人身上证明刺激总是使处于伸张状态的肌肉首先出现反应，因此在运动开始时，应尽量使被训练肌肉处于伸张的位置上。

3. 关于手法技术的一些理论

（1）牵张在动物身上证明，由皮质传出的冲动使被牵张的肌肉兴奋。

（2）抗阻力在动物身上的实验证明，抗阻做等长收缩使关节不动的情况下，肌肉兴奋性较大。

（3）协同收缩紧接着进行对抗肌收缩的相继诱导定律表明，协同肌收缩一结束，对抗肌的兴奋立即升高。因此如要训练肱二头肌，应先让肱三头肌做最大收缩后，立即训练肱二头肌。

（4）抑制生理研究表明，不少刺激是可以提高运动神经元兴奋阈值的，在神经发育疗法（NPT）中把能提高运动神经元兴奋阈值或对神经元直接产生抑制性作用的刺激和手法，称为抑制性治疗。

4. 关于合并言语刺激的理论　中等强度的声音易于引起运动神经元的活动，较大声音可以改变 α 运动神经元的活动。在 PNF 治疗中不强调安静，常用柔和的声音以促进稳定，用较大的声音以促进运动。

（二）方法与技术

PNF 具体由 91 种基本运动模式（头颈 3，上躯干 6，上肢 14，下肢 12，强调时间顺序的 ROM 变化模式 2，按发育顺序在治疗垫上进行的 38，步行训练 7，轮椅和转移 5，生活自理 2）和 15 种手法活动技术组成。

1. 运动模式　由于种类较多，篇幅有限，此处仅介绍部分具有代表性的方法。

（1）螺旋形对角线式运动模式的命名：用一系列大写英文字母和阿拉伯字母组成，其排列和意义如下：第 1 个字母代表双侧或单侧性，单侧用 u（unilateral）代表，不写 u 时即可理解为双侧；第 2 个字母（如为双侧时，由于 b 不标出，故变为第一字母，以下同）常用 d 代表对角螺旋形（diagonal）；第 3 个字母用阿拉伯字母 1 代表 1 型，2 代表 2 型；第 4 个字母代表伸或屈，伸用 e（extension）表示，屈用 f（flexion）来表示。上肢填入 ue（upper extremity），下肢填入 le（lower extremity）。如 ud_1fue 即表示上肢单侧 1 型屈曲式对角螺旋型运动模式，d_2ele 代表下肢双侧 2 型伸展对角螺旋运动模式。以上是肢体的运动模式的命名标记。

对于躯干，一般用三个字母来表示。第 1、2 个字母来表示上或躯干，上躯干用 ut（upper trunk），下躯干用 lt（lower trunk）；第 3 个字母表或伸或屈，伸用 e（extension）表示。屈用 f（flexion）表示。如 utf 代表上躯干的屈曲型，lte 代表下躯干的伸展型。

除此以外，特殊模式另加说明。在进行各种运动模式时，其主要要领可有以下几方面。

（2）主要要领

①用手刺激（manual contact）：以手掌直接接触肌肉、肌腱和关节，对其感受器给予刺激，原则要求以手掌部的蚓状肌接触，不要用指甲顶住患者的肢体，在手掌接触机体时应根据需要对其施加不同的压力，同时要有熟练的技巧给予抵抗，方能引起正确的运动和方向。

②指示和意志促进（communication）：治疗前理疗师要向患者说明一切，例如让患者的眼追视理疗师的手或患者肢体的运动方向，因视觉有较强的空间感，听觉也有很好的时间感，声调的模式对听觉是一种刺激，强的尖锐的声调，如理疗师喊："用力！再用力！"使患者有一种紧迫感，在强的抵抗运动中可用这种刺激；在患者稍加努力即可完成的动作中，可用适当的中等强度的鼓励性语言刺激；对某些有恐怖感或紧张

的患者，应采用柔和的声调刺激，如多鼓励、多交谈等。总之无论什么状态，在用词上都应用易使患者理解的语言，并注意自己发音的音调。

（3）运动模式示例

①躯干运动模式：见图4-6-2及表4-6-2。

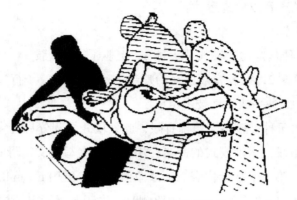

图4-6-2　上躯干的劈剁模式

注：黑、灰——操作者；白——患者；黑——起始位，斜线——中间位，虚斜线——最后达到的位置（以下各图同）。操作者可以按逆方向进行，逆方向进行时称为"×××的逆模式"，关于代号、主要训练的肌肉、治疗目的。

表4-6-2　躯干运动模式示例

模式的名称	代号（*）	图号	主要训练的肌肉	目的
上躯干 1. 屈曲合并向一侧旋转	（chop）	4-6-2	左腹外斜肌，右腹内斜肌、右腹直肌、左胸横肌、右内肋间肌，右肋下肌、腰方肌	促进躯干屈曲及旋转；增强腹肌主要是上腹肌；增加越过中线的活动；促进身体两侧的相互作用；改善上躯干活动和促进翻身；促进兴奋从一上肢向另一上肢和双下肢的扩散；促进对抗肌的逆转
2. 伸展合并向一侧旋转	提举（lift）	4-6-3	左背棘肌、前阔肌、背髂肋肌，腰髂肋肌、腰方肌、棘间肌、横突间肌、后上锯肌、外肋间肌、右背半棘肌、肋提肌，多裂肌、回旋肌、后下锯肌，腹横肌	增强上躯干伸和旋转；促进双上肢的兴奋向躯干和双下肢的扩散

续表

模式的名称	代号（*）	图号	主要训练的肌肉	目的
下躯干 1. 屈曲合并 向一侧旋转 （屈膝）	提举 （lift）	4-6-4	左腹外斜肌、腹直肌左部、腰方肌、右腹内斜肌	加强下躯干及下肢肌，改善身体两侧的相互作用，促进兴奋向下肢扩散；促进下肢的多肌群综合收缩
2. 屈曲合并 向一侧旋转 （伸膝）	提举 （lift）	4-6-5	阔筋膜张肌、股直肌（外侧肌部）、股间肌、股外侧肌、趾长伸肌、胭长伸肌、腓骨短肌、趾短伸肌、小趾展肌、背侧骨间肌、蚓状肌	增加胭绳肌的延展性；增大直腿抬高的范围；加强下躯干及下肢肌；促进兴奋向下肢扩散

* 为手法技术的简写，见后文手法技术部分

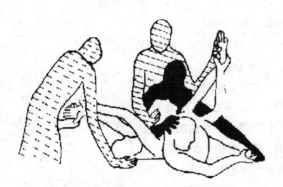

图 4-6-3　上躯干的提举模式

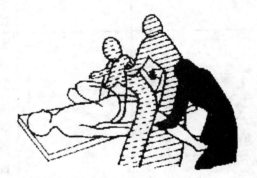

图 4-6-4　下躯干的屈曲模式（合并屈膝）

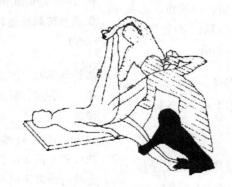

图 4-6-5　下躯干的屈曲模式（合并伸膝）

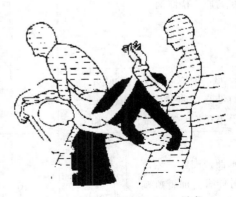

图 4-6-6　上肢的 ud₁fue 模式

②上肢的单侧运动模式：见图 4-6-7 至 4-6-10 及表 4-6-3。

表 4-6-3　上肢运动模式示例

模式名称	代号（*）	图号	主要训练的肌肉	目的
上肢单侧 1. 屈、内收、外旋、腕掌屈桡侧偏	ud$_1$fue	4-6-6	前锯肌、胸大肌锁骨部、三角肌前部、喙肱肌、肱二头肌屈肩部分、旋后肌、桡侧腕屈肌、掌长肌、拇长屈肌、拇短屈肌、拇收肌	促进运动控制的技巧阶段；增加运动从远端到近端发生的时间顺序的准确，促进对抗肌的逆转
2. 伸、外展、内旋、胸背屈尺侧偏	ud$_2$eue	4-6-7	肩胛提肌、菱形肌、胸大肌、胸小肌、大圆肌、背阔肌、三角肌后部、肱三头肌长头，旋前方肌、尺侧腕伸肌、指总伸肌、小指固有伸肌、小指展肌、背侧骨间肌、蚓状肌、拇展短肌、拇长伸肌	促进桡尺关节或更远端的稳定；增大肩 ROM；间接地促进远端肌特别是肩袖肌
3. 伸、内收、内旋、腕掌屈、尺侧偏	ud$_2$fue	4-6-8	胸小肌、锁骨下肌、肩胛下肌、胸大肌、胸骨部旋前圆肌、尺侧腕屈肌、掌长肌、指浅屈肌、指深屈肌、掌侧骨间肌、蚓状肌、拇长屈肌、拇短屈肌、拇对掌肌、掌短肌	促进腕、指、拇的运动（在腕指屈曲拇对掌时进行，te）
4. 屈、外展、外旋、腕背屈、桡侧偏	ud$_2$fue	4-6-9	斜方肌、小圆肌、冈上肌、冈下肌、三角肌中部肱桡肌、桡侧腕长伸肌、桡侧腕短伸肌、指总伸肌、小指固有伸肌、背侧骨间肌、蚓状肌、拇长伸肌、拇长屈肌、拇短伸肌、第一背侧骨间肌	促进运动控制的技巧阶段；增加运动从远端到近端发生的时间顺序的准确；促进对抗肌的逆转（srh）
5. 屈，回收，外旋，肘伸直，前臂旋前，手张开（尺侧投掷）	ud$_1$ut（ulnar thrust）	4-6-10	除腕手肌外，余与 d$_1$e 的相似。此模式与手张开的各肌有关	加强前锯肌、三角肌、二头肌、腕指伸肌
6. 伸，内收，内旋，肘伸直，前臂旋前，手张开（桡侧投掷）	ud$_2$rt（radial thrust）	4-6-10	除腕手肌外，余与 d$_2$f 的相似，此模式与手张开的各肌有关	同上，除此以外，此模式与偏瘫患者上肢的异常协同相近，可用此模式促进此协同

* 为手法技术的简写，见后文手法技术部分。

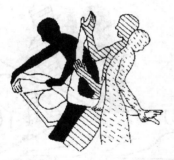

图 4-6-7　上肢的 ud₁eue 模式

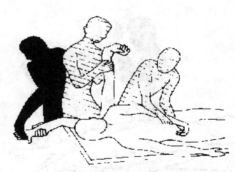

图 4-6-8　上肢的 ud₂fue 模式

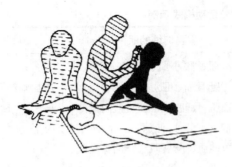

图 4-6-9　上肢的 ud₂fue 模式

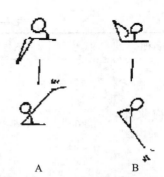

图 4-6-10　上肢的投掷型模式

A- 尺侧投掷（ulnar thrust）ud₁ut　B- 桡侧

投掷（radial thrust）ud₂rt

主要训练肌肉和目的，见表 4-6-3。

③下肢的运动模式：见图 4-6-11 至图 4-6-14，以及表 4-6-4。

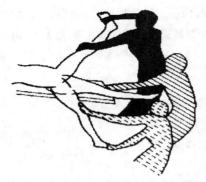

图 4-6-11　下肢的 ud₁fle 模式

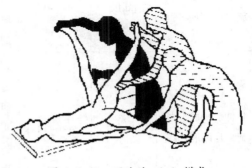

图 4-6-12　下肢的 ud₁ele 模式

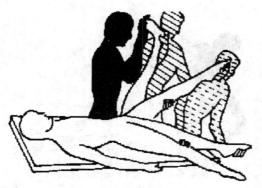

图 4-6-13　下肢的 ud₂fle 模式

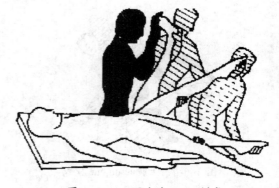

图 4-6-14　下肢的 ud₂fle 模式

表 4-6-4　下肢运动模式示例

模式名称	代号	图号	主要训练的肌肉	目的
1. 屈、内收外旋、足背屈内翻	ud_1fle	4-6-11	腰大肌、腰小肌、髂肌、闭孔外肌、趾骨肌、股内收短肌、股内收长肌、缝匠肌、股直肌内侧部、胫前肌、趾长伸肌、蹞长伸肌、趾短伸肌、蹞展肌、背侧骨间肌、蚓状肌	增加腘绳肌的延展性，增大直腿抬高的 ROM（hr）
2. 伸、外展旋内、足跖屈外翻	ud_1ele	4-6-12	臀中肌、臀小肌、股二头肌、腓肠肌外侧头、比目鱼肌外侧部、腓骨长肌、趾长屈肌、趾短屈肌、蹞短屈肌、蹞收肌、小趾短屈肌、跖方肌、跖骨间肌、蚓状肌	加强左方所有肌（srh+rc）
3. 屈、外展、内旋、足背屈外翻	ud_2fle	4-6-13	阔筋膜张肌、股直肌外侧部、趾长伸肌、蹞长伸肌，腓骨短肌、趾短伸肌、小趾展肌、背侧骨间肌、蚓状肌	增加腘绳肌的延展性，增大直肠抬高的 ROM（hr）
4. 伸、内收、外旋，足跖屈内翻	ud_2fle	4-6-14	臀大肌、梨状肌、上孖肌、闭孔骨肌、股方肌、内收大肌、半膜肌、半腱肌、跖肌、腓肠肌内侧头、比目鱼肌内部、胫后肌、趾长屈肌、蹞长屈肌、跖方肌、趾短屈肌、蹞短屈肌、跖骨间肌、蚓状肌	增强左方所有肌（srh+rc）

④上肢的双侧运动模式：见图 4-6-15 中的左上图。

⑤站位上进行的上躯干模式：上肢双侧模式中，肩、前臂和腕指的运动见表4-6-5。

表4-6-5 上肢双侧模式运动成分

d_2f	A	d_1f
	屈曲（肩） 外旋 旋后	
外展（肩） d 伸腕 伸指	桡侧偏 肩	内收（肩） 屈腕 b 屈指
d_1e	伸展（肩） 内旋 旋前 尺侧偏	d_2e

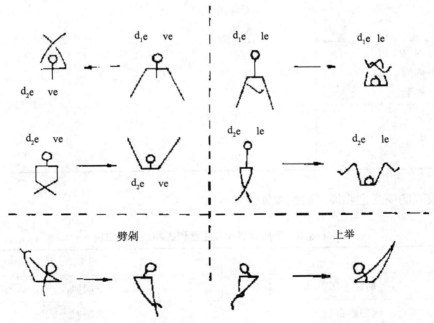

图4-6-15 上下肢的双侧运动模式及在站位上进行的上躯干模式

左上图——上肢双侧，右上图——下肢双侧

上肢双侧模式主要训练和加强的肌肉见表4-6-6。

表 4-6-6　　上肢双侧模式主要训练和加强的肌肉

d_2f	d_1f
斜方肌	前锯肌
中三角肌	前三角肌
外回旋肌	外回旋肌
d_1e	d_2e
菱形肌	胸小肌
后三角肌	胸大肌胸骨部
内回旋肌	内回旋肌

⑥下肢的双侧模式：下肢双侧模式见于图 4-6-15，运动成分见表 4-6-7。

表 4-6-7　　下肢双侧模式的运动成分

d_2f	A	d_1f
	屈曲（髋） 踝背屈 趾伸	
内收（髋） 内旋 外翻	髋	内收（髋） 外旋 b 内翻
d_1e	伸展（髋） 踝跖屈 趾屈	d_2e

下肢双侧模式主要训练的肌肉如表 4-6-8。

表 4-6-8　　下肢双侧模式主要训练和加强的肌肉

d_2f	d_1f
外侧躯干屈肌	下腹肌
阔筋膜张肌	髂腰肌
d_1e	d_2e
背伸肌	背伸肌
臀中肌	臀大肌

（三）PNF 运动模式以外的手法技巧

1. 节律性发动（rhythmic initiation，RI）　RI 是先给患者进行数次被动运动，然后让患者利用病变轻的肢体或借助滑车、重锤等工具给患肢进行数次自主的辅助运动，再试让患者自己做主动运动，成功后可做轻的抗阻运动。RI 对于帕金森病、较严重痉挛等难以发起运动的情况是有用的。RI 有改善发起运动的能力。

2. 节律性稳定（rhythmic stabilization，RS）　RS 是交替地使协同肌和对抗肌做等长收缩，是发展稳定性、刺激协同肌的活动和松弛对抗肌的手法。如要稳定颈肌，让患者坐直，从侧方向患者施加阻力，让患者克服此阻力和 2 ～ 3 秒的等长收缩，然后迅速从相反方向施加阻力，让患者反向克服此阻力做等长收缩。如有必要，还可从前后的方向按类似的方法进行。

此外，在 ROM 活动时有疼痛而又需加强肌力时，RS 很合适，因不用改变 ROM 均可增加肌力。在等长收缩缺乏和稳定性也缺乏的共济失调病例中，RS 也是适用的。因此 RS 有增强肌力、提高稳定性和协调性的作用。

3. 反复收缩（repeated contraction，RC）　RC 是（Kabat）根据巴甫洛夫提出的在中枢神经传导通路上进行反复刺激可使神经冲动的传导变得容易的理论提出的方法。RC 的目的是增强肌力和耐力，提高协调性和改善平衡。RC 在三种肌无力状态中应用特别有效，现分述如下。

肌力仅为Ⅰ、Ⅱ级的情况，此时随意发起运动有困难，可用快速牵张激起肌肉收缩，一旦能收缩立即施加阻力，反复进行，如图 4-6-16 之 A。

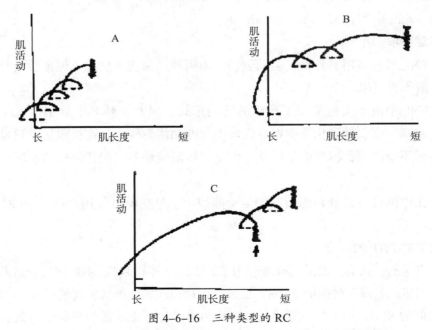

图 4-6-16　三种类型的 RC

A. 虚线，快速牵张；B. 实线，等张收缩；C. 垂直锯齿线，等长收缩

要注意的是，在肌力为Ⅰ、Ⅱ级时往往对牵张不敏感，因此牵张要重复几次，同时加上强的口令。

当肌力为Ⅲ级及在整个 ROM 内力量均弱的情况，可在肌肉反复收缩到短范围时加上等长收缩，如图 4-6-16B 所示。

当在 ROM 内肌力强度不均时，可在肌力减弱点增加一次等长收缩，如图 4-6-16C 所示。

4. 手法接触（manual contact，MC） MC 是理疗师通过深的、无痛性的与患者身体部分的手法接触，以刺激肌肉、肌腱和关节的传入感受器，当理疗师对患者进行各种治疗技术时，MC 是同时存在的。

以上介绍了 PNF 中数种手法技术，其余如牵张、关节牵引及压缩等无须细述。至于手法技巧的应用，可从两个方面叙述。

①从治疗需要考虑：帮助帕金森病或痉挛严重的患者发起运动可用 RI。加强肌力可用 SR、RC、RS。增加关节稳定性可用 RS。促进肌肉松弛可用 HR、CR、RS。改善协调性，在因部分肌肉无力引起的不协调中，SR 最有效。在肢体运动模式中，如有一部分肌力弱，可用 TE。

②从运动控制四阶段的要求出发：对运动有良好的控制，需经历四个阶段，各阶段训练中适用的技术如下。

活动度（mobility）：可用 ri、rc 帮助发起运动，可用 ri、hr、cr、rs 以增大 ROM。

稳定性（stability）：可用 rs、srh。

受控的活动（controlled mobility）：可用 rs、srh、rc、te。

技巧（skill）：可用 sr、te、rc、srh、te。

5. 注意事项

（1）PNF 目前多用于骨科、运动创伤、周围神经损伤等疾患，但急性的骨病、外科疾患一般不宜应用。

（2）PNF 中由于大量采用了抗阻的运动形式，因此在脑卒中后偏瘫、颅脑损伤后、小儿脑瘫、多发性硬化等中枢性疾病引起的功能障碍中，在抗阻运动诱发痉挛或联合反应时不能应用；但在随意运动已恢复、抗阻运动不引起任何痉挛和联合反应时则可应用。

（3）在中枢神经系统疾患引起的运动障碍中，早期就可应用 PNF 中的 RI 技术的是帕金森病。

6. 目前对 PNF 的评价

（1）肯定的：认为此法最精确地应用了真正的本体感刺激。HR 比被动运动更能迅速地增大因肌肉紧缩而受限的 ROM。促进性运动模式确能加快肌肉的反应。CR 与 HR 能增大同侧的 SLR，但 CR 还能增大对侧的 SLR，对防止双侧的肌萎缩有效。PNF 确能增加肩、躯干和腘绳肌的柔软性。PNF 能提高脊髓的兴奋性。牵引膝关节可以促进股外侧肌。压缩关节可一过性地提高脊髓 α 运动神经元的兴奋性。

（2）否定的：让较健康的肌肉强收缩，通过兴奋的扩张促进病肌所谓溢流（overflow）的说法是论据不足的。对角型活动对股四头肌没有促进作用。Magnus 等的理论已不再为当今的神经生理学家所接受。

三、Bobath 疗法

Bobath 疗法是目前治疗脑卒中和脑性瘫痪后运动功能障碍的主要运动疗法之一。在这种方法中，主张利用 Bobath 本人所研究的反射抑制性运动模式（reflex inhibiting pattern，RIP），抑制异常的姿势和运动，然后通过头、肩胛、骨盆等所谓的关键点（key point，KP），引出平衡、翻正、防护等反应，引起运动和巩固 RIP 的疗效，在痉挛等高肌张力状态消失之后，采用触觉和本体感刺激，以进一步促进运动功能恢复。

由于在这种方法中，一方面强调按运动正常发育顺序进行训练，另一方面，在小儿身上应用时，主张先找出小儿运动发育停止的点，并从此点出发促进其运动发育，以弥合患儿和正常儿之间的差距，故又称为神经发育疗法（neurodevelopmental therapy，NDT）。

（一）有关的神经生理和病理学基础知识

1. 姿势反射　Bobath 认为，在分析中枢神经疾患引起的运动功能障碍时，对姿势反射进行研究和分析很重要，因姿势反射能保持人体的正常姿势，以便顺利地进行各种运动，而姿势反射始终受中枢神经系统的控制。一般认为姿势反射多出现在幼年时期，是一些原始的反射，随着年龄的增长逐步消失，代之以发育成熟的各种精细动作。但在成人中，当中枢神经系统有疾病时，因对其失去控制而再度出现。在 Bobath 疗法中常提到一些姿势反射的名称、受控于中枢神经系统的水平、出生后出现的时间久暂、检查时的方法和应用的反应等，已列于表 4-6-9 中。这些反射应当存在的时候不存在或应消失的时候不消失，均应视为不正常。

表 4-6-9　一些反应和姿势反射的水平、存在时间和检查方法

水平	反射（存在时间）	检查姿势	刺激	反应
一、脊髓	1.交叉伸展（出生至2个月）	被检侧下肢伸、对侧下肢屈曲	被检侧下肢被动屈曲	对侧下肢伸展
	2.交叉屈曲（出生至2个月）	两下肢伸直	屈侧下肢	另一侧下肢也屈曲
	3.伸肌挺（出生至2个月）	仰卧、头中位一腿伸、一腿屈曲	屈小腿和足底	不能控制也伸腿
	4.屈肌回撤（出生至2个月）	仰卧、头中位双腿伸	足底	受刺激腿不能控制屈曲

续表

水平	反射（存在时间）	检查姿势	刺激	反应
二、脑干	1. 颈张力反射 （出生后4～6个月至8～12个月）	手膝站位	前屈头 后伸头	上肢屈肌张力上升 下肢伸肌张力上升 上肢伸肌张力上升 下肢屈肌张力上升
	2. 不对称性颈张力反射 （出生后4～6个月）	仰卧	头转达向一侧	颌向侧上下肢伸展 枕向侧上下肢屈曲
	3. 张力性迷路反射 （出生至6个月）	仰卧、头中位 肢体伸直	仰卧时 俯卧时	伸肌张力上升 所有屈肌张力上升
	4. 正支持反应 （出生至6个月）	站立	压支持腿的足底 或用足底在硬地 面上跳几次	支持腿伸展，肌肉 紧张，不能屈曲
	5. 联合运动 （出生0～3个月，至8～9个月）	两侧肢体不 对称	一侧用力抗阻 收缩	另一侧出现不随意 的紧张性活动
	6. 负支持反应 （出生至6个月）	站立	抬起身体使双足 离地	原来僵直伸展向下 肢松弛
三、中脑 及皮质	1. 颈翻正 （出生后4～6个月至5岁）	仰卧，头正中， 肢体伸	主动或被动地将 头转向一侧	全身像一根圆木样 随意转动
	2. 体对体翻正 （出生后4～6个月至5岁）	同上	将上或一半身 扭动	下或上半身能随之 转动而成一条线
	3. 迷路对头反应 （出生后2个月至终生）	坐位 闭眼	被动向左或右侧 倾斜	头倾向于在空间寻 找正确的位置
	4. 视翻正反应 （出生后2个月至终生）	同上 开眼	同上	同上
	5. 保护性伸展或降落伴反 应（出生后4个月至终生）	俯卧位 臂伸过头	将其突然移向 地板	肢体保护性地伸出 保护
	6. 平衡反应 俯卧，出生后6个月，仰卧、出生后7～8个月，坐、出生后7～8个月，手-膝站，出生后9～12个月，站，出生后12～21个月，均持续终生	手、膝、站、坐、跪站等	倾斜摇离平衡点	自动恢复和保持 平衡

续表

水平	反射（存在时间）	检查姿势	刺激	反应
四、天生基本反应	1. 反射性踏步（出生后 4 ～ 8 个月）	稍负重支持于立位	将受试者倾向前	交替地向前踏步
	2. 抓握或张力性掌反射（出生后至 4 ～ 6 个月）		接触物体或向尺侧压掌	屈指抓住物体
	3. 寻找反射（出生后至 4 个月）		触或扶摸唇外或颊	舌、唇头随刺激而动
	4. 吸吮反射			
五、自动运动反应	1.（more reflex）（出生至 5 ～ 8 个月）	半卧或仰卧	从半坐位迅速使垂头向后或后腹部	伸及外展臂并散开手指
	2.（landau reflex）（出生后 4 ～ 6 个月至 2 年）	俯、悬于空间在胸下给以支持	吹冷风主动伸颈	腿和背伸展

2. 异常的协同运动模式　当中枢神经疾患者出现异常的协同运动，即患者欲屈曲或伸展其患侧某一肢体时，则诱起全部屈肌或伸肌的协同运动，是中枢神经损伤后，运动向进化早期的方向退变，出现类似于两栖动物运动姿势的原始模式。根据肢体不同而有以下形式。

（1）上肢屈曲协同运动模式：当患者试图屈曲其患侧上肢时，因屈肌的协同运动则呈以下模式，如图 4-6-17 所示。

①肩胛骨升高和后缩。

②肩关节外展和外旋。

③肘关节屈曲。

④前臂内旋。

⑤指关节屈曲和外展。

（2）上肢伸展协同运动模式：患者伸展其患侧上肢时，则呈以下模式，如图 4-6-18 所示。

①肩胛骨向下并前突。

②肩关节内旋。

③肘关节伸展。

④腕关节轻度伸展。

⑤指伸展。

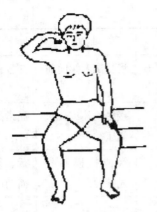

图 4-6-17　上肢屈曲协同运动模式

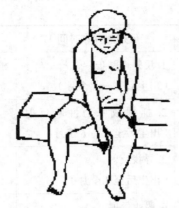

图 4-6-18　上肢伸展协同运动模式

（3）下肢屈曲协同运动模式：下肢的屈曲协同运动常引起肢体如下的改变。

①骨盆升高和后缩。

②髋关节外展和屈曲。

③膝关节屈曲。

④踝关节背屈。

⑤趾关节伸展。

（4）下肢伸展协同运动模式

①髋关节伸展和内旋。

②膝关节伸展。

③踝关节轻度跖屈和内翻。

④趾关节轻度跖屈。

3. 联合反应（associative reaction） 由一侧肌群的收缩引起另一侧肌群出现痉挛或异常协同模式，称联合反应。实际上联合反应的特征是紧张性姿势反射，其控制中枢在脑干，Walshe 在对偏瘫患者的临床观察研究中，发现强有力的刺激可通过大脑皮质作用于相对应的本体感受器官，经过一定的潜伏期即成为刺激源，引起联合反应。例如先使偏瘫者双下肢外展，治疗师再以双手掌向外抵抗其健侧下肢内收，可引起患肢内收的联合反应。Brunnstrom 认为这种反应在偏瘫时最早出现于下肢的内收肌群。如图 4-6-19。

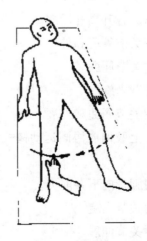

图 4-6-19　下肢内收肌群的联合反应

（二）Bobath 疗法的理论基础

1. 促进、抑制的理论与 PNF 的相同。

2. 运动训练开始时肢体应取的位置的理论。

3. 通过外因传入，特别是感觉传入，可以改变大脑皮质中兴奋和抑制的分布的理论。这主要是依据 20 世纪 20 年代 Magnus 的一些研究提出的，归纳起来有下列两个方面。

（1）在脑瘫等中枢神经疾患的患者身上，传入冲动往往绕过正常通路而优先传到（即短路）少数已发生异常反射或运动模式的突触链中去，因此患者对刺激的反应总呈现异常的模式。Bobath 认为，通过她设计的反射抑制模式（RIP），可以关闭通向异常运动神经元的通路，打通通向较正常运动的神经元的通路。

（2）在运动的任何时刻，中枢神经都是身体肌肉状态的镜子，身体肌肉的收缩和松弛决定了兴奋和抑制过程在中枢神经内的分布，而以后这种兴奋和抑制又再传出到周围。Bobath 认为，Magnus 的理论向我们提供了一种可以从周围通过传入影响中枢的方法，通过改变脑瘫患儿的异常姿势，使兴奋和抑制的过程在中枢内的分布变得较为正常，以后其向周围的传出也变得正常，这也是 Bobath 提倡用 RIP 修正患儿异常姿势的理论基础。

（三）Bobath 疗法的基本观点

1. 中枢神经患病后，在通常状态下不应出现的异常姿势反射如表 4-6-9 中脊髓和脑干控制的反射，由于失去控制而释放，常表现为异常的姿势和运动模式，干扰了正常的运动，因此要用反射抑制模式（RIP）对之进行抑制，否则正常的运动难以发生。

2. 中枢神经患病后，难以产生或不能产生主动的运动，在抑制了异常运动之后，要运用各种促进技术进行促进，当出现运动后，要按运动发育的程序从低级到高级别进行促进和训练，促使正常运动功能的恢复。

（四）治疗方法、基本原理和技术

1. 反射抑制模式（reflex inhibiting pattern，RIP）

（1）基本方法：RIP 是对抗原有的痉挛引起的异常姿势而进行的一种被动运动。例如，上肢因痉挛引起的内收、内旋、屈肘、前臂旋前、屈腕和指的姿势，RIP 就是通过被动运动，使之变为外展、外旋、伸肘、前臂旋后、伸腕和指的姿势。

（2）基本原理：RIP 能抑制痉挛和异常姿势的原理在于下述三个方面。

兴奋痉挛肌本身的 Golgi 腱器，对痉挛肌产生抑制性的影响：RIP 时往往对痉挛的肌肉施加一种与它本来收缩方向相反的牵张力，如肱二头肌痉挛引起屈肘时，RIP 却使之伸肘，结果肱二头肌在痉挛收缩的基础上又受到进一步的牵拉，致使其肌腱部的 Golgi 腱器兴奋，冲动经 Ⅱ b 传入纤维传向脊髓前角 α 细胞，向痉挛肌发出抑制性冲动，使痉挛肌松弛。

通过交互抑制：RIP 帮助痉挛肌的对抗肌收缩，通过交互抑制，使痉挛肌松弛。

通过痉挛让步于运动的原理：痉挛让步于运动的原理已是一种公认的事实。因痉挛往往使人处于一种静止状态，而运动不仅是动态的，而且需要各种肌肉（包括痉挛肌的对抗）的协调运动、关节的屈伸、肢体的旋转等，在这些运动中，痉挛肌不断地受到对抗，因而受到了抑制。

（3）常用的一些 RIP：Bobath 提出的 RIP 有多种，限于篇幅，仅介绍几种常用RIP。

①对抗上肢内收、内旋、伸膝、踝跖屈的 RIP：被动外展、外旋上肢、伸肘，使前臂旋后、伸腕和张开各手指。

②对抗下肢内收、内旋、伸膝、踝跖屈的 RIP：伸髋、外展和外旋髋、屈膝、背屈踝。

③对抗全身性屈肌痉挛的 RIP：让患者俯伏于一楔形垫上，胸比腹高，脊柱处于伸展状态，双上肢伸直，外展外旋，高举过头。治疗师操纵其上肢或肩胛带，进一步伸展和旋转躯干。

④对抗全身性伸肌痉挛的 RIP：一种方法是让患者采取坐位，膝屈向胸，双手环抱于胫前部，屈颈向膝，治疗师在侧方一手扶其背，一手扶其膝，使抱成一团的患者做前后滚动。另一方法是使患者仰卧在治疗垫上，治疗师在其足端，两手分别持患者左右踝上方，前推双下肢，使膝、髋向其胸部屈曲，术者以胸部抵住患者双足，保持髋膝屈曲，膝向腹、胸接近位，术者腾出双手，将患者后伸的手位向前屈。

⑤对抗躯干肌痉挛的 RIP：让患者侧卧，理疗师一手扶患者肩后的上方，一手抵住患者髋前的上方，一手拉肩，一手推髋，使肩和髋向相反方向运动，躯干也随之旋转。

（4）应用 RIP 时的注意事项

①用力不能过度，要和患者的耐力相一致达到松弛痉挛即可。

② RIP 不要同时在各处进行，也不应从痉挛最明显的部位开始。

③随着 RIP 的应用，应使患者能自己学会克服其异常的姿势和痉挛。

④ RIP 不应是静止的，应在几个部位上轮流进行或插入其他促进技术。

⑤进行 RIP 时要注意充分运用头、肩胛、骨盆等关键点。

2. 促进技术   此处所述的促进，指对翻正反应、平衡反应和上肢伸展防护反应的促进，重点是对平衡反应的促进。

（1）基本原理

①中枢神经对一些反射和反应的控制是分层次的。翻正、伸展防护和平衡反应均属于中脑、皮质控制，尤其是平衡和视翻正反应，基本上是由大脑皮质控制的，这些在脑损伤后也和随意运动同时减弱或消失。但由于上述反应是在种族发生上长期形成

的，在大脑皮质上的运动程序编码建立得比随意运动的较为牢固，因而有可能较易恢复；另一方面，这些反应对坐、站、走基本运动功能是基本的和重要的，因此要先促进这些反应的出现，然后再将运动由反应性质向随意性质引导，逐步促进随意运动的恢复。

②已如前述，痉挛有让步于运动的倾向，上述反应是由多种运动组成，因此引出上述反应，有助于减轻痉挛。

③促进的方法

a. 翻正反应的促进

头翻正反应：多用于小儿，如抓住小儿的双足，头朝下地提起，再缓缓向垫子上放成俯卧位，在这些过程中，脊柱髋伸展，由于头翻正反应，小儿应伸颈、抬头。或治疗师跪坐，将小儿面对自己并坐其腿上，用手抓住小儿向前伸直的双上肢向前送，使小儿慢慢向后仰倒，由于头翻正反应，小儿将屈颈抬头。或者，让小儿右侧倾地坐在治疗垫上，治疗师抓住小儿伸直的左上肢将他向右侧推，小儿头应向左侧屈曲翻正。

躯干对头的翻正：亦多用于小儿，如让小儿俯卧伸颈，治疗师位于小儿头端，一手托其颏，指尖指向右或左，另一手扶其头顶，指尖指向左或右，两手缓缓轻柔地向相反方向做揉球样运动，使小儿头沿身体长轴旋转，小儿的身体将随头的转动方向旋转，直到身体和头的方向相一致为止。

b. 平衡反应的促进：平衡反应是当人体突然受到外界刺激而致重心位置改变时，四肢、躯干出现下意识的运动以恢复平衡的反应。训练平衡反应的原则，是在监护下先将患者被动向各个方向移动到失衡或接近于失衡的点上，然后让他自行返回中位或平衡的位置上。训练可在肘撑俯卧位、手膝位、跪位、立位或站位上进行，见图 4-6-20 至图 4-6-26。

平衡反应的训练可在床、椅、地面等稳定的基础上进行，也可在跷板上（下方为下凸的半月形，上方为平面）、摇椅、圆塑料筒、大的体操球等活动的基础上进行。一般先在稳定的基础上，然后再在活动的基础上进行。

训练时要注意：要从前面、后面、侧面或对角线的方向上推或拉患者，让其达到或接近失衡点。要密切监控，以防意外，但不能把患者扶牢，否则患者不能做出反应。一定让患者有安全感，避免因害怕、紧张而诱发全身痉挛。

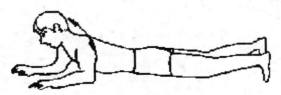

图 4-6-20　在肘撑俯卧位上的平衡训练

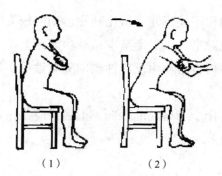

图 4-6-21　坐位上的平衡训练之一

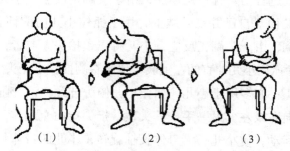

图 4-6-22　坐位上的平衡训练之二

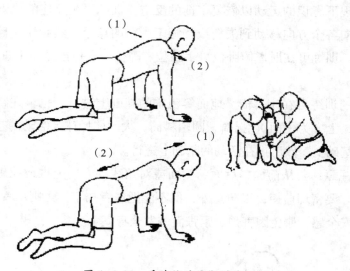

图 4-6-23　手膝位的平衡训练之一

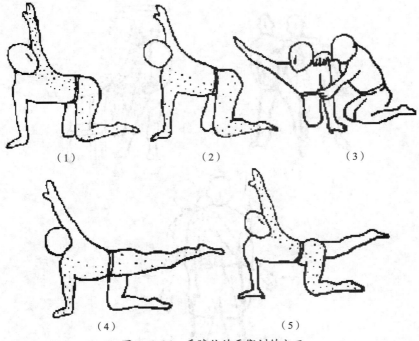

（1）　　　　　　　（2）　　　　　　　（3）

（4）　　　　　　　　　（5）

图 4-6-24　手膝位的平衡训练之二

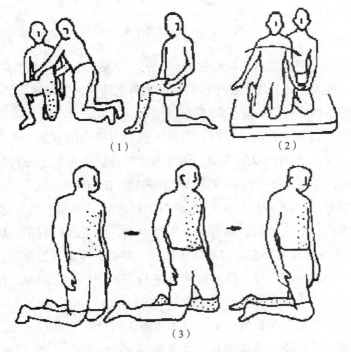

（1）　　　　　　　　（2）

（3）

图 4-6-25　跪立位的平衡训练

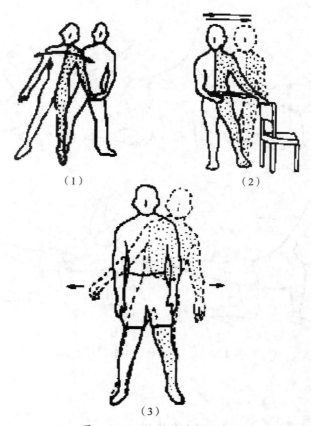

图 4-6-26　立位的平衡训练

　　c.防护反应的促进：是身体突然被推动，失去平衡时，四肢伸出防护跌伤的反应。训练时一般以上肢为主. 训练可徒手或借助圆塑料搌筒、大体操球等器械训练。

　　上肢的防护性伸展反应的徒手训练法。

　　Ⅰ：前方的。正常人在跪立位时，若被人从后方推向前方失去平衡时，通常是两上肢向前伸出，手掌着地，以防跌倒。训练患者时让患者采取手膝跪位，术者在后方把持患者双肩部，见图 4-6-27［一侧（A）和两侧（B）的训练法］。

　　先做一侧的训练（图 4-6-27A），术者右手将患者肩提起（图 A 之 2），使右手掌离地，此时患者右上肢应伸肘，腕背屈，手指伸展，术者放松右手，患者右手掌落回地面（图 A）。开始时速度要慢，以后逐步加快，并要逐步加大手掌与地面的距离，右上肢训练后再如法训练左上肢。接着按图 B 进行双侧训练，直到跪立位也能做出这种反应为止。

　　Ⅱ：侧方的。正常人在长坐位下，双手放膝上时，如被推向一侧失去平衡，倾跌侧的上肢将伸出，手背屈、手指伸开，准备着地，以防跌伤。训练右侧的反应时，患者采取长坐位，左手掌放一膝上，术者位于患者的右后方（图 4-6-28）。左手持患者

肩向患者右手掌的方向推，使患者体重右倾，右手持患者的右肘，防止屈曲，以便左
上肢能负重（图4-6-28A）。如伸肘困难，术者可用右手轻叩患者肘部伸肌群，然后返
回原位，再次进行，每次改变手的着地点。接着改为肩手操纵法（图4-6-28B），令患
者体重右移，握患者右手掌使着地，亦不断改变手的落地点。一侧训练完毕，用同法
训练另一侧，侧方的训练也可操纵下肢（图4-6-29）。

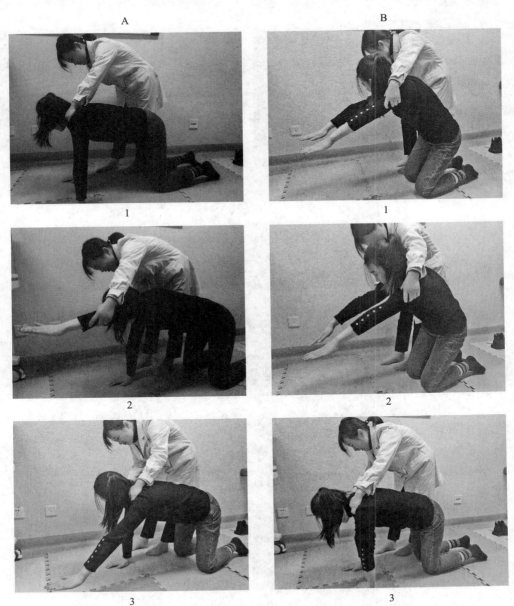

图4-6-27　一侧（A）与两侧（B）训练一

A

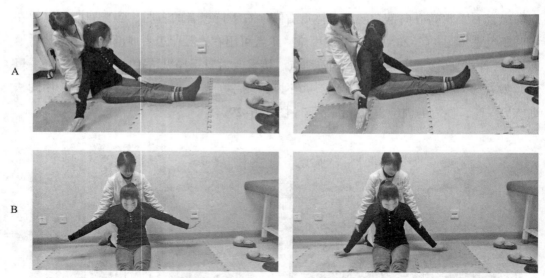

B

图 4-6-28　一侧（A）与两侧（B）训练二

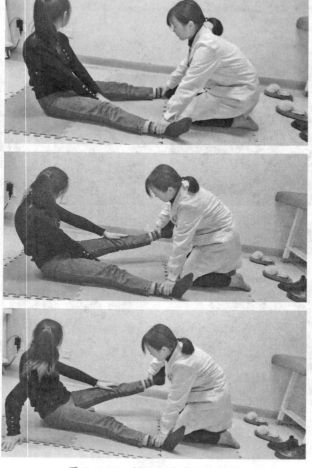

图 4-6-29　操纵下肢的侧方训练

Ⅲ：后方的。操纵上肢肘，与侧方训练相似，按图4-6-30进行。操纵下肢时按图4-6-31的方法进行。上述训练时均应先慢慢进行，确实掌握再加快速度，增大手掌和地面的距离，如能在治疗用运动垫上进行更好。

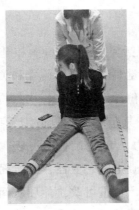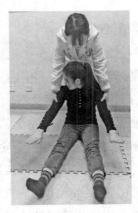

图 4-6-30 操纵上肢的后方做上肢伸展防护训练

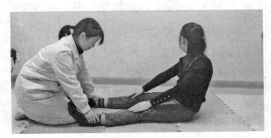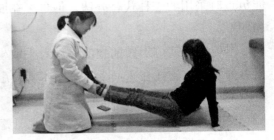

图 4-6-31 操纵下肢的后方做下肢伸展防护训练

上肢防护性伸展反应的器械训练法：常用大体操球或塑料滚筒进行，对成人多用前者，前方反应的训练如图4-6-32所示。

其方法是嘱患者伏在大球上，术者持其双腿加以操纵，当术者前推患者时，球沿箭头转动，患者头向地接近，双手前伸以作防护。

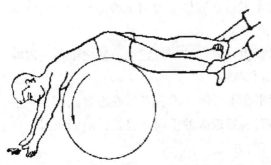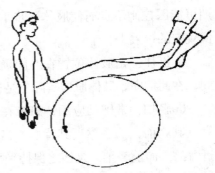

图 4-6-32 用大体操球的前方做上肢防护性伸展反应的训练　　　　图 4-6-33 用大体操球的后方做反应训练（说明同上图）

在以上训练中必须了解患者的反应，起初是很缓慢的，要耐心等待反应的出现，当获得第一个正确反应后，应大量重复以使之牢固地建立。当获得姿势正常和反应速度接近正常的反应后，下一个目的是使之反应迅速和可靠，而且与刺激强度与周围环境的需要相一致。

3. 触觉和本体感觉的刺激

（1）基本内容：触觉和本体感觉刺激主要包括轻拍（tapping）和挺住（holding）等。

（2）基本原理：轻拍无疑是应用了触、压觉刺激，肢体负重和关节压缩刺激了皮肤、皮下和关节的压力和本体感受器，空间定位放置和挺住，均与位置觉有关。除肢体负重和关节压缩可用痉挛尚未完全消除外，其余各法均只适用于痉挛已完全消失，留下肌力不足的情况，而且进行中不能过度用力，更不允许诱发痉挛。

（3）基本方法：肢体负重和关节压缩是刺激本体感受器，一方面增加患者对肢体的控制；另一方面在肢体一侧出现肌肉痉挛时，负重可改善伸屈肌间的平衡，增加肢体的稳定性；再者，使骨负重时防止骨质疏松等并发症的出现。关节压缩是在因故不能负重时采用的一种代替办法，但也可在肢体负重时加强刺激而附加地应用，具体应用如下。

①促进对病侧上肢的控制：患者采取坐位，病侧上肢外旋、伸展、伸肘、前臂旋后、伸腕指，支托在床面上负重，术者在患者肩上沿上肢长轴施加关节压缩，并让患者在负重情况下轻微地伸屈肘关节。

②改善站、走时膝关节的不稳定：让患者坐在靠椅上，伸病腿，术者一手托住病踝，用托踝的手沿患侧下肢的长轴做关节压缩，如力量不足，可用术者膝部顶住托踝的手背协助以增加压力，在加压的情况下，让患膝做 5°～ 10°的小范围伸展。

③为下肢站立做准备：让患者采取坐位，屈膝 90°，足平放于地板上，术者在患者膝上加垂直向下的力，以进行关节压缩。

④空间定位放置和挺住：在患者由于肌张力低，对肢体控制不良时很有用。

a. 空间定位放置：是让患者按要求将肢体平稳地控制在空间各指定的位置上，初期可能因控制不良而使肢体逐步下落，此时术者可在肢体下方向上旋加轻拍，使之返回规定的位置上。

b. 挺住：是肢体位置在空间确定后，患者用力挺在这一位置上，使之维持一段时间，在此期间，肢体肌肉实际上是进行一种等长收缩。

⑤轻拍：常辅助应用，患者在走路前后平衡不佳时，术者可站在患者侧面，一手靠近其胸前，一手靠近其背后，当患者前倾时，靠近胸的手向后轻拍，向后倾时，靠近背的手向前轻拍，是使之保持平衡的一种有效方法。

Bobath 疗法主要在治疗前要对患者的姿势、运动进行评价，找出阳性体征（正常不应出现的反射和反应）和阴性体征（正常应出现而现在消失的反射和反应）。对阳性体征，在治疗中贯彻用 RIP 等抑制技术；对阴性体征，在治疗中贯彻促进的技术。在治疗中依据不同情况应用感觉刺激。另一方面，Bobath 主张把运动疗法与作业疗法、言语治疗和护理密切结合。

（五）目前对 Bobath 疗法的评价

1. 用一个大治疗球，让患者伏在或坐在其上，由治疗人员操纵移动患者整个身体的前庭刺激方法，对瘫痪或感觉丧失的患者确有良好的效果。

2. 让肢体负重、进行关节压缩等技术亦有疗效。

3. 中枢神经患病后运动的恢复是有遵循运动发育顺序的规律，但并非是刻板地一成不变。

4. 由脑干、脊髓控制的低水平反射的释放，是运动功能丧失的主要原因的观点，目前认为是无根据的。

5. Bobath 曾根据 Magnus 的研究提出过一些治疗方面的理论，目前认为，Magnus 在当时居统治地位的概念已不为当今神经生理学家所接受，目前认为感觉传入对运动控制无关键作用，另认为运动控制也不依靠反射。

6. 中枢神经患病后出现的痉挛不是原始反射活动的继续，而是病理兴奋的扩散。

7. 通过头去主导运动的观点，证据不足。实验证明，头在空间位置的改变不能直接诱发肢体的运动。

8. 治疗中不应仅倡导由治疗人员施加的被动性抑制和促进，而且应主张患者主观参与。

四、Brunnstrom 疗法

Brunnstrom 的方法集中在脑卒中后偏瘫的评价和治疗上，尤以其评价方法为著名，现今仍广泛应用，在西方也以她的评价方法为基础，发展出 Fugl-Meyer 评价方法，在东方发展出上田敏评价法。在治疗上，她发展出一种主要利用联合反应和异常协同动作的治疗体系，也是常用的中枢神经系统疾患引起的运动功能障碍的治疗方法之一。

（一）有关的神经生理学基础知识

在 Brunnstrom 的方法中，常提到的联合反应和异常的协同作用，在 Bobath 疗法部分已有介绍，读者可参阅有关章节。

（二）治疗的基本观点

1. 联合反应和异常的协同动作是脑疾患后运动功能正常恢复顺序中的一部分，应予利用，而不是加以抑制。

2. 在偏瘫的恢复初期，由于中枢神经系统功能障碍，使高级中枢对动作的修正受到影响，另因肢体的原始反射重新出现，乃出现联合反应和协同动作。Brunnstrom 认为这些作用和反射可用来引起肌肉反应，然后将之与主观努力相结合，产生出一种被加强的半自主运动。因此在无随意运动时，应充分利用本体感受和体外皮肤刺激诱发协同动作，以及利用联合反应引起患侧的肌肉收缩，当已确立了某种程度的协同动作后，则用各种方法抑制协同成分，使其分离为较单一的动作，最后去分别训练。

3. 意识和感觉在恢复中有重要作用。Brunnstrom 认为偏瘫不仅是运动功能障碍，更重要的是感觉上的障碍。她认为运动障碍是由感觉障碍所引起的，所以可称为是感觉运动障碍。此观点已被 Mptt–Sherrington 等的研究所支持。因此在功能恢复中必须强调意识集中，充分利用感觉和视听觉的反馈，以及主动的参与。

（三）**方法与技术**

1. 评价 已如上述，Brunnstrom 对脑卒中后偏瘫运动功能恢复的 6 级评价法已为世界所公认，兹对其介绍如下。

（1）上肢恢复的 6 级及其试验（坐位）

①完全无随意运动：被动举起上肢时有沉重感。

②协同动作和联合反应开始出现：屈肌的协同动作先于伸肌的，痉挛不明显。

③出现有一定规律的协同动作：活动其关节时痉挛（对关节活动范围评估时，可用达到全范围的 1/4、2/4、3/4 或是用无、不完全、完全来记录）。检查屈肌的协同动作时，可让患者用病手触摸自己同侧的耳朵；检查伸肌的协同动作时，可让患者用患手指向健侧的内踝。

④痉挛减轻，协同动作开始分离：检查时，可让患者将患手伸向腰后，如果能完成这个动作，说明伸展肌的协同动作已经分离，或是让患者上肢伸肘前屈 90°，或是上臂紧贴身旁不动屈肘 90°时，做旋前和旋后的动作，如能完成，表示协同动作已经分离，不过此期进行旋后运动一般仍稍有困难。

⑤协同动作进一步分离：痉挛进一步减轻，证实的动作是患者能将伸直的患肢外展 90°或更大，或是能将前臂置于头上，这是较第④阶段更进一步改善的运动模式。另外，如患者能将病侧伸直的上肢前屈 90°，并做掌心向上和向下的翻转动作，亦可证明。

⑥协同动作完全消失：其运动与健侧相同。被动活动其患肢时无痉挛感，运动速度正常。

（2）手恢复的 6 级及其试验：因手与肩、肘等的功能恢复不是一致的，因此分别进行。

①弛缓麻痹，无随意运动。

②手指几乎无主动收缩。

③可做集团抓握或钩状抓握。

④可做侧捏，并可通过活动使拇指放开。

⑤可做圆柱形和球状抓握，较笨拙，手指有不同程度的集团性伸展。

⑥可做各类抓握，手指可做充分的随意伸展，手指可单个自由活动。

（3）下肢恢复的6级及其试验：在①～③阶段取仰卧位，④阶段取坐位，⑤和⑥阶段取立位。

①弛缓性麻痹。

②稍微能看到一点随意运动。

③由基本的协同动作向随意运动转移，通常下肢的伸肌占优势。

④取坐位，使膝关节屈曲90°以上，足应后移到床椅的下后方，当足从床下伸出时可以背屈。

⑤立位下使髋关节伸直，在此状态下可以稍微屈膝再做"休息"位，伸出的足能做背屈的动作。

⑥在立位髋外展下，能使骨盆上提，坐位时可使小腿交替做内外旋、足内外翻等动作。

2. 治疗

（1）对联合反应的应用：当患侧上肢无随意动作时，如使健侧上肢屈肌抗阻收缩，能引起患侧上肢屈肌的联合反应。使健侧上肢屈肌抗阻收缩，引起患侧上肢伸肌的联合反应的现象有时也称为镜像性联合反应，另外使患侧上肢的屈肌抗阻收缩，会引起患侧下肢屈肌的协同动作，这称为同侧联带运动。因此可以充分利用联合反应、模仿性联合反应和同侧联带运动来引出协同运动。Raimiste 现象是髋外展和内收的联合反应样活动，如在仰卧时对健侧下肢的外展或内收施加阻力，会引起患肢的相同动作，见图 4-6-19。

（2）对协同动作的应用：在偏瘫恢复的早期有痉挛时，肢体的协同动作可以像联合反应一样诱出。当患者运动一个关节时，所有与协同动作有关的肌肉都随着这一运动自动收缩，结果产生刻板式的运动模式。在屈肌的协同动作中，屈肘是首先诱出的运动，由于多数患者很难产生肩的运动，且在活动肩关节时有疼痛感，因此开始利用屈肘的协同动作，可以促进肩胛部的上举和外展，以便无痛地增大肩关节的活动范围。另外，当颈部向患侧屈曲，可以诱出肩胛骨的上举。伸肌的协同动作有随着屈肌协同作用之后出现的趋势，胸大肌是伸肌协同作用一个强有力的成分，可通过类似于 Raimiste 现象那样的反应来诱出，其方法是医师将患者的上肢扶持在水平外展与内收之间的位置，让患者用力使两上肢并拢，并在健臂的近端内侧施加阻力，可增强患肢内收肌张力。

当协同动作建立后，应把它用到功能恢复中去，如健手写字时，利用伸肌协同可以稳定住物体，另外用这种协同可便于患者把上臂伸进外衣的袖子里，屈肌协同动作可帮助携带物品，如外衣、手提包等。推拉活动会增强这两种协同动作，如编织和烫熨都是交替和重复应用屈肌和伸肌的协同动作。

（3）其他

①抑制手部屈肌的作用：当偏瘫手指屈肌紧张时，手掌呈紧握拳状，抑制方法是被动地将拇指从掌心伸开，前臂旋后，紧压大鱼际，数秒钟后腕关节和手指的屈曲变为弛缓，手指即可伸开，见图 4-6-34。

②对上肢的训练：在早期患者毫无随意运动时，首先利用肩部上举，通过斜方肌的收缩引起患侧上肢的屈曲协同，此时如对健侧上肢屈曲施加阻力，或令其头部转向健侧，由于非对称性颈张力反射更易促进患肢屈曲的协同，如前所述对健侧屈肘施加阻力，也可诱出患侧肘关节的屈曲，反之对伸肘也是如此，Brunnstrom 还认为此时对患肢皮肤加用电刺激按摩和叩打，可加强上述作用。

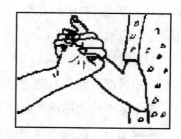
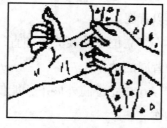

图 4-6-34　促使手指松弛的方法

③从协同运动中分离出独立的运动

手肌协同动作的分离：当偏瘫侧手指屈肌紧张时，手掌呈紧握拳状，分离时被动地将拇指从掌心伸开，前臂旋后，紧压大鱼际，数秒钟后腕关节和手指的屈曲变为弛缓，手指即可伸开，在此动作中，对拇指的伸展不要用力过大，见图 4-6-34。

下肢协同作用的分离：当下肢屈肌张力强时，医师在患者仰卧位下，持其双足跟向上抬起约 30°，并有节律地横向摆动其双下肢，可抑制其屈肌的紧张，见图 4-6-35。

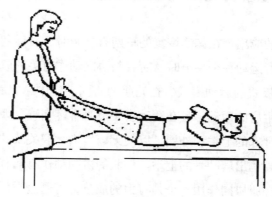

图 4-6-35　下肢协同作用的分离

足背屈的促进：可利用 Marie-Foix 反射，当髋关节屈曲不能使足背屈时，先被动使其足趾跖屈，可诱发包括髋、膝、踝关节的屈曲，足即背屈。在诱发的同时，应鼓励患者强化其随意运动，强化的瞬间非常重要，做得好，可以加速其协同动作的分离，见图 4-6-36。足背屈还可用手或毛刷沿足背的外侧至跟部进行摩刷来促进，见图 4-6-37。

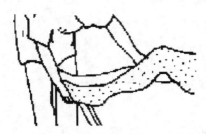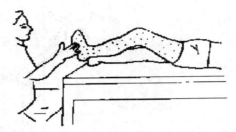

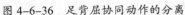

图 4-6-36　足背屈协同动作的分离　　图 4-6-37　足背屈协同动作的分离（摩刷法）

3. 目前对 Brunnstrom 疗法的评价

（1）认为 Brunnstrom 疗法综合应用了中枢促进、外周和本体刺激，从协同动作入手，过渡到脱离协同，使四肢、手和手指逐步恢复其功能，较予肯定。

（2）所提出的桥型运动可使脑卒中患者摆脱下肢协同，有利于训练下肢功能。

（3）对 Brunnstrom 的恢复，6 级的评定肯定较多，西方已据此衍变出 Fugl-Meyer 评价法，东方已据此衍变出上田敏法。

（4）对 Brunnstrom 的治疗方法，虽然神经生理学家肯定，但治疗师仍多数不喜用。

五、Rood 疗法

Rood 疗法突出的特点是通过施加在皮肤上的刺激引起刺激或抑制。

（一）有关的神经生理学基础知识

1. 与 γ 传出神经有关的皮肤 - 肌梭反射　如图 4-6-38 所示，刺激覆盖于肌腱、肌腹附着点上的皮肤，冲动传入脊髓，通过 γ 传出到肌梭，可根据刺激的性质和方式的不同，对肌肉产生促进或抑制作用。另一方面，有些皮肤 - 肌肉反射却与 γ 传出神经无关。

2. 与 γ 传出神经无关的皮肤 - 肌梭反射　如图 4-6-39 所示，刺激皮肤上的毛发，通过毛发或传入神经，经背根脊髓 - 丘脑通路将冲动投射到运动皮层，引起锥体束始端的丘脑兴奋，再经皮质脊髓束传出至脊髓，经 α 再传出到肌肉，亦可通过刺激皮肤而对肌肉产生促进或抑制性的反应。

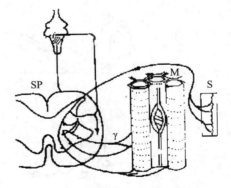

图 4-6-38　皮肤 - 肌梭反射

S. 皮肤、SP. 脊髓、M. 肌梭、γ. γ 传出神经

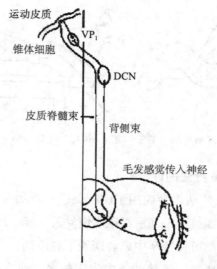

图 4-6-39　与 γ 传出神经无关的皮肤 – 肌梭反射

（二）基本原理

1. 通过对皮肤施加不同的刺激，对运动系统产生促进或抑制性的影响。

2. 运动发育是按图 4-6-40 中 A → G 的顺序进行的。

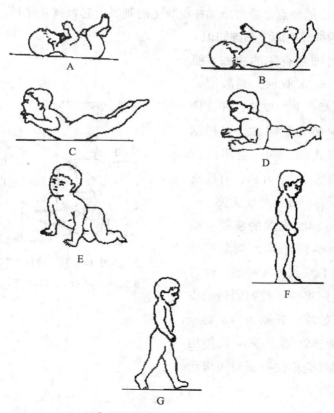

图 4-6-40　运动的发育顺序

A. 仰卧回撤；B. 翻转；C. 俯卧，以腹为支点、头足跷起；D. 肘撑俯卧；E. 手膝站；F. 站；G. 走

3. 运动控制由低级到高级分四个阶段　①活动，②稳定性，③受控的活动，④技巧。

运动控制与运动发育有关，上图中的 A、B、C 属于①的水平；C、D、E、F 属于②的水平；在 D 的基础上从一侧向另一侧移动，推肩向后和拉向前、单侧负重，在 E 的基础上摇摆移动、单侧负重，在 F 的基础上体重转移、单侧负重等，属于③的水平；在 D 的基础上头部做技巧运动，游离出一手做技巧运动，在 E 的基础上躯干做往复活动对角线型活动，游离出一手做技巧运动和 F 及 G，均属于④的水平。对运动的控制要由低级到高级地进行训练。

（三）方法和技术

1. 对肌肉的促进和抑制

（1）促进的方法：适用于弛缓性瘫痪、收缩力弱等情况。

①触觉

快速刷擦：用一小型电动刷子，一头装有成束的软毛，电刷转动时软毛张开，刺激肌肉表面的皮肤或毛发 3～5 秒，如 3～5 秒仍无反应，可重复刺激 3～5 次，亦可在相应的节段皮肤上刺激 5 秒。该法兴奋了高阈值的 C 类感觉纤维，促进 γ 运动神经元。效应在刺激后 30～40 分钟出现高峰。

轻敲皮肤：轻敲受刺激肌表面的皮肤，可促进梭外肌的反应，轻敲手背后指间、足背趾间皮肤或掌心、足底可引起肢体的回撤反应。此法兴奋了低阈值的 A 纤维。

②温度：主要应用冰刺激、局部刺激 3～5 秒，可促进肌收缩，也是兴奋了 C 纤维的结果，但冰刺激后的 30 秒左右常引起反跳现象，即由兴奋转为抑制，这是应该注意的。

③本体感觉等：快而轻地牵张肌肉；牵张手的内附肌；伸到 ROM 的极限后再进一步牵张；抗阻收缩；在肌腹上加压或推摩；轻叩肌腱或肌腹；在骨突上加压；有力地压缩关节。

④特殊的感觉刺激：吸适度的氨气等。

（2）抑制的方法：适用于痉挛或其他肌张力高的情况。包括轻轻地压缩关节；在肌腱附着点上加压；用坚定的轻的压力对脊旁肌的皮表进行推摩；持续牵张；缓慢地将患者从仰或俯卧位翻到侧卧位；中温刺激，不感温局部浴，热湿敷等。

2. 对运动过度者的训练　适用于手足徐动症等情况，进行远端固定、近端运动的方法，如让患者采取手、膝位手膝的位置不动，但在此位置上，使躯干做前、后、左、右和对角线式的活动，如范围较局限，可慢慢地抚摸或擦拭肌肉表面的皮肤。

3. 对运动功能的再训练　主要原则是按运动的发育顺序进行。

（1）从整体考虑：按前图 4-6-40 中的顺序进行。在训练运动控制方面，由活动度→稳定度→受控的运动→技巧性运动的顺序进行。

（2）从局部考虑：应采取屈先于伸、内收先于外展、尺侧先于桡侧，最后才是旋转；在远近端孰先孰后的问题上，应先为肢体近端固定、远端活动→远端固定、近端活动→近端固定、远端游离，学习技巧性活动。

（四）目前对 Rood 疗法的评价

1. 通过皮肤刺激进行促进，有坚实的神经生理学基础。

2. 冰冻和刷拂的促进作用，仅在治疗当时和停止 45 ～ 60 秒有效，其中刷拂的效果较好。

3. 需要注意的是，刺激的时间要长些，但停止后作用仍不能持久。

4. 此法进一步发展了传统的 PNF。

5. 先进行皮肤刺激，继之以牵拉肌肉进行促进时，二者间隔 30 分钟是错误的。实际上，间隔如超过 5 分钟就已无效。

六、关于如何选择应用神经生理疗法（PNF）的问题

PNF 有多种，各有各的理论和观点，如何选择应用，自然成为读者关心的问题。在这一问题上，著名康复医学专家 Basmajian 曾提出这样的观点：有能力将所有方法折中地结合应用，而不是孤守一种方法的治疗师，才是把自己武装得最好的治疗师，才能在康复医疗实践中应付自如地治疗各种较难治的神经疾患。只有博取各家之长，寻求出一种切合患者实际而又有效的方法方为上策。但为便于读者选择应用，根据权威人士的经验，此处对 20 世纪前 50 年的经验加以归纳，以便读者参考。

（一）根据患者总体的肌张力情况选择

从表 4-6-10 可知，肌张力低时，四者均可应用，但对肌张力高的情况，仅适用 Bobath、Rood 两法，而且 Rood 法只适用于张力高的肌肉的对抗肌上，这是应用时值得注意的。

表 4-6-10   依据肌张力情况选用 PNF

张力过低	张力过高
Bobath 利用翻正、平衡等反射引起反应	Bobath 利用 RIP
Brunnstrom 利用联合反应原始反射引起反应	Rood 利用皮肤刺激促进法刺激其对抗肌
PNF 利用对角线活动	
Rood 利用皮肤刺激促进法	

（二）根据患者局部的情况选择

如果作用于局部，可根据局部情况，按表 4-6-11 选用所列各项。

表 4-6-11　Rood 技术的局部应用

局部情况	应用的方法	目的	作用
弛缓性麻痹，肌肉的反应近乎零	用电流刺激神经或肌肉，记录其肌电图并反馈给患者	维持组织的弹性，防止肌萎缩，通过用人工方法引起明显的肌缩和用肌电图仪录得的残存运动单位的电活动，向患者证明恢复的可能依然存在	促进
重要的主动肌（肘伸肌，屈膝肌）极度软弱	通过强肌收缩的溢流或辐射引起弱肌的协同收缩和联合反应	在尚有残存功能的肌肉（即所谓强肌）的最大随意收缩的情况下，诱发弱肌收缩，对抗阻力，消除痉挛	促进
能够运动，但不注意病肢或由于极度软弱而易疲劳	浅的皮肤按摩，深的肌肉震颤，被动的 ROM 活动，引导非常虚弱或不稳定的随意运动通过正确的轨道，向它提供增强的感觉反馈、语言反馈，并提醒患者注意由于肌肉收缩或运动时产生的感觉	当患肢静止时将注意力引向患肢；当患部运动时帮助患者注意运动觉的输入	促进
主动肌中度有力但在静止位置和运动时受到痉挛的对抗肌的限制	将痉挛肌放于反射抑制的位置上（包括利用前庭刺激引起肌张力的广泛改变）和应用手或应用支具或夹板进行慢的延长牵张	使患者免除因肌肉痉挛而对活动范围的限制；改变肌张力，使静止时的位置比较正常	抑制
肌肉能活动，中度有力，但 ROM 有限且协调不良	长时间冷敷，肢体冰水浸浴	局部性降低使 ROM 受限和妨碍机体功能性应用的痉挛	抑制
在独立收缩中肌肉有力，但肌肉不平衡或缺乏交互松弛，使得关节位置不正常和某些活动的范围受限	运动头和身体引起 TLR、TNR，以及肢体和躯干的平衡反应	调节肌张力的静息分配，加强人对体位和运动的体验	混合性

续表

局部情况	应用的方法	目的	作用
主动肌仍相对较弱，但在随意努力下收缩的张力日益增加	快速牵张（或先快牵张协同肌后，继之以慢牵张其对抗肌）；后在肌腹上反复拍打或震颤	在需要随意运动之前和期间应用	促进
同上	皮肤刺激，刷拂或刺激	分散地促进个别肌肉的收缩，使本体促进效果达到最大	促进
需要局部调节张力以使肌肉平衡，进而使患者能采取较正常的姿势和进行较平衡的短而快的运动	在痉挛肌的对抗肌上，应用上述任一类型的促进方法	通过交互支配松弛痉挛肌，此法应用了皮肤和本体刺激，因为传出活动和脊髓反射直接与运动神经元有关，而且都遵从相同的交互支配原则	抑制
当患者松弛时肌张力在正常范围，但在企图进行任何复杂程度不同的随意运动时，张力波动和不稳定仿佛在手足徐动性脑性瘫痪中一样	强化运动感觉或用人工的电子传感器提供位置的反馈来代替，以此加强患者的位置稳定性，并据此信息来控制短而快的活动	细微地改进运动技能	混合的
广泛性的张力过低，共济失调和手足徐动	连续诱导：节律性稳定，关节压缩	为达到近端姿势的稳定，促进协同肌和对抗肌的共同收缩	促进
共济失调和手足徐动	应用器械实施各种抗阻训练（抗各种液压阻力）	加强弱肌，同时将运动限于理想的轨道内（并能容易和客观地定量）	促进

第七节　作业疗法

作业疗法（occupational therapy，OT）是应用有目的的、经过选择的作业活动，对由于身体上、精神上、发育上有功能障碍或残疾，以致不同程度地丧失生活自理和劳动能力的患者，进行评价、治疗和训练的过程，是一种康复治疗方法。目的是使患者最大限度地恢复或提高独立生活和劳动的能力，以使其能作为家庭和社会的一员过着有意义的生活。这种疗法对功能障碍患者的康复有重要价值，可帮助患者进行功能障碍的恢复，改变异常运动模式，提高生活自理能力，缩短其回归家庭和社会的过程。

一、简史

作业疗法是采用有目的、有选择性的作业活动（工作、劳动及文娱活动等各种活动），使患者在作业中获得功能锻炼，以最大限度促进患者身体、精神和社会参与等各方面障碍的功能恢复。这种方法着眼于帮助患者尽可能恢复正常的生活和工作能力，是患者实现回归家庭和社会的重要途径。在长期的劳动生活当中，人们早就在实践中采用适当的工作、劳动和文娱活动等来调节某些患者的身心状况，并获得治疗的效果。但作为一门专业，直到 20 世纪初，作业疗法才逐渐形成，早期主要用于治疗精神病患者。在治疗活动中使患者的病情得以控制，提高治疗效果。近年来作业疗法发展很快，在基础理论、作业的分析和选择、新技术的开拓、新的治疗性作业理论研究、作业疗法的纵向分科发展，以及作业疗法在保健和康复中的应用等许多方面都有了显著的进步。

在我国古代早已有施行作业治疗的记载。近几十年来，在许多医院、疗养院及其他医疗机构不同程度地开展了一些作业疗法工作，如肢体的功能训练、简单的工艺劳动、园艺、日常生活活动训练等。过去，我国虽然没有专职的作业疗法师，但在一些医疗康复机构里，治疗师和护士等实际上兼做了一些作业治疗的工作。随着我国康复医学的发展，近 10 多年来，我国陆续出现了专业的作业治疗师，一些医院及康复中心建立了作业疗法科，在一些医学院及学校里还设立了作业疗法课程。

洛阳正骨医院是我国显微外科"洛阳皮瓣"的发明单位，在河南省显微外科、手外科领域处于领先地位。由于手外伤后需要及时康复治疗，相对应的 OT 也很早得以运用，经过几十年的发展，摸索出许多治疗经验。

二、目的

1. 维持患者现有功能，最大限度发挥其残存功能。
2. 提高患者日常生活活动的自理能力。
3. 为患者设计、制作与日常生活活动相关的各种自助工具。
4. 提供患者职业前技能训练。
5. 强化患者自信心，辅助心理治疗。

三、原则

1. 选择作业治疗的内容和方法需与治疗目标相一致。
（1）恢复实用功能目标：强调患侧肢体的恢复训练。

（2）恢复辅助功能目标：有针对性地利用患侧肢体的残存功能或辅助器具，或适当进行环境改造，以提高患者的自理能力。

（3）获得功能目标：针对已残疾的功能，通过康复治疗后获得。

（4）发挥代偿功能目标：对最终无法恢复的功能，可选取代偿或补偿训练，使患者最大程度达到生活自理。

2. 根据患者的愿望和兴趣选择作业活动。治疗师应根据患者的身份、地位、观念、潜力，以及文化与社会背景，综合判断患者的愿望和要求，决定目标和方法，要充分调动患者的主观能动性和参与意识，注重心理治疗在作业治疗中的作用，取得患者在治疗中的最大配合。

3. 选择患者能完成 80% 以上的作业活动。

4. 作业治疗在考虑局部效果时要注意对全身功能的影响。

5. 作业治疗的选择需与患者所处的环境条件相结合。

四、治疗量选择

1. 作业项目的选择　应遵循作业治疗的原则，根据每个患者功能状态和作业治疗的目标，从多种作业治疗中选择合适的作业项目。

2. 作业活动强度的选择　选择何种活动强度，决定了患者能否完成治疗任务。选择时，不仅要考虑治疗局部的活动强度，还要考虑其全身所能承受的负荷强度。

（1）作业用具的选择：①使用工具的种类及大小型号。②工具柄及握法。

（2）使用作业的材料种类、性质及大小。

（3）患者的体位及肢位。

（4）作业台面的高度和位置。

3. 作业治疗时间和频度　按实际情况来定。

4. 作业时间　作业治疗中治疗动作实际时间长短与休息时间如何配合，其作业活动量也不同。

5. 动作和方向　作业活动是动静结合，是直线的或对角回旋的，因其活动量不同，动作的方向可以是单方向，也可以是多方向的对角螺旋形运动。

五、基本内容

作业疗法主要是根据不同的个体，选择对其躯体、心理和社会功能起到一定帮助的适合患者个人的作业活动，并要求符合患者的兴趣，让患者自觉参加，同时为患者提供必要的帮助和指导。另外，还要考虑到患者的文化背景、生活和工作环境、条件等因素的影响，所以选择作业活动的内容极为广泛，一般常用的有如下几种。

（一）个人日常生活活动

这是作业疗法师的主要工作之一。因为任何患者在遭受意外或患病后，基本的日常生活活动常常是最迫切需要解决的。例如，个人卫生（洗脸、刷牙、梳头）、吃饭、穿脱衣服、如厕等。需要让患者通过学习获得独立完成的能力，如不能完全独立，也要尽可能通过参加这些活动，能够部分独立完成。

（二）功能性作业活动

功能性作业活动又称运动性作业活动。患者无论进行哪一种作业活动，都必须完成相应的动作。例如，磨砂板可以通过工作条件的变化，扩大关节的活动范围，增加负荷，改变动作复杂性，使患者的肌力、关节活动度、协调性、体力、耐力及平衡能力等各方面得到提高。因此，作业疗法师可以根据患者的不同情况，将各种动作巧妙地贯穿到丰富多彩的活动中，对患者进行治疗。

（三）心理性作业活动

通过作业活动改善患者心理状态的一种疗法。例如，偏瘫患者患病后，在不同时期表现出否认、不安、急躁、抑郁、悲观等各种复杂的心理状态。作业疗法师应该通过作业活动给患者以精神上的支持，减轻患者的不安与烦恼，或给患者提供一个发泄不满情绪的条件，如利用木工、皮革工艺、编织等作业活动，使患者在活动中得以解脱。还要设法创造条件，与患者进行交流，这是一种特殊的心理治疗方法。

（四）辅助工具配置和使用训练

辅助工具是患者在进食、着装、如厕、写字、打电话等日常生活、娱乐和工作中，为了充分利用残存功能，弥补丧失的能力，而研制的简单实用、帮助障碍者使之自理的器具。辅助工具大部分是治疗师根据患者存在的问题予以设计并制作的简单器具，如防止菜、饭撒落的盘挡，改造的碗、筷，协助固定餐具的防滑垫，加粗改型的勺、叉，帮助手完成抓握动作的万能袖袋等。又如，偏瘫患者常出现有规律性的功能障碍，治疗师设计比较成功的辅助工具，有助于患者功能恢复，提高其生活自理能力。

（五）假肢使用训练

假肢是为补偿、矫正或增强患者已缺失的、畸形的或功能减弱的身体部分或器官，使患者最大限度地恢复功能和独立生活的能力而制作的。上肢假肢常供肩关节离断，以及上臂、肘、前臂截肢者使用。前臂假肢由机械假手、腕关节结构、接受腔及固定牵引装置等构成。上臂假肢比前臂假肢多出一接受腔和一肘关节。肌电前臂假肢是利用患者残肢的肌电信号，加以放大后控制微型直流电动机，以驱动假手各结构的一种新型假肢。装配上肢假肢后需要利用假肢进行功能活动的训练，这个工作由作业疗法师来完成。患者需要反复训练，以达到熟练使用假肢的目的。

（六）职业前训练活动

职业前训练活动包括职业前评价和职业前训练两部分。当患者可以回归社会，重返工作岗位之前必须进行身体和精神方面的能力测定、评价。如果在哪个方面仍有困难，就要通过训练提高患者适应社会的能力，为其复职创造条件。职业前评价不仅仅是对工作质量、数量、工作效率的评价，而且要对工作的计划性、出勤、对上级和同志的态度等人际关系问题进行全面评价和训练。

（七）娱乐活动

各种娱乐活动不仅有助于身体功能的改善，更重要的是可以帮助患者克服消极情绪，增加患者之间的交流。

六、实施的一般程序

（一）处方

作业疗法师接到康复医师的处方后，首先要认真阅读，理解医生处方的内容，尤其对患者的年龄、诊断、障碍名称、合并症、禁忌和注意事项要逐条搞清楚。因为患者往往具有较复杂的合并症，如对病情了解不全面，很容易在训练中造成医源性损伤，所以检查和治疗前认真理解处方是非常必要的。

（二）初期评定

作业疗法领域中的评定大体可分为以下几方面，即身体功能评定、感觉评定、心理评定、日常生活动作评定、社会评定、职业前评定等。对患者进行准确的评定，将为设定康复目标、制订训练计划打下良好的基础，同时为检验治疗效果留下客观的记录，对康复指导训练和决定患者的转归也是非常重要的资料。此项工作要尽快完成，并且将材料整理清楚，出席第一次康复评定会议。

（三）确立治疗目标

根据评定结果，作业疗法师利用自己对疾病、障碍的认知水平、工作经验和预测能力，提出对患者治疗的长期和短期目标。所谓长期目标，就是患者出院时回归社会的水平。例如，从社会上看是返回家庭，还是转到其他设施，或是回到工作岗位；从自立程度看是完全自理，还是需要部分照顾，或是完全需要别人照顾。短期目标是为了实现长期目标而在治疗训练的不同阶段所设定的标准。例如对某患者用 1～3 周时间完成进食和更衣动作训练，条件是使用自助工具，标准是独立完成，时间不充裕可将训练量提至常人的两倍等。此项内容要整理好，并在康复评定会议上提出。

（四）出席康复评定会议

按照康复医生的通知，准时出席康复评定会议。会前要将患者有关的评价资料、目标设定和治疗意见整理好，并向小组汇报自己的治疗方案。必要时应让患者当场进行演示，使小组全体成员了解患者的实际状况，加深对治疗方案的理解。同时要认真听取其他专业人员对患者康复治疗的意见，详细记录评定会最后设定的目标和具体要求，以便使作业疗法与运动疗法、护理、心理、假肢装具、社会工作等各专业人员按照统一的目标同步进行工作。

（五）制订训练计划

对患者的初期评定和设定的目标是制订训练计划的基础。一个好的计划应把种种作业活动和短期目标紧密结合起来，而且对训练工作中的具体问题，如每周训练的次数、每次训练的时间、场所、使用的器材、作业的种类等也列入计划之中。训练计划不仅是治疗的程序，而且是作业疗法师知识面、业务能力、组织能力、艺术水平和训练经验的综合体现，与康复指导也有密切的关系。在制订计划时，作业疗法师应注意以下几个问题。

1. 按照治疗目标选择适当的作业活动。

2. 充分考虑到患者的兴趣与爱好。

3. 与其他各专业组的康复思想、理论基础、技术安排尽量保持一致。

4. 关注患者全部治疗和训练的内容、时间的长短、体力消耗的程度。

5. 作业活动的难度要适合患者的功能水平。

6. 患者完成作业活动后应能体会到成功的喜悦。

7. 活动内容应丰富多彩，而且目的明确。

8. 清楚大约需要多长时间才能达到预期的目标，如何判断达到了目标，具体标准。

9. 计划要有灵活性，当发现计划与目标不一致或患者身体状况、功能水平有变化时，可以及时调整计划。

10. 选择作业活动时要考患者的禁忌和注意事项。

（六）治疗与训练

在计划实施的过程中，要注意患者对安排的作业活动是否有兴趣，治疗计划与患者能力是否适合，治疗过程中是否出现了没有预测到的问题，患者能否按计划训练，合作程度如何，短期目标能否实现。在此过程中一般可以分为 3 个阶段。

1. 导入期 将设定的目标、计划和方法向患者详细说明。

2. 展开期 将制订的计划付诸实践，使目标和计划的关系明朗化，展开具体的治疗训练活动。

3. 评价期 对患者训练后功能和能力的提高与初期评价结果进行比较，然后进一步研究计划的可行性和需要调整的部分。

（七）中期评定

对患者进行系统的再评价。按康复医生的要求准时出席康复评价会议，将评价结果和训练中存在的问题向小组汇报。根据各专业组治疗情况和康复医生的指示修改原计划，完成下阶段的治疗，研究讨论出院的时间及出院前的准备工作。

（八）评价会议后的工作

主要是调整设定的目标，修改训练计划，完成继续的治疗。

（九）后期评定

1. 治疗总结 　训练结束，患者出院前应再次做系统全面的评价，做出治疗总结。主要内容应该包括以下几点。

（1）治疗经过和治疗结束的理由。

（2）治疗目标实现的程度。

（3）治疗有无特殊的效果。

（4）如果效果不明显，原因是什么。

（5）今后处理意见及应注意的事项。

2. 后续工作

（1）明确患者出院后是返回家庭还是到其他机构治疗，或是回到工作岗位。

（2）告知家属今后应注意的事项。

（3）告知患者应该进行什么训练以巩固疗效。

（4）告知患者本人可以预测的问题和禁忌事项。

（5）向有关部门送交病历摘要，以便对患者进行随访和长期管理。

七、常见与作业疗法相关的功能障碍

根据 ICF(International Classification of Functioning，Disability and Health，国际功能、残疾和健康分类，简称国际功能分类，ICF）的概念，凡由伤病造成的功能、能力的欠缺或丧失均称为障碍（残疾）。患者可能同时或单独发生许多种功能障碍，与 OT 训练有关的障碍主要有以下几项。

（一）运动障碍

患者可有运动功能障碍。如脑卒中半身瘫痪，初期瘫痪肢体多为弛缓性瘫痪，表现为肌肉松弛、肌张力降低、腱反射减低或消失、不能进行自主性活动。经过数天或数周后，大多数患者瘫痪肢体出现异常的姿势反射、痉挛和腱反射亢进，发展成为痉挛性瘫痪。此时，患者肢体因受到痉挛和原始反射的影响，出现异常运动模式。在此阶段如不能有效抑制原始反射和痉挛的发展，患者的运动功能将成为不可逆转的障碍。

（二）感觉障碍

如偏瘫患者，其感觉障碍主要表现为痛觉、温度觉、触觉、压觉、本体觉和视觉障碍，患肢多有沉重、酸、麻木和胀痛感，少数患者有感觉丧失。偏瘫患者若有严重、持久的感觉障碍，将会严重影响运动功能的恢复。

（三）言语功能障碍

如偏瘫患者，伴有言语障碍者占 40% ～ 50%，其障碍有失语症和构音障碍等。由于病变部位、性质和程度的差别，失语症的表现多种多样，包括运动性失语、感觉性失语、完全性失语、命名性失语、阅读障碍、书写障碍等。构音障碍是一种语音形成障碍，表现为发音不准、吐字不清、语调及速率异常、鼻音过重等。

（四）认知障碍

脑卒中、脑外伤患者常不同程度地伴有认知功能障碍，包括定向、注意、记忆、思维等多方面的功能障碍，以及失用症和失认症等知觉障碍。

定向障碍表现为对时间、地点分辨能力的减退。注意障碍常表现为不能集中精力，对周围事物反应淡漠，不能从面对的事物中提取、获得有效的信息。

记忆障碍分短期障碍和长期障碍。短期记忆障碍表现为对新近发生的事情刚才还记得，一会儿就忘了，而对往事则记得很清楚。长期记忆障碍表现为对往事回忆过程障碍，一般先有近事记忆障碍，逐渐发生远事记忆障碍。

失用症是指在运动、感觉反射均无异常的情况下，患者由于脑部损伤而不能按命令完成病前所能完成的动作。如手的运动、感觉、反射均正常，但当让患者表演刷牙时却不能，而晨起时却又能自动去刷牙。

失认症是指由于大脑功能损伤，患者面对来自视觉、听觉和触觉等感觉途径的信息不能正确地分析和识别而出现的症状。如失认者听到身后的钟表声时，可以判断出声音的存在，但不能分辨出到底是钟表声、门铃声还是电话铃声。在脑卒中等脑损害中，较常见的失认症有半侧空间失认、疾病失认、视觉失认、听觉失认、触觉失认、躯体忽略、体像障碍、手指失认等。

（五）情感和心理障碍

患者常常表现有情感和心理障碍，如脑卒中患者病后常有情感异常、强哭、强笑；情绪不稳患者表现有抑郁、消沉、对外界事物无兴趣、郁郁寡欢、沉默少语；也有患者表现出焦躁、易怒、常常对外界事物不满、情绪失控、吵闹、发脾气等。

（六）个体活动能力障碍和社会参与能力障碍

OT疗法治疗的患者多有个体活动能力低下及社会参与能力障碍，通过OT训练后，可提高患者的生活能力和社会适应能力，为其回归家庭和社会创造条件。如脑卒中患者个体活动能力障碍表现为半身瘫痪、生活不能自理（不能洗漱、吃饭、穿衣、读书、写字等）；又如截瘫患者，下身瘫痪、不能站立行走、不能移动身体、不能参与社会活动、不能参加工作等。这些功能障碍有的直接需要作业治疗，有的作业治疗对其有重要影响，特别是运动功能障碍、认知功能障碍、个体活动能力障碍和社会参与能力障碍，是作业治疗需要解决的主要问题。因此在作业疗法中，功能训练、作业活动训练和日常生活活动训练是最基本的内容。

第八节　物理疗法

顾名思义，骨折与脱位后康复物理疗法就是指应用物理因素治疗疾病的方法，其内容包括应用天然或人工的物理因子，如电、光、声、磁、冷、热和机械等。常用的理疗方法有以下几类。

一、温热疗法

该疗法是最常用的物理治疗方法，能够起到局部镇痛、增加局部血液循环、伸长胶原纤维、解除痉挛等效果。比较表浅的温热疗法有红外线和温水浴等，热力能够到达深层的则有超短波、极超短波、超音波等。又可分为干热和湿热两类，湿热可以到达体部深层，干热比较表浅，热力渗透力较弱。以下介绍几种常用的温热疗法。

1. 温水　40～42℃温水，浸泡15～20分钟，这是最经济简单而且方便的方法，在家中就可以采用。这一温度的水对人体来说是很热的，已经有一点点烫了。在家庭中使用时需要用较大一些的容器，如水桶之类，同时准备好一瓶热水，以便当温度下降、不那么烫的时候随时添加。

2. 热毛巾　将毛巾浸湿在50℃以上的热水中，取出后交替敷在伤处，3～5分钟一次，共15～30分钟。也可以用热水袋代替。

3. 蜡疗　利用加热熔化的石蜡作为温热介质接触患处体表，将热能传至机体以治疗疾病。石蜡具有较大的热容量，导热系数极低，且没有热的对流，其温热作用可达较深部，可透入皮肤0.2～1cm，保持时间较长，使皮肤血管明显扩张，有利于血肿吸收和水肿消散。在石蜡逐渐冷却的过程中，其体积逐渐缩小，对机体产生柔和的机械压迫作用，进一步促进肿胀吸收。石蜡中含有的油质还能润泽皮肤，软化挛缩的瘢痕和肌腱组织。

4. 热疗袋　如坎离砂（铁屑加醋），用毛巾隔热后，温度可达75℃左右。本法属于干热疗法，但需注意避免烫伤。坎离砂在我国流传应用已有很久的历史，除热作用外，还有一定的药物作用效果，具有良好的治疗效果。

温热疗法的注意点：存在以下疾病的患者不宜应用温热疗法。①循环障碍；②感觉障碍；③意识障碍；④有出血倾向；⑤乳儿、幼儿；⑥心功能不全，失代偿；⑦全身水肿等。这些患者使用温热疗法时容易产生烫伤、灼伤等情况。

二、冷疗法

热水和冷水浸浴是以往物理疗法的代替措施，冷水浸浴的直接作用是减轻疼痛、降低肌肉痉挛和血管收缩、抑制肢体肿胀。血管收缩后停止寒冷刺激可使表面血管扩张，从而增加局部血供。冷水浸浴的效果通常比热水浴持续时间长。

常用的冷疗法有冰袋冷敷法、冰块按摩法、全身或局部浸浴法、喷射法、循环冷却法和灌注法等。其中，冰敷是最常用的冷疗方法，能够明显地减轻肢体的肿胀，常在肢体创伤及手术后 72 小时之内应用。

冰敷能够强化胶原纤维；使局部血管收缩，减少再出血；放松受创肢体的肌肉；局部麻醉、止痛；消炎，降低局部代谢率，改变组织的反应过程，减轻局部炎症所引起的红、肿、热、痛。冰敷可将肢体肿胀疼痛降至最低程度。

有些患者在创伤后的急性期自行使用一些热性的中成药或膏药，以求"把伤吊出来"，效果常常会适得其反。一般建议在受伤 72 小时以内采用冷疗，72 小时以后再使用热性药物。冰块用纱布包裹后，于局部同心圆式轻轻按摩 10 ～ 30 分钟，必须注意观察正常皮肤的感觉程度降低和末梢循环的状态。另外，还可直接在冰水中浸浴 10 ～ 30 分钟。当疼痛强烈时，用二氧化碳喷雾剂做局部喷射，可获得即时止痛效果。

冷疗时必须注意，不同的个体对寒冷的耐受性不同，要防止冻伤。

三、水浴疗法

水浴疗法指患者在水中运动锻炼，利用水浴的物理特性如温水、冷水、浮力、水压等流体力学效应进行物理治疗，包括全身浴和局部浴两种。

水浴疗法的优点：①身体在水中受到浮力影响，减轻本身重力影响，促进早期活动。②温水中浸浴，可有镇痛、镇静、松弛肌肉的效果，并可增加关节活动度和肌肉的柔软性。③流体力学使不同力量的肌肉肌力均匀恢复。④减少穿着对活动的影响。⑤患者能够明确看到关节的活动，增加训练的信心。

在水浴疗法中，全身浸入水中为全身浴，患肢浸入水中为局部浴。另外还有涡流浴，而冷水浴则属于寒冷疗法。还有一种温水和冷水交替使用的交替浴，温水水温 38 ～ 40℃，冷水水温 13 ～ 18℃，先用温水浸 10 分钟，再用冷水浸 1 分钟，以后采用温水 4 分钟、冷水 1 分钟交替治疗，能够明显消肿。在水中还可以进行各种经过设计的运动，如辅助运动、支托运动和抗阻运动等，也可以进行水中的步行训练、平衡训练和协调训练。运动性和训练性的水中治疗一般需由专业的治疗师指导和保护。

水浴疗法的注意点：①水温和水压对患者的循环和呼吸功能有较大的影响。②下肢的负荷会随水位的加深而减轻。③以浮力做抗阻运动时，浮力随水位加深而增大。④体表面积越大或运动速度越快，越易于感觉流体力学的特性。⑤全身浴时，能量和内分泌代谢与在陆地运动时有差异。⑥不同的运动种类和方式对水温有不同的要求；26 ～ 35℃被称为无感觉温度，对生理影响最小；全身浴需 38 ～ 40℃，局部浴应为 40 ～ 42℃，游泳需 24℃以上。

四、高频电流疗法

频率超过 100 000 Hz 的电流被称为高频电流，与低、中频电流相比，高频电流对神经肌肉组织没有刺激作用，但是有明显的热效应，而且这种热效应的成因与水、泥、蜡的传导性热效应也有显著的不同，在热的深度、强度、稳定性、均匀性、选择性、可控性等方面，要显著优于传导性热效应。

在临床中发现，对于关节及其附近骨折术后的患者，早期进行电疗，可以有效促进炎症吸收，能够明显减轻局部粘连。对于以后关节功能活动有着积极的意义。

另外，体内有金属内固定物、心脏起搏器的患者采用电疗时必须严格控制适应证。

五、超声疗法

超声波是一种机械弹性振动波，与光波有相似的物理性质。医疗应用的超声频率一般为 800 ～ 1000kHz，声强多在 3W/cm² 以下，一般对组织不产生损害。超声振动具有刺激组织细胞的功能，可用于松解组织粘连，以及软化瘢痕，是比较常用的理疗方法。

六、光疗法

光疗法是指应用日光或人工光源进行治疗的方法，根据光的波长不同，可分为可见光、红外线、紫外线和激光等。与电疗相似的是，这些不同波长的光在临床应用上也各有其不同的适应证和控制参数。以大家熟知的紫外线为例，它可分为 A、B、C 三个波段。A 段波长为 100 ～ 320nm，能引起荧光反应，适于抗过敏、抗佝偻病；B 段波长为 280 ～ 319nm，能调节机体代谢，刺激组织再生和上皮的愈合；C 段波长为 180 ～ 279nm，具有强烈的杀菌作用，常用于消毒。

第五章　平乐正骨康复常用支具

第一节　小夹板

　　固定所用的夹板以柳木板、杉木板、桐木板等为宜，因为此类板材具有一定的弹性、韧性和可塑性，适用于四肢闭合性骨折的局部外固定。夹板固定是以布带、夹板和纸压垫构成适合人体动态平衡的一组力学系统。其外部作用力主要来自压带的束缚力，这种束缚力通过夹板、纸压垫作用于骨折断端，能有效地矫正骨折，并控制折端，使其减少移位倾向，能让患者在固定条件下进行关节和肌肉的功能活动，做到既静又动，动静结合，以加速骨折端的愈合和患肢功能的恢复。

一、夹板常用固定形式

（一）局部夹板外固定

　　局部夹板（图 5-1-1）外固定是一种不超过关节的外固定形式，使用范围最广，多用于四肢骨折。此种外固定有利于骨折处上下关节的功能锻炼，可促进患肢的血液循环，骨折愈合后亦无关节强直之弊。

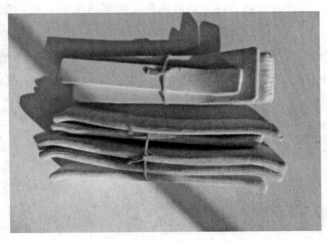

图 5-1-1

（二）超关节夹板外固定

超关节夹板外固定常用于近关节部位的骨折。其特点是在固定骨折的同时，将邻近关节一并固定。邻近关节的相对稳定可保证骨折端的愈合。

（三）牵引与夹板固定

对肌肉丰厚部位的骨折，可采用牵引合并夹板固定。因为外固定的夹板应力不能克服肌肉收缩力，常会使复位的骨折移位，若合用牵引（骨牵引或皮牵引），则可保证复位的骨折维持良好的对位，直至愈合。

二、夹板固定操作方法

骨折经整复达到良好的对位后，一般应在助手牵引的配合下进行妥善固定。具体操作时，先在伤处周围铺放一层脱脂棉垫（需外用活血接骨止痛膏或舒筋活血祛痛膏时，可先将药膏敷贴患处，再用绷带斜形环绕肢体 2～3 层），并根据骨折部位及骨折类型放置适合的纸垫，用胶布固定纸垫，再放置 4～5 块夹板，最后用 3～4 条布带捆扎夹板。布带的松紧度以打结处能上下移动 1cm 为宜。

三、夹板固定的适应证及注意事项

1. 夹板固定适用于四肢长管状骨闭合性骨折和软组织损伤较轻的一些骨折，如肱骨干骨折、前臂尺桡骨骨折等。下肢股骨干骨折及胫腓骨骨折，可采用夹板固定，但需配合骨牵引治疗。至于关节内骨折和近关节骨折，局部肿胀严重或出现张力性水疱时，一般不宜夹板固定。

2. 选择的夹板要符合肢体骨骼的形态，不宜太短或过长。

3. 在骨折两端分别放置合适的纸压垫或棉垫。一般来说，正、侧方移位的矫正可采用两点挤压法，而矫正成角移位则用三点挤压法。

4. 夹板固定后要抬高患肢，注意血液循环。如果出现指（趾）端凉、麻、剧痛时，应及时给予处理，因为严重的循环障碍可造成肢体残疾。

5. 根据伤情和整复情况确定复诊时间。要随时调整夹板、纸压垫的位置及布带的松紧度，并定期进行 X 线透视或拍摄 X 线片，以了解骨折断端的对位及愈合情况。若发现问题，应及时处理。对于一般性骨折，固定 4 周后可拆除夹板。

6. 要指导患者在骨折整复的不同阶段进行正确的功能锻炼。

第二节　绷带

绷带是包扎伤口处或患处的纱布带，是用以固定和保护手术或创伤部位的材料，为外科手术所必备，分为单绷带和复绷带。单绷带是由纱布或棉布制成，适用于四肢、尾骶部、头部及胸腹部。复绷带是按照部位和形状而制成的各种形状的绷带，材料为双层棉布，其间可加不同厚度的棉花，周边有布条以便打结固定，如眼绷带、背腰绷带、前胸绷带、腹绷带等。特殊绷带多用在四肢和关节部位作固定用。临床常用绷带分以下六种类型。

1. 卷轴带　又称单带，有棉布、纱布和弹力卷带三种，根据卷带部位不同，有下列各种名称：带头、带尾、带体（卷轴部分）、内面（靠卷的一面）、外面（靠卷的另一面）、上边、下边、卷口。

2. 双头带　有两个带头，其宽度与应用方法与卷轴带大致相同。

3. 三头带

（1）三角巾：材料为棉布，将四边相等、长约1m的棉布对角剪开，即成两块大三角巾，如将已制成的三角巾自顶至底边中线剪开，即可裂成两块小三角巾。多用于托夹、悬吊前臂。

（2）丁字带：用于固定会阴敷料及提高阴囊用。

4. 多头带　常用以下几种。

（1）四头带：将长方形纱布或棉布自中间剪开而制成。

（2）胸带：用以固定胸部敷料或增加压力。

（3）腹带：用以固定腹部敷料。

5. 自粘弹性绷带　自粘弹性绷带是由纯棉或弹性无纺布，喷涂天然橡胶复合而成的材料，经轴转、分切而成，供临床外固定及包扎时用，也可用于在运动中保护腕、踝关节时用。

6. 运动防护型绷带　主要针对体育运动保护、医用包扎、医用固定等不同使用范围，采用进口医用胶水，使其固定不易脱落，有强劲的弹力和伸缩性。

第三节　假肢

一、假肢历史

第一次世界大战后，成千上万的截肢者促使假肢制造装配成为一个有相当规模的行业。第二次世界大战后，由于现代科学技术、康复医学的迅速发展，特别是社会对残疾人事业的关注，许多国家社会保障事业的发展，使假肢制造适配从一门古老传统的手工艺技术发展成为一门由现代工程技术（包括生物力学、高分子材料、精密机械、电子学、计算机技术等）与现代医学技术相结合的边缘性学科——假肢学，假肢学成为现代康复工程学的重要内容。现代假肢矫形器技术已经成为与物理治疗、作业治疗、语言治疗同样重要的治疗技术。目前许多发达国家和部分发展中国家都已经建立了比较完整的假肢服务体系。

二、假肢分类

1. 按结构分

（1）壳式假肢（图 5-3-1）：亦称外骨骼式假肢。由制成人体肢体形状的壳体承担假肢外力。特点是结构简单、重量轻，但表面为硬壳，易损伤衣裤。

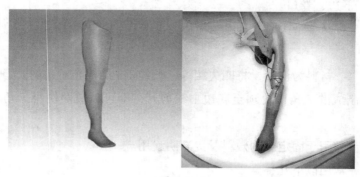

图 5-3-1

（2）骨骼式假肢：亦称内骨骼式假肢。特点是假肢的中间为类似骨骼的管状结构，外包海绵状物，最外层覆盖肤色套袜或人造皮，外观较好，穿着中不易损伤衣裤，调整假肢对线也容易，但结构较复杂，重量较大。

2. 按安装时间分　临时假肢是由临时接受腔和假肢的一些其他基本部件装配而成的简易假肢，一般用于截肢的早期康复，促进残肢定型之用。正式假肢为正常长期使用而制作的完整假肢。

3. 按驱动假肢的动力来源分　自身力源假肢又称内动力假肢，如用钢索牵动的前臂假肢。外部力源假肢又称外动力假肢，如采用电动、气动机构成力源的假肢。

4. 按假肢组件化情况分　组件式假肢由单元化标准组件组装而成的假肢，这类产品实现了工业化大生产，组装假肢方便快捷，产品质量好，价格相对低，也便于维修，是现代假肢发展很快的品种。非组件式假肢与组件式假肢相反，是由非单元化标准组件组装而成的假肢。

5. 按假肢的主要用途分　装饰性假肢，如装饰性假手。功能性假肢，如功能性假手。

6. 按假肢的制造技术水平分　传统假肢，是指应用一般金属、木材、皮革等传统材料与技术制造的各种假肢，接受腔多为开放式的，假肢较重，但一般都较耐用，价格也便宜。现代假肢，主要是指应用现代塑料材料制造的各种假肢，假肢接受腔都要求是密闭的，全面接触，全面承载，功能好，比较轻，外观好，但一般价格比较昂贵。

三、假肢制造材料

（一）金属材料

包括各种碳素钢、不锈钢、铝合金、钛合金等。金属材料的共性是都具有良好的机械强度、刚性和耐用性，主要用于制造假肢的各种金属关键铰链。不锈钢的主要性能特点是其表面具有良好的防锈功能，而一般碳素钢制品表面都需要防锈处理。

（二）常用塑料材料

1. 热固性树脂增强塑料　亦称层叠塑料，根据其增强塑料的不同而有不同称谓。如用玻璃纤维织物增强者俗称玻璃钢。这类材料的树脂单位分子为链性结构的大分子，常温下成液态，加入一定量的交联剂和催化剂后，在常温下经过一定的时间可以交联成立体结构，即常温下固化成型。热固性树脂增强塑料的机械性能主要取决于增强材料的机械性能，用于制造增强塑料用的各种增强材料，包括棉纤维袜套、腈纶袜套、涤纶袜套、玻璃纤维织物和袜套、碳纤维织物等等。增强热固性树脂，主要用于制造各种假肢的接受腔。玻璃纤维织物、碳纤维织物增强塑料，特别是碳纤维织物增强塑料具有非常高的机械强度，而且重量轻。近年已将碳纤维织物增强塑料广泛应用于制造假肢的膝关节铰链、踝关节铰链，进一步降低了假肢部件的重量。

常用于制造热固性树脂增强材料的树脂单体主要有三种：①丙烯酸树脂，可以配合使用各种增强织物、增强纤维，主要用于制造各种残肢的接受腔。这类树脂制品机械强度好，对人体很少产生过敏，但价格较贵。这类树脂分软树脂和硬树脂，以不同的比例混合使用可以制成不同硬度的塑料制品。②不饱和聚酯树脂，基本性能、用途与丙烯酸树脂相近。其不同在于这类树脂价格比丙烯酸树脂低。其缺点是单体中含有苯乙烯单体，操作中毒概率较高。③环氧树脂，此制品的机械性能最好，但是直接接触皮肤容易引起过敏，不适合制作残肢接受腔。目前主要用于制造假肢的膝关节铰链、踝关节铰链和一些假脚的储能部件。

2. 热塑性塑料板材　假肢制造中使用的热塑性塑料以塑料板材为主。这类塑料板材的特点是经过一定温度加热以后塑料板可以变得比较透明，具有良好的变形性能。利用热塑性塑料板材，通过石膏阳性模型的负压模塑成型，可以制造出与石膏阳性模型非常敷贴的接受腔。热塑性塑料接受腔的制造工艺较简单。

假肢制造中常用的热塑性塑料板有以下几种：①聚丙烯板，是常用塑料中密度最低的（仅为 0.9 ~ 0.91），呈白色，半透明，有高强度、硬度和刚性，但抗冲击性能较差。目前多用聚丙烯和聚乙烯的共聚物，其不但具有良好的强度、刚性，而且有相当好的抗冲击性能，主要用于制造假肢残肢接受腔，成型温度约为 185℃（温箱）、215℃（平板加热器）。②聚乙烯板，在热塑性塑料中，聚乙烯的分子结构最简单。按其分子量的不同可分为高分子量、中高分子量、低分子量多种类型。分子量越高，刚性、硬度、机械强度就越好，成型温度也比较高。低分子量聚乙烯板呈乳白色、半透明，接触表面有蜡样感，有良好的柔韧性。成型温度约 165℃，主要用于制造大腿假肢 ISNY 式残肢接受腔。这种接受腔较薄，在步行中可以不妨碍残肢肌肉的收缩。中高分子量聚乙烯由于具有良好的机械性能，适用于制作假肢的外接受腔，成型温度约为 185℃。③低温塑化板，这是一类广泛应用于制造矫形器的材料，种类很多，共同特性是在温度 80℃即可具有良好塑化性能可以在皮肤上直接成型，目前在假肢制造中主要用于制造部分临时性假肢的接受腔。

3. 热塑性泡沫塑料板　多为聚乙烯经发泡、切片成型后的板材，质轻，多为肤色，可以热塑成型，热塑成型温度约为 110℃，主要用于制造残肢的内接受腔。

4. 聚氨酯泡沫塑料

（1）硬质聚氨酯泡沫塑料：多用两组分的液体在干燥的杯中常温下混合，浇注、发泡成型，主要用于制造小腿假肢接受腔与踝足部件、大腿假肢接受腔与膝关节部件之间的连接，具有重量轻、加工性能好的特点。

（2）软质聚氨酯泡沫塑料：假肢外形材料，这是一种密度很低的、开孔的泡沫塑料，呈块状或肢体形状，有良好的回弹性，重量很轻，主要用于制造假肢的外形。

（3）聚氨酯模型材料：为两组分的模型材料，混合后浇注，室温固化，主要用于复制残肢接受腔的内部形状。

5. 硅橡胶　它是高分子量的硅氧烷聚合物一类的化合物，可以制成半透明的、具有良好屈服性能的弹性体。硅橡胶按工艺可以分为高温硫化硅橡胶和室温硫化硅橡胶两类。硅橡胶主要适用于制造假手的外部手套、假手指、各种假肢的残肢套、内接受腔、残肢末端和骨突起部位的均压垫。

6. 聚乙烯醇薄膜　亦称 PVA 薄膜，无色、透明，易溶于水，可用其水溶液黏合边缘，再用热熨斗热合制造成聚乙烯醇薄膜套。这种套子放在湿毛巾内 20 分钟后即可具有良好的延伸性能，主要适合作假肢层叠塑料接受腔真空成型制造中的分离层。

四、假肢装配

（一）假肢装配临床工作的主要任务

1. 截肢者的临床检查和评定。

2. 制订康复方案、计划。

3. 提供必要的临床治疗。

4. 为截肢者开出适合的假肢处方。

5. 提供合适的假肢。

6. 进行假肢使用训练。

7. 进行假肢装配的适合性检查，包括初检和终检。

8. 截肢者的随访、复查，了解假肢的使用情况。

（二）截肢康复协作组成员的任务

1. 医师　必须负担起从截肢治疗方案、手术、术后检查、评定、康复方案、假肢处方、假肢装配适合性检查、截肢者复查全过程的管理责任。医师应该掌握有关假肢的生物力学评定知识和具有与协作组所有成员密切合作的能力。如果医师不能积极地负担起责任，或者不注意听取康复协作组其他成员的意见，而是独断专行，则很难实现康复协作组的作用，患者也得不到良好的服务。

2. 护士　在患者截肢手术前、后，护士应负责稳定患者的不安情绪。术后应注意保证截肢者的正确肢体位置，应教会截肢者正确使用弹力绷带。特别是应当理解截肢的原因，帮助老年截肢者、伴有合并症的截肢者安排好日常生活，防止卧床并发症，并为协作组其他成员提供患者的情况。

3. 假肢技师　在临床治疗中，假肢技师具有与物理治疗师、作业治疗师、语言治疗师同样重要的医疗职位，作为医疗技术人员发挥着自己的作用。假肢技师应了解截肢者的截肢原因、残肢状况及与假肢装配有关的各种因素的状况，应积极对截肢者评估、康复计划、假肢处方提出意见，负责为截肢者提供装配合适假肢和假肢的维修工作，并应主动介绍假肢的新部件、新工艺、新技术及其适用范围。

4. 物理治疗师、作业治疗师　通过截肢手术前的评定，给患者提供身体上和心理上的帮助。截肢手术以后主要负责假肢的使用训练。在假肢处方、假肢装配适合性检查、从临时性假肢到正式假肢的转换，以及在制定订假肢使用训练目标的工作中，都起着重要作用。

5. 心理学工作者　负责截肢者的心理学评估和心理治疗工作。

6. 社会工作者　负责帮助截肢者、截肢者家庭与其所在单位、社会保障机构、伤残责任机构取得联系，加强沟通，争取有关机构对截肢者的经济支持、精神支持，帮助截肢者维护合法权益。

7. 截肢者本人　是截肢者康复协作组的核心角色。截肢者对康复协作组其他成员的信任和康复的积极性是假肢装配、截肢者康复成功的关键因素。忽略截肢者的需求，不能耐心地帮助截肢者了解各种假肢、假肢部件的性能，不能全面听取截肢者的意见，则很难取得良好的假肢装配效果。

五、常用假肢

（一）上肢假肢

1. 上肢假肢的检查　做好品种、特点、选用和适合性的检查。

上肢假肢（图 5-3-2）是截肢者用于补偿、替代整体或部分上肢功能的假体。上肢是人类生活和劳动的重要器官，其任何部位的丧失都会给患者造成生理、生活、工作、心理、社交方面的困难。尽管目前上肢假肢功能还比较简单，不能满足患者的要求，但是患者经过功能训练和适应阶段后，在日常生活、学习、工作中仍能起到一定的作用。

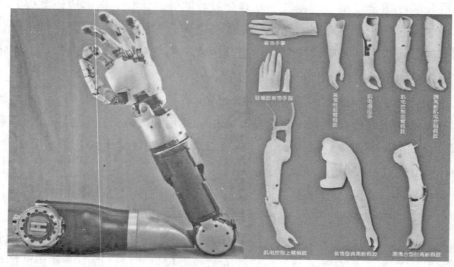

图 5-3-2

对上肢假肢的基本要求是：功能好、操纵灵活、轻便、外观逼真、坚固耐用、可以自己穿脱。

2. 上肢假肢的分类　上肢假肢种类繁多，按假肢的功能基本可分为装饰性、索控式、工具型、外动力等几大类。

（1）被动型上肢假肢：被动型上肢假肢是指假肢的关节，如手部装置和腕关节、肘关节，只能被动地运动，而不能由患者自身或体外力源控制。被动型上肢假肢又可分为装饰性上肢假肢和工具型上肢假肢两类。其中装饰性上肢假肢只能重建外形，适用于那些明确放弃佩戴功能型上肢假肢而只注重弥补肢体外观缺陷者使用。这种假肢只注重外观逼真，穿戴舒适，重量轻，操作简便。装饰性假肢适用于所有截肢平面，尤其是高位截肢者。

（2）主动型上肢假肢：主动型上肢假肢的关节能够主动运动，可分为自身力源上肢假肢和体外力源上肢假肢，以及综合二者特点的混合力源上肢假肢。

（3）装饰性假肢：装饰性假肢又称美容手，是为了弥补上肢外观缺陷，以恢复人手外观为主要装配目的，注重肢体外观形状的假肢。

（4）索控式假手：又称功能手，以往常称为机械假肢或机械手。这是一种具有间接力源的自身力源上肢假肢，它是主动型手的一种。

（5）工具假手：工具假手适用于生产作业，可根据需要更换专用工具，又称为劳动手。这种手是为从事专业性劳动或日常生活专用动作需要而设计的，它注重实用，由工具衔接器及其配套工具构成。使用工具手的截肢者可根据实际需要，通过工具衔接器更换各种专用的劳动工具和生活用具。工具手的最大特点是使用性能好、结构简单、坚固耐用，缺点是没有手部外形、视觉效果差。

（二）下肢假肢

下肢假肢（图 5-3-3，图 5-3-4）是用于截肢者为弥补下肢的缺损，代偿已失去的下肢的部分功能而制造装配的人工肢体。

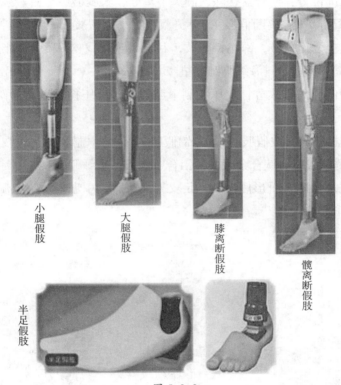

图 5-3-3

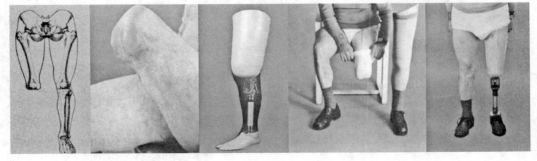

图 5-3-4

人体下肢主要功能是站立、行走、跑、跳。目前下肢假肢仅能代偿部分功能，安装下肢假肢的目的在于使截肢者尽可能地恢复失去的正常外形，重建已失去的站立与行走等功能。

一具功能好的下肢假肢应具有以下特点：合适的长度，一般以与健肢等长为原则；穿戴舒适，有良好承担体重的功能；有类似正常关节功能的机械关节及正确的假肢承重力线，以保证截肢者步行时支撑期的稳定性能和摆动期的摆动性能，使截肢者步态近于正常；假肢的重量适中，结实、耐用，外观近似假肢。

1. 下肢假肢的分类

（1）按截肢部位分：半骨盆切除，髋关节离断，大腿截肢（极短残肢），大腿截肢（大腿假肢），膝离断（膝离断假肢），小腿截肢（小腿假肢），悉姆截肢（悉姆假肢），皮罗果夫截肢，包爱得截肢，邵帕特截肢，利士弗兰克截肢（靴形假半脚），经跗骨截肢（靴形假半脚），截趾塑料海绵脚趾鞋垫。

（2）按控制假肢的方式分：气压控制下肢假肢，液压控制下肢动假肢，计算机控制下肢假肢。

（3）按制作材料分：皮假肢（腿），铝假肢（腿），木制和竹制假肢（腿），塑料制假肢（腿），不锈钢假肢，钛合金假肢，铝合金假肢，碳纤假肢。

2. 部分假肢及假腿　靴形假半脚，足支架假半脚，下肢假肢，小腿假肢，髋部假肢，膝部假肢（图 5-3-5）。

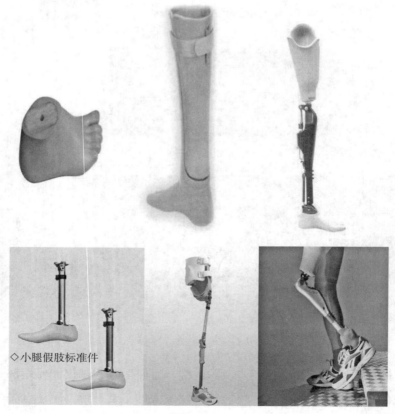

◇小腿假肢标准件

图 5-3-5

第四节　助行器

　　下肢功能障碍常见的是步行障碍。肢体残疾者常需各种步行辅助器辅助步行。根据 ISO9999 标准的规定，这一类产品归入了个人移动的辅助器具。各种手杖、拐杖归入了单臂操作行走辅助器具。各种助行支架归为双臂操作的步行辅助器具。步行辅助器的主要作用是步行中辅助保持身体平衡，减少下肢承重，缓解疼痛，改善步态，改进步行功能。单臂操作的拐杖类产品小巧轻便，但是支撑面积小、稳定性差；双臂操作的步行辅助器具支撑面积大、稳定性好，但比较笨重。需要根据患者的病情选择（图 5-4-1）。

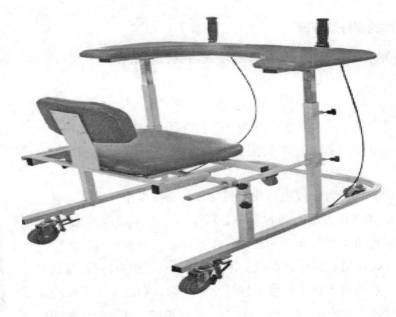

图 5-4-1

一、影响步行助行器选用的因素

　　1. 平衡能力　患者的平衡能力是否允许不用拐，是否仅用一根手拐已足矣，还是需要提供高度的稳定性支持。

　　2. 下肢承重能力　患者下肢能否充分承重或部分承重；承重是否疼痛。

　　3. 下肢肌力、步态和步行功能情况　如单侧拐杖可以改善臀中肌肌力减弱患者步行中的躯干侧倾，双侧拐杖可以帮助单一侧下肢肌肉广泛麻痹的患者改善步行功能。

　　4. 上肢的力量和手的握力　患者抓握的方式和力量，以及上肢的力量是否能应用步行辅助器。

5. 身高、体重、年龄　决定辅助器的大小、规格、重量和耐用要求。

6. 全身情况、疾病诊断、病情发展　这些决定了何时应用和何时需要进行改变。

7. 环境　辅助器在何种情况下应用，频度如何，是用在狭窄的通道上行走或是用在上、下公共汽车或楼梯。

8. 生活方式　患者的日常生活方式如何，是否将步行辅助器和轮椅或汽车结合应用等。

9. 认知能力　患者是否具有正确运用步行辅助器的能力；在应用的基础上能否正确调节步行辅助器；运用步行辅助器过程中如存在缺陷，能否注意和发现。

10. 应用步行辅助器的理由　患者应用步行辅助器是用于克服特别的身体困难，还是仅用于支撑，或是仅用于证明自己同常人无异。

二、单臂操作的步行助行器

这是一类单个或成对使用的步行辅助器具，包括各种手杖和拐杖。常用的品种如下。

1. 手杖

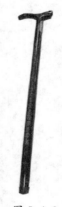

图 5-4-2

（1）单足手杖（图 5-4-2）：可分为长度不可调式单足手杖和长度可调式单足手杖；按其把手的形状可分为钩形、丁字形、斜形、铲形等。

①长度的测量：为合理用力及起到良好的支撑作用，手杖应有合适的长度。其测量方法有两种。一是对于站立时无困难的患者，让患者站直，体重平均分布在两腿上，眼视前方，肩臂松弛，治疗师通过检查，确认患者穿着普通后跟高度的鞋，身体没有向前、后、左、右倾斜，然后将不可调长度手杖的套头去除，翻过来（手杖的足朝上，手杖把手朝地），将把手放地上，垂直靠在患者身侧，在手杖上与患者前臂尺骨茎突水平平齐处做一记号，去除多余的长度，套回套头即可。如为可调节的手杖，无需翻过来，以上方法即可。

另一种方法是对于站立有困难的患者，可在仰卧位测量。此时让患者成直线仰卧，双手放在身旁，测量自尺骨茎突到跟骨的距离，然后增加 2.5cm，这就是手杖应有的高度。加 2.5cm 是为留出穿鞋时鞋后跟的高度。测量正确时，患者持杖站立时肘关节应轻度屈曲 30° 左右，这样行走时，伸肘下推手杖才能支撑起患者的体重。

②选用注意点：用手杖时，患者腕部肌力和握力必须能承担起体重。如不能，应选用后述的有依托的前臂拐杖，改由前臂背侧承重。用手杖时，应教会患者走时眼视前方而不是看着地面，而且要鼓励患者用正常的足跟先着地和用趾蹬地的步态。

③可能用手杖的情况：肌无力时用于辅助支撑。稳定关节，如在脊髓灰质炎或下

肢神经损伤时。用于缓解疼痛，如在骨性关节炎或下肢骨折后。在平衡受损时用来加宽步行的基底，如在颅外伤或多发性硬化时。用于保护软弱的骨或受损的关节，如在骨质疏松或半月板切除后。用于代偿畸形，如在脊柱侧弯或肢体变短时。用作探路器，如在偏盲或全盲时。用于社会上的考虑，如用来提醒别人，自己是有跌倒风险者，以免受到伤害。

（2）多用手杖：包括三足手杖和四足手杖。三足手杖的稳定性稍差，四足手杖较三足手杖稳定些。

①长度的测量：与单足可调式手杖相同。

②选用注意点：手杖把手的开口侧应向后。应把四足手杖的平侧靠近患者身旁，其余类似于单足手杖。使用中要注意四足手杖在走路时忌贴近患者，以免患者在负重时靠在手杖上力求平衡，忌离得太远，以免手杖着地负重时向内倾倒。

③可能用四足手杖的情况：用于一侧下肢或一侧身体无力而需要比单足手杖大的支持力的时候，如偏瘫患者，但有些争议。有学者认为，让偏瘫患者使用这种手杖会增高一侧的肌张力，因而不主张用；而另一部分学者认为，肌张力的增高只是轻微的，相对于不能单独活动患者的困境，利大于弊。因此，应用时应根据情况和经验选择。上段截肢的年轻人可以选用一对四足手杖；年轻脑瘫患者或脊柱裂患者亦可选用。

2. 拐杖

（1）肘拐：按照 ISO9999 标准的定义，肘拐（图 5-4-3）是一种带有一个拐的立柱、一个手柄和一个向后倾斜的前臂支架的拐杖。由于支撑架上部的肘托在肘部的后下方，因而命名为肘拐。由于带有一个向后倾斜的前臂支架，有人也称其为前臂拐。肘拐常成对使用。

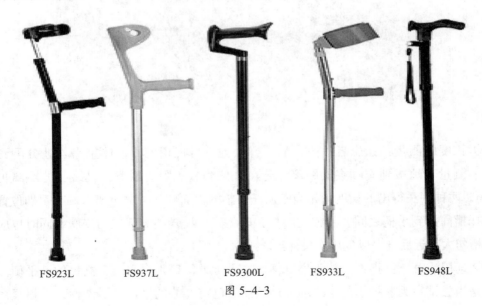

FS923L　　　FS937L　　　FS9300L　　　FS933L　　　FS948L
图 5-4-3

①长度的测量：方法与量可调节手杖者相同。前臂套不要太紧，以免使拐难以移动；也不要太松，以免失去支托力。前臂套应该保持在肘与腕距离中点的后上方，因太低时支撑力不足；若太高，会妨碍肘关节的活动，或碰擦尺神经而引起碰伤，日后会引起环指和小指的感觉丧失或刺痛。

②选用注意点：与手杖相似。但因此种拐使用时较笨拙，患者需要练习穿、脱和使用；要求患者整个上肢具有良好的肌肉力量，以便用此拐时可以支持更多的体重。

③可能用肘拐的情况：此拐可以为下肢提供大量的支持，因此当患者力量和平衡严重受累时可以应用。肘拐常用于下肢双侧无力或不协调的患者：如脊髓损伤后或某些脊柱裂病例；单侧下肢无力且不允许该侧受伤肢体负重时，如踝部骨折或半月板切除的早期；累及全身的双侧严重无力或不协调，或双上肢无使用手杖的足够力量，如进行性肌营养不良或颅脑外伤患者。

（2）前臂支撑拐：按照 ISO9999 标准的定义，前臂支撑拐（图 5-4-4）是一种带有一个特殊设计的手柄和前臂支撑支架的拐杖。使用时患者将手在托槽的上方穿过，握住把手，前臂即水平地支托于托槽，此时的承重即由腕部及手部变为前臂部位。

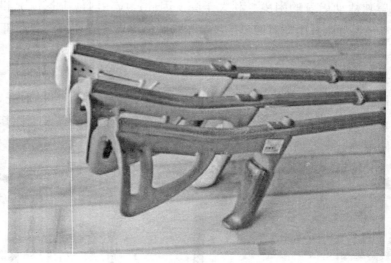

图 5-4-4

①长度的测量：让患者站直，肩、臂松弛，目视正前方，体重平均地分配到两足上，测量自地板到鹰嘴突的距离。若在卧位测量，则测鹰嘴到足跟底的距离再加 2.5cm，两种测法得出的长度均相当于从托槽垫的表面到拐头的距离。调节手柄位置时要使托槽前沿到手柄之间有足够的距离，以免硌伤尺骨茎突部位的皮肤，同时也应注意托槽勿太靠近后方，以免压伤尺神经。

②选用注意点：拐不能放于离身体前方太远处，否则会引起直立位的不平衡。重要的是当尝试在无监护下行走之前要确认患者已有充分的平衡和协调性，因拐紧系于

前臂，如有危险时不能本能弃拐，会妨碍手的防护性伸出。

③可能应用前臂拐的情况：常用于下肢单侧或双侧无力而上肢的腕、手又不能承重的病例，如类风湿关节炎，上、下肢均有损伤等。

（3）腋拐：腋拐（图5-4-5）是人们熟悉的一种拐，具有较好的减轻下肢承重和保持身体平衡的作用。腋拐的主要承重部位仍然是在手柄上，腋垫抵住胸壁不是为了承重而是为了帮助稳定肩部，保持平衡。

①长度的测量：手柄的测量与手杖相同，腋垫顶部与腋窝的距离应有5cm或三横指，太高时有压迫臂丛神经的危险；若腋垫太低则不能抵住侧胸壁，难以稳定肩部，起到平衡的作用，而且使拐走路时姿势不良。

②选用注意点：重要的是要让患者认识到是通过手柄承重而不是靠腋垫承重，否则有伤及臂丛神

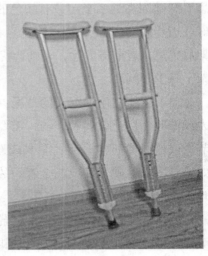

图 5-4-5

经的危险。腋垫应抵在侧胸壁上，通过加强肩和上肢得到更多的支持。正常腋拐与躯干侧面应成约15°的角。

③可能应用腋拐的情况：单侧下肢无力而不能部分承重或完全承重的情况，如胫腓骨骨折，或骨折后骨不连不能负重者；下肢双侧功能不全，不能用左、右腿交替迈步的情况；如双髋石膏固定或用其他方法制动时。

三、双臂操作的步行助行器

（一）步行助行器种类

1. 助行架　助行架（图5-4-6）是一类没有轮子，除了手柄，没有其他支撑装置的步行辅助用具，用钢管或铝合金管制成的，是双臂操作的步行辅助器具中最简单的形式，又称讲坛架或Zimmer架。有的带有铰链连接，因而可由左或右侧先向前移动，然后右或左侧再向前移动，称为交互式助行架。交互式助行架的应用虽然不如标准的普及，但当患者需要坚持自己站立在地板上交互步行时，这种助行架是很实用的。尤其当患者上肢也无力时，这种交互式助行架可使患者不必提起整个架子，只需先一侧、后另一侧地将架子推向前即可。

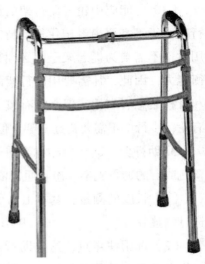

图 5-4-6

（1）长度的测量：与测量手杖的方法相同。

（2）选用注意点：重要的是确保患者迈步脚不要迈得太靠近助行架，否则有躯干后倾、跌倒的危险。当患者总是不能注意这一点时，可在助行架后方两侧支架上，与患者膝部同高处系上一条有颜色的带子或橡皮条（不要系得过低，否则易绊倒视力不好或迈步高的患者），用以防止患者迈腿迈得过于接近柱形架。同样，步行时勿把步行架放置离患者前方太远，否则会扰乱平衡，且助行架的四足不能稳固置于地板上承重，架子易于倾倒。

（3）可能应用助行架的情况：这是一种很普及的步行辅助器，可用于下肢单侧无力或截肢，广泛软弱和虚弱，需要比上述各种步行辅助器更大的支持时，如老年性关节炎或股骨骨折愈合后；全身或双下肢软弱或不协调，需要独立的、可靠的站立时；如患有多发性硬化症或帕金森病的患者时，需要广泛支持，以帮助活动和建立自信心时；如长期卧床或患病的老年人。

2. 轮式助行架（图 5-4-7） 轮式助行架亦称为滚动助行架。这种支架前方的两条腿各有一个轮子，后方两条腿套有橡皮胶头，当闸使用。有的轮式助行架带有携带的篮子；有的只有三条腿，但都有轮。

（1）高度的测量：其测量方法同手杖。

（2）选用注意点：虽然应用简单，但这种步行架在有限的空间内难于操作。应用时治疗师要确保患者学会用各种闸，以便在下斜坡时能控制好而不发生危险。缺点是户外应用不易操作，因路面路况不同，如要提离地面，轮式助行架略重于无轮助行架。

（3）可能应用轮式助行架的情况：前轮型轮式助行架由于不需要患者记住任何特定的步行模式，在应用时也不需要为提起架子而必须具备一定的力量和平

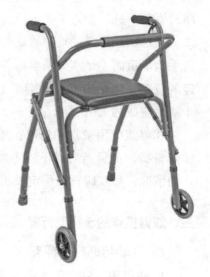

图 5-4-7

衡能力，因此，凡需要用助行架而不能用无轮助行架者均可采用。虽然对衰弱的老人和脊柱裂患者有用，但必须有较大的运转空间才能运用自如。三轮型助行架因后方也有轮，步行中不需要提起支架，但是要求患者具有控制手闸的能力。

3. 助行台 助行台亦称为前臂托助行架或四轮式助行支架，这是一带有轮子、前臂托或台的助行支架。患者通常依靠前臂托或台面支撑部分体重和保持身体的平衡。

（1）长度的测量：基本上与前臂拐相同，但为了舒适，可根据患者残疾严重程度进行调整。

（2）选用注意点：这类助行支架较笨重，在有限的空间内和户外操作都较困难，但仍有许多患者视之为唯一的辅助活动用具，因此必须适应它。

（3）可能应用助行台的情况：当下肢衰弱，需要使用助行支架或前臂支撑拐，且合并上肢肌力衰弱或不协调时即可选用，如进行性类风湿关节炎，或上、下肢均受累而不能通过腕与手承重的患者，可以选用有前臂托的助行器；当前臂有明显畸形，前臂托不适用时，可以选用助行台。

（二）使用注意事项

步行辅助器作为一种产品，其本身是简单的。但是如何根据患者的功能障碍等多方面情况正确地选择品种、选择正确的步行模式、制订训练计划则是不容易的事。因此，这类产品使用的一个重要原则是在没有教会患者正确地使用之前，不应该正式交付使用。使用中应当密切注意安全，以防患者再次损伤。

四、轮椅

轮椅通常是指带有行走轮子的座椅，主要供残疾人或其他行走困难者代步之用（图 5-4-8）。

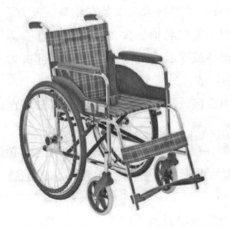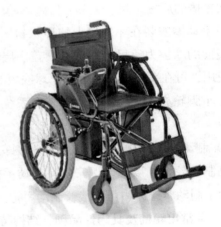

图 5-4-8

（一）标准轮椅构成、部件名称、结构特点

标准轮椅由车架连接并支撑各部件，组成三个配套的功能系统，即身体支撑系统、驱动转向系统和制动系统。其中身体支撑系统包括椅座、靠背、扶手、脚托架、脚踏板及其他附件。驱动转向系统包括驱动轮、手动圈、转向轮；制动系统包括制动操纵装置和传达装置。

1. 轮椅车架可分为固定式轮椅和可折叠式轮椅。可折叠式轮椅便于携带。

2. 椅座直接承受乘坐者臀部。

3. 靠背支托乘坐者的背部，分固定式靠背和可调节角度式靠背。按其高度可分为普通靠背和高靠背。普通的靠背上缘应位于腋后缘的下方，不妨碍肩胛骨的运动。高靠背应超过肩部。

4. 扶手支托乘坐者的手臂，分固定的和可拆卸的，可拆卸的扶手便于患者从轮椅的侧面进出轮椅。按扶手的外观还可分为普通扶手和书桌型扶手。书桌型扶手的前部较低，便于轮椅进入书桌的下方。当书桌扶手前后反向安装时，可以作为患者站立时的扶手。另外，可以在扶手上安装特制的小桌，以方便患者生活和工作。

5. 脚托架（附件脚托）支托小腿部和足部，可分为固定式与可拆卸式、膝关节角度可调式和不可调式的、脚托架可向外分开式和不可向外分开式、脚托架的长度可调式和不可调式等。膝关节可调式便于配合轮椅后靠背的角度，使患者处于舒适的半卧位。可拆卸式脚托架和可以向外分开式脚托架方便轮椅接近床边，便于上床或从床上进入轮椅。脚托架长度可调式便于根据患者的小腿长度调节脚踏板的高低位置。

6. 脚踏板放置足部，大部分脚踏板是可以向上翻起和向外分开的。脚踏板向上翻起，可以便于患者将脚放在地面上。脚踏板向外分开便于轮椅接近床边、坐便器等。

7. 大车轮亦称为驱动轮，其车胎可分为充气车胎和实心车胎。充气车胎缓冲性能好，适合室外应用。实心的无需充气，适合在平软的路面上使用。大部分轮椅的大轮安装在轮椅的后方。对肩关节后伸障碍的患者，可以将大轮安装在轮椅的前方。

8. 手动圈安装在驱动轮上的环状物，用来操纵轮椅，多为金属管制作。为了增加手圈表面的摩擦力，可以在外面覆盖一层塑料或橡胶海绵。为了便于手部握力不够的患者使用，可在手圈上安装多个圆球或短的手把。

9. 小脚轮亦称为转向轮，与转向系统相连接，决定行驶方向，大多安装在轮椅的前方。

10. 制动装置亦称为刹车装置，双侧安装。患者离开轮椅或进入轮椅之前必须可靠地双侧制动轮椅，以便确保安全。制动手把短些有利于患者进出轮椅，但是制动时费力；为了制动时省力，可以接长制动手把。

（二）常用轮椅及其附件品种、结构特点、应用对象

1. 常用轮椅的分类　轮椅有手动轮椅和电动轮椅之分。手动轮椅中有四轮轮椅和三轮轮椅，按照驱动方式再细分，有轮圈驱动和摇杆驱动等类型。目前常见的几种轮椅如下。

（1）普通手动四轮轮椅：装有两个驱动轮和两个小脚轮，脚踏板高度可调，以乘坐者手驱动或陪伴者推动，适合大多数体弱病残者使用。

（2）多功能手动轮椅：外形与普通轮椅相同。扶手高度可调，或可翻至靠背后面，或可拆卸。脚踏板可翻转，或可位移，或可拆卸。靠背高度可调，角度可调。适合高位截瘫或双下肢残疾患者使用。

（3）单手驱动式轮椅：在两驱动轮之间有一传动轴；双手圈驱动装置安装在其中一后轮上，可用单侧上肢操纵轮椅，适合偏瘫患者使用。

（4）低座位轮椅：可用单脚触底驱动，适合偏瘫患者在室内活动并训练健肢肌力。

（5）电动助力轮椅：在驱动轮轴心安装一对电动助力装置，患者只需对手圈稍加施力便可使轮椅获得较大的驱动力，适合上肢肌力较弱或运动功能较差的患者使用。

（6）坐便轮椅：座位上有开孔，下面放有便盆，可随时取放，或由陪伴者将患者推至便器上如厕。适合高位截瘫和由各种病症引起的大小便失禁患者在室内使用。

（7）洗浴轮椅：软或硬性带孔的椅面，具有良好的透气性和透水性，适合体弱病残者在冲淋洗浴时使用。

（8）普通手动三轮轮椅：装有三个轮子的手动轮椅，乘坐者用手摇动曲柄驱动前轮并控制方向，适合上臂肌力较好的患者在室外的安全环境下使用。

（9）电动轮椅：电动驱动的轮椅车。以蓄电池为电动源，电脑万向操作杆控制，转向灵活，行止便捷，适合体弱、病残者在室内或在庭院近距离使用。

（10）运动轮椅：车架由强度较高的轻金属材料制成，结构简单坚固；驱动轮与垂线呈固定夹角（$0° < \alpha < 5°$），座位宽度和深度可选，并带有固定搭扣，脚踏板前安装安全保护杠或固定搭扣，适合下肢残疾患者从事体育竞赛类活动。

2. 常用轮椅附件

（1）坐垫：对于长期使用轮椅的患者非常重要，能让患者保持舒适的座位姿势，预防皮肤压疮。要求坐垫有良好的均压性能，易散热、散湿，易清洁。常用的轮椅坐垫有以下几种。

①普通泡沫坐垫：垫芯采用聚氨酯发泡海绵块，椅垫的外罩采用合成纤维织品或棉织品材料制作。这类椅垫柔软轻便，有一定的均压性能，便于清洗，价格便宜，应用广泛，但是透气、散热、吸湿性较差。

②高弹力太空棉垫：柔软，易滑移，有一定透气、散温、散湿性能，与塑料海绵垫配合使用效果更好。

③羊剪绒垫：有良好的透气、吸湿、散热性能，适合做各种防压疮垫的表面层。

④成形泡沫塑料坐垫：计算机数控磨床，按照患者身体尺寸将高密度聚氨酯海绵坯打磨成马鞍形坐垫，用这种材料和工艺制作的"坐靠一体"、极具个性化的轮椅坐靠垫，能对患者的盆骨、腰椎、脊柱和颈椎提供合理的支持，有效地控制脊柱变形。

⑤聚合凝胶坐垫：这种由膏状凝胶材料制作的坐垫具有流动性，患者体重均匀分布在臀部和坐垫的接触面上，使坐骨部位压力减小，可避免由于长时间坐压引发的臀部压疮。但透气、吸湿性差，宜配合羊剪绒垫使用。

⑥气囊坐垫：由若干橡胶气室纵横排列成的方形气囊坐垫，可根据患者的要求调整气压来达到理想的感受。每一个气室承受患者身体不同部位的压力，坐垫表面自然形成符合患者端坐时的臀部特征曲面，使患者体重均匀分布在每一个接触点上，从而保证臀部表皮良好的血液循环状态。小气囊式均压垫由排列整齐的小气囊构成，有相当好的均压、透气、散热性能。

（2）前臂手托：这类附件可以根据自身的需要，采用高密度聚氨酯材料模塑成形，也可以用热塑板材制作。前臂手托板可以根据患者从肘关节至手指远端长度定制，或选择系列化生产的前臂手托，将其固定在轮椅扶手上。前臂手托除了保证患肢功能位放置外，还可避免前臂滑落或其他意外给患者造成新的伤害，这是患肢功能康复训练的重要保证。前臂手托系列产品适合各类上肢感觉神经和运动神经受损的病残者，可根据具体情况选用。

①固定式前臂手托：将成形的前臂手托或选择适合患肢的组合件安装在轮椅扶手上。

②可调式前臂手托：在前臂手托下安装角度调节器，使患肢得到多种位置的放置。

③头托和颈托：这类附件主要采用高密度聚氨酯材料制作，根据患者的实际情况选配形状不同的头托或颈托，将其安装在轮椅靠背上方。这种轮椅和附件的组合非常适合成年人神经疾病、脑损伤及脑瘫患者使用。

（3）固定带：这类附件由尼龙织品或皮革制作，根据需要截取适当的长度或形状，工艺简单，使用简便，用于对躯干、肢体各部位的固定保护，是常用的轮椅附件。

（4）防翻轮：安装于轮椅车架后、双侧或中间。如果患者单独使用轮椅，当重心超过稳定极限发生后倾斜时，防翻轮着地，可阻止人、车向后翻倒。

（5）小滚轮：安装于轮椅车架后下方的两侧。当患者乘坐轮椅出入狭窄通道时，为了减少轮椅的横截面尺寸，可将轮椅的驱动轮卸下，用小滚轮代替行驶。

（6）轮椅桌：通常采用硬塑料板或木板制作，与轮椅尺寸相匹配。台面为方形或半圆形，边缘部位隆起，边角部位圆滑安全。可供患者在轮椅中完成日常生活或康复训练。

（7）拐杖存放器：根据患者的生活习惯，将拐杖存放器安装在轮椅的一侧，使患者可携带拐杖乘坐轮椅。

（8）驱动轮挡板：挡板直径与手圈直径相匹配，有效覆盖了驱动轮上的辐条，使患者操作轮椅时安全可靠，完全避免了手指被辐条损伤，或异物插入驱动轮辐条中给患者带来的危险。

（9）制动手柄加长杆：这是利用杠杆原理制作的制动器附件。加长杆的套管与轮椅手刹柄适配，当患者的臂力或握力较弱时，可将加长杆套在手刹柄上，使患者能轻松有效地操作刹车系统。

（10）轮椅手套：采用柔软皮革制作。患者穿戴轮椅手套，驱动轮时手不被手圈磨伤，也不会因快速运行而被手圈烫伤。适合上肢运动功能较好、经常自己操纵轮椅行走的患者使用，是轮椅运动爱好者的必备品之一。

（三）使用轮椅的目的

长期卧床会使身体许多功能下降，甚至完全丧失。对于病情稳定的患者，应尽早考虑康复训练。首先希望患者从床上坐起来，从开始短暂地坐，渐渐加强坐的耐力，再坐上轮椅进行活动，最后脱离卧床生活。这个过程对康复至关重要。

1. 改善呼吸，增大肺活量，尤其是在患者咳嗽时易于排出肺内痰液。

2. 坐姿进食有利于增强吞咽反射。

3. 明显改进信息传递能力。

4. 扩大视野，用眼睛与其他人接触，并能确立交流对象的位置。

5. 改善膀胱的控制能力。

6. 通过减压指导改变坐姿，有效预防压疮。

7. 在适度增加坐的耐受力（试图站立之前）的同时，使血液循环系统逐渐适应垂直站立位置。

8. 借助外部的一系列微小的支持帮助患者坐直，鼓励其头部和躯干活动，逐渐增强平衡控制力。

9. 坐姿更容易随意运动，增强双上肢的功能。

（四）普通生活轮椅的尺寸选择

1. 座位宽度 是指轮椅两侧扶手侧板之间的距离。座位两侧的侧板与臀部两侧之间应各留出约 2.5cm 或 1～2 横指宽的缝隙。

2. 座位深度 是指轮椅靠背到座位前缘之间的距离。患者坐好后，臀的后面靠在后靠背上，此时屈膝后的大腿腘窝皱襞与座位边缘应空出约 6.5cm 的距离或约 4 横指的距离。

3. 座位垫面与脚踏板之间的距离 患者坐好后，双脚放在足托上，轮椅座垫前缘内侧两横指（约 4cm）的部位不应承重，以免由于足托过低，大腿后部承受过大，或足托过高，大腿后部承重过小，而引起坐骨承重过大。

4. 靠背高度 低靠背（低腰承托），不妨碍腰部的屈、伸、旋转运动，适合经常参加运动的患者使用；中靠背（腰背承托），不应妨碍手臂、肩胛骨上部、躯干，不会妨碍推动轮椅，是多用的品种；高靠背的高度应达到肩峰以下，具有较好的躯干控制功能，适合于不能自行推动轮椅的患者使用；高靠背加头托，适合于头颈、躯干肌肉广泛无力的患者使用。

5. 扶手高度 是指轮椅座面到扶手之间的距离。一般让患者取松弛的坐位，屈曲肘关节 90°，测量座位面至肘部的距离。扶手的高度以上述测量尺寸加 2～3cm 为宜。

（五）选择轮椅及附件原则

1. 行动方便 根据患者的身高、体形选择轮椅的高度、宽度和深度，对可以行走的年长者和失去行走能力的患者需要区别对待。前者一般可选择标准轮椅，靠背有 5°的仰角即可。切忌选用座位过于宽大的轮椅，否则会使患者在自己操作时增加双臂张力，极容易产生疲劳。对后者，还要考虑便于患者上下轮椅，最好选择可移动的扶手和脚踏板。座位过窄或过深、仰角过大，都会增加起坐时的困难。

2. 位置稳定　对任何使用轮椅的人，尤其是对腰肌、腹肌较弱或失去肌力的患者来说，座位过于宽或扶手偏低，会使之失去侧面的可靠支撑而失稳。轮椅靠背必须符合人体的生理曲线，从脊柱上方到底部给予支撑。对某些高位截瘫患者来说，如果能在高靠背椅背上方加上半环形的头托支持，腰背处附加辅助垫或固定背带，将更加有利于坐姿时的稳定。要避免由于脊柱和臀部得不到合理支撑，长时间骨盆倾斜造成的脊柱侧弯、后凸、旋转畸形给身体带来的一系列不良影响甚至严重后果。

3. 舒适　轮椅座位是使用者感受舒适的第一要素，应当因人而异。硬的座位对骨盆和脊柱可起到合理有效的支撑，便于姿势的改变和双上肢的活动；适当柔软的坐垫会使人感到舒适，过分柔软的坐垫或松懈的座位绷布都会使身体局部肌肉疲劳，甚至产生畸形、损伤。坐垫的面料要透气，以利于皮肤保持干爽。扶手的支持应使两肘与双肩放松，肩、上臂和前臂最舒适位置应呈 90°放置，过高或过低的扶手都会导致疲劳。扶手的支持面宽度要适合，尽量选择质地柔软或有软衬垫的长条扶手。此外需要调整好脚踏板与座位的距离，使膝关节、踝关节到脚的摆放位置基本呈 90°，保证大腿后部与足底能较均匀地承担下肢重量，并且不压迫腘窝部的血管和神经。要避免椅座过深造成对膝关节后部的挤压损伤。对于骨盆或脊柱畸形的患者，可为他们安装特异形状的座位、靠背和脚踏板，如果上肢需要进一步的支持，还可以考虑安装手托、治疗桌，以及其他辅助件。

4. 压力分布均匀　采用防压疮坐垫或形状接近臀部外形、轮廓曲线缓和的椅垫，可有效地帮助分散患者坐骨的压力。适当地增加座深和脚踏板的支持，可有效减轻臀部和大腿后部过于集中的压力。稳固的靠背和结构完好的扶手便于随时更换坐姿，减轻局部压力。

针对丧失自理能力的患者，可以采用加大椅座和椅背之间夹角的方法来减轻臀部压力。值得提醒的是，当椅座和椅背的夹角接近 100°时，会对背部、臀部与靠背、坐垫之间产生较大的剪切力。这种剪切力造成的危害对老年人和肌力较弱的患者尤其明显。在这样的情况下，最好采用底座可调节角度（5°～ 27°）、椅座和椅背夹角固定的轮椅。

5. 安全　轮椅稳定的结构和可靠的刹车（制动系统）是保证使用安全的首要条件。轮椅结构的边缘部位要光滑、呈圆弧状，尤其是脚踏板、扶手和手圈，表面粗糙或凸起的尖锐物会给患者造成伤害。在调节脚踏板时，注意脚踏板底面距地面的高度不能小于 5cm，否则当轮椅通过地面的小障碍物时会给患者带来危险。如果患者单独驱动轮椅车，必须配置防翻轮。如果是身体完全依赖在轮椅上不能自主活动的老年人，躯干和头部与轮椅的接触面最好放置衬垫，并且附加安全腰带和腿带甚至脚带，避免身体晃动或向前滑移。此外，椅垫要采用阻燃材料，面料要选择防滑织品。

6. 实用性 在考虑到患者安全、舒适的前提下还应考虑到他们在使用时的便利性。当患者坐在轮椅上，身体的重心距离驱动轮轴心的距离较远时，虽然不会有后倾的危险，但操作手圈驱动时会十分吃力。可选择驱动轮前后位置可调的轮椅，适当调节这个距离，既保证轮椅的重心稳定，又使患者操作自如。为年长者设计的椅座面料必须选用易于清洗又能防止渗透的织品。如果能包括一个放置书报或简单用品的存物袋更好。对于需要护理的患者，还要求轮椅便于搬动。如果患者自己有能力驱动轮椅，则必须保证操作简单、安全。大多数年老患者有自己使用轮椅的经验，生活仍然能自理，并且希望继续保持独立活动的能力，如果条件允许，有必要考虑为他们提供轻巧而便于操作的电动轮椅。轮椅的治疗桌对于一些人来说是非常必要的。要选择装卸简易、便于清洁的治疗桌，它是为患者在轮椅上进行康复训练的最佳平台，不仅积极帮助患者恢复上肢在日常生活中的简单动作，并且起到安全保护作用。

（六）轮椅处方

轮椅处方是康复医生、治疗师面对各种患者，根据其年龄、疾病情况、功能障碍情况、移动能力、生活方式、居住环境、经济条件等多方面情况写出的轮椅选择方案。

1. 处方内容 应包括轮椅品种、规格、尺寸、各种主要部件的要求。

2. 典型病例轮椅品种、部件的选用

（1）偏瘫患者：如果患者偏瘫一侧的上、下肢失去自主运动功能，可选择座位较低的轮椅或单手驱动的轮椅。前者注重训练健侧下肢肌力，并利用正常下肢的运动滑动轮椅，在小范围内活动。后者可以用正常上肢通过特殊的单手控制操纵轮椅。此外，还可以根据实际情况，在偏瘫的一侧配置相适应的手托和腿绷带。

（2）截瘫患者：可选择多功能轮椅。可移动的扶手使患者起居方便；高度可调的靠背及扶手，可根据坐垫的厚度为患者适当调整轮椅靠背和扶手的支撑位置；通过调整靠背的角度可增加坐姿的舒适，增加座位的稳定性，减少坐骨部位的压力；对高位截瘫患者，建议选用高靠背轮椅和防压疮坐垫，并配给腿带、腰固定带甚至脊柱矫形器或其他固定器械，最好能在轮椅两侧扶手上配置轮椅桌。

（3）帕金森病患者：建议选用框架结构稳定的多功能轮椅。注意适当调整靠背和脚托板角度，根据患者特点选择各种支持托、固定带、辅助垫。

（4）双下肢高位截瘫患者：双下肢高位截瘫患者在安装假肢前或没有穿戴的情况下，可选用无脚踏板式轮椅或脚踏板可拆卸式轮椅。应当注意的是，这种轮椅的轮轴应适当前移，防止轮椅后翻的倾向。对穿戴下肢假肢的患者可选用普通轮椅，加配腿带。

（5）脑瘫患者：根据患儿年龄、体形，选择尺寸相配的儿童轮椅，有针对性地为他们选择马鞍形坐垫、胸带和各种颈托、头托、脚带，还需要配置可拆卸的轮椅桌。对病情严重的患儿，要在靠背两侧加装软性的躯体支撑带，选用特殊形状的固定脚踏板。必要时采用计算机设计制造的一体化模塑坐靠垫（坐姿保持器）。这种完全个性化的轮椅是脑瘫患儿及家长在日常生活中的最佳帮手。

（6）普通老年人：除了生病、体弱需要用轮椅代步，在远距离行走、路面积雪、雨后路滑时也需要。要尽量让老人运用自身的体能，但是同时也要注意保证他们的安全。

（7）下肢骨折患者：选择腿托架角度可调并带软性衬垫腿托板的轮椅。这种轮椅可根据患者的需要调整患侧腿托的位置，使患肢得到理想的固定体位。

（七）轮椅质量检验要点

1. 最初使用轮椅时应注意的问题

（1）外观：轮椅的手圈光滑无毛刺，车架对称，轮椅和身体接触部分的表面喷涂光洁，扶手、脚踏板平整完好，座位和靠背的绷布牢靠。

（2）稳定性：四个轮子同时着地，重心稳定，空车推进无跑偏。

（3）安全性：扳动手刹，确保制动快捷有效，手与车架之间无碰撞、无挤压。身体靠在椅背上无向后倾翻的危险。

（4）功能性：轮椅回转灵活，所有可折叠铰链操作轻便、到位，所有功能的调节位置有效、可靠。轮胎气压符合标准（建议前导轮 2.5bar，驱动轮 3.5bar）。

2. 外出时应当考虑的问题

（1）检查轮胎是否亏气，如果发现慢漏气，应当立即补漏。如果外出，最好携带轻便气筒。

（2）检查各部位固定螺栓是否松动，如有松动之处，应当立即用专用工具上紧。如果出远门，最好携带简单工具。

（3）外出旅游应考虑日常易损件备用，以及相关的工具。

3. 使用中常见问题判断

（1）载人轮椅跑偏：检查四个轮椅的气压是否一致，轮子的安装部位是否松动或变形，辐条是否松紧不一，甚至缺损。如果四轮同时同压充气，在一天内发现其中有一个轮子明显亏气，就需要检查这个轮子是否漏气，及时给予修补或更换。

（2）行进中发生响声：检查各转动部位有无异物。如因不易被看到的杂物所致，可根据声音判断位置，对其进行清理，施加润滑剂。如遇零件损坏，要尽快更换，以免损伤与其配合的相关零件。

（3）两侧制动力不一致：检查两侧驱动轮气压是否相同，两侧刹车位置是否一致。如果制动系统松动、位移，必须双侧有效定位固定后再使用。

（4）在平地上行驶有颠簸感：检查轮胎是否变形。对变形轮胎应尽早给予更换。对充气轮胎补气后，如果颠簸现象更明显，则表明内胎已经严重变形，应立即更换。

（5）轮椅行进吃力：检查各轮轴部位有无发丝、纤维、灰尘，是否需要加润滑剂。

如果因污垢堆积导致轮轴阻滞，可将转动轮轴拆卸清洗后施加适当的润滑剂。

（6）轮椅座位的变形：如感觉座位塌陷或单侧位移变形，请检查坐垫是否损坏，绷布是否松懈，轮椅骨架是否有断裂或开焊之处。要及时检查维修，更换已损坏的部件，甚至整车维修。

第五节　矫形器

一、矫形器概述

矫形器是用于改变神经肌肉和骨骼系统功能特性或结构的体外装置。医学发展到近代，神经、肌肉、骨骼疾病、内科、外科治疗已经取得很大进展，但许多小儿麻痹症、脑血管意外、肌无力、骨关节疾病等仍然要求装配矫形器，以预防、矫正畸形或代偿失去的功能。

近代康复医学发展以后，人们把矫形器技术视为与物理治疗（PT）、作业治疗（OT）、语言治疗（ST）一样重要的四项康复技术之一。

二、矫形器分类

矫形器品种很多，通常可以按其装配部位、作用、制造材料、产品状态、所治疗的疾病进行分类。

1. 按矫形器的装配部位分　上肢矫形器；下肢矫形器；脊柱矫形器。

2. 按矫形器的作用目的分　即装矫形器；保护用矫形器；稳定用矫形器；减免负荷用矫形器；功能用矫形器；站立用矫形器；步行用矫形器；夜间用矫形器；牵引矫形器；功能性骨折治疗用矫形器。

3. 按矫形器的主要制造材料分　塑料矫形器；金属矫形器；皮质矫形器；布制矫形器。

4. 按产品状态分

（1）成品矫形器：是一类预先按照肢体形状、尺寸制作好的成品矫形器，由于批量生产，比较便宜，如各种限制颈部活动的颈围、各种腰围、平足垫等。一般商家都备有不同的规格、尺寸供选择。成品矫形器仅适合用于一些问题比较简单，只是暂时用于损伤保护的情况。成品矫形器不适合用于畸形明显、皮肤表面感觉丧失的患者。

（2）订配成品矫形器：是一类用高温塑料板模塑制成的矫形器。与成品矫形器的区别是这些制品可以根据患者的肢体形状，在成品矫形器的局部加热、塑形和修改边缘，使成品比较适合患者的解剖特点。

（3）订制矫形器：是一类根据患者解剖特点严格适配的矫形器，具有良好的生物力学控制能力。订制矫形器还可以分为两类：①测量订制矫形器，是一类依靠患者的肢体投影图和有关测量尺寸制造的矫形器。②模塑订制矫形器，根据患者肢体的模型模塑制成，是一类全接触型的矫形器，具有相当好的生物力学控制能力。

5. 按所治疗的疾病分　脊髓灰质炎后遗症用矫形器；马蹄内翻足矫形器；脊柱侧弯矫形器；骨折治疗矫形器；股骨头无菌坏死矫形器等。

6. 按其他原则分　模塑矫形器；外动力矫形器；标准化矫形器。

三、矫形器的基本作用

1. 稳定和支持　通过限制关节的异常活动范围，稳定关节，减轻疼痛或恢复其承重功能，如小儿麻痹后遗症、下肢广泛麻痹者应用的膝踝足矫形器。

2. 固定和保护　通过对病变肢体或关节的固定和保护以促进病变的愈合，如用于治疗骨折的各种矫形器。

3. 预防矫正畸形　多用于儿童预防畸形。儿童成长阶段由于肌力不平衡、骨发育异常或外力作用常引起肢体的畸形，应以预防为主。生长发育期间由于骨、关节生长，存在着生物可塑性，应用矫形器能得到一定的矫正效果。以下几种情况应注意预防畸形。

（1）由于上下运动神经元损伤、疾病或肌肉病变引起的关节周围肌力不平衡。

（2）由于上下运动神经元损伤、疾病或肌肉疾患使肌肉无力对抗重力。

（3）损伤引起的反应性瘢痕。

（4）关节炎症。

4. 减轻轴向承重　系指减轻肢体或躯干的长轴承重，如坐骨承重矫形器用于治疗股骨头无菌性坏死。

5. 抑制站立、步行中的肌肉反射性痉挛　通过控制关节运动，减少肌肉反射性痉挛，如硬踝足塑料矫形器用于脑瘫，可以防止步行中出现痉挛性马蹄内翻足，改善步行功能。

6. 改进功能　系指改进患者步行、饮食等日常生活、工作能力，如各种帮助手部畸形残疾人改进握持功能的腕手矫形器。有些矫形器为了改进功能而借助于自身关节运动，被称为自身力源功能性矫形器。

四、矫形鞋垫

（一）可以治疗的常见情况

1. 蹈囊肿　通常由第 1 跖骨体缩短引起，由于旋前而加剧。

2. 足跖骨疼痛　旋前导致跖骨体塌陷和转动。

3. 足底筋膜炎　脚跟骨刺旋前导致筋膜拉长，致跟骨撕裂，骨刺是继发性代偿。

4. 骨突炎（儿童脚跟疼痛）　与旋前和儿童的生长突增相关，对运动量大的孩子比久坐的孩子影响更大。

5. 跟腱炎　由于旋前和旋后，跟腱内侧和外侧附着点重复过量拉伸，产生一个疼痛应力点。

6. 膝关节痛　由于旋前和旋后因素，副韧带扭伤。

7. 儿童的膝关节痛　胫骨扭转、生长突增和旋前因素综合导致"胫骨结节骨骺炎"发生。

8. 髋痛　由于结构性或功能性双下肢不等长和旋后因素，包括紧张的髋关节外旋和双下肢干扰作用。

9. 腰背部疼痛　单侧和双侧旋前，以及结构性和功能性双下肢不等长，导致对腰部 L_1–L_5 的压力。

10. 双下肢不等长综合征　当结构性双下肢不等长非常明显，较长下肢可能过度旋前来平衡骨盆，这样矫形鞋垫将纠正长下肢旋前，并将一个后跟垫添加到短下肢的矫形鞋垫。

（二）矫形鞋垫治疗足底筋膜炎

1. 基本情况　这种情况下，距下关节过量旋前降低了足弓结构，导致足部拉长，牵引力作用在足底筋膜上，引起足底跟骨附着点发炎。医师必须首先准确识别患者何处感觉到疼痛——内侧脚跟疼痛、外侧脚跟疼痛或中心脚跟疼痛。确认 P.O.P 非常重要，因为这将有助于决定最佳治疗形式。

跟骨的足部内侧、中心和外侧附着点下三个腱膜，确认疼痛至关重要，因为这对协助过程和后续治疗大有帮助。内侧脚跟疼痛与过度旋前相关，超过身体允许的 4°角度。这导致内侧足底筋膜拉长，从跟骨附着点撕裂，引起发炎和疼痛。中心脚跟疼痛的相关因素是步态中较高的外侧脚跟触地角度、中足塌陷、步态站立中期旋前，以及通常 < 10° 的前足外翻畸形。当足部横向落地时，地面作用力迫使足部在进入站立中期时旋前，导致附着点处中部或中心足底筋膜撕裂并且造成支点创伤。外侧脚跟疼痛与弓形足结构或高前足外翻角度相关，导致外侧足底筋膜从附着点分离。固定的跖屈第 1 跖骨体也可能导致外侧脚跟疼痛。

所有上述情况将造成外侧脚跟疼痛、内侧脚跟疼痛或中心脚跟疼痛。

2. 治疗

（1）检查患者是否旋前或旋后：检查旋前，方法是将足部纠正为中立位（立姿跟骨中立位），然后让患者放松（立姿跟骨休息位）。这将确定总旋前因素。

（2）检查患者体重：这样将知道哪种矫形鞋垫密度最合适，即能支撑患者足弓，但不会在其体重下塌陷。

（3）确定是否存在前足外翻：如果存在前足畸形，则在热成形之前将适当尺寸的前足附件添加到矫形鞋垫，然后继续加热成形矫形鞋垫，让患者足部处于立姿跟骨中立位。

（4）安装矫形鞋垫：始终记得检查是否存在结构性双下肢不等长，如果检查到双下肢不等长，则安装矫形鞋垫将纠正任何长下肢代偿。如果患者有一个短下肢，则添加后跟垫，然后逐步添加到所需高度。

（5）检查患者是否有紧张的足底筋膜：因为这可能导致矫形依从性问题和对患者足弓的刺激。

如果患者确实存在紧张的足底筋膜，则需要在热成形至患者的 NCSP 之后，在矫形鞋垫拱形内放置一个足底筋膜沟。可在纵弓内侧 1cm 处画一条线，制造足底筋膜沟。然而加热标记区域，使用金属工具在矫形鞋垫拱形内挤压一个沟槽。

3. 治疗后依从性问题　如果在穿着一段时间后，患者自诉矫形鞋垫引起足弓下方疼痛，则检查如下事项。

矫形鞋垫是否足以控制旋前，查看密度指南，为患者更换支撑性更强的控制装置。比如，将 ICB 中密度蓝色矫形鞋垫换成高密度绿色矫形鞋垫，后者能提供更强的支撑和控制。

患者的立姿跟骨中立位是否大于矫形鞋垫固有的 5°角度。如果矫形鞋垫密度正确而且 NCSP 测量值超过 ICB 矫形鞋垫固有的 5°后足内翻角度，或是该装置没有控制旋前，则通过向矫形鞋垫添加后足内翻附件增加内翻角度。

（三）使用矫形鞋垫轻松治疗囊肿 - 蹈趾外翻

蹈趾外翻是一种非常常见的疾病。通常患者会问，是否是因为她们所穿的鞋子类型导致蹈囊肿。对这个问题的回答非常复杂。

患者的生物力学异常是出现蹈囊肿的主要致病因素，然而，过紧的鞋子通常会在蹈囊肿发展阶段促使其恶化。过度旋前将引起过多力量施加在前足上，同时第 1 跖骨体在内收方向负载过重，这会让跖骨体旋转，而蹈趾通过外展进行代偿。第 1 跖骨缩短或关节过度柔软的足部在相当程度上更容易受到伤害。这种情况下，该患者的生物力学属于遗传性的。第 1 跖骨缩短的主要致病因素为第 1 跖骨体内收并下降，碰到地面。当这种情况与旋前同时存在时，就会导致蹈趾外展，即"蹈趾外翻"。

1. 囊肿发展阶段（图 5-5-1）

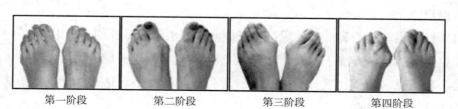

第一阶段　　　　第二阶段　　　　第三阶段　　　　第四阶段

图 5-5-1

　　1 期：通常在青少年到 25 岁年龄段出现。1 期踇囊肿是一个轻微的隆起。

　　2 期：通常在 25 ～ 55 岁出现。第 1 跖骨头内收，踇趾外展，导致对第 2 个脚趾产生压力。第 1 跖趾关节内侧和踇趾内侧可能出现皮肤硬化。由于数年中足部继续旋前，地面反作用力迫使踇趾外展，踇长伸肌也更为紧张，如同"拉弓"效应，进一步横向拉动踇趾。

　　3 期：如果没有在 2 期使用矫形疗法控制这种情况，防止情况进一步恶化，那么踇囊肿将最终发展到 3 期。在踇趾外翻 3 期，将在第 2 个脚趾上方或下方出现踇趾重叠。出现这种情况时，患者会很难穿进鞋子，也很难找到合适的鞋子，因为大部分鞋子将使第 1 跖趾关节内侧进一步恶化。

　　发展到 3 期的踇囊肿很难治疗。患者可能处于极度痛苦中，通常难以找到能够容纳歪斜踇趾的鞋子。患者可能需要咨询足科或骨科医生，用手术方法治疗踇囊肿畸形。手术后，患者将需要使用矫形鞋垫来治疗基本的生物力学情况。矫形鞋垫能够给予足部必要的调整和支撑，防止踇趾外翻再次发生。

　　2. 治疗　使用矫形鞋垫调整和控制患者的旋前。加热和成形矫形鞋垫，足部处于立姿跟骨中立位。热成形后，检查患者，确保矫形鞋垫足以控制旋前，以防止踇囊肿的进一步发展。

　　除矫形鞋垫外，患者还需要进行内在的足部力量训练来加强腱膜，例如使用脚趾拿起筷子。

　　可以行踇囊肿扎带，但这只在踇囊肿处于开始的 1 期时有效。

　　使用 ICB 矫形疗法治疗踇趾外翻时，不但要解释踇囊肿出现的原因，还要解释 3 个阶段。这样患者能够理解为何他们需要穿着矫形鞋垫，它们可以防止踇囊肿恶化到下一阶段。

　　使用矫形疗法治疗踇趾外翻将调整足部，限制跟骨外翻，因此控制旋前，减轻对第 1 跖趾关节的压力。密切监控踇囊肿，如果恶化或继续疼痛，则查看使用的矫形鞋垫，以确保矫形鞋垫提供足够的控制，检查患者穿着矫形鞋垫时是否继续旋前。如果患者继续旋前，可能需要使用高密度矫形鞋垫，比如 ICB 高密度绿色矫形鞋垫。

　　如果患者出现第 1 跖骨缩短，医生应将莫顿扩展附件添加到 ICB 矫形鞋垫，来支撑踇趾和协助脚趾离地。若要这样做，则将一个前足矫形鞋垫附件放在踇趾下方或是踇趾远端脚趾后方——此治疗只在发展阶段的 1 期和 2 期有效。

　　（四）使用 ICB 矫形鞋垫轻松治疗跟腱炎

　　后跟垫处的跟骨内翻由腓肠肌和比目鱼肌协助。当足部加速到过度旋前位置并且跟骨外翻，增加了内侧跟腱牵引力，导致腱鞘横向剪切，引起发炎和疼痛。

　　1. 基本情况　跟腱炎类似于生物力学对足底筋膜炎的作用，原因是足部旋前或旋后，引起对接触点的拉拽，如果这种情况持续一段时间，将引起肌腱和周围的肌腱撕裂。如果发展下去，会出现发炎和肿胀。

持续拉伸和弯曲的作用就像是不断弯曲一根铁丝，铁丝的弯曲部分开始发热，最终变软、弯曲乃至折断。铁丝产生的热量类似于跟腱由于不断拉长或拉紧而出现的炎症。如果患者持续旋前，发炎症状在跟腱内侧会更明显，也会出现肿胀。如果同时出现内侧和外侧发炎，那么与脚跟触地时旋后且前足外翻、在站立中期继续旋前有关。

2. 治疗　如果疼痛在跟腱内侧，通常是由于距下关节旋前造成内侧跟腱附着点拉伸和撕裂，并且需要使用反旋前矫形鞋垫治疗。

如果疼痛在外侧，那么与高前足外翻或高旋后角度相关，导致外侧附着点最终撕裂，应使用前足外翻附件治疗。

弓形足僵硬的足部结构通常对伸展性较好的材料做出回应，比如 EVA（乙烯醋酸乙烯酯），能够支撑足部并提供回弹作用，协助振动吸收过程，同时为正确的生物力学校准提供所需的控制。

如果疼痛在跟腱附着点中心或两侧，则与脚跟外侧触地时旋后有关，导致地面对外侧的反作用力，迫使足部在站立中期到脚趾离地阶段旋前。外侧到内侧移动使其成为跟腱的牵引支点，将会导致腱鞘和滑膜囊内侧和外侧发炎或损伤。治疗需要反旋前和反旋后矫形鞋垫，支撑足弓，控制足部力学，解决任何前足外翻畸形。

对跟腱长时间反复应力与应变可能导致出现后跟骨骨刺，这在脚跟附着点后面比较明显，很可能开始是 Hagland 畸形，即在撕裂阶段之后的伤疤和粘连。后跟骨骨刺可通过手术去除，无须断开跟腱。此手术比下跟骨骨刺手术成功率更高。

3. 其他治疗选择

运动：特别要检查跟骨是否向后移位，因为这将对跟腱施加额外的牵引压力。

针灸：在疼痛点进行针灸，缓解肿胀和炎症。

消炎药物：只在病情的早期阶段使用。可的松在应用最初有效，但它会削弱韧带结构，只能使用一两次。更为保守的方法对患者的益处更大。

炎症消退前要避免拉伸、按摩或"推拿"腓肠肌和比目鱼肌。

平乐正骨康复法

下篇　各论

第六章　骨折病康复

　　骨折康复学是康复医学在骨科临床实践的一个分支学科，它研究骨骼肌肉系统功能障碍的原因、评定、康复和伤残预防等问题，是在骨科临床诊治和功能评定的基础上，运用物理疗法、运动疗法、作业疗法、矫形器及职业训练等综合手段，以改善或代偿该系统的功能，使患者回归社会，提高生活质量。

　　现代医学有两个明显特征：其一是目前医学模式由传统的生物医学模式向生物－心理－社会模式转变；其二是临床疗效的评定标准由传统的疾患治愈向功能恢复方面的转变。自 20 世纪 70 年代以来，骨科临床愈来愈重视对患者进行全面的、综合的医疗和护理，并强调功能的恢复，即围手术期康复。在临床治疗中，应遵循两条基本原则：①将创伤或疾病的病理所引起的后遗症尽可能减少到最小程度；②消除能够预防的并发症，若发生并发症，则应积极给予及时处理。

　　轻度骨与关节损伤经过临床对症处理后，一般不会遗留功能障碍的问题，不需要康复治疗。严重的骨与关节损伤，绝大多数需要手术治疗，但是手术后仍会遗留严重的功能障碍。造成功能障碍的原因主要是肿胀、伤口感染、骨折畸形愈合或不愈合、组织缺损、瘢痕粘连、肌肉萎缩、关节僵硬等。如果康复早期介入，就可能避免许多并发症的发生，提高疗效，达到事半功倍的效果。精湛的手术仅可给骨伤患者创造功能恢复的条件，欲达到预期目标，还必须强调康复治疗。康复医学已渗透到骨科临床各方面，从受伤到手术后，从组织愈合到功能恢复，从职业训练到回归社会，都需要康复治疗。

　　骨科康复医学是一门基础涉及广泛、专业性很强的学科。其基础部分主要包括骨骼－肌肉系统的解剖、生理、病理，残疾学、生物力学、神经发育学、物理治疗学、作业治疗学，以及矫形器设计制作原理等。与骨科康复关系密切的临床学科主要有骨科、烧伤科、神经科等，后两者虽不在骨科范畴，但它们的后遗症预防、康复治疗与骨科康复治疗原则是一样的。例如烧伤后的增生性瘢痕和挛缩、马蹄内翻足畸形等。

　　骨科康复的实际工作包括残疾的预防、评定（或诊断）和治疗 3 个部分。评定是治疗的基础，没有评定就无法进行治疗和疗效的评估。不同类型的骨关节损伤，其康复治疗方案是不同的；同一类型的损伤，针对不同患者的治疗方案也是不一样的；即使是同一患者，在损伤的不同病理阶段，其治疗方法也是不同的。因此，熟悉或掌握骨科临床检查方法、诊断要点和治疗原则，用以指导康复治疗是非常重要的。否则康复治疗可能达不到预期效果，甚至适得其反。

　　骨科康复学是多学科、多专业的结合，是以康复医疗组形式开展工作，其成员有康复医师、骨科医师、康复护士和经过专业培训的各种治疗师（例如物理治疗师、作业治疗师、假肢矫形器师等），以及社会工作者。这种多学科合作的工作方式充分显示了康复医学的优越性。

第一节　肱骨骨折的康复

一、肱骨近端骨折的康复

　　肱骨近端骨折是包括肱骨外科颈及其以上部位的骨折。肱骨上端有大量的网状松质骨骨小梁结构，其强度大于肩关节囊、韧带。故在青壮年，外力易致关节脱位，而发生骨折较少；少年儿童，因肱骨上端骨骺是薄弱点，同样的外力常易造成骨前分离；而在老年人，由于肱骨上端骨质疏松脆弱，轻微的外力常可导致骨折。因此在不同的年龄阶段，相同的外力可导致完全不同的骨折。

【骨折分类】

　　肱骨近端骨折分类的方法很多，有按骨折的解剖部位、损伤机制、骨折块的数目，以及接触面的大小、骨折块的血循环情况等分类系统。

　　Codman（1934）提出将肱骨上端骨折分为4部分骨折块的概念。大致按骨骺的闭合线将肱骨上端分为解剖头、大结节、小结节和肱骨干前端四部分。所有不同类型的骨折是上述4部分骨块不同的组合结果。Codman将肱骨上端骨折分为4部分骨折块的概念，为国际通用的Neer分类系统奠定了基础。

　　当今国际上广泛用的分类方法有Neer分类和AO分类。

　　1. Neer分类　Neer（1970）在Codman四部分骨块（肱骨头、肱骨干、大结节、小结节）分类基础上提出此分类方法。Neer分类方法考虑到骨折的部位和骨折的数目，但分类的主要依据是骨折移位的程度——即以移位大于1cm或成角畸形大于45°为标准进行分类。

　　肱骨近端骨折只要未超过上述明显移位的标准，说明骨折部位尚有一定的软组织附着连接，尚保持一定的稳定性，这种骨折为轻度移位骨折，属于一部分骨折。二部分骨折是指某一主骨块与其他三个部分有明显的移位。三部分骨折是指有两个骨折块彼此之间，以及与另两部分之间均有明显的移位。四部分骨折是肱骨上端四个主要骨折块之间均有明显移位，形成四个分离的骨块，此时肱骨头呈游离状态并失去血液供应。Neer对肱骨近端骨折脱位的诊断有明确、严格的定义。真正的骨折脱位是骨折伴有肱骨头脱出盂肱关节，而不能将肱骨近端骨折时伴有的肱骨头向下半脱位（关节内）

和肱骨头的旋转移位混为一谈。根据脱位的方向可分为前脱位、后脱位。根据骨折移位的数目可分为一部分骨折、二部分骨折脱位、三部分骨折脱位和四部分骨折脱位。肱骨头的劈裂骨折和关节面嵌压骨折是特殊类型的肱骨上端骨折。根据肱骨头关节面嵌压的范围大小可分为＜ 20%、20% ～ 45% 和＞ 45% 三种。肱骨头劈裂骨折可参照上述标准分类（如图 6-1-1）。

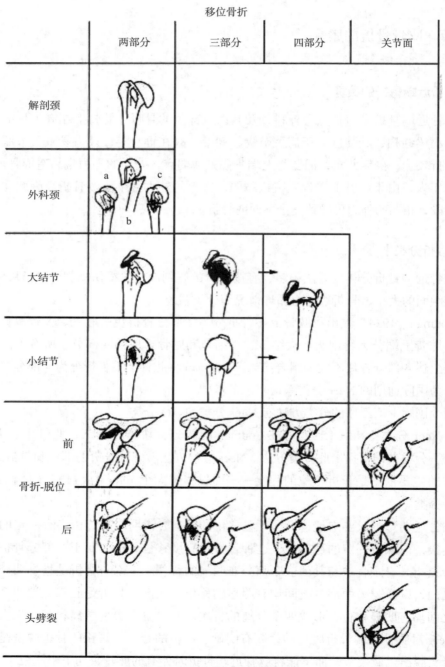

图 6-1-1　肱骨近端 Neer 分类

2. AO 分类 根据损伤的程度，AO 分类系统将肱骨近端骨折分为 A、B、C 三种类型（如图 6-1-2）。

A 型骨折是关节外的一处骨折。肱骨头血循环正常，因此不会发生头缺血坏死。

A1 型骨折是肱骨结节骨折。再根据结节移位情况分为三个类型。

A1-1：结节骨折，无移位。

A1-2：结节骨折，伴有移位。

A1-3：结节骨折，伴有盂肱关节脱位。

A2 型骨折是干骺端的嵌插骨折（外科颈骨折）。根据有无成角及成角方向也分为三个类型。

A2-1 型：冠状面没有成角畸形。侧位前方或后方有嵌插。

A2-2 型：冠状面有内翻成角畸形。

A2-3 型：冠状面有外翻成角畸形。

A3 型是干骺端移位骨折，骨端间无嵌插。可分为三个类型。

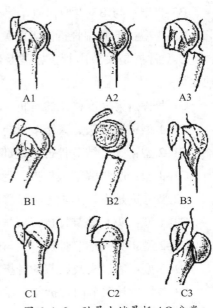

图 6-1-2 肱骨上端骨折 AO 分类

A3-1 型：简单骨折，伴有骨折块间的成角畸形。

A3-2 型：简单骨折，伴有远骨折块向内或向外侧的移位，或伴有盂肱关节脱位。

A3-3 型：多块骨折，可有楔形骨折块或伴有盂肱关节脱位。

B 型骨折是更为严重的关节外骨折。骨折发生在两处，波及肱骨上端的三个部分。一部分骨折线可延及到关节内。肱骨头的血循环部分受到影响，有一定的头缺血坏死发生率。

B1 型骨折是干骺端有嵌插的关节外两处骨折。根据嵌插的方式和结节移位的程度可分为三个类型。

B1-1 型：干骺端骨折有嵌插，伴有大结节骨折。

B1-2 型：干骺端骨折有嵌插，伴有轻度的内翻畸形和肱骨头向下移位。合并有小结节骨折。

B1-3 型：干骺端骨折有嵌插，侧位有向前成角畸形，同时伴有大结节骨折。

B2 型骨折是干骺端骨折无嵌插。骨折不稳定，难以复位。常需手术复位内固定。

B2-1 型：干骺端斜行骨折伴有移位及结节骨折移位。

B2-2 型：干骺端横断移位骨折，肱骨头有旋转移位一。伴有结节移位骨折。

B2-3 型：干骺端粉碎移位骨折，伴结节移位骨折。

B3 型骨折是关节外两处骨折伴有盂肱关节脱位。

B3-1 型：干骺端斜行骨折，伴盂肱关节脱位。虽然只有一骨折线，但通过结节及干骺端。

B3-2 型：与 B3-1 型相似，伴有结节骨折及盂肱关节脱位。

B3-3 型：干骺端骨折伴盂肱关节后脱位及小结节骨折。

C 型骨折是关节内骨折，波及肱骨解剖颈。肱骨头的血循环常受损伤，易造成头缺血坏死。

C1 型骨折为轻度移位的骨折，骨端间有嵌插。

C1-1 型：肱骨头、大结节骨折。颈部骨折处有嵌插，成内翻畸形。

C1-2 型：头、结节骨折，颈部骨折处有嵌插，成内翻畸形。

C1-3 型：肱骨解剖颈骨折，无移位或轻度移位。

C2 型骨折是头骨折块有明显移位，伴有头与干骺端嵌插。

C2-1 型：头、结节骨折，头与干骺端在外翻位嵌插，骨折移位较明显。

C2-2 型：头、结节骨折，头与干骺端在内翻位嵌插。

C2-3 型：通过头及结节的骨折，伴有内翻畸形。

C3 型骨折是关节内骨折伴有盂肱关节脱位。

C3-1 型：为解剖颈骨折伴有肱骨头脱位。

C3-2 型：解剖颈骨折伴有肱骨头脱位及结节骨折。

C3-3 型：头和结节粉碎骨折，伴有头脱位或头的部分骨折块脱位。

Neer 分类的优点是可以更加准确地判断和评估肱骨近端骨折的预后，以便选择更合理的治疗方案。AO 分类是在 Neer 分类的基础上对 Neer 分类进行改良，分类时更加重视肱骨头的血循环供应情况，因为肱骨头的血循环状况与缺血坏死的发生和骨折治疗的预后有密切关系。

【临床治疗】

1. 治疗原则　争取理想的复位，尽可能保留肱骨头的血液供应，保持骨折端的稳定，并能早期开始功能锻炼。

肩关节是全身活动度最大的关节，具有广泛的活动范围与代偿功能。因此某些骨折虽有一定程度的畸形愈合，一般也不会造成明显的功能障碍，尤其是对老年人或活动要求不高的患者。但是肱骨近端某些移位的骨折也会造成明显的功能障碍，因此除根据骨折部位与移动程度，还应考虑其他因素，决定治疗方案，例如患者年龄、全身状况、合并损伤、医疗技术条件等。

2. 治疗方法

（1）一部分骨折（A 型骨折）：手法复位后，以颈腕吊带或三角巾保护患者 3 周，待骨折已有一定连接后，可开始肩关节功能锻炼。

（2）二部分骨折（部分 B 型骨折）：大多数患者可采用闭合复位后用包扎、牵引、肩人字石膏或外展架固定。对少数明显移位的结节骨折需手术复位固定。

（3）三部分骨折和四部分骨折（部分 B 型骨折和 C 型骨折）：多需手术治疗。

【康复治疗】

（一）肱骨近端骨折切开复位内固定术后

1. 术后第 1 日至 2 周

（1）去除悬吊带，初始时以被动活动开始，然后进行主动助力运动，即在健侧上肢的帮助下进行患肢前屈、外旋和内旋练习，每日 4～5 次，每次 10～15 分钟。

（2）若内固定不够牢固，肩袖质量差或骨质疏松严重，术后早期患肢采用外展支具保护。从术后第 1 日开始，患肢可沿着肩胛骨平面（肩胛骨与身体冠状面向前 30°夹角的平面）从支具上抬肩或放低。在外展支具保护下，可进行被动的外旋和内旋练习。每日 2～3 次，每次 10～15 分钟。功能锻炼应延迟进行。

2. 术后 3～4 周

（1）可停止使用外展支架，改用悬吊带保护，进行主动助力练习，包括 Codman 环绕运动练习、在滑轮辅助下的肩关节前屈运动、使用体操棒的旋后运动。

（2）若肩袖质量差或骨质疏松而使内固定不够牢固时，外展支架可适当延长使用。

3. 术后 6～8 周

（1）开始主动运动和肌力的训练。例如内旋肌、外旋肌和前、中部三角肌的等长收缩练习。

（2）当 X 线片证实骨折已愈合时，可开始使用弹力治疗带进行肩袖肌群的抗阻练习。

（3）一般情况下，经过正规、系统的康复治疗后，术后 9～12 个月，术侧肩关节活动度可恢复到正常的 2/3，但其力量可能会受到一定影响。

（二）肱骨近端骨折经皮复位内固定和外固定术后

1. 康复方法与切开复位内固定术后相同。

2. 功能练习强度取决于固定术的牢固程度。

3. 外固定钉孔清洁护理。

4. 术后 4～6 周，去除钢针和外固定架。

（三）肱骨外科颈移位骨折和肱骨近端骨折不愈合切开复位内固定术后

1. 术后 48 小时，在肩关节悬吊带的保护下，开始肩关节轻柔的钟摆样活动。

2. 术后 1～6 周，被动助动运动练习。

（1）Codman 钟摆运动练习。

（2）仰卧位，双手握一根短棒，进行外旋运动练习。

（3）术后 3 周时，增加辅助性前举和滑轮辅助性练习，仰卧位下的肩袖肌群的等长收缩练习。

3. 术后 6 ～ 12 周，重点是主动的牵拉和抗阻训练。

（1）患者由患肢握短棒仰卧位的主动前举，进展到站立位前举。

（2）可采用弹力治疗带加强肩袖和三角肌的力量训练。

（3）肩关节外展训练。

4. 术后 12 周，开始巩固性练习。可采用弹力治疗带和力量性运动来增强牵拉练习，开始负荷重量约为 0.5kg，逐渐增加至 2kg。

（四）肱骨大结节骨折切开复位内固定术后

手术中骨折块固定后，进行前屈、内外旋转上臂以检查其稳定性，如果大结节骨折块固定牢固，可早期开始关节活动度练习。

1. 术后 1 ～ 4 周

（1）患肢悬吊缠绕固定 24 小时，24 小时后更换为可拆除的吊带固定。

（2）患者仰卧位，由治疗师帮助患者，进行被动前屈和外旋活动练习。

（3）开始 Codman 肩关节环绕运动练习。

（4）由健手通过滑车协助患肢进行上举活动练习。

2. 术后 4 ～ 6 周

（1）开始中等强度的三角肌和肩袖肌群的等长收缩练习。

（2）当 X 线片显示大结节与肱骨干愈合时，可采用弹力治疗带进行抗阻练习，增强三角肌和肩袖的力量。

3. 术后 6 周，在骨折愈合后，逐渐增加抗阻练习强度。

4. 如果骨折达到解剖复位，骨折后 1 年，患肢的最大前屈活动范围与健侧差应 < 10°，外旋应在 10°～ 15°，疼痛基本消失。

二、肱骨干骨折的康复

肱骨干骨折系指肱骨外科颈以下 1 ～ 2cm 至肱骨髁上 2cm 之间的骨折。

【生理解剖】

肱骨干上起胸大肌止点上缘，下达肱骨髁上部位，上半部呈圆柱形，下半部前后方向逐渐变为扁平状。前外面为三角肌止点，三角肌向下即是桡神经沟部位，桡神经于肱深动脉绕过该沟向下。上臂前后有两个肌间隔，肱二头肌、肱肌、喙肱肌与肱桡肌位于前肌间隔内，肱动静脉、正中神经、肌皮神经和尺神经沿肱三头肌内缘向下走行。后肌间隔包括肱三头肌与桡神经。肱骨营养动脉于肱骨中段穿入肱骨下行，故肱骨下段骨折常损伤营养动脉而影响骨折愈合。桡神经靠近肱骨且活动度小，故肱骨中下骨折易损伤桡神经。

当骨折位于三角肌止点以上时，近端受胸大肌、背阔肌与大圆肌牵拉向内侧移位，远端因三角肌牵拉向外上移位。骨折位于三角肌止点以下时，近端受三角肌与喙肱肌的牵拉向前外移位，远端受肱二头肌及肱三头肌的牵拉向后上移位。当骨折位于胸大肌止点以上时，骨折近端受到肩袖的牵拉而外展、外旋。

【骨折分类】

AO（Muller，1990）将骨折分为 3 类，按严重程度而排列，有利于治疗方法的选择和治疗结果的比较。

1. 简单骨折　螺旋形、斜形（≥ 30°）、横形（< 30°）。

2. 楔形骨折　螺旋形带横形骨折，斜形带楔形骨折，横形带破裂楔形骨折。

3. 复杂骨折　螺旋形粉碎、多段骨折，不规则粉碎。

【临床治疗】

1. 非手术治疗　肱骨干有较多肌肉包绕，骨折轻度的成角或短缩畸形不影响处理及功能，故多采取非手术治疗。

（1）上臂悬垂石膏：依靠石膏的重量牵引达到骨折复位并维持对位，适用于肱骨中段短缩移位的斜形骨折及螺旋形骨折。

（2）U 形夹板：适用于横断形骨折及无明显移位的斜形螺旋形骨折，起维持骨折对位对线的作用，以利于骨折愈合。

（3）维耳波上肢支持带固定（Velpean dressing）：适用于儿童及老年人移位很少的肱骨干骨折。

（4）肩外展支架：骨折复位后，为了维持复位位置，需要将上肢制动于外展外旋位。

（5）功能支架：功能支架是一种通过软组织的牵拉使骨折复位的装置。适用于骨折早期或伤后 1 ～ 2 周。不宜用于有广泛软组织损伤、骨缺损、骨折端对线不良或不合作的患者。功能支架是由前后壳组成，外侧达肩峰，内侧位于腋下，远端与肱骨内、外髁相吻合，用可调节松紧的绷带固定，可以最大限度地维持肩、肘关节的活动。

（6）小夹板固定：适用于移位、成角畸形不大，对线较好的肱骨干中部骨折。

（7）尺骨鹰嘴骨牵引：适用于长时间卧床的患者和开放粉碎性肱骨干骨折，或短期内未进行手术治疗的患者。

2. 手术治疗适应证　①开放性骨折；②骨折断端间夹有软组织或多段骨折，闭合复位失败者；③同一肢体多发骨折或关节内骨折；④合并血管神经损伤需要探查者。

【康复治疗】

（一）非手术治疗的康复

手术复位后，可采用石膏或夹板外固定 10 ～ 12 周，维持屈肘 90°，前臂中立位，用颈横吊带悬挂于胸前。

1. 上臂悬垂石膏外固定

（1）要求患者站立时保持上臂下垂于胸前，卧位时上臂置于半下垂位。

（2）悬垂管型石膏起于腋窝皱槽，止于掌指关节近端，肘关节屈曲 90°，前臂中立位。腕部石膏上塑造 3 个环形扣，分别位于掌侧、背侧和桡侧。

①若骨折对线良好，则将颈腕吊带系于桡侧环形扣。

②若有向后成角，则放松颈腕吊带。

③若有向前成角，则紧缩颈腕吊带。

④若有向内成角，则将颈腕吊带系在掌侧环形扣。

⑤若有向外成角，则将吊带系于背侧环形扣。

（3）预防悬垂石膏引起的骨折端分离，致骨折延迟愈合或不愈合，尤其是肱骨的横断形骨折。

（4）应每周摄 X 线片，以便及时矫正骨折端分离或成角畸形。2 ～ 3 周应改用其他外固定治疗。

2. U 形夹板　骨折手法复位后，患肢屈肘 90°，石膏绷带由内侧腋窝开始，向下绕过肘关节至臂外侧，再向上止于肩峰，再以宽绷带缠绕固定并塑形，然后用颈腕吊带将患肢挂于胸前。

3. 维耳波上肢支持带固定　患肢屈肘 90°，前臂中立位。将 Velpean 支持带套在前臂和上臂，再将宽的颈腕吊带套在前臂和上臂，颈腕吊带从上臂外侧绕肩峰、颈部，再转向腕部制动，使上肢悬于胸前。胸侧壁应置衬垫，以利于远侧骨折端外展。

4. 小夹板固定　应随时检查，及时调节绑扎带的松紧，避免影响患肢的血液循环和褥疮的发生。

5. 尺骨鹰嘴骨牵引　应避免损伤肘内侧的尺神经。

6. 功能支架

（1）急性期使用时应注意患肢的肿胀、血液循环和神经情况。

（2）应保持上臂悬垂于胸前，防止骨折端成角畸形。

（3）应每周随诊检查，及时调整，支架至少应维持 8 周。

（二）手术治疗的康复

1. AO 加压钢板固定　因固定牢固，术后仅需要吊带悬吊支持患肢 3 ～ 4 周。悬吊带去除后进行系统康复锻炼。

2. 髓内钉固定

（三）并发症及其处理

1. 神经损伤　以桡神经损伤为最多见，肱骨中下 1/3 骨折；一般于 2 ～ 3 个月，如无神经功能恢复表现，再行手术探查，在观察期间，将腕关节置于功能位，使用可牵引手指伸直的活动支架，自行活动伤侧手指各关节，以防畸形或僵硬。

2. 血管损伤　在肱骨干骨折并发症中并不少见，可造成供血不足，所以仍应手术修复血管。

3. 骨折不愈合　在肱骨中下 1/3 骨折常有见到，因容易损伤骨的滋养动脉，故不愈合率高；骨折断端间夹有软组织；不正确的切开复位，术中剥离过多的骨膜，内固定不牢固，骨折不稳；开放骨折，有较严重的软组织损伤，或继发感染；粉碎骨折或多段骨折等都会影响骨折的愈合。因此骨折端必须得到合理的固定。

4. 畸形愈合　肱骨骨折移位特别严重，达不到骨折功能复位的要求，严重地破坏了上肢生物力学关系，以后会给肩关节或肘关节带来损伤性关节炎，也会给伤员带来痛苦，因此对青壮年及少年伤员，在有条件治疗时，还是应该施行截骨术矫正畸形愈合。如为肱骨干骨折成角畸形明显，需要进行截骨矫正治疗。

三、肱骨髁上骨折的康复

儿童时期的肱骨髁上部位结构薄弱，前关节囊和侧副韧带相对坚固，所以肘部外伤后大多造成骨折，却不易发生关节脱位。其发生率占儿童肘部骨折的首位。

【骨折分类】

根据创伤机制和远端骨折块移位的方向可分为伸直型和屈曲型两种（图 6-1-3）。

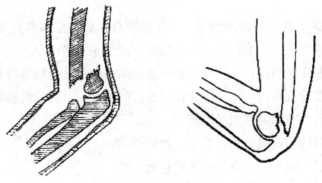

图 6-1-3　伸直型和屈曲型肱骨髁上骨折

【临床治疗】

应及时准确复位，防止肘部畸形及神经血管并发症的发生。

【康复治疗】

（一）急性损伤的康复

1. 控制疼痛与肿胀

（1）以吊带悬挂患肢于休息位。

（2）在无痛范围内的控制性动作。

（3）在休息位姿势做缓和的第Ⅰ级或第Ⅱ级关节牵张和振动技巧，以抑制疼痛，并改善局部血液循环。

2. 维持软组织的活动度

（1）在疼痛忍受范围内进行被动活动，或主动－助动关节活动（肘关节屈伸和旋前、旋后）。

（2）在无痛范围内，肘关节的屈肌、伸肌、旋前肌、旋后肌和腕部屈肌、伸肌群进行多个角度的肌肉等长收缩练习。

3. 维持肩、腕、手部关节的肌力和活动度

（1）鼓励患者在疼痛忍受范围内进行主动肩、腕、手部关节活动。

（2）如果手部肿胀，应使手臂抬高，以及向心性按摩、理疗等。

（二）亚急性期和慢性期

假如有肱肌损伤，检查有否骨化性肌炎的发生。

1. 增加肱尺关节的关节内活动度

（1）增加屈曲范围：①持续性尺骨的牵张；②持续性尺骨的牵张加上远端滑动；③持续性尺骨的外侧滑动或内翻，以获得屈曲的最佳角度。

（2）增加伸直范围：①持续性尺骨的牵张；②尺骨的内侧滑动或外翻，以获得伸直的最后角度。

2. 增加肱桡关节的关节内活动度　　如果肘部外伤后屈曲和伸直及旋转功能均受限制，可能有桡骨头骨折或半脱位，应事先排除，或给予对应治疗。

（1）增加关节屈曲角度：①持续性桡骨头部的牵张；②持续性桡骨头部掌侧滑动。

（2）增加关节伸直角度：①持续性桡骨头部的牵张；②持续性桡骨头部背侧滑动。

3. 增加上桡尺关节的关节内活动度

（1）增加旋前活动范围：桡骨头部的背侧活动。

（2）增加旋后活动范围：桡骨头部的掌侧活动。

4. 增加下桡尺关节的关节内活动度

（1）增加旋前活动范围：下桡尺持续性向掌侧活动。

（2）增加旋后活动范围：远端桡骨持续性向背侧滑动。

（3）控制疼痛：第Ⅰ级或第Ⅱ级振动，背侧 – 掌侧滑动。

5. 渐进性功能活动练习

（1）使用肌肉抑制技术，以恢复肌肉柔软度。例如旋前肌紧张：①患者将前臂放置于舒适的旋后位，以延长紧张的旋前肌；②治疗师的手放置于患者前臂下端的掌面，给予适当的阻力；③嘱患者在无痛范围内，前臂做旋前抗阻运动 5 ～ 10 秒；④告诉患者放松，然后将患者的前臂做旋后运动，以延长旋前肌。

（2）在患者忍受范围内进行肌力练习。

四、肱骨外髁骨折的康复

肱骨外髁骨折实际上是肱骨外髁骨骺分离，好发于儿童，其发生率仅次于肱骨髁上骨折。

【骨折分类】

按损伤轻重及移位程度分为 4 型（图 6-1-4）：

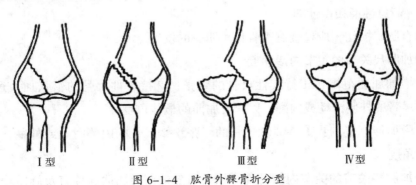

Ⅰ型　　　　　Ⅱ型　　　　　Ⅲ型　　　　　Ⅳ型

图 6-1-4　肱骨外髁骨折分型

Ⅰ型：骨折无移位或轻度移位。

Ⅱ型：骨折块外移大于 2mm。

Ⅲ型：骨折明显移位或旋转。

Ⅳ型：Ⅲ度合并肘关节脱位。

【临床治疗】

Ⅰ型：非手术疗法，将肘关节屈曲 90°，前臂旋后位，用石膏托固定 4 周。

Ⅱ、Ⅲ、Ⅳ型：采取手术切开复位内固定术，术后行石膏托固定 4 ～ 6 周，经 X

线证实骨折愈合后，可拔除克氏针。

【康复治疗】

（一）急性损伤的康复

1. 控制疼痛与肿胀

（1）以吊带悬挂患肢于休息位。

（2）在无痛范围内的控制性动作。

（3）在休息位姿势做缓和的第Ⅰ级或第Ⅱ级关节牵张和振动技巧，以抑制疼痛，并改善局部血液循环。

2. 维持肌肉的活动度

（1）在疼痛忍受范围内进行被动活动或主动－助动关节活动（肘关节屈伸和旋前、旋后）。

（2）在无痛范围内，肘关节的屈肌、伸肌、旋前肌、旋后肌和腕部屈肌、伸肌群进行多个角度的肌肉等长收缩练习。

3. 维持肩、腕、手部关节的肌力和活动度

（1）鼓励患者在疼痛忍受范围内进行主动肩、腕、手部关节活动。

（2）如果手部肿胀，应使手臂抬高，以及向心性按摩、理疗等。

（二）亚急性期和慢性期

假如有肱肌损伤，应检查有否骨化性肌炎的发生。

1. 增加肱尺关节的关节内活动度

（1）增加屈曲范围：①持续性尺骨的牵张；②持续性尺骨的牵张加上远端滑动；③持续性尺骨的外侧滑动或内翻，以获得屈曲的最佳角度。

（2）增加伸直范围：①持续性尺骨的牵张；②尺骨的内侧滑动或外翻，以获得伸直的最后角度。

2. 增加肱桡关节的关节内活动度　　如果肘部外伤后屈曲和伸直及旋转功能均受限制，可能有桡骨头骨折或半脱位，应事先排除，或给予对应治疗。

（1）增加关节屈曲角度：①持续性桡骨头部的牵张；②持续性桡骨头部掌侧滑动。

（2）增加关节伸直角度：①持续性桡骨头部的牵张；②持续性桡骨头部背侧滑动。

3. 增加上桡尺关节的关节内活动度

（1）增加旋前活动范围：桡骨头部的背侧活动。

（2）增加旋后活动范围：桡骨头部的掌侧活动。

4. 渐进性功能活动练习

（1）使用肌肉抑制技术，以恢复肌肉柔软度。例如旋前肌紧张：①患者将前臂放置于舒适的旋后位，以延长紧张的旋前肌；②治疗师的手放置于患者前臂下端的掌面，给予适当的阻力；③嘱患者在无痛范围内，前臂做旋前抗阻运动 5 ～ 10 秒；④告诉患者放松，然后将患者的前臂做旋后运动，以延长旋前肌。

（2）在患者忍受范围内进行肌力练习。

五、肱骨内髁骨折的康复

肱骨内髁骨折好发于儿童，较少见。损伤范围包括内上髁与滑车大部分，其损伤机制、类型和治疗方法与肱骨外髁骨折相似，故二者形成相互对称的"影像"损伤。

【骨折分类】

按损伤轻重及移位程度分为 3 型（图 6-1-5）。

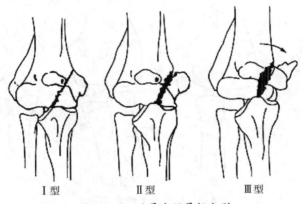

Ⅰ型　　　　　Ⅱ型　　　　　Ⅲ型

图 6-1-5　肱骨内髁骨折分型

Ⅰ型：骨折无移位，骨折线从滑车关节面斜行向内上方，至内上髁上方。

Ⅱ型：骨折块轻度向尺侧或内上方移位，但无旋转。

Ⅲ型：骨折块明显旋转移位，常为冠状面旋转，也可同时伴有矢状面旋转，结果骨折面向后，滑车关节面向前。尺骨可随骨折块向尺侧移位，特别是见于骨折始自肱骨小头滑车切迹的Ⅰ型损伤，肘关节半脱位尤为明显。

【临床治疗】

Ⅰ型：非手术疗法，用长臂石膏托固定 4 周，维持肘关节中立位。伤后 1 周应拍 X 线片复查，如有移位或骨折块旋转者，应采取其他措施。除去固定后再练习关节活动。

Ⅱ型：移位不明显者可按Ⅰ型处理；若移位 3 ～ 4mm，应闭合复位；若侧方移位更大时，应切开复位内固定。

Ⅲ型：应切开复位内固定。术后用石膏托制动 4 周。

【康复治疗】

参阅本章"肱骨外髁骨折的康复"。

六、肱骨内上髁骨折的康复

肱骨内上髁骨折多见于青少年，其发生率仅次于肱骨髁上骨折和肱骨外髁骨折，占肘部损伤的第 3 位。

【骨折分类】

按损伤程度可分为 4 型（图 6-1-6）。

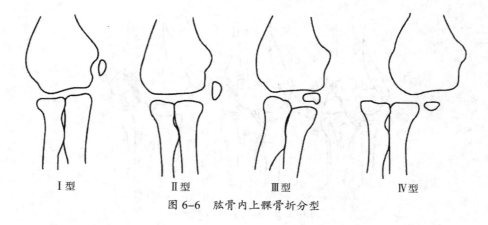

Ⅰ型   Ⅱ型   Ⅲ型   Ⅳ型

图 6-6 肱骨内上髁骨折分型

Ⅰ型：内上髁分离，稍有移位。
Ⅱ型：骨折块有移位，可达关节水平，但肘关节位置正常。
Ⅲ型：骨折块嵌夹在关节内，并有肘关节半脱位。
Ⅳ型：肘关节后脱位或外侧脱位，骨折块嵌夹在关节内。

【临床治疗】

1. 闭合复位外固定。

2. 切开复位。适用于：手法复位失败、陈旧性损伤、有尺神经症状或同时合并其他骨折者。将骨折块缝合原位或用克氏针固定。肘关节于中立位用长臂石膏固定 4 周。

【康复治疗】

参阅本章"肱骨外髁骨折的康复"。

七、肱骨髁间骨折的康复

肱骨髁间骨折是青壮年严重的肘关节损伤之一。由于关节面的完整性受到破坏，而且骨折不易整复与维持，因此，治疗难度很大。

【骨折分类】

有些学者根据外力作用方向及骨折移位情况与形状，将之分为伸直内翻型和屈曲内翻型两类，但是这种分类对临床治疗的意义不大。有些学者依骨折移位情况将该骨折分为 4 型（图 6-1-7）。

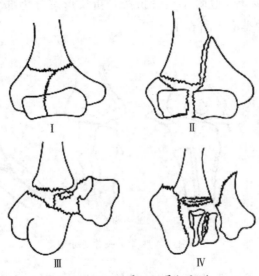

图 6-1-7　肱骨髁间骨折分型

Ⅰ型：骨折无分离或移位。

Ⅱ型：骨折有轻度分离移位，但两髁无旋转。

Ⅲ型：骨折有分离移位，两髁有旋转。

Ⅳ型：骨折为粉碎性，关节面严重破坏。

【临床治疗】

1. 闭合复位外固定　适用于Ⅰ型和Ⅱ型骨折。

2. 切开复位内固定　适用于Ⅱ型、Ⅲ型骨折。以铜板及螺丝钉固定，尽量不用外固定，术后数日至 2 周内可开始肘关节练习。

3. 骨牵引加闭合复位　适用于伤后未能及时治疗或闭合复位失败者，或肘部肿胀严重，皮肤出现水疱者。

4. 功能疗法　老年患者、骨折严重粉碎，或不宜手术，或不宜长期固定的患者，可用颈腕吊带将患肢悬吊于胸前（肘关节屈曲 90°位制动），及早进行肘关节屈伸活动，利用鹰嘴的塑形作用形成一定的活动范围，最后能满足 ADL 需要，但恢复缓慢。

【康复治疗】

参阅本章"肱骨外髁骨折的康复"。

八、肱骨小头骨折的康复

肱骨小头骨折系伸肘位跌倒，间接的传导应力使桡骨头撞击肱骨小头而致骨折，较为少见，好发于青少年。肱骨小头骨折按骨折块形态分为部分骨折、半小头骨折、半小头 – 滑车骨折 3 种类型（图 6-1-8）。

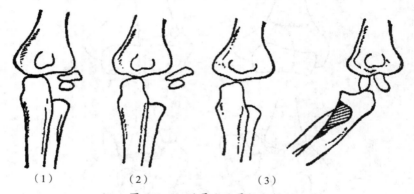

（1）　　　　　（2）　　　　　（3）

图 6-1-8　肱骨小头骨折分型

（1）部分骨折：肱骨小头前部的小片骨软骨骨折，骨折线向近端移位，有人称之为 Kocher Lorenz 骨折。

（2）半小头骨折：肱骨小头前半部骨折，骨折块向近端移位。

（3）半小头 – 滑车骨折：骨折线包括肱骨小头前半部及滑车桡侧位的前半部，甚至滑车全部关节面的前侧部。

【临床治疗】

1. 闭合复位　一般先闭合复位，复位成功后，将肘关节屈曲 90°～ 100°，石膏托固定 3 ～ 4 周。

2. 切开复位内固定　如闭合复位失败，应手术治疗。目前常使用微型松质骨螺钉、可吸收钉做内固定材料。因内固定不牢固，不能早期进行关节活动。

【康复治疗】

（一）急性损伤期的康复

1. 控制疼痛与肿胀

（1）以吊带悬挂患肢于休息位。

（2）在无痛范围内的控制性动作。

（3）在休息位姿势做缓和的第Ⅰ级或第Ⅱ级关节牵张和振动技巧，以抑制疼痛，并改善局部血液循环。

2. 维持软组织的活动度

（1）在疼痛忍受范围内进行被动活动，或主动－助动关节活动（肘关节屈伸和旋前、旋后）。

（2）在无痛范围内，肘关节的屈肌、伸肌、旋前肌、旋后肌和腕部屈肌、伸肌群进行多个角度的肌肉等长收缩练习。

3. 维持肩、腕、手部关节的肌力和活动度

（1）鼓励患者在疼痛忍受范围内进行主动肩、腕、手部关节活动。

（2）如果手部肿胀，应使手臂抬高，以及向心性按摩、理疗等。

（二）亚急性期和慢性期

假如有肱肌损伤，应检查有否骨化性肌炎的发生。

1. 增加肱尺关节的关节内活动度

（1）增加屈曲范围：①持续性尺骨的牵引；②持续性尺骨的牵引加上远端滑动；③持续性尺骨的外侧滑动或内翻，以获得屈曲的最佳角度。

（2）增加伸直范围：①持续性尺骨的牵张；②尺骨的内侧滑动或外翻，以获得伸直的最后角度。

2. 增加肱桡关节的关节内活动度　　如果肘部外伤后屈曲和伸直及旋转功能均受限制，可能有桡骨头骨折或半脱位，应事先排除，或给予对应治疗。

（1）增加关节屈曲角度：①持续性桡骨头部的牵张；②持续性桡骨头部掌侧滑动。

（2）增加关节伸直角度：①持续性桡骨头部的牵张；②持续性桡骨头部背侧滑动。

第二节　尺桡骨骨折的康复

一、尺桡骨双骨折的康复

尺桡骨骨折最常见，多发生于青少年。前臂具有重要的旋转功能，因此骨折后，最大限度地恢复旋转功能极为重要。

影响前臂旋转功能的因素主要有两类：第一类是软组织因素，如肌肉损伤、瘢痕及粘连，或长时间固定发生肌肉挛缩；骨间膜挛缩、瘢痕化或骨化；未复位的上下尺桡关节脱位，关节囊挛缩。第二类是骨性因素，如桡尺骨成角畸形、桡尺骨旋转畸形。

【生理解剖】

前臂由尺骨、桡骨组成，两骨以骨间膜相连，从正面看，尺骨较直，桡骨有向桡侧凸的弧度（约为 9.3°）；从侧面看，尺桡骨均向内侧有一个生理弧度（约为 6.4°）。其近端形成上尺桡关节，远端形成下尺桡关节。

【临床治疗】

前臂具有旋转功能，对手部功能的发挥影响很大，因此临床治疗要求做到准确复位、固定牢靠，才能早期进行功能锻炼。对前臂骨干骨折进行内固定以重建前臂稳定性时，需考虑骨折损伤机制和软组织情况，从而做出理想选择。对于简单骨折，应进行绝对稳定固定；若为复杂骨折，无法进行绝对稳定固定，则应采用相对稳定固定，目的是便于术后早期活动及利于骨折愈合和后期功能康复。

（一）闭合复位外固定

1. 适应证   骨折移位不严重，复位后具有一定稳定性的横骨折或短斜形骨折。

2. 复位标准   骨折复位要求达到：桡骨近端的旋后畸形不得大于 30°；尺骨远端的旋转畸形不得大于 10°；尺桡骨的成角畸形不得大于 10°；桡骨的旋转弓应予恢复。否则，将会造成前臂明显的功能障碍。

复位后采用石膏外固定。

（二）切开复位内固定

【康复治疗】

（一）骨折固定期

目的是改善患肢血液循环，控制肿胀，促进骨痂生长，维持患肢未固定关节的活动范围。

1. 一般练习   ①健侧上肢运动；②躯干运动；③呼吸运动。

2. 特殊运动   ①患肢各手指运动和用力握拳及张手运动；②患肢肩关节主动运动（开始阶段可在健手帮助下进行）；③患肢前臂肌肉等长收缩练习；④健肢前臂肌肉运动。

3. 注意点   ①禁止患肢前臂旋转运动；②练习强度不应引起剧烈疼痛和肿胀加重，或以患者感觉轻度疲劳为宜；③每次练习 10 ～ 15 分钟，每日 3 ～ 4 次日。

（二）骨折愈合期

目的是恢复患肢关节活动功能和肌力、ADL 及工作能力。

1. 患肢肩关节和手的各种主动运动。

2. 患肢的腕、肘关节渐进增加活动范围的主动 – 辅助运动和主动运动。

3. 患侧前臂轻柔、缓慢的旋转运动。

4. 逐渐进展到患肢各关节的用力性抗阻运动。

5. 增加患肢肘、腕关节活动范围的被动运动及器械辅助运动（例如肋木、体操棒、前臂旋转练习器）。

6. 患肢的抗阻运动。

注意点：①骨折愈合早期或外固定去除后早期阶段，禁止强制性被动运动，练习强度控制在不引起患肢疼痛及肿胀加重；②每次练习 15 ～ 20 分钟，每日 3 ～ 4 次；③体疗与热疗及按摩配合进行。

二、尺骨干骨折的康复

单独尺骨骨折少见，多因直接打击造成，被称为截路骨折（night stick fracture）。尺骨骨折常发生于下 1/3 部位，有横形、蝶形或粉碎性；亦可为裂纹骨折，无移位；偶有侧方移位或成角，因有桡骨支撑，无短缩、重叠移位。尺骨下 1/4 骨折因旋前方肌牵拉，远端可能出现旋后畸形。

【临床治疗】

尺骨干骨折多数由直接打击与压伤所致。治疗方法有夹板固定、髓内固定和钢板固定，无论采用何种固定方法，均要求恢复尺骨干的解剖关系，以最大限度恢复前臂的旋转功能。

（一）闭合复位外固定

对于尺骨的横形，短斜形，以及某些蝶形骨折，骨折具有一定的稳定性，多采用手法复位外固定治疗；外固定多用夹板或石膏托固定（中立位），定期复查骨折位置，及时矫正，固定约需 8 周，X 线片证实已有愈合后，去除外固定物，进行功能康复。采用夹板固定虽有动静结合的优点，但其固定后尺骨抗旋转力下降，可能导致进一步移位。

（二）切开复位内固定

对于尺骨干骨折移位的情况，认不稳定的蝶形骨折，移位的粉碎骨折，或尺骨的多段骨折，复位困难者，可考虑切开复位内固定治疗，一般适合用髓内针或钢板螺丝钉内固定。

【康复治疗】

参阅本章"尺桡骨双骨折的康复"。

三、桡骨干骨折的康复

桡骨是前臂的主要旋转骨，受旋转肌的牵拉，易发生旋转移位。桡骨远端有旋前方肌、中段有旋前圆肌、近段有旋后肌附着。因此前臂不同部位的骨折可有不同的旋转畸形。

【临床治疗】

1. 单纯桡骨骨折一般采取闭合复位。

2. 桡骨上 1/3 骨折一般采取切开复位，钢板固定。

3. 如果闭合复位不能达到成角畸形小于 10°、桡骨旋转畸形小于 30°者，应考虑切开复位，钢板螺钉内固定。

【康复治疗】

（一）闭合复位石膏外固定

参阅本章"尺桡骨双骨折的康复"。

（二）钢板和螺丝钉内固定术后

应根据骨折的类型、固定的牢固程度、患者理解程度及合作情况等，选择不同的康复方案。

1. 若骨折无粉碎、加压良好、固定牢固、患者合作好，术后不需要外固定。术后采用伤口加压包扎，并开始轻柔的肘、腕、手各关节的主动练习。禁忌在骨折愈合前提举重物及其他用力活动。

2. 若是粉碎性骨折或患者配合不佳，则需用管型石膏固定保护。

（1）患肢未被固定的关节应早期开始主动活动练习。

（2）在骨小梁通过骨折处以前，禁止用力活动。

（3）当钢板和螺钉去除后，患肢仍需用石膏托保护前臂 6 周，并避免严重的压力和扭转力 6 个月。

必须强调指出：当钢板取出后 6 个月，仍有发生再骨折的危险性。

（三）动力性加压钢板固定术后

1. 术后用后侧石膏托固定 3～4 日，鼓励患者做肩部和手部的主动和主动－辅助活动练习。

2. 术后 1 周，石膏托去除后，开始肘关节屈伸，以及前臂旋前、旋后练习。

（四）髓内钉固定术后

1. 若内固定坚强，则：①术后用石膏夹板固定 2 周；②术后 2 周，改用前臂支具外固定，直至骨折愈合，功能练习时可去除支具。

2. 若内固定不牢固，则：①术后用长臂管型石膏固定，维持前臂中立位，肘关节屈曲 90°，直到骨折愈合后，方可去除石膏；②在保护下进行功能活动；③如果要去除髓内钉，应在骨折完全愈合后才能取出，但无论是什么情况，在术后 1 年内都不应该拔除髓内钉。

四、孟氏骨折的康复

孟氏骨折（Monteggia fracture）系指尺骨近端 1/3 骨折合并桡骨头脱位。因是 Monteggia 医生于 1814 年首先描述，故后人以其名来称呼此种骨折脱位。

【骨折分类】

孟氏骨折一般分为四型（图 6-2-1）。

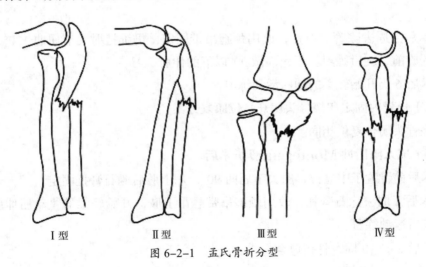

Ⅰ型　　　　Ⅱ型　　　　Ⅲ型　　　　Ⅳ型

图 6-2-1　孟氏骨折分型

Ⅰ型：尺骨任何水平的骨折，向前成角，合并桡骨头前脱位，约占 60%。

Ⅱ型：尺骨干骨折，向后侧（背侧）成角，合并桡骨头后脱位，约占 15%。

Ⅲ型：尺骨近端干骺端骨折，合并桡骨头向外侧或前侧的脱位，约占 20%，仅见于儿童，故称为儿童型。

Ⅳ型：桡骨头前脱位，桡骨近 1/3 骨折，尺骨任何水平的骨折，约占 5%。

【临床治疗】

1. Ⅲ型孟氏骨折（儿童型），一般采用闭合复位外固定治疗，疗效较好。

2. 对于成人的孟氏骨折治疗则存有争议。近年来，随着人们对前臂功能认识的深入，以及内固定器材的发展，主张手术内固定尺骨者成为主流，而认为桡骨头脱位并无手术的必要。

3. 尺骨骨折复位标准是成角畸形＜ 10°，旋转畸形＜ 10°，凡是闭合复位不达标者，应切开复位内固定。术后以长臂石膏托固定 4 ～ 6 周，有利于桡骨头稳定，Ⅰ型、Ⅲ型、Ⅳ型固定于屈肘 110° 位，以放松肱二头肌，前臂中立位。Ⅱ型固定于屈肘 70° 位。

【康复治疗】

这种复合型损伤在治疗上比较复杂，对于儿童患者，一般可用非手术治疗，但成人则需切开复位。

（一）尺骨内固定和桡骨头闭合复位

1. 术后将前臂旋后，肘关节屈曲 120°，防止桡骨头再脱位，用后侧石膏托固定。

2. 术后 2 周伤口拆线，改用长臂管型石膏固定，仍维持前臂旋后位，肘关节屈曲 120°。

3. 术后 4 周去除管型石膏，改用颈腕吊带固定，仍维持肘关节屈曲 120°，开始前臂轻柔的旋前、旋后练习。不允许做 90° 以下的伸肘练习。

4. 术后 6 周开始轻柔的伸肘活动练习。

（二）尺骨内固定和桡骨头切开复位康复方案

与桡骨头闭合复位相同。

（三）成人陈旧性 Monteggia 骨折术后

1. 术后前臂置于中立位，肘关节屈曲 90°，用上肢后侧石膏托固定。

2. 术后 1 周去除石膏托，改用颈腕吊带悬吊上肢，开始轻柔的主动屈伸肘关节和旋前、旋后运动练习。

3. 术后 8 ～ 10 周，骨折愈合。

五、盖氏骨折的康复

Galeazzi 骨折系指桡骨中下 1/3 骨折合并下尺桡关节脱位。1929 年，法国医生 Galeazzi 详细描述了此种损伤，此后即称之为盖氏骨折。盖氏骨折发生率是孟氏骨折的 6 倍。

【骨折分类】

盖氏骨折分为 3 种类型：①桡骨远端青枝骨折合并尺骨小头骨骺分离，均发生于儿童，损伤较轻，易于复位；②桡骨下 1/3 骨折，多为横形、短斜形，有明显短缩及下尺桡关节脱位，此型损伤较重，下尺桡韧带、三角软骨、骨间膜损伤，尺骨茎突骨折；③桡骨远端 1/3 骨折，下尺桡关节脱位合并尺桡骨干骨折或尺桡骨外伤性弯曲。

【临床治疗】

盖氏骨折闭合复位较容易，但因肌肉收缩，维持复位困难。由于旋前方肌、肱桡肌、伸拇长肌与拇长展肌收缩，使骨折远端发生重叠移位，并向尺侧靠拢，因此必须切开复位作坚强内固定，术后予短臂石膏前后托，前臂中立位固定 4～6 周。

【康复治疗】

1. 术后前臂旋后位，肘关节屈曲 90°，用上肢后侧石膏托固定。

2. 术后 6 周去除维持前臂旋后位使用的克氏针，开始轻柔的主动前臂旋前、旋后练习。

3. 康复注意重点

（1）影响骨折复位的因素：有些学者认为 Galeazzi 骨折复位要获得满意疗效，必须切开复位内固定，理由是骨折难于复位或复位后也很难维持。主要原因是：①即使石膏固定，手部重力作用仍会引起下尺桡关节半脱位及骨折向背侧成角；②旋前圆肌可使桡骨向尺侧靠拢，并牵拉其向近侧及掌侧移位；③肱桡肌收缩，使远骨折端旋转并向近侧移位；④拇外展肌及拇伸肌使桡骨远骨折端向尺侧靠拢、向近侧移位。

（2）下尺桡关节的复位和稳定性的评价及处理，要通过细致的触诊做出下尺桡关节是否复位及是否稳定的判断。

骨折复位后，下尺桡关节会出现以下三种情况。

（1）下尺桡关节已复位且稳定：最常见。关闭切口后，石膏制动 48 小时即可去除石膏进行活动。每次复查时注意检查下尺桡关节。

（2）下尺桡关节可复位但不稳定：前臂旋转到某个角度时下尺桡关节稳定，通常是完全旋后位，可在完全旋后位长臂石膏制动 4 周，然后允许从完全旋后位到中立位的活动，6 周后允许完全的旋转活动，但夜间仍用石膏托制动于旋后位直至伤后 3 个月。如不能发现下尺桡稳定的位置，则下尺桡复位后可用直径 2mm 的克氏针横穿下尺桡固定 3 周，穿针部位恰位于下尺桡关节近端。有时也可用一枚螺钉固定，类似于固定下胫腓关节一样，但取出时相对较麻烦。

（3）下尺桡关节不能复位：少见。通常是桡骨复位不佳或软组织嵌入关节所致。如桡骨复位满意，则可切开下尺桡进行复位：腕部背侧单独切开进入，注意保护尺神经背侧感觉支。下尺桡不稳定通常是背侧不稳定，一般由背侧软组织撕裂造成，可通过直接修补背侧软组织或关节囊而获得稳定。修复背侧软组织及关闭伤口时要将前臂置于旋后位，术后用石膏制动于旋后位 3 周。

六、尺骨鹰嘴骨折的康复

尺骨鹰嘴位于尺骨近端后方的皮下，是构成肘关节结构的主要组成部分。尺骨鹰嘴骨折多波及半月切迹的关节内骨折，治疗的好坏直接关系到肘关节的功能。

【骨折分类】

尺骨鹰嘴骨折的分类方法很多，尚无一致意见，多数医生主张根据骨折的形状进行分类。主要归纳为 2 类。

1. 无移位的尺骨鹰嘴骨折　从 X 线片判断，骨折端分离＜ 2mm，可有粉碎性、横形或斜形骨折。肘关节可以对抗重力，伸直肘关节。

2. 有移位的尺骨鹰嘴骨折　X 线片上骨折端分离＞ 3mm，且肘关节不能抗重力活动。

另外，Delee，JC（1984）将移位的骨折分为四型。

Ⅰ型：A 撕脱骨折，关节内；B 撕脱骨折，关节外。

Ⅱ型：横形或斜形骨折。

Ⅲ型：粉碎性骨折。

Ⅳ型：靠近冠状突水平的骨折常造成前脱位。

【临床治疗】

根据不同的骨折类型采取不同的治疗方法。治疗目标是恢复关节面的平整、肘部力量、关节的稳定性、关节活动度，以及预防并发症的发生。因此，在选择治疗方法上要根据骨质情况、骨折类型、患者的功能要求和期望来决定。

1. 功能位固定　无移位的各型骨折，可采用长臂石膏托屈肘位 90°，固定 3 ～ 4周。进行积极的功能康复，预后良好。

2. 闭合复位外固定　有移位骨折，闭合复位难度不大，但复位后的位置较难维持。闭合复位后，一般用长臂石膏托固定 4 周，具体固定伸肘位或屈肘位，最好在 X 线透视下判断，多数在伸肘位较稳定。

3. 切开复位内固定　有移位骨折采取非手术治疗，在条件允许情况下尽量采用切开复位，手术治疗是移位性骨折的首选。

4. 骨折块切除　适用于老年人粉碎性骨折伴有严重创伤性关节炎或骨折不愈合者。将其在肱三头肌肌腱止点重新固定在鹰嘴残端上，仍可保留良好的功能。

【康复治疗】

（一）切开复位钢丝内固定术后（包括克氏针张力带钢丝内固定术）

1. 术后用上臂后侧石膏托将肘关节屈曲 90°固定。

2. 术后 1 周开始轻柔主动和主动助动练习，锻炼间隙用可拆卸的石膏托固定肘关节。

3. 术后 4 周去除石膏托。

肘关节恢复最大功能需 6 ～ 12 个月，肘关节功能恢复速度和程度取决于关节表面损伤的程度。

（二）鹰嘴骨折块切除术后

1. 术后用后侧石膏托将肘关节固定在 70°位。

2. 术后 1 周开始轻柔的主动、助动的活动练习。

3. 在锻炼间隙仍用石膏固定 3 周，去除石膏后，再用悬吊带悬吊上肢 2 周。

4. 在术后 12 周内，患者应避免用力屈伸肘关节。

七、桡骨头骨折的康复

成年人易发生桡骨头骨折。跌倒时，肘关节常处于伸直位，肩关节外展，手掌着地，由于肘关节强度外翻，桡骨头猛烈撞击肱骨头而致桡骨头骨折。

【骨折分类】

桡骨头骨折有多种分类方法，其中 Mason 分类为大多数医生所接受。

Ⅰ型：为线状骨折，无移位，骨折线可通过桡骨头边缘或呈劈裂状。

Ⅱ型：有移位骨折，有分离的边缘骨折。

Ⅲ型：为粉碎性骨折，移位或无移位，或呈塌陷型骨折。

Ⅳ型：为桡骨头骨折伴有肘关节脱位。

【临床治疗】

Ⅰ型：可保守治疗，采用长臂石膏后托，肘关节屈曲 90°位，固定 4 周。

Ⅱ型：骨折块较大，或骨折＞30°倾斜或＞3mm 塌陷者。受伤后 2 周，自主活动受限者，均应手术治疗。

Ⅲ型：无移位的粉碎性骨折，桡骨头尚保留完整时，可保守治疗；否则应手术切除桡骨头。

Ⅳ型：因软组织损伤严重，发生异位骨化的可能性大，宜 24 小时以内切除桡骨头；或观察 3 ～ 4 周，未发现异位骨化时再行切除。

【康复治疗】

1. 对Ⅲ型桡骨头骨折，术后第 3 日开始在治疗师的指导和帮助下练习主动活动。颈腕吊带需使用 3 周。

2. 对Ⅳ型桡骨头骨折，由于原始损伤涉及肘关节后脱位。因此需用长臂石膏托或肘关节支具进行短期制动。术后 1 ～ 2 周或肘部稳定后开始主动练习肘关节屈伸活动。

3. 内固定比较牢靠，术后可只使用石膏或夹板制动 3 日，然后用轻便关节被动练习器（CPM）训练 2 ～ 3 周，期间应避免主动活动，以防止肱桡关节的压力增高。

4. 于 3 周时复查 X 线片，如果骨折稳定，则允许开始轻柔的主动活动和鼓励被动的旋前旋后活动，但应避免前臂旋前位的屈肘活动，否则将增加骨折端的应力。

5. 6 周时还应再次复查 X 线片，大多数患者此时已经获得了早期愈合。

6. 骨折获得完全愈合则一般需要 3 个月。

八、桡骨颈骨折的康复

儿童桡骨头为软骨组成，其化骨核最早出现在 3 岁左右，骨骺在 14 ～ 18 岁闭合，故儿童肘部损伤不发生桡骨头骨折，而是桡骨颈部骨折或头骺分离，一般统称为桡骨颈骨折。

【骨折分类】

Vugt 分类（1985）将桡骨颈骨折分为 4 型（图 6-2-2）。

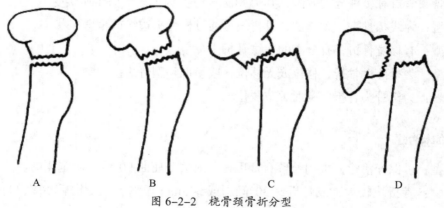

图 6-2-2　桡骨颈骨折分型
A. Ⅰ型；B. Ⅱ型；C. Ⅲ型；D. Ⅳ型

Ⅰ型：无移位和无桡骨头倾斜的裂纹骨折。

Ⅱ型：移位小于桡骨干直径的 1/2，或骨折 < 30°倾斜。

Ⅲ型：移位大于桡骨干直径的 1/2，或骨折 30°～ 60°倾斜。

Ⅳ型：完全移位或有 60°～ 90°倾斜。

【临床治疗】

Ⅰ型和Ⅱ型：非手术疗法，将肘关节屈曲 90°，前臂中立位，用石膏托固定 4 ～ 6 周。

Ⅲ型：透视下闭合复位，或用克氏针撬拨术，待复位满意后，行石膏托固定 4 ～ 6 周，维持肘关节屈曲 90°，前臂中立位。

Ⅳ型：一般手术切开复位内固定。

【康复治疗】

参阅本章"肱骨外髁骨折的康复"。

九、桡骨远端骨折的康复

桡骨远端骨折，公认的定义为桡骨远端关节面近端 2 ～ 3cm 的骨折，包括向背侧移位的 Colles 骨折、背侧 Barton 骨折，向掌侧移位的 Smith 骨折，掌侧 Barton 骨折和 Chauffeur 骨折。

【骨折分类】

桡骨远端骨折通常可分为关节内骨折和关节外骨折。许多人名被用于此处骨折的命名，在文献中造成相当的混乱状况。Fermandez 认为桡骨远端骨折应该根据损伤的机制进行分类，手法复位技术需用与发生损伤力的方向相反。

桡骨远端骨折分为五型。

Ⅰ型：关节外干骺端的折弯骨折，如 Colles 骨折（背侧成角）（图 6-2-3）或 Smith 骨折（掌侧成角）（图 6-2-4）。一侧骨皮质被折断，其对侧骨皮质粉碎并嵌塞。按骨折形态，Thomas（1975）将 Smith 骨折分为三型。

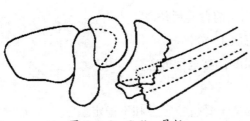

图 6-2-3　Colles 骨折

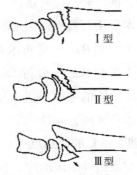

图 6-2-4　Smith 骨折

Ⅱ型：关节内骨折。由于剪切应力所致。这些骨折包括掌侧 Barton 骨折、背侧 Barton 骨折及桡骨茎突骨折。掌侧 Barton 骨折多为摔倒时手背着地，应力沿腕骨冲击桡骨远端的掌侧缘造成骨折。其骨折块较背侧 Barton 骨折小，向近侧及掌侧移位，腕骨随之半脱位（图 6-2-5）。

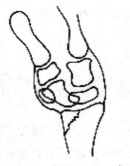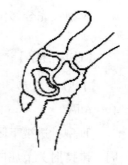

图 6-2-5　掌侧 Barton 骨折

Ⅲ型：由于压缩性损伤所引起的关节内骨折和干骺端嵌插。包括复杂的关节骨折和桡骨的 Pilon 骨折（即进入腕关节的桡骨远端骨折）。

Ⅳ型：是桡腕关节骨折 – 脱位并有韧带附着处的撕脱骨折。

Ⅴ型：是由于多个力和高速造成的广泛损伤。

【康复治疗】

（一）Ⅰ型骨折经皮穿针固定术后

1. 术后用上臂管型石膏（至肘上部）固定，将腕关节和前臂置于中立位。

2. 术后 6 周去除克氏针，改用腕托保护固定。腕关节轻柔主动及主动 – 辅助伸屈活动练习。

（二）牵引石膏术后

1. 术后用上臂管型石膏（至肘上部）固定，将 2 枚骨圆针包在石膏内，石膏的掌面应修剪至掌横纹的近侧，以便手指能完全主动活动。

2. 钢针和石膏需保留 8 周，鼓励患者主动手部和肩部的功能练习。

3. 术后 8 周去除钢针和石膏，改用腕托保护，逐渐增加腕关节活动强度。

（三）桡骨远端掌侧、背侧 Barton 骨折术后

1. 背侧 Barton 骨折在腕关节背屈、前臂旋前位最稳定；而掌侧 Barton 骨折在腕关节掌屈、前臂旋后位时最稳定。

2. 术后用石膏夹板固定腕关节和前臂 2 周。

（1）背侧 Barton 骨折术后维持在腕关节背屈、前臂旋前位。

（2）掌侧 Barton 骨折术后维持腕关节掌屈、前臂旋后位。

（3）轻柔的主动功能练习，每日 4 次，每次 15 分钟。

3. 术后 4 周去除外固定，逐渐增加练习强度，直至骨折愈合牢固。

（四）康复的注意点

为方便指导临床治疗，有学者提出只分两型：骨折稳定型和不稳定型。

1. 稳定骨折可不使用外固定架，应用夹板保护 4 ～ 6 周以便肿胀消失。在最初的 2

周，患者可以开始主（被）动的手指活动和前臂旋转练习，要定期拍片观察，要在保证骨折没有移位的前提下进行。以后逐渐增加被动活动范围，包括腕关节活动。最后 2 周可开始肌肉力量的练习，练习的目标是前臂无痛，旋转达到 120°，如果 8～10 周还不能达到此度数，应开始动力旋转支具辅助练习。如果患者腕关节掌屈背伸活动不能达到 100°，可使用静力弹性支具辅助练习。

2. 不稳定骨折需要使用外固定架，手术后即可像稳定骨折一样，开始手指活动和前臂旋转练习，根据术后的照相结果，可以在术后 5～7 周取出外固定架，之后开始主动腕关节活动练习。2 周如果不能达到屈伸 100°、旋转 120°，可开始动力和静力支具帮助练习。

具体操作中强调与患者的沟通。术前就要开始对患者的教育，告知患者预期目标和期望值，树立信心，做好医患配合；术后立即开始主动或被动活动，注意手、肘、肩关节的功能练习和前臂的旋转练习。很多患者是在间隔 1 周后拍片检查骨折位置，一般 6 周后骨折稳定，可不用再拍片，3～4 个月可以患肢负重。如果指导得当，患者配合得好，相应的功能恢复就满意；相反，如果患者选择不当，不能配合指导，复查不及时，在还能够调整的时间没有及时拍片，都可能导致最后的结果不满意。有专家建议使用蜡疗，被动活动腕肘关节，适当按摩以减少肌腱和关节囊的挛缩。支具可有效减轻肿胀，提高关节活动范围。伤后 7～8 周，还要训练患者具体的日常活动，如更衣、梳洗、如厕、系腰带、系鞋带、提重物等。通过综合练习，可以得到满意结果。

第三节　腕与手部骨折的康复

腕与手部骨折损伤治疗应遵循的原则是：经过早期的正确处理，达到解剖复位，有效牢靠的固定，进行早期功能锻炼。

在早期处理中，对于闭合性骨折，应尽量在肿胀高峰到来之前（伤后 48 小时之内）进行复位；若是开放性骨折，应在清创后进行复位并做内固定，由于某种原因不能一期闭合创口，也应先做好骨折复位及牢固的内固定，开放创口观察，然后行延迟缝合，但时间不得超过 5 日。骨折解剖复位后施行有效可靠的固定，这为早期手部功能锻炼提供了必要的条件。

【康复治疗原则】

腕与手部骨折损伤的临床治疗原则，也是康复治疗的原则，即整复（复位）、固定和功能锻炼。

【骨折康复治疗要点】

康复治疗一般分为两个阶段进行：骨折整复后的固定期和骨折临床愈合期（即早期和后期）。

1. 骨折固定期（早期）　骨折固定时间因损伤部位和程度不同而有所差异。长时间固定和持续水肿是关节僵硬的最主要原因。因此，早期康复重点是控制水肿，促使骨折顺利愈合。需要经常检查石膏夹板是否固定合适，预防石膏并发症的发生。抬高肢体，减轻水肿。对于稳定性骨折，一旦肿胀和疼痛减轻（一般伤后 5 ～ 7 日），即可开始主动活动。

2. 骨折愈合期（后期）　后期康复目的完全不同于早期，其治疗重点是：①消除残存的肿胀；②软化松解纤维瘢痕组织；③增加关节的 ROM；④恢复正常的肌肉和耐力；⑤恢复手功能的协调性和灵活性。

【关节康复治疗要点】

1. 所有的主动、被动运动应该轻柔缓慢，任何情况下，运动不应该增加患者的疼痛和肿胀。运动必须在患者可接受的范围内进行。

2. 控制水肿是关节治疗的重要组成部分。在某些慢性关节肿胀，甚至在急性损伤后期，冰疗和弹力绷带是控制水肿的有效方法。弹力绷带应以对角线方向缠绕，从远端到近端方向，指甲应裸露在外，以便观察手指血供的变化。

3. 伤指以外的肢体部分必须保持主动活动，避免因固定而产生的僵硬等严重并发症。

4. 关节损伤和手的内在肌解剖关系密切，一旦条件许可，应尽早开始内在肌练习。

5. 当近侧指间关节（PIP）练习时，可用临时夹板固定远侧指间关节（DIP），并且用手维持掌指关节（MCP）伸直位。这样做，有助于作用力集中在 PIP 关节，有利于 PIP 关节屈伸。然后去掉 DIP 的夹板，维持 PIP 关节伸直位，活动 DIP 关节。在 PIP 关节损伤中，由于斜束支持韧带的短缩，减少了 DIP 关节活动度，因此活动 DIP 关节很重要。

一、腕舟骨骨折的康复

腕骨共为 8 块，分列两排。近排由桡侧到尺侧为舟骨、月骨、三角骨、豌豆骨，远排为大多角骨、小多角骨、头状骨、钩状骨。其中以舟骨最易发生骨折，月骨最不稳定、易发生脱位，其他腕骨均可发生骨折与脱位，但较少见。舟骨、月骨与桡骨远端凹面形成关节，远排腕骨与掌骨基底部形成关节，大多角骨远端与第 1 掌骨形成独立的鞍状关节，不与其他腕关节相通。腕部骨折以腕舟骨为主。

【生理解剖】

腕舟骨骨折是临床上较常见的骨折，占腕骨骨折的 80% 以上。腕舟骨是近排腕骨中最大的一块，其外形似舟，故名，但又很不规则，分头部、腰部和体部三部分。其远端凹面与头状骨构成关节，其尺侧与月骨构成关节，其桡侧与大、小多角骨构成关节，其凸面与桡骨构成关节，故其表面大部分被关节软骨所覆盖。

腕舟骨血液供应较差，仅腰部和头部有来自背侧桡腕韧带和掌侧桡腕韧带的小营养血管供应，故舟骨骨折位于头部和腰部者，在固定牢靠的情况下，骨折愈合尚不成问题。如为体部近端骨折，因血供不佳，往往难以愈合，而且容易引起缺血性坏死。

舟骨腰部因正横跨于腕关节的活动线上，最易发生骨折，所以为临床上最常见者，且骨折后受剪力较大，难以固定，对骨折的愈合亦极为不利。故当舟骨骨折时，应有较长时间腕部可靠的固定制动，才能保证骨折愈合。

【病因及分类】

（一）病因

腕舟骨骨折 99% 以上为间接暴力所致。当跌倒时，手掌撑地，腕关节处于极度背伸及桡偏位，身体的下冲力和地面的反作用力致桡骨茎突背侧缘将舟骨凿断（图6-3-1）。因腕部致伤时背伸及尺偏的位置和角度不同，可导致舟骨不同部位的骨折。直接暴力所致者极少见。

（二）分类

1. 按部位分

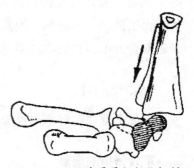

图 6-3-1　腕舟骨骨折损伤机制

（1）头部骨折：在舟骨骨折中最少见，因血供好，故其愈合快，愈合率高，极少有坏死发生。

（2）腰部骨折：最多见，血供较好，但剪力较大，故骨折不愈合和延迟愈合者较多见，但很少发生坏死。

（3）体部骨折：较少见，其因血供破坏较多，故骨折近端坏死发生率较高，可高达 10% 左右（图6-3-2）。

2. 按发病时间长短分

（1）新鲜性骨折：伤后 20 日以内者（包括骨折合并脱位者）尚可用手法闭合整复。

（2）陈旧性骨折：凡骨折超过 2 个月，骨折端已有部分硬化或呈轻度囊性改变者，或骨折近端已有密度增高的坏死倾向者。

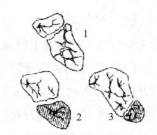

图 6-3-2　腕舟骨血循环分布与骨折的关系

【临床治疗】

目前对于稳定性腕舟骨骨折是否可以采用保守治疗尚存有争议，而对于不稳定性急性腕舟骨骨折、腕舟骨骨折延迟愈合和骨不连等，均需进行手术治疗。目前选用的固定物有克氏针、螺钉、支撑钢板、Ilizarov 环式外固定器、镍钛记忆合金舟骨钉脚固定器。

腕舟骨骨折根据有无移位决定是否需要复位。对于新鲜稳定无移位的骨折，一般以拇人字管型石膏固定即可。即于腕关节背伸 30°、拇指对掌位，石膏远端至 2～5 指的掌指关节，拇指则至指间关节，石膏近端至肘关节下方。固定时间依骨折部位不同而异，舟骨结节及其远端骨折血供较好，需固定 6～8 周；舟骨腰部和体部骨折，远侧骨折块血供较差，所需固定时间较长，可能需要固定 3 个月或更久。

新鲜不稳定性骨折，即骨折有侧方和成角移位者，应首先采用手法复位，连同中、示指屈曲掌指关节固定 6 周，固定 6 周后可更换短臂管型石膏继续固定，直至骨折愈合。对于难以维持其位置稳定者，可考虑手法复位后闭合穿针做内固定，再予以管型石膏固定。对闭合复位失败者，可行切开复位内固定。但在术中应尽量减少剥离对骨折端血供的进一步破坏。内固定的方法很多，Herbert 钉较为常用。对陈旧性舟骨骨折、延迟愈合或不愈合而症状明显者，可行手术治疗。

【康复治疗】

参见本章"腕与手部骨折的康复"。

二、掌骨骨折的康复

掌骨骨折多见于成人，儿童少见。掌骨骨折可分掌骨头骨折、掌骨颈骨折、掌骨干骨折和掌骨基底骨折，其中掌骨颈、掌骨干骨折最多见。

1. 掌骨头骨折

（1）骨折无明显移位，关节面平整：可用手背侧石膏托固定 MCP 关节于屈曲位 3～4 周。

（2）骨折明显移位，闭合复位失败：切开复位细钢针内固定。术后可用手背侧石膏托固定 MCP 关节于屈曲位，3～4 周拔取钢针，开始功能锻炼。

（3）粉碎性骨折无法使用内固定：可先用石膏托作暂时固定，待肿胀、疼痛缓解后开始主动活动，重塑关节面。

（4）掌骨头撕脱骨折：①若撕脱骨折小且无明显移位，将 MCP 关节屈曲位固定 2 周；②示指桡侧撕脱骨折，固定 4～6 周，待骨折愈合后，开始主动活动；③移位明显骨折，且骨折块小，可将其切除，并修复韧带，外固定 4～6 周；④骨折块较大，可切开复位内固定。

2. 掌骨颈骨折

（1）第4、5掌骨颈骨折，背侧成角＜40°：骨折如稳定，无须复位。予以环指、小指及腕掌侧石膏托固定4周，取腕关节功能位，MCP关节屈曲50°～60°位，指间关节（IPS关节）功能位。

（2）第2、3掌骨颈背侧成角畸形：复位应矫正畸形。矫正背侧成角畸形，临床最常用的方法是闭合复位外固定。将MCP关节和PIP关节分别屈曲90°位，移位矫正后，用背侧石膏托固定腕关节于功能位，MCP关节和PIP关节于90°屈曲位，以消除掌侧骨皮质缺损的不利影响。维持复位位置。4周后去除外固定，开始功能锻炼。此法优点是简便易行，效果肯定，缺点是PIP关节易发生屈曲挛缩畸形。为预防上述并发症发生，一般在闭合复位后做经皮穿针固定，以维持复位。穿针后还需用石膏托保护，3～4周时带针活动。

3. 掌骨干骨折

（1）横行骨折：①移位不大的骨折，复位后用掌侧或背侧石膏托固定6～8周。石膏托的远端应达指端，并将相邻健指包括在内；②闭合复位失败，切开复位，用克氏针或钢板螺丝钉内固定。

（2）斜形、螺旋形骨折：一般采用切开复位，克氏针或钢板螺丝钉内固定。

（3）粉碎性骨折：先用石膏托全手外固定，3周后将石膏托缩短，仅固定腕关节和掌指关节，指间关节可活动。5周时去除外固定。

4. 掌骨基底骨折

（1）移位不明显：闭合复位石膏托外固定。

（2）移位明显：切开复位内固定。

基底部轻微的旋转移位常可导致明显的指端偏转，影响手的握物功能，因此，必须矫正旋转移位。

5. 掌骨骨折康复治疗要点

（1）重点是消除肿胀。

（2）主动活动未被固定的关节，预防关节僵硬或挛缩，避免肌腱粘连。

（3）"爪形手"体位也会导致内在肌挛缩，为了预防手内在肌挛缩，需要早期进行主动和被动的屈曲远侧指间关节和近侧指间关节，在维持掌指关节充分伸直位下进行。

（4）若掌骨头存在明显的成角畸形，如果不采取预防措施，近节指会采取过伸姿势来代偿，其结果造成近侧指间关节过伸屈曲挛缩。

（5）对于手术切开复位内固定患者，可采取按摩方法，即当掌指关节主动伸直时，向远端轻柔地推揉皮肤，以防止伸肌腱粘连。为了控制粘连，应强调有力度、多次（每次30分钟）进行主动关节活动度练习。

（6）环指和小指在手的强力握持中具有重要作用，应引起重视。

（7）恢复手的力量和活动性。

康复注意点：其治疗要视骨折大小而采取不同的方案。假如骨折块大，关节不稳定，则需要手术治疗。手术后，石膏固定手指，PIP 关节屈曲 30°～35°位 3 周。3 周后开始练习活动，并且佩戴背侧阻挡夹板 1 周。术后 5 周，在控制范围内轻柔伸直运动练习。假如 8 周后关节未达到伸直位，可使用动力牵引夹板协助伸展关节。假如闭合复位满意，关节稳定者，关节固定 2 周，继后改用背侧阻挡夹板 1 周，允许关节伸直活动。

三、指骨骨折的康复

手有五指，拇指在解剖结构和运动轨迹上与示指、中指、环指、小指不同，是一个独立的功能部位。示指、中指、环指、小指通称为手指。此处将拇指和手指分别予以介绍。

1. 远节指骨骨折　远节指骨骨折约占手部骨折的 50%，常伴有软组织和甲床的损伤。此类骨折虽无严重的并发症，但是相继可能产生指骨外露、感染、甲床或指甲畸形等问题，因此，软组织损伤的治疗和骨折的处理应并行。

远节指骨骨折常见有爪粗隆骨折、骨干骨折、基底掌侧骨折和基底背侧骨折。

（1）爪粗隆骨折：①闭合性无明显移位骨折，一般采用外固定方式，如铝板、热塑料指夹板；②开放性骨折，先施行软组织修复，骨折复位后用细克氏针固定，术后患指用铝托指甲板固定 2 周，然后开始活动锻炼。

（2）骨干部骨折：①闭合性无明显移位，手法复位，手夹板外固定 6～8 周；②开放性骨折常伴有甲床破裂，应修复甲床，复位后克氏针固定，术后予以石膏托或铝托板制动。

（3）基底掌侧骨折：远节指骨基底骨折多因屈曲对抗或过度伸展暴力撕脱所致，骨折片携带于屈指深肌，常有明显的分离移位，是经关节的骨折，需要手术治疗。①无移位或轻度移位，闭合复位，穿克氏针固定，使用指背侧夹板，远侧指间关节屈曲 45°位固定 6～8 周；②明显分离移位，切开复位后，用细钢丝固定，术后用石膏或手夹板固定 4～6 周。

（4）基底背侧（锤状指）骨折：临床上分为单纯肌腱断裂的腱性锤状指和远节指骨关节面背侧止点小骨块撕脱的骨性锤状指。①单纯腱性锤状指，分为新鲜性及陈旧性。新鲜性，采用非手术治疗，可选用手指夹板，将远侧指间关节置于过伸位，近侧指间关节屈曲位固定 4～6 周。陈旧性，大多采用远侧指间关节功能位融合。②骨折锤状指，无明显移位者，采取闭合复位，穿克氏针固定，术后用指夹板固定；有明显分离并经过关节的骨折片，则应切开复位，用细钢丝固定，采用指夹板外固定 6 周。

（5）远节指骨骨折康复治疗要点

①去除外固定或钢丝后（约术后 6 周），可开始远侧指间关节的活动。将近侧指间关节固定后，单纯进行远侧指间关节的屈伸运动练习。

②由于伸指肌腱减弱的原因，在非练习时间和睡眠时，仍需佩戴静力型手夹板 12 周。

由于伸指肌腱长度向近端滑移，改变了手指的运动协调性，因而影响到手的功能。有许多指骨骨折患者可能有主动伸直丧失的后遗症。

2. 中节指骨骨折　中节指骨骨折根据部位可分为头、颈、干和基底骨折 4 类。

（1）指骨头骨折：多为体育竞技中的暴力所致，可分为撕脱、单髁和双髁 3 型。

①撕脱骨折：若关节侧方稳定则无须处理。否则需伸直固定或行骨块切除和韧带修复，术后制动 3 ～ 4 周，然后开始主动活动。

②单髁骨折：属于不稳定骨折，需切开复位内固定，术后予以伸直位外固定 3 ～ 4 周。

③双髁骨折：切开复位内固定。一般指骨头骨折术后制动 3 ～ 4 周，然后开始主动活动。但是外出活动和睡眠时，仍需用铝托指板加以保护，以防突如其来的外力作用。如果采用 AO 加压螺钉固定，患指在术后第 2 日即可开始主动运动。

（2）指骨颈骨折：为短斜形或横形骨折，常有短缩和成角移位，需切开复位克氏针内固定。

（3）指骨干骨折

①如骨折发生于指浅屈肌腱止点的远侧，骨折表现为掌侧方向成角畸形，骨折复位后用铝托或石膏将患指固定在功能位 6 周。

②如骨折线位于指浅屈肌腱止点的近侧，骨折出现背侧方向成角移位，复位后将患指固定于伸直位 6 周。外固定物一般置放在手指的掌侧，固定范围从指端到腕关节，并包括相邻的健指，后者可增加稳定程度。术后 6 周开始功能锻炼。

③不稳定骨折，手术切开复位交叉克氏针内固定，术后辅以铝托或石膏托外固定 6 周。

（4）指骨基底骨折：目前治疗掌侧骨折的方法有多种，但效果不佳，近侧指间关节屈曲畸形时有发生，部分患者需行松解手术。指骨基底骨折多为关节内骨折，有以下 3 种形式，即掌侧、背侧和侧方骨折，其中掌侧骨折更为多见。

①掌侧骨折

A. 无移位的掌侧骨折：铝托外固定于手指及手的背侧，近侧指间关节（PIP）屈曲 15°，掌指关节（MCP）屈曲位，4 周。

B. 若骨折块较大，超过指骨基底关节面的 50%，可行切开复位内固定，并用石膏托将 PIP 关节固定在功能位 4 ～ 6 周。

C. 对于关节面损伤小于 40% 的粉碎骨折或陈旧性骨折，可行掌板前移，重建损伤的关节面。术中用克氏针将关节固定在 15°～ 30°屈曲位，术后 2 周，拔除穿经关节的克氏针，在背伸阻挡手夹板的保护下开始主动屈曲运动，以后渐进增加背伸范围，6 周时达到 0°位。维持复位的内固定物一般在骨折愈合后拔除。

②背侧骨折：少见。如骨折移位小于 2mm 或撕脱骨折块小，无法固定，可用铝托夹板将关节固定在伸直位，6 周后开始功能锻炼。

③侧方骨折：极少见。

（5）中节指骨折（关节外）

①治疗重点是恢复并维持骨折远侧和近侧关节的活动，因粉碎性移位骨折或关节内骨折，屈肌腱或伸肌腱损伤的可能性相当高，与骨痂粘连产生挛缩，导致主动和被动的关节 ROM 受限。所以预防肌腱挛缩、恢复骨折部位的肌腱滑动是相当重要的。

②骨折内固定牢靠者，术后早期（5 ～ 15 日）开始活动，固定位关节的近侧手指可进行单关节的 ROM 练习。

③远侧指间关节固定不应超过 3 周，以避免关节僵硬。

④当近侧指间关节需固定时，应将其固定在伸直位（0°～ 10°），以防止屈曲挛缩。

⑤如果需要切断伸指肌腱做内固定者，远侧指间关节应避免做主动屈曲。可以通过屈指浅肌腱作用维持近侧指间活动，直至术后第 3 周开始远侧指间关节活动。

⑥因正常屈肌腱牵拉手指至屈曲位，如果不予处理，近侧指间关节会产生屈曲挛缩。可采用夜间手夹板，维持近侧指关节中立位，会克服屈肌腱的自然牵拉作用，也可预防关节周围结构软组织的短缩。

⑦在术后 4 周开始充分的伸直练习。如果近侧指间关节没有达到完全伸直位，可在术后 5 周使用动力型伸直夹板。为了达到并维持近侧指间关节完全伸直，经常需要使用动力型背侧伸直手夹板。近侧指间关节损伤，经 6 ～ 8 个月肿胀才能消退，充分恢复关节活动。

掌板断裂未经治疗可能导致并发症有复发性近侧指间关节半脱位、屈曲挛缩、PIP 关节过伸（因伸指装置松弛，鹅颈畸形），以及创伤性关节炎。

3. 近节指骨骨折

（1）指骨头骨折：属于近侧指间关节内骨折，治疗不当，常会遗留明显的功能障碍。

①侧方撕脱骨折：少见。骨折片如在关节内，应予以切除，否则骨折向掌侧成角。处理同韧带损伤。

②单髁与双髁骨折：处理与中节指骨相同。切开复位内固定，术后 4 周开始功能锻炼，6 周拔除克氏针。

（2）指骨颈骨折：表现与中节指骨相同，常有掌侧方向成角和短缩畸形，可行切开复位内固定术。

（3）指骨干骨折：病因及骨折分型与中节指骨相同。

①无移位骨折：外固定 3 ～ 4 周。

②有移位骨折：矫正成角及旋转移位，然后用置放在手及前臂掌侧的夹板或石膏托固定，使 MCP 关节屈曲 70°～ 90°，PIP 关节屈曲 25°～ 30°。为减少移位的可能，可将患指与相邻健指固定在一起。也可采用绷带卷固定法，于骨折复位后，将一卷绷带放在患指及相邻健指掌侧，用绷带固定好。

③复位不稳定：可切开复位内固定。术后 4 周开始功能锻炼，6 ～ 8 周去除克氏针。

（4）指骨基底骨折：可分为关节内和关节外骨折。

①关节外骨折：骨折往往有掌侧、侧方成角及旋前移位。闭合复位后，应将 MCP 关节屈曲 90°位，外固定 4 ～ 6 周，固定范围包括 MCP 关节和手掌，闭合复位失败者，可采用切开复位内固定术。

②关节内骨折：有移位且骨折大，可切开复位内固定。无移位撕脱骨折，可予以外固定，并与邻指固定在一起。

注意点：近节指骨基底关节内骨折与中、远节指骨基底骨折有明显不同，无并发 MCP 关节脱位，原因可能是 MCP 关节活动幅度大，较指间关节更耐受旋转和成角暴力。

（5）近节指骨骨折：关节僵硬是指骨骨折的主要问题，长期固定和广泛的软组织肿胀是导致关节僵硬、纤维化的 2 个主要因素。

①若骨折内固定牢靠，可以早期（术后 5 ～ 15 日）进行适度活动。

②若使用石膏或夹板固定，仅需要固定骨折远、近端 2 个关节，或者与邻侧健指固定，其余所有关节都应保持活动。

③消除肿胀。

④当骨折愈合后，可以采用动力型或静力型夹板，以预防或矫正挛缩，有助于恢复被动运动。

⑤早期持续主动练习可以预防肌腱粘连（肌腱双向滑动）。

特别强调，应鼓励患者主动积极参与治疗。关节 ROM 练习需要每半小时进行 2 ～ 3 分钟，每日仅练习 3 ～ 5 次不能抵消指骨骨折导致的关节僵硬。

当骨折达到临床愈合且骨折部位无疼痛，便可以开始力量练习。必须注意，如施加外力太大，即使术后 8 周也会发生再骨折的情况。

指骨骨折后的关节僵硬、关节肿胀及畏寒、运动时指端疼痛可能会持续 1 年之久。有项研究显示（Weeks 和 Wray），掌骨或指骨骨折患者的功能恢复以单个指骨或掌骨骨折最好，平均总主动活动度（total active motion，TAM）为 200°；一个手一处以上骨折或指骨近端骨折，则效果较差，平均 TAM 为 174°；碾挫伤合并多处骨折，或者一指的多段骨折，其恢复主动活动度最差，平均 TAM 为 130°。在所有病例中，被动与主动的关节 ROM 有明显差异，提示患者不能取得充分、主动的潜在 ROM，其原因在于肌肉肌腱部位的粘连。

常见并发症：旋转（至少 10% 的旋转畸形能造成手指交叉重叠）、成角畸形、不愈合（较多的是迟延愈合）、运动丧失（因肌腱粘连，或关节挛缩）。伸指肌腱粘连造成 PIP 关节主动与被动屈曲受限，以及主动伸受限，但是被动伸不受限。屈指浅肌腱粘连引起 PIP 关节主动与被动伸受限，但可以依赖屈指深肌腱的作用达到充分屈指。采取外科手术矫正关节挛缩和肌腱粘连，仅能轻度改善。偶尔可见到因螺丝钉或经克氏针内固定继发造成的屈指肌腱断裂。

四、拇指骨骨折的康复

拇指是一个独立的运动功能单位，其指间关节是合页关节，行屈 – 伸运动。MCP 可做屈 – 伸、内收 – 外展和少量的回旋运动，拇指对掌时，会出现轻微的旋前运动。其腕掌关节是鞍状关节，除上述活动外，还有轴向的旋转运动。所以，与其他手指相比，拇指损伤后的功能障碍更为严重。

（一）指骨骨折

1. 远节指骨骨折　和手指一样，也分甲粗隆、骨干和基底骨折 3 种，伤因和治疗也相同。

2. 近节指骨骨折

（1）指骨头骨折：一般需切开复位内固定。

（2）指骨干骨折：可行闭合复位，经皮穿针内固定。

（3）指骨基底骨折：关节外的基底骨折及粉碎性骨折的治疗方法同其他手指。骨折无移位，需外固定 4 周。若骨折块较大，可切开复位，克氏针或钢丝内固定，4 周后开始活动。

（二）第 1 掌骨骨折

第 1 掌骨骨折多发生于掌骨的近端，分关节内与关节外 2 种。关节内骨折包括 Bennett 骨折和 Rolando 骨折。

1. 基底部关节内骨折伴腕掌关节脱位（Bennett 骨折）（图 6-3-3），该型骨折复位较容易，但不稳定，常易移位。因此，一般采用切开复位内固定。

2. Rolando 骨折（图 6-3-4），骨折线呈 T 形或 Y 形，基底碎成 3 块或多块，预后差。

3. 关节外骨折。

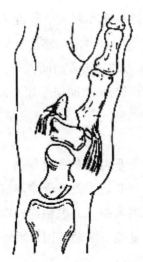
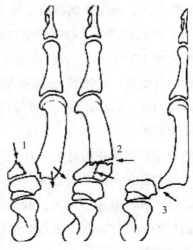

图 6-3-3　Bennett 骨折　　　　　图 6-3-4　Rolando 骨折

（三）拇指掌骨骨折

1. 拇指运动在手的功能运动中占约 60% 的比例，所以治疗重点是恢复其运动、协调性和力量。

2. 需采用关节松动技术，动力型屈曲手夹板和被动及主动的运动练习。

3. 不允许拇指做内收和外展动作。

4. 预防背侧切口瘢痕与伸拇长肌腱粘连。

5. 若有侧副韧带修复，应限制手充分运动 3 ～ 4 个月。

6. 常见并发症

（1）骨折愈合不良，可造成复发性的掌骨大多角骨关节的半脱位或关节面对合不良，从而引起继发性关节炎和疼痛。可采用手术治疗，例如腕掌关节融合术。

（2）尺侧副韧带损伤，是由于早期过度活动造成韧带强度减弱，导致关节不稳定和夹捏力丧失及疼痛。可采用掌指关节固定术治疗。

第四节　股骨骨折的康复

一、股骨干骨折

股骨干骨折多由强大暴力所造成，主要是直接暴力，如汽车撞击、重物砸压、碾压或火器伤等，骨折多为粉碎性、蝶形或近似横形，故骨折断端移位明显，软组织损伤也较严重。骨折端因暴力作用的方向、肌群的收缩、下肢本身重力的牵拉和不正当的搬运与手法整复，可能发生不同的移位。

股骨上 1/3 骨折后，近端受髂腰肌、臀中肌、臀小肌和髋关节外旋诸肌作用而屈曲、外旋和外展，而远端则受内收肌的牵拉而向上、向后、向内移位，导致向外成角和缩短畸形；股骨中 1/3 骨折后，其畸形主要是按暴力的撞击方向而成角，远端又因受内收肌的牵拉而向外成角；股骨下 1/3 骨折端受腓肠肌的牵拉而向后倾倒，远端骨折端可压迫或者刺激腘动脉、腘静脉和坐骨神经。

（一）骨痂形成期

一般骨折的骨痂形成期在伤后 3 ～ 10 周，但由于股骨干的密度很高，骨折后愈合时间相对较长，故此期的时间相对较晚，其间的病理变化主要是骨痂形成，骨化过程活跃。临床上，疼痛和肿胀多已消失，但易发生肌肉萎缩、组织粘连，以及膝关节僵硬。此期康复治疗的主要作用是促进骨痂形成，恢复关节活动范围，增加肌肉收缩力量，提高机体活动能力。

1. 运动疗法　基本同外伤炎症期，具体内容参见该节骨痂成熟期的运动疗法。但此期骨折端已形成纤维骨痂，骨折已相对稳定，不易发生错位，故可以适当加大运动量，增加运动时间。因骨折固定肢体时间较长，易发生关节挛缩，此期重点应为恢复 ROM 训练。运动疗法训练每日上午、下午各 1 次，每次时间不少于 20 分钟。另外，此期应开始增加患肢肌力的训练，可以在医务人员的保护下开始直腿抬高练习，也可以在膝下放一个橡皮球，伸膝同时将膝关节用力向下压，以锻炼股四头肌的肌力。注意此期进行肌力训练时不可在股骨远端施加压力，以免骨折处应力过高，发生再次断裂。

2. 物理因子疗法　基本同外伤炎症期，此期重点在于防止瘢痕形成及组织粘连。

3. 作业疗法　此期可进行适当的 ADL 训练，提高患者的生活能力和肢体运动功能，以训练站立和肢体负重为主。开始时进行患肢不着地的双拐单足站立和平行杆中健肢站立练习；X 线片显示有明显骨痂形成时可扶双拐下地行走，患肢从负重 1/4 开始，逐渐过渡到 1/2 负重、3/4 负重、全负重；从足尖着地开始，逐渐过渡到前脚掌着地，再逐渐过渡到大部分脚掌着地，进而至全脚掌着地，双腋拐四点步行。

（二）骨痂成熟期

此期约可延续 2 年，其病理变化是骨痂经改造已逐渐成熟为板状骨，临床上骨折端已较稳定，一般已去除外固定物。此期康复治疗重点在于骨折后并发症的处理，如防治瘢痕、组织粘连等，并最大限度恢复关节活动和肌肉收缩力量，提高患者日常生活活动能力和工作能力。

1. 运动疗法　重点是增加关节活动度训练，同时注意进行肌力训练和患侧膝关节本体感觉的训练。以主动运动为主，根据需要可辅以被动运动和抗阻运动。

（1）主动运动：患侧的髋、膝、踝关节进行各方向的主动活动，尽量牵伸挛缩、粘连的组织，注意髋关节的外展内收和踝关节的背伸跖屈活动。此时可以开始进行下蹲练习，利用自身的体重作为向下的压力，既可帮助增加膝关节的 ROM，又练习了肌力。运动幅度应逐渐增大，以不引起明显疼痛为度，每一动作可重复多遍，每日练习数次。

（2）关节功能牵引：若膝关节比较僵硬，关节松动手法不能收到满意的效果时，可进行关节功能牵引治疗。操作时固定膝关节近端，在其远端施加适当力量的牵引，一般采用俯卧位，在患侧踝关节处加牵引力。牵引重量以引起患者可耐受的酸痛感觉又不产生肌肉痉挛为宜，一般 5 ～ 15kg 为宜，每次 5 ～ 15 分钟，每日 1 ～ 2 次。在热疗后进行或牵引同时给予热疗，效果更好。

（3）恢复肌力训练：此期骨折端应已比较稳定，可以加大肌力训练的强度。恢复肌力的有效方法就是逐步增强肌肉的工作量。①当肌力为 1 级时（MMT），可采用水疗、按摩、低频脉冲电刺激、被动运动、助力运动等。在做被动运动时进行传递冲动的训练；②当肌力为 2 ～ 3 级时，以主动运动为主，辅以助力运动、摆动运动、水中运动等。助力应小，以防止被动运动干扰了患者自主训练的主动运动；③当肌力达 4 级时，应进行抗阻运动，如利用股四头肌训练椅进行肌力练习、下蹲练习等，以促进肌力最大限度恢复。

2. 物理因子疗法

（1）局部紫外线照射，促进钙质沉着与镇痛。

（2）蜡疗、红外线、短波、湿热敷等疗法，促进血液循环，改善关节活动功能。

（3）直流电碘离子导入、超声波、音频电流、湿热疗法等，软化瘢痕、松解粘连。

二、股骨转子间骨折

股骨转子间骨折是老年常见的髋部骨折，转子间骨折发病率对比股骨颈骨折约为 1∶3，患者平均年龄 70 岁，比股骨颈骨折患者高 5 ～ 6 岁。与股骨颈骨折不同的是，股骨转子部大多为松质骨，骨折两端血供丰富，骨折很少发生不愈合，但易发生髋内翻。由于患者高龄，卧床时间长，由此引起的并发症多，病死率为 15% ～ 20%。

1. 术后前期康复　指术后 1 ～ 14 日，该阶段训练重点是防止术后早期并发症（主要包括下肢静脉血栓、肺部感染、尿路感染、压疮等）发生，同时加强下肢肌肉力量和关节活动度练习。具体训练内容如下。

进行踝泵练习和使用压力裤训练。每日进行 2 ～ 3 组踝泵练习，每组 100 ～ 150 次；患侧肢体每日使用压力裤 10 ～ 15 分钟，每日 2 次；鼓励患者做深呼吸运动，每日练习吹气球 20 ～ 30 分钟；鼓励患者积极咳痰，要求患者禁烟；鼓励患者多饮水，积极治疗前列腺疾病，尽量早日拔除尿管；指导患者经常练习翻身，使用防压疮气垫，骶尾部外涂中药（如紫草香油合剂）等。

患者下肢肌力和关节活动度训练内容如下：术后 2～3 日即在无痛情况下进行下肢肌肉功能训练和关节活动度训练，上述训练原则上应在拔出引流管后进行。下肢肌肉功能训练主要以静力性收缩为主；关节活动度训练主要以膝、踝主动活动为主；下肢静力收缩主要为等长收缩，每日 2 组，每组 100～120 次。在伸髋情况下进行膝、踝关节主动活动度练习，关节活动范围尽可能大；早期髋关节活动外展不超过 60°，前屈不超过 90°，内收及后伸动作早期阶段可不强求练习；另外建议采用重建髓内针固定的患者于术后 2～3 日部分负重、扶拐行走。术后一般不对患者髋关节进行制动。

2. 术后中期康复　指术后 2～12 周，该阶段训练重点是提高患者关节活动度和肌力，为患者直立负重行走做准备。主要训练内容包括持续被动运动，每日 2 次，每日 25～30 分钟，运动过程中髋关节活动度前屈小于 100°；指导患者每日取平卧位，主动进行直腿屈膝练习，每日 2 次，每次 50 组，每次训练角度大于 100°；指导患者每日主动进行踝关节跖屈、背伸练习，每日 2 组。每组 100 次，每次训练角度至最大能力承受范围。患者肌力训练对象主要以股四头肌、胫前肌、股二头肌、比目鱼肌及腓肠肌为主，肌肉练习以肌肉超量恢复理论为基础，运动方式以抗阻力运动为主，由闭链至开链。每日练习 3～4 组，每组 20 次。此阶段患者髋肌练习主要以静力收缩和主动运动为主，在髋关节前屈、后伸、内收、外展 4 个方向均不提倡抗阻运动，尤其是内收运动。

3. 术后后期康复　一般指术后 12 周至术后 6 个月，该阶段重点训练患者直立全负重行走功能。在术后 4 周或更早时采用脚踩体重秤的方法练习部分负重功能。全负重或重心转移训练一般须在术后 12 周以后进行；在术后 2 周或更早时采用电子减重设备帮助患者练习步态；在术后 2 周后，也可在水池中利用浮力进行减重步行训练，但全负重及重心转移训练一般也须在术后 12 周以后进行。由于 DHS、DCS 等髓外固定患者容易产生单侧偏力矩，故其行走训练时间应该晚于髓内固定（PFN、PFNa 等）患者至少 2 周时间。一般来说，粉碎性骨折患者的行走训练时间通常晚于一般骨折患者，每位患者的具体全负重训练时间及行走训练时间应与骨科医师沟通，一般不早于术后 16 周。

三、股骨颈骨折的康复

股骨颈骨折常发生于老年人，随着我国人口老龄化，其发病率日渐增高，以女性较多。造成老年人发生骨折的因素通常有几个方面：①由骨质疏松引起的骨强度的下降。②老年人髋部肌群退变，反应迟钝，不能有效地抵消髋部的有害应力。③暴力损伤，因老年人骨质疏松，所以只需很小的扭转暴力就能引起骨折，而中青年患者要较大的暴力才会引起骨折。

（一）早期康复

固定术后 3 ~ 5 日开始卧位做保健体操练习，1 ~ 2 次 / 日，做足趾与踝的主动屈伸活动，股四头肌和臀大肌的静力收缩运动。第 2 周开始可在医护人员扶助下不使股骨旋转与内收，做髋与膝的主动屈伸运动，动作应轻柔、幅度小，重复次数少，且不引起明显疼痛。同时可做上肢支撑肌肉的抗阻练习，包括胸大肌、背阔肌、肱三头肌等。术后 2 ~ 4 周继续前述练习并逐渐增加强度。

直抬腿肌力练习：10 ~ 20 次 / 组，1 ~ 2 组 / 日。

后抬腿练习：30 次 / 组，4 ~ 6 组连续。组间休息 30 秒，23 组 / 日。

俯卧位勾腿练习：10 次 / 组，10 ~ 15 组 / 次，4 ~ 6 组连续练习，组间休息 30 秒。

抗阻伸膝练习：10 次 / 组，10 ~ 15 秒 / 次，每次间隔 5 ~ 8，4 ~ 6 组连续练习，组间休息 30 秒。

主动髋屈伸练习（在无痛或微痛及骨折稳定的前提下）：坐位，足不离开床面。缓慢、用力，最大限度屈膝屈髋，保持 10 秒后缓慢伸直。10 ~ 20 次 / 组，1 ~ 2 组 / 日。

（二）中期康复

术后第 2 个月不宜在床上盘坐而应坐在床沿，以免髋关节外展、外旋，双小腿踩踏在脚凳上，练习用双臂撑起上身和双臂支撑，并向上方抬起臀部。同时可开始做主动屈伸患肢的练习，可以坐在床沿使双小腿下垂，2 周后可在该坐位下做主动屈髋、伸膝练习。

术后第 3 个月可增加下列练习。①仰卧位，患肢伸直做主动下肢内收、外展运动，以及俯卧位，患肢伸直抬高做伸髋肌力练习。②坐位，做抗阻股四头肌练习，必要时做恢复膝关节屈、伸活动范围的练习。年龄较小、体质较好的患者可做双腋杖三点步行，患肢不负重。

骨折愈合后进入恢复期，应加强髋、膝、踝关节的主动及抗阻练习，以恢复行动能力，加强下肢的稳定性，患肢逐步恢复负重，并加强日常生活能力训练，如拾取落地物件、上下楼梯、用厕所、洗浴等。这一过程可长达 1 ~ 1.5 年，其间应定期复查 X 线片，观察功能恢复情况及有无股骨头无菌性坏死的倾向。

（三）后期康复

后期骨折完全愈合并具备足够牢固程度，即可开始以下练习。

静蹲练习：随力量增加逐渐增加下蹲的角度（< 90°），2 分钟 / 次，间隔 5 秒，5 ~ 10 组连续练习，2 ~ 3 组 / 日。

跨步练习：包括前后、侧向跨步练习，20 次 / 组，组间休息 5 秒，4 ~ 6 组连续练习，2 ~ 4 次 / 日。

患侧单腿蹲起练习：要求缓慢、用力、有控制（不打晃）；20～30次/组，组间间隔30秒，2～4次/日。

四、股骨远端骨折的康复

股骨远端骨折所指范围尚无明确规定，一般认为膝关节上7～9cm或股骨远侧1/3的骨折。股骨远端骨折占所有股骨骨折的6%。大多数是高能量损伤的年轻人和骨质疏松的老年人，可同时合并其他部位损伤。股骨远端皮质薄、髓腔大，呈松质骨样复杂的三维解剖结构，其解剖轴与重力轴之间、与下端关节面之间存在着生理性夹角，约6°。股骨干远端为股骨髁，外侧髁比内侧髁宽大，内侧髁比较狭窄，其所处的位置比较低。股骨两髁关节面与前方联合，形成一矢状位凹陷，即髁面，当膝伸直时可以容纳髌骨。在股骨两髁之间有一深凹，为髁间窝，膝交叉韧带经过其中间，前交叉韧带附着于外髁内侧后部，而后交叉韧带附着于股骨内髁外侧的前部。附着在股骨远端上的肌腱、韧带和关节囊组成了一个复杂的应力传导系统，维持着膝关节的功能和稳定。股骨髁解剖上的薄弱点在髁间窝，三角形的髌骨如同楔子指向髁间窝，易将两髁分开，股骨远端骨折及其软组织损伤将破坏这一结构和系统，若治疗不当，易造成膝关节畸形和伸屈功能障碍及其他并发症。

康复治疗应贯穿于整个创伤治疗术前、术中和术后的全过程；同时注意生理（躯体）损伤治疗与心理（精神）治疗相结合，才能最大限度地提高康复治疗效果。用直观的图片进行宣教、演示和心理辅导，这样既可消除患者的恐惧心理，又可争取患者及其家属的主动配合，为患者的康复治疗营造良好的氛围。同时进行适应性训练、开展康复评定、制订康复计划。在康复治疗计划实施的过程中，定期根据患者的反应及患者功能恢复的情况修正康复计划，进行再次评价和定期随访，使患者功能得到逐步恢复。例如在术后康复治疗中出现伤口愈合不佳、感染、内固定物松动、关节不稳、骨折移位等并发症时，必须及时修改康复计划，以保持或强化已改善的功能。

根据骨折分类、内固定是否牢固及合并伤等情况，指导患者的康复治疗。若骨折固定牢固，患肢不需外固定。术后硬膜外置管麻醉状态下即可酌情使用持续被动运动（CPM）机进行膝关节功能锻炼，每日2次，每次达到最大角度后维持30分钟。每次屈伸活动周期为45秒左右。每日酌情增加屈曲角度5°～10°，关节活动度锻炼在术后2周内尤为重要。在进行关节活动度锻炼的同时还应注意股四头肌等肌力的锻炼，以改善患肢的功能。因疼痛致使关节活动度进展缓慢时，可适当应用止痛药。对骨折稳定性稍差及合并血管神经损伤者，术后应注意进行股四头肌肌力等长收缩练习，主动活动足趾，4～6周拆除石膏后再循序渐进开展CPM等锻炼，有条件时可以辅以理疗。如局部紫外线照射，可促进钙质沉着与镇痛。蜡疗、红外线、短波、湿热敷等疗法，可促进血液循环，改善关节活动功能。直流电离子导入、超声波、音频电流、湿热疗法等，可软化瘢痕、松解粘连。

第五节 胫腓骨骨折的康复

胫腓骨是最常见的骨折部位，约占全身骨折的13.7%，具有外伤严重、创口面积大、骨折粉碎污染严重、组织挫灭伤多的特点。胫腓骨骨折治疗的目的是恢复小腿的承重能力，纠正骨折端的旋转移位与成角畸形，避免影响膝踝关节的负重功能和发生关节继发性劳损。

胫腓骨、骨间膜与小腿筋膜形成四个筋膜间室：胫前间隙、外侧间隙、胫后浅间隙与深间隙。骨折后出血、血肿，以及肌肉挫裂伤后肿胀，使间隙内压力增高，受到筋膜限制时又可发生筋膜间室综合征，造成血液循环和神经功能障碍，严重者甚至发生缺血性坏死。在小腿骨折治疗中必须注意防止此类问题。

胫腓骨骨折的康复治疗目的是促进骨折的愈合，恢复胫腓骨负重、行走的功能。原则是在维持骨折端固定的前提下早期进行功能训练，防止肌肉萎缩、肌腱挛缩、骨质疏松、关节僵硬。康复治疗必须在康复医师的指导下进行，避免由于康复动作不良造成整复不良、成角畸形，以致膝、踝关节面不平行，肢体负重线不正，以及骨不连者增加的现象。康复治疗方式的选择应根据患者的具体情况而定，不应千篇一律。

（一）健康教育

骨折的健康教育主要包括讲解骨折有关防治知识，使患者熟悉骨折原因及预防措施，避免不利于骨折愈合的活动；饮食教育，指导患者多吃富含维生素和粗纤维的食物，多喝水；戒烟，因为吸烟影响骨折愈合。使患者保持良好的心理状态，培养其战胜疾病的信心，树立正确的康复理念，积极主动参与康复治疗。

（二）局部抗炎、促进伤口愈合

1. 紫外线 根据应用的目的及时期不同，选择不同的剂量。因其穿透深度较浅，一般仅用于治疗浅层炎症，适用于开放性损伤术后。主张在病灶中心用大剂量，病灶周围10～15cm照射中等剂量。炎症浸润期，采用红斑量，2～3MED；化脓期，强红斑量，4～5MED；肉芽生长期，亚红斑量，1～2MED；愈合期，无红斑量或亚红斑量，0.5～1MED。用于止痛时采用5～10MED；促进伤口愈合时，小剂量既能促进上皮细胞分裂，又能避免细胞受损，故对清洁伤口需要小剂量，照射间隔时间亦较长。在骨折局部或伤口照射，每日或隔日1次，3～5次为1个疗程。

2. 超短波 可用于深层组织的炎症治疗。超短波的温热效应使毛细血管扩张，血流加快，组织供氧和营养增加，渗出减少，促进致炎、致痛物质的排出。采取患部对置法，骨折 1 周内无热量，1 周以上微热量，10 ～ 15 分钟 / 次，1 次 / 日，15 ～ 30 次为 1 个疗程。

3. 经皮神经肌肉电刺激疗法　起镇痛的作用，并能防止失用性肌萎缩。

4. 干扰电疗法　对疼痛、骨延迟愈合、失用性肌萎缩均有较好的疗效。分固定法和抽吸法。二者治疗剂量、时间、差频相同。根据病情选择不同的差频，每次治疗选择 1 ～ 3 种差频，10 ～ 15 分钟 / 次，总治疗时间为 20 ～ 30 分钟，电流强度以患者能耐受为准。

（三）促进骨折愈合、维持关节活动度

1. 功能锻炼　功能锻炼应选取与骨折愈合有促进作用的活动，而一些不利于骨折愈合的活动则尽量避免。要注意臀肌、股四头肌和腓肠肌的肌力改善，保持踝关节活动度。

功能训练有被动活动、主动辅助活动、主动活动、抗阻活动等，其中以主动活动为主，其他方式的活动是主动活动的补充和准备。

在伤后早期，疼痛稍减轻后就应尽可能开始练习臀肌、股四头肌和腓肠肌的等长收缩、膝关节和踝关节的被动活动，以及足部跖趾关节和趾间关节的活动，为日后的步行做好准备。

伤后 2 周至骨折临床愈合，此期骨折端原始骨痂形成，断端日益稳定。训练除继续行患肢肌肉的等长收缩和未固定关节的伸屈活动外，可在内、外固定稳妥保护下，扶拐下床进行适当的负重训练。

行石膏外固定者，术后第 1、2 周行股四头肌和小腿三头肌的等长收缩练习，足趾主动的跖屈和背伸。术后第 4、6 周时，除有长腿石膏固定者外，患者可做膝、踝关节全范围的主动活动；横形骨折负重可耐受的量；当骨痂可见时，斜形或螺旋形骨折可部分负重甚至全负重。

跟骨连续牵引者，除注意避免牵引过度会造成愈合延迟外，要适当配合双手支撑臀部抬起法进行肌肉等长收缩练习，即练习用双手支起臀部，并将健肢蹬起，患者用力绷紧受伤的腿部肌肉，空蹬足跟，然后放松，一蹬一松，反复练习，一般每日在石膏内做 300 次以上，直至石膏拆除。但要注意伤肢不要单独用力伸膝，以免受牵引力的影响使骨折向前成角。

切开复位内固定，患者可早期练习膝关节屈伸和踝关节内外摆动的活动。方法是用力使踝关节背屈（伸）、趾屈及伸、屈足趾，每日 300 次以上，同时做踝关节按摩，活动踝、足趾关节。可利用自身重量进行膝关节屈伸练习，当下肢肌力可支撑身体时，可做蹲起运动。可扶椅子或床头，逐渐增大角度和训练时间，既可以增强下肢肌力，又可加强膝关节的稳定性。可早期下地扶拐进行不负重行走，直至完全负重行走。但

要注意在膝关节伸直的情况下禁止旋转大腿。

持续性负重或生理压力可促进骨组织生长，加速骨折愈合。尽早进行完全负重功能锻炼。对一般稳定性胫骨骨折的患者，大多数在复位固定 3 周后持双拐下地（患足着地不负重，不可悬起），4 周改用单拐（去掉健侧），5 周弃拐，6 周时解除外固定。外固定去除后，充分练习各关节的活动，并练习行走。注意石膏拆除后髋关节、膝关节、踝关节的关节训练，不要过急、过重，从小幅度、小次数开始，循序渐进。对于胫骨中下 1/3 处粉碎性骨折的患者，视骨折愈合情况而定。

2. 超短波　用温热剂量，可改善骨和骨膜及其下方的血供，从而促进骨折愈合，但有金属内固定者局部应禁用。

3. 直流电刺激　直流电阴极引起的低氧、高碱和高 Ca^{2+} 浓度环境，增加了细胞膜通透性和物质交换，扩张局部血管，改善局部循环。

（四）步态训练

下肢骨折后患肢肌力不足、失衡，步行乏力，可能导致一些异常步态。在训练前，应对步态进行评定，除了解步态的一般情况，如步速、步宽、步频等外，还要仔细观察患者的支撑相和摆动相步态。不同的原因如关节僵硬、肌肉挛缩、肌肉群平衡性的破坏，以及患肢臀肌、股四头肌和腓肠肌的软弱无力等造成的步态是不同的。

最常见的错误步态有以下几种：由于患肢支撑相缩短，使得两腿支撑时间不等，步速较快，称为急促步态，其原因是患肢肌力不足或缺乏信心；步行时患肢僵硬，髋关节没有充分伸展，或膝关节丧失了一伸一屈的节奏，从而产生倾斜步态或硬膝步态。

步态训练应从患肢不负重开始训练，逐步过渡到患肢部分负重、全负重。训练时要保持躯干正直，髋、膝、踝关节伸展和屈曲运动协调；当身体的重心落在一腿时，该腿的髋、膝关节必须完全伸直；当重心转移到另一腿后，膝关节再屈曲；足尖指向正前方，重力由足跟转移至足趾上；步速规律，步幅均匀。

（五）支具的使用

胫腓骨骨折用拐是暂时的。患者一般只选用拐杖。根据不同类型患者的需要，选用手杖、臂杖和腋杖。所有下肢骨折患者在骨痂形成期后开始离床下地锻炼均应扶双拐，进行不负重或轻负重行走；小腿骨折扶拐行走时，患肢应保持中立位；步幅不宜过大，速度不宜过快，每分钟不超过 25 步。在下肢骨折临床愈合期后，可由双拐改为单拐行走锻炼；小腿骨折有轻度向外成角者，应先去患侧拐，以保持在行走时患肢外展，纠正和防止成角加大。

骨折愈合后应该及时弃拐。弃拐的原则是骨折部达到骨性愈合。当患肢肌力较差时可使用两根腋杖练习行走，以后逐渐改为两根手杖，注意不要只用一根手杖，以免造成不平衡的行走习惯，只有在患肢肌力已经充分增强、步态正确时才能弃杖行走，以免造成因支撑力不够而形成日后难以纠正的错误步态。

然而在实际工作中发现，部分患者弃拐过早，导致肢体畸形，影响患者的康复，甚至需要再次手术。也有部分患者对骨折愈合存有顾虑，不敢弃拐，时间久了，可以造成双下肢肌力不平衡而不利于患肢的康复。

第六节　踝与足部骨折的康复

踝关节由胫腓骨下端与距骨组成，其骨折、脱位是骨科常见的损伤，多由间接暴力引起踝部扭伤后发生。

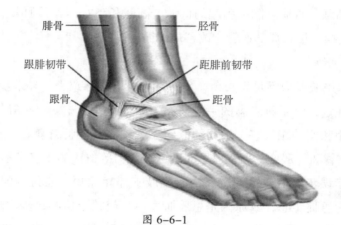

图 6-6-1

踝关节外伤后踝部疼痛、肿胀，皮下可出现瘀斑、青紫，不敢活动踝关节，不能行走。检查可见踝关节畸形，内踝或外踝有明显压痛，并可有骨擦音。X 线检查应拍摄踝关节正位、侧位和踝穴位片。根据外伤史、踝部疼痛肿胀畸形及 X 线表现诊断骨折并不困难。但在踝关节损伤时，有时会发生腓骨颈高位骨折，应注意检查，避免漏诊。对于高位的外踝或腓骨骨折，应注意评价下胫腓关节损伤的可能。另外，需注意检查其他合并损伤，如周围韧带损伤，腓骨肌腱、跟腱、胫后肌腱等损伤，距骨骨软骨损伤，神经和血管损伤等。

【骨折分类】

因暴力方向、大小及受伤时足的位置不同，可引起各种不同类型的骨折。根据足在受伤时的位置和暴力的方向，将骨折分为旋后／内收型、旋后／外旋型、旋前／外展型和旋前／外旋型四类。Lauge–Hansen 分型试图将损伤机制与骨折类型相结合，提出了详细的分类。分类命名的第 1 个词表示损伤时足的位置，第 2 个词表示造成畸形的暴力方向。

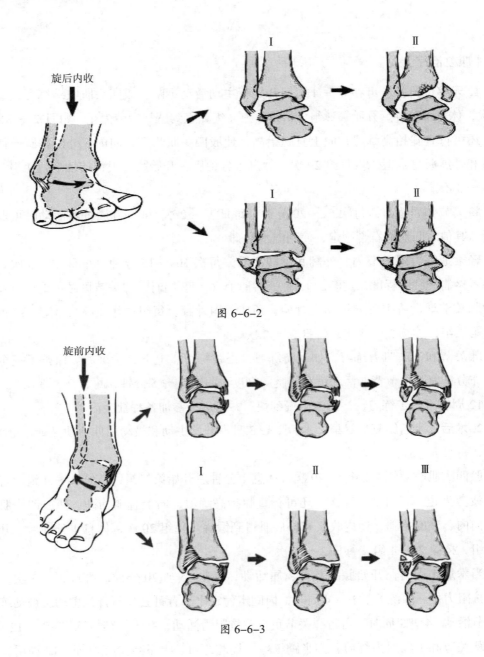

图 6-6-2

图 6-6-3

【临床治疗】

对于踝关节无移位骨折，可采用石膏或支具固定 4～6 周，尽早制订康复计划；而骨折移位明显者，治疗的目的是恢复正常的解剖结构并在骨折愈合过程中维持骨折的复位，尽早开始功能活动，恢复踝关节功能。骨折复位后，内踝多使用螺钉或张力带钢丝固定，外踝多是用钢板、螺钉固定。如果踝关节骨折合并下胫腓关节分离，固定骨折后，对于仍有下胫腓关节不稳定者，需要行下胫腓的固定手术后再开始康复计划。

【康复治疗】

1. 无移位骨折　可在 0～4 周即开始行主动活动足趾、股四头肌收缩练习，每组 20 次，休息 1 分钟后开始第 2 组，持续 2～4 组，直到感觉疲劳为止，每日 2～3 次。

还可行直腿抬高练习，向上直腿抬高，使股四头肌收缩。向内、外的抬腿，使内收肌和外展肌得到锻炼。每组 20 次，休息 1 分钟后，开始第 2 组，持续 2～4 组，每日 2～3 次。

膝关节伸屈练习，每次 5～20 分钟，每日 1～2 次。4～6 周练习活动时可取下石膏，其他时间仍需石膏固定，使用温水泡脚。

轻柔地练习踝关节内、外翻和旋转活动，每次 10～15 分钟，每日 2～3 次。根据患者疼痛和肿胀程度，逐渐加大踝关节活动。6～8 周时，踝关节可做负重练习及抗助力踝关节活动练习，如抗助力背伸、跖屈、内外翻。每组动作 30 次，休息 30 秒后开始第二组，连续 2～4 组，每日 2～3 次。

踝关节和下肢肌力练习，如半蹲练习、提踵练习、上下台阶练习。保护下完全下蹲，充分恢复踝关节背伸活动度和跟腱柔韧度。每次 3～5 分钟，每日 2～3 次。

12 周时可行走练习，注意应由慢到快，并可逐渐参加各种社会活动。

2. 术后　术后康复应尽早，术后 1～3 日即开始主动和被动屈伸活动足趾，每次 5 分钟，每日 4～5 次。

股四头肌收缩练习，每组 20 次，休息 1 分钟后开始第二组，持续 2～4 组，直到感觉疲劳为止，每日 2～3 次。还可行直腿抬高练习，向上直腿抬高，使股四头肌收缩。向内、外的抬腿，使内收肌和外展肌得到锻炼。每组 20 次，休息 1 分钟后，开始第二组，持续 2～4 组，每日 2～3 次。

当术后 1 周时，开始膝关节伸、屈活动，每次 15～20 分钟，每日 2～3 次，并进行抗阻力伸屈膝练习。2～4 周时，内固定稳定牢靠者可去除石膏，主动及被动练习踝关节活动。4～8 周时，可行踝关节负重及抗阻力活动，并进行踏板练习。8～12 周，进行踝关节和下肢肌力练习，如半蹲练习、提踵练习、上下台阶练习等。12 周后，可行走练习，注意应由慢到快，并可逐渐参加各种社会活动。

3. 足部骨折　足部骨折是指发生于足部距骨、跟骨、跖骨及趾骨部位的骨折。跗骨（足中间的骨）的骨折也很常见。这种骨折常因行走过多或过度劳损造成，也可因突然、强大的暴力冲击所致。大多数患者只需穿硬底鞋，偶尔需用膝下石膏靴制动。如果骨折端明显分离，需通过手术复位骨折。蹰趾或小趾的跖骨骨折情况更复杂，一般需石膏靴或手术治疗。康复治疗如下。

（1）坚持行走锻炼与踝部功能锻炼相结合，每日泡脚 2 次。

（2）循序渐进，不要急于求成，这段时间可以用一些止痛片，条件允许的话服用活血化瘀药物，如三七、红药片等。

（3）注意保暖，可饮当适量白酒，增加舒筋活血功效。

（4）打石膏后肌肉会出现萎缩，在骨痂未长成的情况下自己做些肌肉收缩活动，如果患肢不妨碍蹬脚踏三轮车，可每日蹬三轮车锻炼十几分钟，以避免肌肉萎缩严重。

第七节　脊柱骨折的康复

脊柱骨折是指脊椎体或其附件发生骨折，该骨折占全身骨折的 5% ～ 6%，多发生于脊柱活动度较大、应力相对集中的部位，以胸腰椎骨折多见，另外下颈段也是较易发生骨折的部位。由于脊柱周围的复杂结构，因而骨折时常常会并发脊髓或马尾神经的损伤，严重影响伤者的劳动和生存能力。

【病因】

本病多见于男性青壮年，大部分由间接外力引起，如高处跌落时臀部或足着地，冲击性外力向上传至胸腰段发生骨折；或当弯腰工作时重物冲击头、肩或背部，脊柱骤然前屈致伤，这种屈曲型损伤多发生在第1、2颈椎，下颈段、胸腰段和第4、5腰椎部位，绝大多数的脊柱骨折脱位属屈曲型。患者由高处仰面跌下，背或腰部受阻，脊柱过度后伸或前额遭受外力，迫使颈部过伸而引起过伸型脊柱损伤。由于脊髓位于椎骨构成的椎管中，各类脊柱骨折都容易损伤脊髓。一旦脊髓受到损伤，肢体的感觉运动将会发生障碍。治疗不当的单纯压缩骨折亦可遗留慢性腰痛。

【骨折分型】

脊柱骨折可分为稳定骨折和不稳定骨折，单纯的椎体楔形压缩不超过椎体前缘原有高度的 1/3 者，称为稳定骨折；椎体骨折合并附件骨折、脱位、棘间韧带断裂、脊髓损伤及严重的椎体粉碎性骨折者，称为不稳定骨折。

脊柱骨折一般都有严重外伤史，主要临床表现有：①骨折相应位置出现疼痛、肿胀、活动受限；②伴有脱位时局部按压可有空虚感；③可有不全或完全瘫痪的表现。如感觉、运动功能丧失、大小便障碍等。需要注意的是检查时应仔细询问病史、受伤姿势、有无感觉运动障碍，如有多发伤应及时处理。患者病情允许情况下，应尽早完成相关 X 线片、CT、MR 等检查。

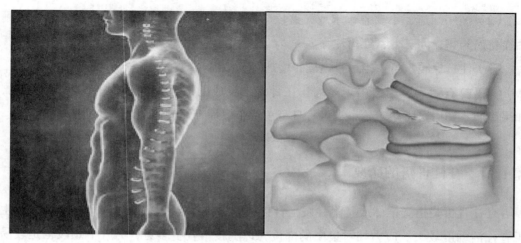

图 6-7-1

【诊断依据】

诊断脊柱骨折时应详细询问受伤史，进行全面认真的查体，其诊断依据如下。

（1）常有明确外伤史，如高处坠落、重物打击背部、车祸、重物砸压伤等。

（2）有局限性脊柱疼痛、活动障碍，或出现肢体瘫痪等神经症状。

（3）X线片是诊断脊柱骨折的可靠方法，不仅可用于确定诊断，而且可以了解骨折的性质，如骨折的程度、椎体骨折的数目、椎管及椎间孔有无变形或骨折片嵌入、关节突、横突、棘突等附件有无骨折移位。

（4）如考虑脊髓损伤，则应行进一步的 CT 或和磁共振检查，判断脊髓损伤程度，为手术治疗帮好准备。

【中医证候分型】

1. 早期　局部出血多，全身精神萎靡不振，舌苔薄白、脉芤，辨证为气虚血脱，治以补气养血。方用补血汤（人参30g，全当归20g，黄芪60g）。早期（伤后 1～2 周）局部疼痛剧烈、肿胀、大便秘结、纳呆、苔薄白、脉弦紧者，辨证为气滞血瘀，治以行气活血、消肿止痛。方用三七、红花、桃仁、赤芍、苏木、当归、地黄、桂枝、大黄、柴胡、甘草、穿山甲（代）。兼有少腹胀满、小便不利者，加滑石30g，车前子（包）20g；兼有肢体痿软无力者，加漏芦20g；兼腹满胀痛、大便秘结者，加厚朴15g，枳实15g。

2. 中期（3～6周）　肿胀虽消未尽，局部仍有疼痛，活动受限，舌色暗红，苔薄白，脉弦缓者，辨证为瘀血未尽、筋骨未复，治以活血止痛、续筋接骨。方用土鳖虫15g，三七粉10g，赤芍10g，黄芪30g，人参（另煎）15g，骨碎补15g，续断15g，陈皮 15g，枳壳 15g，白及 12g；兼有肢体痿软无力者，加淫羊藿 30g，鹿角胶 20g，黄芪 60g 等，补肾起痿。汤剂依从性差者，给予养血止痛丸 4 粒，每日 3 次。局部外敷院内制剂软伤外洗 1 号，以消肿止痛。

3. 晚期（7～12 周）　腰酸腿软、肢体无力、活动后局部隐痛、舌淡苔白、脉虚细无力者，辨证为肝肾亏虚、气血不足，治以补益肝肾、调养气血。方用熟地黄 30g，鹿角霜 30g，山茱萸 25g，人参（另煎）15g，山药 15g，补骨脂 15g，当归 15g，茯苓 15g，黄芪 30g。兼有畏寒肢冷者，加制附片（先煎）10g，肉桂 10g；兼有肢体痿软无力者，加淫羊藿 30g，鹿角胶 20g；兼角弓反张者，加全蝎 6g，蜈蚣 6g，钩藤 12g。局部外敷院内制剂软伤外洗 1 号。

【西医治疗】

1. 非手术　预防感染、止血、对症治疗。

2. 手术治疗　术前完善检查［血常规加凝血酶原时间（PT）、活化部分凝血活酶时间（APTT）、尿常规、粪常规、肝功能、肾功能、心电图］，术前 2 小时给予抗生素液体 1000mL，术中 C 臂精确定位；术后给予预防感染、止血、脱水、补液治疗。其余治疗同非手术治疗，术后 3 日，局部使用 TDP 照射。

【康复治疗】

（一）胸腰椎骨折脱位

1. 稳定性胸腰椎骨折　其康复治疗以防止躯干肌萎缩、促进骨折愈合、恢复脊柱的稳定性和柔韧性、防止下腰痛为目的。

第 1 阶段：指伤后 1 周内。不做复位及固定的稳定性骨折，应卧床休息至局部疼痛减轻时开始腰背肌及腹肌的练习；石膏背心固定时，石膏干燥后开始做卧位腰背肌练习。此期以无痛的腰背肌等长收缩训练为主，通过腰背肌的等长收缩增加脊柱周围力量，稳定脊柱；同时增加前纵韧带及椎间盘前部纤维环的张力，促使压缩的椎体前缘逐渐张开。同时可辅以四肢的主动运动。训练强度及时间应逐渐增加，并避免局部明显疼痛，训练中避免脊柱前屈和旋转。

第 2 阶段：伤后 2～3 周，此时疼痛基本消失，开始做躯干肌的等张收缩练习和翻身练习。通过增加躯干肌力改善脊柱稳定性，减少组织纤维化或粘连，防止骨质疏松、腰背肌失用性萎缩和后遗慢性腰背疼痛。

腰背肌的等张练习自仰卧位挺胸动作开始，逐渐增加至桥式运动；有石膏者可在石膏内做仰卧抬头、抬腿、挺起臀部等练习。翻身时，腰部应维持伸展位，肩与骨盆成一条直线做轴式翻身，翻身后可做俯卧位腰部过伸练习，从俯卧抬头动作起，可逐渐增加俯卧抬腿练习，至无痛时增加俯卧"小燕飞"练习。

①仰卧位挺胸动作：仰卧位，双腿自然伸直，双手置于体侧，以头、双肩、双足为支撑点，吸气同时挺胸，尽量将腰背部抬离床面，呼气同时放下。②桥式动作：仰卧位，双腿屈曲，足置于床面上，双手置于体侧，以头、双肘、双足为支撑点，将腰背部抬离床面，坚持6秒，放下。注意不能憋气，待呼吸均匀后，进行下一拍。如该动作可轻松完成，可将双手置于腹部，以头、双足支撑做桥式动作；或将一侧下肢置于另一侧之上做单桥运动，以增加难度。③俯卧"燕飞"动作：轴式翻身至俯卧位，以腹部为支撑点，将头、上胸部、双上肢及双腿尽量抬起，坚持6秒放下。如该动作不能完成，可进行分解动作，如进行俯卧抬头动作或俯卧抬腿动作。

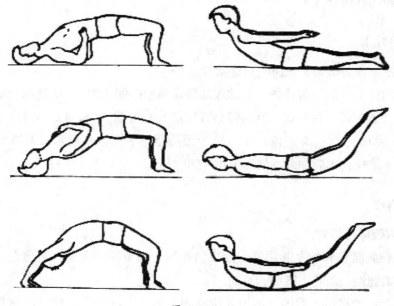

图 6-7-2

另外，腹肌在保持脊柱的稳定和运动方面起着特殊的作用，腹肌无力，可使生理前凸增加，骨盆倾斜，造成下腰椎不稳，因此增强腹肌的力量非常重要。在运动训练中，为了避免腹肌锻炼增加脊柱负荷引起疼痛，可以进行以下动作：腹肌锻炼时仰卧屈膝、屈髋姿势下抬起头及肩部，或仰卧位腰下垫高的姿势时抬起头及肩部至水平位。

第3阶段：为伤后4～5周。此时如做卧位练习时无痛，可在石膏或支具保护下起床站立行走。由卧位起立时，先在床沿上俯卧，一腿先下地，然后撑起上身，再放下另一腿，撑起上身成站立位，中间不经过坐位，以免腰部屈曲。由站立位卧下时按相反顺序进行。站立时间可逐渐增加。骨折基本愈合后可取坐位，仍需保持腰椎前凸，避免弯腰驼背的坐姿。

第4阶段：伤后8～12周。此时骨折基本愈合，石膏去除后可进一步增加腰背肌及腹肌练习的强度，并增加腰椎柔韧性练习。腰背肌练习应与腹肌练习结合进行，以保持屈、伸肌平衡，改善腰椎的稳定性。骨折部遗留成角畸形时，愈合牢固后更应着重加强腹肌，以控制腰椎前凸弧度，防止下腰痛。腰椎活动度的训练主要为屈曲、后伸、侧屈三个方面，在此基础上可适当增加旋转动作的训练，胸腰椎骨折后还需终身注意各种相关动作时腰背部所持的正确姿势。

2. 胸腰椎不稳定骨折　不稳定或伴有神经功能障碍的胸腰椎骨折脱位需要手术治疗。由于脊柱外科理论与技术的飞速发展，现代的脊柱外科手术思路及方式与 10 年前相比已经有了很大的不同，能够做到彻底减压与足够稳定，术后一般无须再用石膏固定。康复治疗的分期与神经受损及恢复的速度、程度有关。

不伴有神经损伤或仅伴有局部神经功能障碍者，术后 1 周为第 1 阶段，进行腹背部肌肉的等长收缩练习，以及四肢的主动运动；术后 2～3 周，疼痛已基本消失，进入第 2 阶段，可进行小幅度的腹背部肌肉等张练习，但仍禁止做主动翻身动作，这个动作将引起脊柱的旋转，影响内固定的稳定性；术后 4 周以后进入第 3 阶段，可在支具保护下开始逐渐下床活动，下床动作与前述保守治疗相同，并增加腹背肌肉的主动等张收缩。但是，必须注意的是，在术后 3 个月以内，脊柱活动度的练习仍宜控制在小范围内，并且仍然禁止做主动与被动的脊柱旋转动作。待骨愈合后方可开始较大幅度的脊柱活动度训练与旋转活动练习。

对于伴有脊髓损伤的不稳定骨折，术后 1～2 周为第 1 阶段，术后 3～12 周为第 2 阶段，12 周以后为第 3 阶段。骨折愈合后，可在支具或其他器械的保护与帮助下下床活动。其余康复训练原则在脊髓损伤中将详细论述。

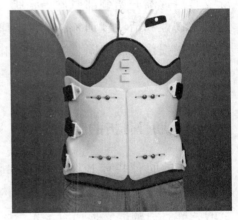

图 6-7-3　保护胸腰椎支具

（二）颈椎骨折脱位

颈椎骨折脱位系指因直接或间接暴力所致的颈椎骨、关节及相关韧带的损伤，并常伴有脊髓和脊神经根损伤，多属非稳定性骨折，是脊柱损伤中较严重的一种，常见于下颈椎（C_3-C_7）。损伤机制一般可由垂直压缩、屈曲、牵张、旋转或剪切力引起，屈曲性暴力是造成颈椎骨折脱位的主要原因。

1. 稳定性颈椎骨折　一般采取牵引复位加固定、功能锻炼的保守治疗。康复治疗应在不影响颈部稳定性的前提下尽早开始。

第 1 阶段：伤后 3 周内，此时患者一般卧床行颈椎牵引，可行四肢的主被动运动，保持关节活动度，改善血液循环，防止肌肉萎缩，预防卧床并发症。

第 2 阶段：3 周至伤后 3 个月。此期患者颈椎复位成功，已行石膏或支具固定，可逐渐在外固定保护下下地进行活动，以四肢的主动运动恢复肌力和耐力为主，同时逐渐增加颈肩部肌群的等长收缩训练；伤后 2 个月左右，较轻的颈椎骨折可每日定时取下外固定，行卧位减重颈部肌群等张训练。

第 3 阶段：伤后 3 个月后，此期患者颈椎外固定已去除，可以增加颈部肌群的等张收缩练习，练习强度逐渐增加；同时开始做颈部关节活动度的恢复性训练，主要为颈椎前屈、后伸及侧屈练习，适当进行旋转运动，以恢复头颈部的柔韧性和灵活性。

2. 不稳定性颈椎骨折脱位　此型颈椎骨折应尽早手术治疗，恢复颈椎的稳定性，解除脊髓压迫。其康复治疗应以有利于脊髓功能的恢复与重建为重点。

卧床期：支具保护颈椎，正确进行体位摆放，预防卧床并发症；行呼吸训练维持肺部功能；被动运动防止肌肉萎缩，保持瘫痪肢体的关节活动能力；在不影响颈椎稳定的条件下做主动活动，以保持和增强残留肌力；可行颈部肌群等长肌力训练。

恢复期：此期颈椎基本恢复稳定性，去除支具后逐渐开始颈部肌群等张肌力训练及颈椎柔韧性和活动度训练；肢体的康复训练根据脊髓损伤程度不同，康复计划和重点也不同。

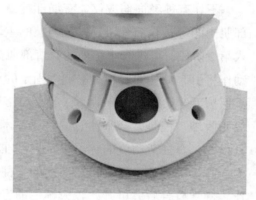

图 6-7-4　保护颈椎支具

第八节　肋骨骨折的康复

人体的肋骨共有 12 对，分布在胸部两侧，其前侧与胸骨、后侧与胸椎相连，构成一个完整的胸廓。当胸部受损伤时，无论闭合性损伤或开放性损伤，最常见的是肋骨骨折，约占胸廓骨折的 90%。然而不同的外界暴力作用方式所造成的肋骨骨折具有不同的特点。作用于胸部局限部位的直接暴力所引起的肋骨骨折，断端向内移位，可刺破肋间血管、胸膜和肺，产生血胸或（和）气胸；间接暴力，如胸部受到前后挤压时，骨折多在肋骨中段，断端向外移位，可刺伤胸壁软组织，产生胸壁血肿。

肋骨富有弹性，不易折断，成人尤其是老年人，肋骨弹性减弱，较容易发生肋骨骨折。

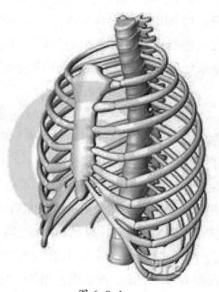

图 6-8-1

【临床表现】

1. 胸背部压痛是肋骨骨折最明显的症状，疼痛会因咳嗽、深呼吸、体位变换等而加重，患者可听到或感觉到肋骨骨折处有骨摩擦感。

2. 由于疼痛及胸廓稳定性受破坏，使呼吸浅快和肺泡通气减少，患者不敢咳嗽，从而引起下呼吸道分泌物梗阻，肺实变或肺不张，这在老弱患者或原有肺部疾患的患者多见，尤应予以重视。

3. 当连枷胸存在时，吸气时胸腔负压增加，软化部分胸壁向内凹陷；呼气时，胸腔压力增高，损伤的胸壁浮动凸出，这与其他胸壁的运动相反，称为"反常呼吸运动"。反常呼吸运动可使两侧胸腔压力不平衡，纵隔随呼吸而左右来回移动，称为"纵隔摆动"，影响血液回流，造成循环功能紊乱，是导致和加重休克的重要因素之一。

【诊断依据】

肋骨骨折的诊断主要依据受伤史、临床表现和 X 线胸片检查。按压胸骨或肋骨的非骨折部位（胸廓挤压试验）出现骨折处疼痛（间接压痛），或直接按压肋骨骨折处出现直接压痛阳性，或可同时听到骨擦音、手感觉到骨摩擦感和肋骨异常动度，很有诊断价值。X 线胸片大都能够显示肋骨骨折。

【临床治疗】

肋骨骨折的治疗原则以镇痛、清理呼吸道分泌物、固定胸廓、恢复胸壁功能和防治并发症为主。

单处闭合性肋骨骨折由于骨折两端有上下肋骨和肋间肌支撑，很少发生错位、活动，多能自动愈合。固定胸廓主要是为了减少骨折端活动和减轻疼痛，其方法有宽胶条固定、多带条胸布固定或弹力胸带固定。单纯性肋骨骨折的治疗原则是止痛、固定和预防肺部感染。可口服或必要时肌内注射止痛药。

连枷胸的治疗则是以纠正反常呼吸运动、抗休克、防治感染和处理合并损伤为主。当胸壁软化范围小或位于背部时，反常呼吸运动可不明显或不严重，可采用局部夹垫加压包扎。但是，当浮动幅度达 3cm 以上时可引起严重的呼吸与循

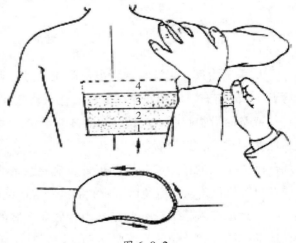

图 6-8-2

环功能紊乱，当超过 5cm 或为双侧连枷胸软胸综合征时可迅速导致死亡，必须进行紧急处理。

对于开放性骨折的治疗则应及早彻底清创，清除碎骨片及无生机的组织，咬平骨折断端，以免其刺伤周围组织。如有肋间血管破损者，应分别缝扎破裂血管的远近端。剪除一段肋间神经有利于减轻术后疼痛。胸膜破损者，按开放性气胸处理。术后常规注射破伤风抗毒血清和给予抗生素防治感染。

肋骨骨折多可在 2～4 周自行愈合，治疗中也不像对四肢骨折那样强调对合断端。

【康复治疗】

1. 中药熏洗

药物：乳香、没药各 15g，川乌、草乌各 10g，秦艽、鸡血藤各 15g，当归 20g，干姜 15g，川续断 20g，独活 12g，桑枝 15g。

方法：将药熬好后置脸盆内，加水适量，以水面高于药物 5cm 为准，将脸盆置于熏洗床下，脸盆下放置一电炉，加热煮沸后，患者取侧卧位，以患侧对准蒸汽，先蒸 30 分钟（可用浴巾遮盖），注意调节温度，待水温降至不烫时用棉毛巾浸泡药液，洗敷伤处 10 分钟，每日 1 次。通过中药熏洗可起到活血化瘀、消炎镇痛的效果，由于温热刺激使皮肤的局部血管扩张，促进其血液循环和淋巴循环，使其新陈代谢旺盛，局部组织营养和整体功能得到改善，也有利于骨折处骨痂生长及骨折的早期修复。

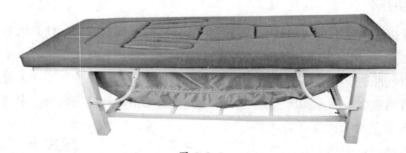

图 6-8-3

2. 手法治疗　熏洗后患者取侧卧位，患处朝向医者前方，以骨折处为中心，四周旁开 10cm 左右，局部先涂擦少许液状石蜡起润滑作用，医者用单手或双手的示、中、环指或掌面沿肋间肌方向做轻巧的推拿手法，继而来回行梳理手法，各 10 分钟，注意手法必须柔和，以患者能耐受为度，并随治疗次数增加而逐渐加大力度和频率。通过局部轻柔手法的作用起到理筋正骨、疏通经络的功效，可以减少周围软组织粘连的形成及血肿机化，从而避免留下刺激肋间神经的病灶。

3. 运动疗法　治疗期间指导患者做双上肢的伸展运动、扩胸运动及体侧运动，并在运动中结合有节律的深呼吸运动。锻炼时应循序渐进，每次锻炼约 20 分钟，每日 2

次，以患者微出汗为度。通过运动锻炼，"动静结合"，宣畅周身气血，使患者的肺活量得以恢复和提高。

中药熏洗及手法每日 1 次，10 次为 1 个疗程，疗程间休息 3 日，锻炼不间断，治疗期间仍结合局部防感染及补钙等，以促进骨折愈合，也可配合胸围等外固定。

第九节　骨盆骨折的康复

骨盆两侧髋骨是由髂骨、坐骨、耻骨等共同构成，髋臼为薄弱处，易发生损伤。髋骨为下肢带骨，左右各一，在前借纤维软骨构成耻骨联合，在后与骶骨借耳状关节面相连，形成四对骨盆弓（后方的两对为负重弓；前方上下各一对约束弓），能传递重力和维持骨盆稳定性。

1. 骨盆骨折原因　　骨折多因（直接）强大暴力引起，如被车辆碾轧或倒塌的重挤压等。少数可因间接暴力造成，如因肌肉突然收缩发生抵止点的撕脱性骨折，或侧方挤压而发生耻骨骨折。骨盆骨折的严重性，决定于骨盆环的破坏程度及是否伴有盆腔脏器、血管、神经损伤。

2. 骨折分型

（1）骨盆弓无断裂骨折：这类骨折不影响骨盆的完整性，病情轻。如耻骨支骨折、髂前上棘或下棘骨折、坐骨结节骨折、骶骨骨折、尾骨骨折或脱位。

（2）骨盆环单弓断裂骨折：这类骨折影响到骨盆环，但未完全失去连接，基本保持环状结构的完整。如一侧或双侧耻骨上支和下支骨折、耻骨联合分离、一侧髋关节脱位或一侧髋关节附近的髂骨骨折。

（3）骨盆双弓断裂骨折：这类骨折多为强大的挤压暴力所致。由于骨折移位明显，常伴有脱位，往往导致骨盆的完整性遭到破坏，损伤盆腔内的脏器和血管、神经，产生严重后果。

3. 临床表现　　包括髋关节的僵硬、疼痛、肿胀等。患者术后通常卧床制动，引起软组织粘连，髋、膝关节挛缩等，活动可引起疼痛。日久关节周围的肌肉可见萎缩，主被动活动时疼痛可以使患者不自觉地保持伸直状态，使关节产生挛缩，影响患者的日常生活和工作。

4. 检查

（1）外伤史。

（2）髋、膝关节僵硬，主被动活动关节活动范围受限、疼痛、肿胀。

（3）臀大肌、臀中肌、股四头肌萎缩。

（4）通过 X 线片（DR）、CT 扫描、磁共振成像（MR）等影像学检查了解骨折分型及术前、术后骨折愈合情况。

【中医证候分型】

1. 瘀血痹阻证 表情迟钝，言语不利，肌肤干燥无光泽，或伴肌肤甲错、口干不欲饮、肢体肿胀刺痛，或疼痛夜甚，局部肤色晦暗，肌肤甲错，妇女月经量少或闭经。舌质紫暗，有瘀斑或瘀点，脉沉细涩。

2. 肝肾阳虚证 面色苍白，精神疲惫，肢体冷痛而肿，肢冷不温，腰腿冷痛，尿频而少，慢性腹泻，男性阳痿，女性闭经等。舌质淡，苔白，脉沉细。

3. 肝肾阴虚证 头晕目眩，目干，容易疲劳，肢体麻木，口燥咽干，失眠多梦，潮热，胁隐痛，遗精，腰膝酸痛，耳鸣，不孕，舌红，少苔，女子月经量少等。舌质红，苔少，脉沉细数。

4. 寒湿痹阻证 素体虚弱，寒湿之邪乘虚侵袭人体，出现筋脉拘挛，气血阻滞，以成痹证。肢体冷痛而肿，遇寒痛增，得热痛减，口淡不渴，恶风寒，阴雨天加重，肢体沉重。舌质淡，苔白，脉弦紧。

【康复评定】

1. 了解骨折分型、术前及术后骨质愈合情况。
2. 术后常可引起髋、膝关节活动受限，测量髋关节、膝关节的关节活动度。

【西药治疗】

1. 骨瓜提取物注射液 本品含多种骨代谢的活性肽类。具有调节骨代谢，刺激成骨细胞增殖，促进新骨形成，以及调节钙、磷代谢，增加骨钙沉积，防治骨质疏松，抗炎、镇痛等作用。

2. 鹿瓜多肽注射液 本品中骨诱导多肽类生物因子可有效促进机体内影响骨形成和吸收的骨源性生长因子的合成，包括骨形态发生蛋白（BMP）、β-转化生长因子（TGF-β）、成纤维细胞生长因子（FGF）等，从而具有多种生物活性。

【中成药和内服中药汤剂治疗】

中成药：洛阳正骨医院常用内部制剂，如养血止痛丸、加味益气丸、三七接骨丸、特质接骨丸、七珠展筋散、平乐展筋酊等。

汤药：依据患者身体情况辨证分型用药。

1. 瘀血痹阻证

治法：活血化瘀，通络止痛。

方药及加减：桃红四物汤。"四物"活血养血，配以桃仁、红花破血化瘀。可加牡丹皮、炮山甲（代）、皂刺、地龙活血通络止痛。

2. 肝肾阳虚证

治法：补肾壮阳。

方药及加减：右归丸加减。肉桂、附子、鹿角胶、杜仲、菟丝子温肾通经，熟地黄、山药、山萸肉、枸杞子滋阴益肾，阴中求阳。

3. 肝肾阴虚证

治法：滋补肾阴，濡养筋脉。

方药及加减：左归丸加减。熟地黄、山药、山萸肉、枸杞子、龟甲胶以滋补肾阴；菟丝子、鹿角胶、牛膝温肾，以阳中求阴。

4. 寒湿痹阻证

治法：温经散寒，通络止痛。

方药及加减：乌头汤加减。川乌、生麻黄温经散寒；生黄芪益气固表，升阳通痹；生白芍、甘草缓急止痛；苍术、白术健脾祛湿；羌活祛风胜湿；姜黄、当归活血通络兼养血；桂枝通阳散寒。

【康复治疗】

早期的治疗原则是消除病因及炎症、水肿，防止肢体挛缩变形，防止肌肉萎缩，使肌力得到恢复。恢复期的治疗原则是扩大关节活动度，改善局部血液循环，改善关节活动度。应按照骨折愈合的不同病理生理阶段要求调整治疗方法。

1. 手法治疗　早期，以向心性按摩和小范围的被动运动，起到消除水肿的功效。中、晚期，适当增加手法的力度，重点刺激关节周围的肌群，以增加肌肉的主、被动运动。早期循序渐进的主动运动训练有助于保持关节活动度，运用被动 – 助动 – 主动运动，逐渐扩大患者髋关节、膝关节的关节活动度。手法治疗需注意以下几点。

（1）合理选择训练方法：训练前应先评估肌力情况，根据评估结果选择训练方法。

（2）合理调整被动训练力度：被动活动力度应循序渐进，切勿用力过大、过猛。每次施加应平稳，持续一定时间。

（3）防止过分疲劳和疼痛：肌力训练后出现很短时间内的疼痛和肌肉疲劳是正常的，若训练后第二天仍感觉疲劳和疼痛，则说明运动强度过大，则应调整运动时间和运动量。

（4）防止出现心血管反应：患有高血压、冠心病或其他心血管疾病者应避免在训练时过分用力或闭气。

2. 超声波治疗　以频率大于 20 000Hz，不能引起正常人听觉反应的机械振动波作用于人体，以达到治疗疾病的方法。操作时患者取舒适体位，充分暴露治疗部位，治疗部位的皮肤涂抹耦合剂，将声头以适当的压力固定于治疗部位，超声波强度不得大于 $0.5W/cm^2$；时间 3～5 分钟；或将声头紧密接触治疗部位，并做缓慢往返或圆圈移动，声头移动速度以 2 ～ 3m/s 为宜，超声强度不得大于 1.5W/cm²。

超声波的机械作用在组织中引起细胞波动而出现一种微细按摩作用，可改善局部血液和淋巴循环，加强组织营养和物质代谢；同时可以刺激半透膜弥散过程，增强通透性，提高组织再生能力。组织吸收声波产生热量，热作用除普通吸收还具有选择性加热的特点，可在骨膜处产生局部高热，用于治疗关节和韧带等运动性创伤。

禁忌证：活动性肺结核、严重支气管扩张、化脓性炎症、血栓性静脉炎、败血症、持续性高热、出血倾向、消化道大面积溃疡、放射线或同位素治疗期间及随后半年内、恶性肿瘤、内固定物正上方。

3. 激光疗法　改善局部血液循环、促进组织修复、快速消炎。激光疗法的基本生物效应包括光效应、压力效应、热效应和电磁效应。激光疗法就是利用这些生物效应对局部组织或经脉穴位进行照射治疗，是近年来发展起来的一种新型的理疗方法。本疗法具有增强组织代谢和消炎、止痛、脱敏、收敛、消肿、促进肉芽生长及加速伤口愈合等作用。由于激光疗法应用时间短、经验少，它的应用范围、作用机制及对人体的即时影响和长久影响等都有待于进一步观察和探讨。

4. 物理疗法　方法有很多种，如电兴奋疗法、紫外线照射疗法等，可根据其性能选择使用。经过临床实践证明，理疗和其他方法配合使用往往会提高疗效。个别患者应用理疗后会有一定的反应，要及时发现，找出原因，适当处理。此外，长期使用某种理疗往往会使患者的耐受性增强而影响疗效，且对人体有一定的不良影响，因此，对某些理疗不宜长期使用。

5. 低频电子脉冲治疗（电针）　这是以针刺入腧穴得气后，在针上通以频率1000Hz 以下的脉冲电流，用以治疗疾病的一种低频电疗法。操作时以毫针刺入病损部位周围的穴位，一般取环跳、风市、阳陵泉、足三里、丰隆、承山等。电极夹于针柄，通电时调节电钮，使电量从无到有、由小到大，电量大小因人而异，一般以患者感到舒适为度，一般持续通电 15 分钟，从低频到中频，使患者局部出现酸、胀、热等感觉或局部肌肉节律性收缩。治疗结束后，先将电量降至零值，关闭电源，然后从针柄上除去电极，并将刺入组织的毫针拔下。

脉冲电流作用于皮肤后，通过"闸门控制"机制，释放内源性吗啡样物质，从而达到镇痛作用。同时可以促进局部血液循环，还可促进骨生成，调整肌张力，缓解肌肉、血管的痉挛。

禁忌证：佩戴有心脏起搏器、意识不清、关节挛缩急性期、下运动神经元病损、神经应激性不正常者。

6. 蜡疗　本法是利用加热溶解的石蜡为介质，敷贴于患处以达到治疗作用的方法。石蜡熔点为 50 ～ 56℃，导热系数 0.0006；具有可塑性和黏滞性，蓄热性能强。该法是一种常用的温热疗法，其治疗作用主要包括温热作用和机械压迫作用两种。石蜡疗法可使局部体温增高，血管扩张，组织代谢和细胞通透性增强，因而具有温经散寒、消肿止痛和解痉止痛等作用。本法的热作用强，维持时间长，并可以深入 0.2 ~ 1.0cm 的组织，从而对腓总神经的修复能够起到一定的作用。

禁忌证：高热、昏迷、急性化脓性炎症早期、风湿性关节炎活动期、结核、恶性肿瘤、出血倾向、开放性伤口、感染性皮肤病、孕妇腰腹部及对石蜡过敏者。

7. 中药熏洗　本法适应于闭合性骨盆骨折，或手术后伤口已愈合，去除外固定的患者。

操作时根据患者的临床证候辨证论治，采用具有活血化瘀、疏通经络、温经止痛功效的中药，利用恒温中药熏洗机熏洗患肢，每次 30 分钟，每日 2 次，15 日为 1 个疗程。并根据患者的证候变化调整熏洗中药处方。

患肢有皮肤病者或有皮肤破损者慎用；使用时应注意熏洗机设定适当温度，防止烫伤。

8. 推拿疗法　具有活血化瘀、通经活络、扶正祛邪的作用。在骨盆骨折术后康复治疗中占有重要地位，在缓解肢体疼痛、改善肢体活动功能方面有着其他疗法无法替代的作用，与其他疗法联合应用可以协同发挥作用，从而提高临床疗效，改善患者的生活质量。除急性期红肿明显者外，其余均可进行相应手法推拿治疗。

推拿疗法常用指拨推拿法原理避免推拿过程中疼痛与不适，争取患者的长期配合。对于肌肉萎缩无力、活动功能受限者，可改善病变肢体肌肉的恢复，促进肌力的恢复。局部治疗常用手法有一指禅推法、点、揉、按、擦、搓、捻、弹拨、拔伸牵引、抖、摇法等。其次，可配合循经取穴及局部取穴推拿。

（1）取穴：可取环跳、风市、阳陵泉、足三里、丰隆、承山等。

（2）操作手法：患者取卧位，先用推法和一指禅推法沿足太阳膀胱经所过足背、踝、膝、臀等部位反复施术，在受累肢体处做重点治疗。点按环跳、风市、阳陵泉、足三里、丰隆、承山等。活动髋、膝关节受累部位。擦热患处再施拍打诸手法，使热透入病损处。以上推拿每日 1 次，10 次为 1 个疗程。缓解期可嘱患者进行主动肌力训练。

9. 针灸治疗

（1）毫针刺法：针灸治疗关节功能障碍，通常以患部局部取穴与循经取穴相结合，并适当选取阿是穴。其取穴规律如下。

取足阳明胃经与足太阳膀胱经穴位。髋部取环跳、风市，膝部取足三里、阳陵泉等；踝部取解溪、申脉、照海、昆仑、丘墟等。风盛者加膈俞、血海以养血活血祛风；寒盛者加肾俞、关元以温肾祛寒、通络止痛；湿盛者加足三里、阴陵泉健脾除湿；热盛者加大椎、曲池清泻热毒。风盛或热盛者用毫针泻法浅刺，并可用梅花针叩刺。寒盛者需针与灸并用，多用艾灸或深刺留针，疼痛剧烈者可用隔姜灸，或兼用温针、梅花针。四肢穴位采用温针以驱寒逐湿、通利关节，针刺采用捻转提插补泻法，随后温针2次，应用灸粒温针。

（2）灸法：灸法对大多数腓总神经损伤的患者更为相宜，通过温热刺激起到行气通络、活血逐瘀的作用。

①温和灸或雀啄灸：每穴15～20分钟，每日或隔日1次，10次为1个疗程。

②隔姜灸：艾炷如黄豆大，每穴3～6壮，每日或隔日1次，10次为1个疗程。

③无瘢痕灸：艾炷如麦粒大，每穴3～6壮，每日或隔日1次，10次为1个疗程。

治疗时应当严格把握适应证和禁忌证，长期较大剂量使用激素者、糖尿病患者及免疫力明显低下者禁用该法。同时也应当签署知情同意书，并争取患者积极配合，避免感染等，以免对身体造成伤害。

10. 小针刀疗法　骨盆骨折可累及下肢髋、膝关节，长时间积累会导致髋、膝关节周围韧带及软组织的挛缩、粘连及强直等症状，小针刀松解可减轻肌腱、韧带的挛缩，纠正关节的微小移位，恢复病变关节生物力学平衡，从而缓解临床症状。在松解粘连及缓解挛缩的基础上施以手法治疗，可以逐步减轻关节的粘连、强直和畸形，改善病损关节的功能。通常选择髋关节周围粘连、挛缩的肌肉、肌腱、韧带及其起点，避开血管、神经，纵向刺入，逐层铲切剥离后掉转刀口横向切剥。术毕施以手法治疗。

第十节　尾骨骨折的康复

尾骨骨折又称骶尾骨骨折。骶骨骨折可单独发生，亦可与骨盆损伤同时出现；前者较少见，而后者在骨盆骨折中占30%～40%，因此，其绝对发生率远较单发者高，且以男性多见。治疗亦较复杂，需与骨盆骨折同时治疗。

【病因】

1. 直接暴力　以从高处跌下、滑落或滚下时骶部着地为多见；其次为被重物击中，或是因车辆等直接撞击局部所致。

2. 间接暴力　以从下方（骶尾椎远端）向上传导的暴力较多见，而暴力从上向下传导的机会则甚少；亦可因韧带牵拉引起撕脱骨折。

合并损伤多系骨盆骨折所致，大多属直接暴力引起；而骶骨骨折的并发伤主要涉及直肠、肛门和骶神经。

【临床表现】

视受损程度不同，骶骨骨折的临床症状差别较大，检查时应注意以下几点。

1. 疼痛　对外伤后主诉骶骨处持续性疼痛者应详细检查。清晰的条状压痛大多因骨折所致，并可沿压痛的走向来判定骨折线。传导叩痛较腰椎骨折轻，尤其是在站立位检查时。

2. 惧坐　坐位时重力直接作用于骶尾处而引起疼痛，因此患者喜取站位，或是一侧臀部就座。

3. 皮下淤血　因骶骨浅在，深部损伤易显露于皮下，因此在体检时可发现骨折处的血肿、皮下淤血或皮肤挫伤、擦伤等。

4. 肛门指诊　肛门指诊时可根据压痛部位、骨折处移位及有无出血，推测骨折线走行、有无明显错位及是否为开放性骨折等。

5. 马鞍区感觉障碍　波及骶孔的骨折可刺激骶神经支，出现马鞍区感觉过敏、刺痛、麻木及感觉减退等各种异常现象。

【治疗】

1. 正骨手法治疗

（1）无移位者，卧木板床休息 3～4 周，上石膏短裤起床活动；坐位时，应垫以气垫或海绵等，以保护局部，缓解压力。

（2）轻度移位者，局部骨折后通过肛门指诊将其逐渐复位，2～3 日再重复 1 次，以维持对位。

（3）重度移位局部骨折，通过肛门指诊先施以手法复位，若无法还纳或不能维持对位，可酌情行开放复位及内固定术。

（4）合并骨盆骨折者，应以骨盆骨折为主进行治疗，包括卧床（蛙式卧位）、双下肢胫骨结节牵引疗法、开放复位及内固定术等。

（5）骶神经受压者，可先行局部封闭疗法，无效时则需行手术减压。

早期，行向心性按摩和小范围的被动运动，以起到消除水肿的功效，防止下肢深静脉血栓形成。中、晚期，适当增加手法的力度，重点刺激尾骨周围的肌群，以增加肌肉的主动运动。早期循序渐进的被动运动训练有助于保持正常的关节活动度。

2. 物理治疗　尾骨骨折后，物理治疗应按照骨折愈合的不同病理生理阶段要求调整治疗方法。物理疗法的方法有很多种，如电兴奋疗法、紫外线照射疗法等，可根据其性能选择使用。经过临床实践证明，理疗和其他方法配合使用往往会提高疗效。个别患者应用理疗后会有一定的反应，要及时发现，找出原因，适当处理。此外，长期使用某种理疗往往会使患者的耐受性增强而影响疗效，且对人体有一定的不良影响，因此，对某些理疗不宜长期使用。

早期的治疗原则是消除病因及炎症、水肿减轻疼痛，防止肌肉萎缩与下肢深静脉血栓形成。恢复期的治疗原则是着重防止肌肉萎缩，改善局部营养，功能恢复。

（1）超声波治疗：以频率大于 20 000Hz，不能引起正常人听觉反应的机械振动波作用于人体，以达到治疗疾病的方法。

患者取舒适体位，充分暴露治疗部位，治疗部位的皮肤涂抹耦合剂，将声头以适当的压力固定于治疗部位，超声波强度不得大于 0.5W/cm²，时间 3～5 分钟；移动法是将声头紧密接触治疗部位，并做缓慢往返或圆圈移动，声头移动速度以 2～3m/s 为宜，超声强度不得大于 1.5W/cm²。

超声波的机械作用在组织中引起细胞波动而出现一种微细按摩作用，可改善局部血液和淋巴循环，加强组织营养和物质代谢；同时可以刺激半透膜弥散过程，增强通透性，提高组织再生能力。组织吸收声波产生热量，热作用除普通吸收外，还具有选择性加热的特点，可在骨膜处产生局部高热，用于治疗关节和韧带等运动性创伤。

禁忌证：活动性肺结核、严重支气管扩张、化脓性炎症、血栓性静脉炎、败血症、持续性高热、出血倾向、消化道大面积溃疡、放射线或同位素治疗期间及随后半年内、恶性肿瘤。

（2）激光疗法：激光疗法的基本生物效应包括光效应、压力效应、热效应和电磁效应。激光疗法就是利用这些生物效应对局部组织或经脉穴位进行照射治疗的，它是近年来发展起来的一种新型的理疗方法。本疗法具有增强组织代谢和消炎、止痛、脱敏、收敛、消肿、促进肉芽生长及加速伤口愈合等作用。由于激光疗法应用时间短、经验少，它的应用范围、作用机制，以及对人体的即时影响和长久影响等，都有待于进一步观察和探讨。

（3）低频电子脉冲治疗（电针）：该法是用毫针刺入腧穴得气后，在针上通以频率1000Hz 以下的脉冲电流以治疗疾病的一种低频电疗法。

治疗时以毫针刺入病损部位周围的穴位，一般取肾俞、大肠俞、八髎、环跳、秩边等穴位。通电时调节电钮，使电量从无到有、由小到大，电量大小因人而异，以患者感到舒适为度，一般持续通电 15 分钟，从低频到中频，使患者局部出现酸、胀、热等感觉或局部肌肉节律性收缩。治疗结束后，先将电量降至零值，关闭电源，然后从针柄上除去电极，并将刺入组织的毫针拔下。

脉冲电流作用于皮肤后，通过"闸门控制"机制，可释放内源性吗啡样物质而达到镇痛作用。同时可以促进局部血液循环，还可促进骨生成，调整肌张力，缓解肌肉、血管痉挛。

禁忌证：佩戴有心脏起搏器、意识不清、关节挛缩急性期、下运动神经元病损、神经应激性不正常者。

（4）蜡疗：本法是利用加热溶解的石蜡为介质敷贴于患处以达到治疗作用的方法。石蜡熔点为 50～56℃，导热系数 0.0006，具有可塑性和黏滞性，蓄热性能强。蜡疗是一种常用的温热疗法，其治疗作用主要包括温热作用和机械压迫作用两种，可使局部体温增高，血管扩张，组织代谢和细胞通透性增强，因而具有温经散寒、消肿止痛和解痉止痛的作用。本法的热作用强，维持时间长，并可以深入 0.2 ～ 1.0cm 的组织，从而对腓总神经的修复起到一定的作用。

禁忌证：高热、昏迷、急性化脓性炎症早期、风湿性关节炎活动期、结核、恶性肿瘤、出血倾向、开放性伤口、感染性皮肤病、孕妇腰腹部及对石蜡过敏者。

（5）中药熏洗：适用于闭合性尾骨骨折，或手术后伤口已愈合，去除外固定的患者。

操作时根据患者的临床证候辨证论治，采用具有活血化瘀、疏通经络、温经止痛功效的中药，利用恒温中药熏洗机熏洗患肢，每次 30 分钟，每日 2 次，15 日为 1 个疗程。并根据患者的证候变化调整熏洗中药处方。

患肢有皮肤病者或有皮肤破损者慎用；使用时应注意熏洗机设定温度，防止烫伤。

（6）推拿按摩：具有活血化瘀、通经活络、扶正祛邪的作用，在迅速缓解肢体疼痛、改善受损神经支配的肢体活动功能方面有着其他疗法无法替代的作用。与其他治疗方法联合应用可以协同发挥作用，从而提高临床疗效，改善患者的生活质量。除急性期红肿明显者外，其余均可进行相应手法推拿治疗。

推拿疗法常用指拨推拿法原理避免推拿过程中疼痛与不适，争取患者的长期配合，对于肌肉萎缩无力、活动功能受限者，可改善病变肢体肌肉的恢复，促进肌力的恢复。局部治疗常用手法有一指禅推法、点、揉、按、擦、搓、捻、弹拨、拔伸牵引、抖、摇法等。其次，可配合循经取穴及局部取穴推拿。

取穴：可取肾俞、大肠俞、八髎、环跳、秩边等。

操作手法：患者取卧位，先用推法和一指禅推法，沿足太阳膀胱经在骨折部位附近重点治疗。点按肾俞、大肠俞、八髎、环跳、秩边等穴，擦热患处，再施拍打诸手法，使热透入病损处。以上推拿每日 1 次，10 次为 1 个疗程，缓解期可嘱患者进行主动肌力训练。

（7）针灸治疗

①毫针刺法：针灸治疗关节功能障碍，通常采用患处局部取穴与循经取穴相结合，并适当选取阿是穴，其取穴规律如下。

每次取足太阳膀胱经穴位，肾俞、大肠俞、八髎、环跳、秩边等。风盛者加膈俞、血海以养血活血祛风；寒盛者加肾俞、关元以温肾祛寒、通络止痛；湿盛者加足三里、阴陵泉健脾除湿；热盛者加大椎、曲池清泻热毒。风盛或热盛者用毫针泻法浅刺，并可用梅花针叩刺。寒盛者需针与灸并用，多用艾灸或深刺留针，疼痛剧烈者可用隔姜灸，或兼用温针、梅花针。四肢穴位采用温针以驱寒逐湿、通利关节，针刺采用捻转提插补泻法，随后温针 2 次，应用灸粒温针。

②灸法：灸法对大多数腓总神经损伤患者更为相宜，通过温热刺激起到行气通络、活血逐瘀的作用。

温和灸或雀啄灸：每穴 15 ～ 20 分钟，每日或隔日 1 次，10 次为 1 个疗程。

隔姜灸：艾炷如黄豆大，每穴 3 ～ 6 壮，每日或隔日 1 次，10 次为 1 个疗程。

无瘢痕灸：艾炷如麦粒大，每穴 3 ～ 6 壮，每日或隔日 1 次，10 次为 1 个疗程。

治疗时应当严格把握适应证和禁忌证，长期较大剂量使用激素者、糖尿病患者及免疫力明显低下者禁用该法。同时也应当签署知情同意书，并争取患者积极配合，避免感染等，以免对身体造成伤害。

（8）小针刀疗法：尾骨骨折可累及肢体关节，长时间的积累会导致尾骨周围韧带及软组织的挛缩、粘连及强直等症状，小针刀松解可减轻肌腱、韧带的挛缩，纠正关节的微小移位。恢复病变关节生物力学平衡，从而缓解临床症状。在松解粘连及缓解挛缩的基础上施以手法治疗，可以逐步减轻关节的粘连、强直和畸形，改善病损关节的功能。通常选择踝关节周围粘连、挛缩的肌肉、肌腱、韧带及其起点，避开血管、神经，纵向刺入，逐层铲切剥离后掉转刀口横向切剥。术毕施以手法治疗。

（9）刃针疗法：刃针治疗不会对尾骨骨折有太大形态上的改变，但是能够消除尾骨骨折后期遗留的疼痛、不能久坐等症状。许多尾骨骨折后的患者在多年后会出现尾骨局部疼痛明显、不能坐硬板凳的情况，严重影响患者的工作和生活，刃针治疗能够消除这一症状。在治疗时，主要用刃针松解骶结节韧带局部的硬结。严格消毒后，用左手大拇指仔细触摸局部硬结，找到后进行固定，然后用刃针刺入病变处进行切割，力争每次治疗把局部所有硬结全部松解开。一般治疗 3 次即可完全消除症状。

3. 药物治疗

（1）西药治疗

①抗炎止痛药：国外首选对乙酰氨基酚，该药止痛效果好，不良反应少，费用低。如果此类药物止痛效果不明显或伴有膝关节积液，则选用其他药物。

②非甾体类抗炎药：这类药物具有抗炎、止痛和解热作用，是治疗骨性关节炎最常用的药物。

③阿片类：对中度或严重的骨性关节炎患者，以上药物治疗仍不能解除疼痛时，国外学者主张将阿片类药物作为最后选择。经常选用的这类药物有可待因和曲马多，有一定的效果。但是，该类药物的不良反应如恶心、呕吐、腹泻和多汗，以及有一定的耐受性和潜在的依赖性等，都值得重视。

（2）中成药治疗：洛阳正骨医院常用的内部制剂，如养血止痛丸、加味益气丸、三七接骨丸、特质接骨丸、七珠展筋散、平乐展筋酊等。

（3）中药汤剂

①瘀血痹阻证：表情迟钝、言语不利，肌肤干燥无光泽，或伴肌肤甲错、口干不欲饮、肢体肿胀刺痛，或疼痛夜甚，局部肤色晦暗，肌肤甲错，妇女月经量少或闭经。舌质紫暗，有瘀斑或瘀点，脉沉细涩。

治法：活血化瘀，通络止痛。

方药及加减：桃红四物汤。"四物"活血养血，配以桃仁、红花破血化瘀。可加牡丹皮、炮山甲（代）、皂刺、地龙活血通络止痛。

②肝肾阳虚证：面色苍白、精神疲惫，肢体冷痛而肿，肢冷不温，腰腿冷痛，尿频而少，慢性腹泻，男性阳痿，女性闭经等。舌质淡，苔白，脉沉细。

治法：补肾壮阳。

方药及加减：右归丸加减。肉桂、附子、鹿角胶、杜仲、菟丝子温肾通经，熟地黄、山药、山萸肉、枸杞子滋阴益肾，阴中求阳。

③肝肾阴虚证：头晕目眩、目干，容易疲劳，肢体麻木，口燥咽干，失眠多梦，潮热，胁隐痛，遗精，腰膝酸痛，耳鸣，不孕，女子月经量少等。舌质红，苔少，脉沉细数。

治法：滋补肾阴，濡养筋脉。

方药及加减：左归丸加减。熟地黄、山药、山萸肉、枸杞子、龟甲胶以滋补肾阴；菟丝子、鹿角胶、牛膝温肾以阳中求阴。

④寒湿痹阻证：素体虚弱，寒湿之邪乘虚侵袭人体，出现筋脉拘挛，气血阻滞以成痹证。肢体冷痛而肿，遇寒痛增，得热痛减，口淡不渴，恶风寒，阴雨天加重，肢体沉重。舌质淡，苔白，脉弦紧。

治法：温经散寒，通络止痛。

方药及加减：乌头汤加减。川乌、生麻黄温经散寒；生黄芪益气固表，升阳通痹；生白芍、甘草缓急止痛；苍术、白术健脾祛湿；羌活祛风胜湿；姜黄、当归活血通络兼养血；桂枝通阳散寒。

第七章 筋伤病康复

　　"筋"的含义可以理解为现代解剖学所指四肢和躯干部位的软组织。凡因各种外来暴力或慢性劳损等原因所造成的损伤统称为筋伤，俗称伤筋。平乐郭氏正骨十分重视"筋"的理论，在临床中以郭艳幸院长为代表的洛阳正骨人提出"筋病理论"，倡导"筋为骨用""筋骨并重"的理念，能够十分有效地指导骨伤科临床。筋伤一般分为上肢筋伤、下肢筋伤、躯干部筋伤、骶尾部筋伤等，以下根据部位分述之。

第一节 肩部筋伤及康复

一、肩部扭挫伤

　　肩部受到外力的打击、碰撞，或过度牵拉、扭捩而致肩关节周围软组织的损伤，称之为肩部扭挫伤。当伤及关节时称为"肩髃筋伤"。

【病因病理】

　　本病可发生于任何年龄，部位多在肩部上方或外侧方，并以闭合伤为其特点。多因间接外力引起肩关节过度牵拉、扭捩，或重物直接打击、碰撞肩部，引起肩部肌肉或关节囊的损伤或撕裂，致使脉络破裂，气血凝滞，瘀肿疼痛，功能障碍。

【临床表现与诊断】

　　有明显外伤史。肩部肿胀，疼痛逐渐加重，局部有钝性压痛，肩关节活动受限。挫伤者，皮下常出现青紫、瘀肿。一般性扭挫伤在当时多不在意，休息之后开始出现症状，逐渐加重，瘀肿或不瘀肿，但有压痛，多在1周内症状明显好转。较重的病例，亦可致组织的部分纤维撕裂或并发小的撕脱性骨折，症状可迁延数周。

　　临床诊断时，要注意判断筋断与否，以及是否合并有骨折与脱位。必要时拍摄 X 线片检查，以排除骨折或有无关节脱位。

【康复治疗】

1. 手法治疗　对急性肩部扭挫伤局部肿胀较甚，或部分患者精神过度紧张，不愿接受手法治疗时，可先用药物治疗，待肿痛稍减后再做理筋手法。

（1）点穴法：在肩前、后、内、外等处寻找阿是穴，予以轻柔按压，以缓解疼痛。

（2）推摩法：患者正坐，术者立于患侧，嘱其尽量放松上肢肌肉，一手捏住患侧手腕，一手以虎口贴患肩，并徐徐自肩部向下推摩至肘部，然后由肘部推摩至肩部，重复5～6次，以理顺肌肉筋脉。

（3）弹拨法：沿肩前部、肩胛内上角处（胸大肌、斜方肌等）和腋下筋痛处（大圆肌、小圆肌等）拨动弹提诸筋，以解痉、舒筋、止痛。

（4）旋肩法：患者取坐位，术者立于患者身后，以手虎口背托于患者伤侧手腕上，屈肘内收带动患者屈肘，由下内向胸前上举，再外旋外展后伸放下，重复数次，幅度可由小到大，动作宜缓慢，以促使移位的关节、肌肉归位。

2. 固定方法　肩部筋伤较重者，外用药物后可采用肩部人字绷带包扎，再用三角巾将患肢屈肘悬吊胸前，以限制患肩活动1～2周。

3. 练功疗法

（1）耸肩动作：由小到大，由慢到快，在悬吊带期内即可开始。

（2）耸肩环绕：两臂侧平举，屈肘，手指放松，分散接触肩部，按顺逆时针方向环绕。

（3）展旋动作：单侧或双侧，手心始终向上，手自腰侧旋向后方伸直，移向侧方，屈肘，手心仍然向上，手背从前方过头，伸肘，顺滑至侧方，沿前方降下，手心仍向上，回复原势，可重复进行。双臂同时做亦可，展旋时配合左右弓箭步，及上身前俯后仰。功能练习的动作大小、快慢应由小到大、由慢变快，循序渐进进行，贵在持之以恒。

4. 药物治疗

（1）内服药

血瘀气滞证：多见于初期，局部肿胀，疼痛拒按，功能受限，或见瘀血斑。舌质暗或有瘀斑，苔白或薄黄，脉弦或细涩。治宜散瘀消肿、生新止痛，方用舒筋活血汤。痛重难忍时加服云南白药或七厘散。

风寒湿阻证：多见于后期，以肩部胀痛为主，有沉重感，遇风寒则疼痛加重，得温则疼痛减轻。舌质淡，苔薄白或腻，脉紧。治宜祛风散寒、除湿通络，方用三痹汤加减。若伴有关节活动不利者，治宜活血舒筋，方用小活络丹。

（2）外用药：损伤初期可外敷舒筋活血祛痛膏、双柏散，外用平乐展筋酊；后期可用活血接骨止痛膏、伤湿祛痛膏外贴，正骨水、跌打万花油搽抹，或用熏洗药熏洗患肩。

5. 其他疗法

（1）中药离子导入。

（2）直流电离子导入疗法等。

二、冈上肌肌腱炎

冈上肌肌腱炎又名冈上肌腱综合征、外展综合征，是指劳损和轻微外伤后逐渐引起的肌腱退行性改变。

【病因病理】

冈上肌被斜方肌和三角肌覆盖，其肌腱与冈下肌、肩胛下肌、小圆肌共同组成肩袖。冈上肌起于肩胛骨冈上窝，肌腱在喙肩韧带及肩峰下滑液囊之下、肩关节囊之上通过，止于肱骨大结节。其形状如马蹄形，其作用为固定肱骨于肩胛盂中，并与三角肌协同动作，使上肢外展。冈上肌肌腱上方与肩峰下滑液囊、下方与肩关节囊紧密相连，病变时可互相波及。冈下肌收缩使肩外旋，肩胛下肌收缩使肩内旋。当出现反射性、机械性创伤，气血瘀滞，导致炎性退变性变化时，可使肩袖的其他组织出现疼痛，关节不利，或该腱失用，肩外展困难，不能抬举。

【临床表现与诊断】

好发于中青年。一般起病缓慢，常因轻微的外伤史或受凉史，或单一姿势的工作、劳动而诱发本病。急性期或慢性肩痛急性发作者，肩部有剧烈的疼痛，肩部活动、用力、受寒时尤甚。疼痛部位一般在肩外侧，并可放射到三角肌止点或手指处。活动受限以患肩在肩外展 60°～ 120°时出现疼痛为特征，当大于或小于这一范围，肩关节其他活动不受限制。肩外展 60°～ 120°时出现明显疼痛，这正是冈上肌肌腱抵触肩峰的阶段，即通过肩峰与肱骨头所构成的狭小的间隙遭压挤的缘故。但超过这个范围后，疼痛消失，这是因为该肌外旋，避免了与肩峰摩擦的关系。因此肩外展 60°～ 120°称为"疼痛弧"，它是冈上肌肌腱炎的特征。单纯的冈上肌肌腱炎时并没有肌力丧失现象，轻者仅上臂外展受限，但被动外展不受限制；重者肩部疼痛不能活动，肌肉萎缩。X线检查偶见冈上肌肌腱钙化、骨质疏松，为组织变性后的一种晚期变化。

【鉴别诊断】

1. 肩关节周围炎疼痛弧不仅限于中间范围，而且从开始活动到整个运动幅度内均有疼痛及局部压痛。

2. 粘连性肩关节滑囊炎在活动开始时不痛，外展 70°以上出现疼痛，超外展则疼痛明显加重。

3. 肩袖断裂多因投掷运动等外伤所致，肩前方疼痛伴大结节近侧或肩峰下区域压痛，主动外展困难，将患肢被动地外展上举到水平位后，不能主动地维持此种肢位。或外展 60°～ 120°时呈现阳性疼痛弧征。

【康复治疗】

1. 手法治疗　根据急、慢性不同病期，病情轻重，选其所宜，随证施治。急性期以轻手法为主，慢性期宜稍重。

（1）拿法：先用拿法拿捏颈项部、肩部、上臂部，自上而下，疏松筋结。然后以颈项及肩部为重点，自上而下揉摩，以舒筋活络。

（2）摇肩：患者坐位，术者立于患侧，握住腕由前—上—后—下反正划大圈，范围均由小变大，适量。大摇摆过程中，外展尽量在 90°～ 120°，轻度上举。

（3）牵抖法：患者坐位，术者双手握腕之两侧，松臂，在向下做牵引动作同时，以臂用力均匀颤动 3 ～ 5 次。

2. 固定方法　急性发作较重病例，可用三角巾悬吊患肢于胸前，做短期制动。

3. 练功疗法　急性期宜避免做外展外旋等用力动作。疼痛缓解后应加强功能锻炼。

（1）前后左右甩手。

（2）选上下通臂、弯肱拔刀、展旋动作等进行锻炼。

4. 药物治疗

（1）内服药

①瘀滞证：肩部疼痛肿胀，以夜间为甚，痛处固定，拒按，肩部活动时可闻及摩擦音。舌质暗红，或有瘀斑，苔白或薄黄，脉弦或细涩。治宜活血散瘀、通络止痛，方用舒筋活血汤、活血舒筋汤。

②虚寒证：肩部疼痛，劳累后疼痛加重，遇寒痛剧，得温痛缓。舌质淡，苔薄白，脉沉细无力。寒甚者宜温经散寒，可服大、小活络丹；体弱血虚者宜补气补血，方用当归鸡血藤汤加减。

（2）外用药：局部疼痛肿胀者，外敷舒筋活血祛痛膏；局部疼痛畏寒者，可用温经通络膏或温通散。亦可用熏洗或用中药热熨患处。

5. 其他疗法

（1）针灸疗法：取穴如天宗、肩髎、曲池等。用泻法，以疏风通络、温经散寒。用提插捻转，以肩臂酸痛胀麻为主。留针 20 分钟，可加艾灸。

（2）封闭疗法：当归注射液或复方丹参注射液，每次 2 ～ 4mL；或用泼尼松龙 12.5 ～ 25mg 加 2%利多卡因 2 ～ 4mL 做局部封闭。

三、肩腱袖断裂

肩腱袖又称旋转腱袖，它是由起自肩胛骨，覆盖于肩关节前、上、后方的冈上肌、冈下肌、小圆肌和肩胛下肌的肌腱组成的扁而宽的共同肌腱。其中肩胛下肌止于肱骨小结节，其余三肌自前至后止于大结节上。共同肌腱的附着处形如衣袖口，故名腱袖；又因冈下肌和小圆肌外旋肱骨，而肩胛下肌内旋肱骨，故又称旋转腱袖。肩腱袖与关节囊密切结合，有稳定肩关节的作用。在腱袖内，小圆肌、冈下肌、冈上肌之间无明显分界线，但在肩胛下肌止端上缘与冈上肌腱之间有一个间隙，其间由一薄层带弹性的膜，结合喙肩韧带及关节囊加强肩袖间隙组织。当肩关节剧烈运动或外伤时，常可出现冈上肌腱与肩胛下肌腱抵止处撕裂，出现肩腱袖松弛，从而引起肩关节向下半脱位或不稳定等。肩腱袖位于肩峰下滑液囊的底部和肩关节腔顶部之间，使滑液囊与关节腔互不相通，若肩腱袖破裂，则两者直接相通。

【病因病理】

本病可因外伤、组织萎缩或退行性变引起。肩腱袖断裂分为部分断裂与完全断裂两大类。部分断裂仅发生在腱袖某一部分，又分为腱袖骨膜侧断裂、腱袖滑囊侧断裂、腱袖内肌纤维断裂和腱袖纵行断裂四种病理类型。完全断裂时整层肌腱袖破裂，关节腔与肩峰下滑液囊直接相通，又可分为完全横行断裂、完全纵行断裂、完全断裂腱袖挛缩和完全断裂大部撕裂等类型。

【康复治疗】

对于新鲜和比较小的肩腱袖断裂，采用非手术方法治疗极为有效。一般应以非手术方法治疗 3 周，肩部肌力和外展活动程度均可增加，可不必手术，应再继续治疗 2 个月。若 3 周后肌力和外展均不满意者，可考虑手术治疗。

1. 手法与固定　对于新鲜肩腱袖断裂的患者，可在局部封闭下用手法将肩部置于外展、前屈、外旋位，用肩人字形石膏固定，使撕裂的肩腱袖的边缘接近，以待愈合。固定 3～4 周拆除石膏。若肩部肌力和外展活动程度均有增加者，可再用外展支架固定 3～4 周，以保证撕裂处获得牢固的愈合。解除固定后可施以揉摩和擦按手法于肩部前缘，并配合肩外展及上举被动运动。

2. 练功疗法　早期宜做握拳和腕部练功；解除固定后应积极练习肩部功能。

3. 药物治疗

（1）内服药

血瘀气滞证：肩部肿胀，或有皮下淤血，刺痛不移，夜间痛剧，关节活动障碍。舌暗或有瘀点，脉弦或沉涩。治宜活血祛瘀、消肿止痛，方用活血止痛汤加减。

肝肾亏损证：无明显外伤史或轻微扭伤日久，肩部酸软无力，活动受限，肌肉萎缩。舌淡，苔薄白，脉细或细数。治宜补益肝肾、强壮筋骨，方用补肾壮筋汤加减。

血不濡筋证：伤后日久未愈，肌萎筋缓，肩部活动乏力，面色苍白少华。舌淡苔少，脉细。治宜补血荣筋，方用筋肌复生胶囊、当归鸡血藤汤。

（2）外用药：可外敷活血接骨止痛膏、舒筋活血祛痛膏等。中后期可用外搽剂或熏洗药。

4. 其他疗法

（1）封闭疗法：可用泼尼松龙 25mg 和 2% 利多卡因 2mL 局部封闭。

（2）手术疗法：如在临床上证明为完全断裂且撕裂的范围和间距较大的患者，可考虑手术治疗。手术方法是切除坏死的断腱少许，在大结节邻近切去肱骨头的一部分软骨，做成粗糙面，并在其下方钻孔，将肌腱断端固定在粗糙骨面上，术后用肩人字石膏或外展支架固定 3～4 周。

四、肩关节周围炎

肩关节周围炎简称肩周炎，又称五十肩、冻结肩、漏肩风等，属中医"肩痹""肩凝"等范畴，是肩关节周围肌肉、肌腱、滑液囊及关节囊的慢性损伤性炎症。因关节内、外粘连，而以肩部疼痛、功能活动受限为其临床特征。

【病因病理】

肩关节周围炎好发于 50 岁左右的中老年人，女性多于男性，有自愈的倾向，预后良好，但痊愈后也可以再复发。肩关节周围炎的发病原因，一般认为是在肩关节周围软组织退行性变的基础上，加之肩部受到轻微的外伤、积累性劳损、受凉等因素的作用后，未能及时治疗和注意功能锻炼，肩部功能活动减少，以致肩关节粘连，出现肩痛、活动受限而形成本病。其主要的病理变化为肩关节及其周围组织损伤性、退行性的一种慢性炎症反应。临床上因冈上肌肌腱炎、肱二头肌肌腱炎、肩峰下滑液囊炎、创伤、疾病造成的肩部长期固定不动、内分泌紊乱、慢性劳损、感受风寒湿邪等因素，可继发引起肩关节周围炎。由于肩部肌腱、肌肉、关节囊、滑液囊、韧带充血水肿，炎性细胞浸润，组织液渗出而形成瘢痕，造成肩周围组织挛缩，肩关节滑膜、关节软骨间粘连，肩周软组织广泛性粘连，进一步造成关节活动严重受限。

颈椎病也是引起肩关节周围炎的原因之一。颈椎椎间孔的改变压迫脊神经，造成肩部软组织神经营养障碍。此外，心、肺、胆道疾患发生肩部牵涉痛，因原发病长期不愈可使肩部肌肉持续性痉挛，肩关节活动受限而继发为肩关节周围炎。中医认为本病是由于年老体衰，气血虚损，筋失濡养，风寒湿邪侵袭肩部，经脉拘急所致。故气血虚损、血不荣筋为内因，风寒湿侵袭为外因。内外因相互作用，共同影响，引起肩关节周围炎。

【临床表现与诊断】

多数病例呈慢性发病，隐匿进行，常因上举外展动作引起疼痛始被注意，亦有疼痛较重及进展较快者。个别病例有外伤史。主要症状为肩周疼痛，肩关节活动受限或僵硬。疼痛可为钝痛、刀割样痛，夜间加重，甚至痛醒，可放射至前臂或手部、颈部、背部，亦可因运动加重。检查时局部压痛点在肩峰下滑液囊、肱二头肌长头肌腱、喙突、冈上肌附着点等处，常见肩部广泛压痛而无局限性压痛点。肩关节各方向活动受限，但以外展、外旋、后伸障碍最显著，如不能梳理头发、穿衣服等。肩周软组织间发生广泛性粘连，而使肩部所有活动均受到限制，此时用一手触摸肩胛下角，一手将患肩外展，感到肩胛骨随之向外上转动，说明肩关节已有粘连。病程较长者，可见肩胛带肌萎缩，尤以三角肌萎缩明显。此病进行数月至 2 年左右，在不同的程度下停止，疼痛消失，肩部活动逐渐恢复。根据不同病理过程，可将本症分为急性期、粘连期、缓解期。

急性期：病期约 1 个月，亦可延续 2 ～ 3 个月。本期患者的主要临床表现为肩部疼痛，肩关节活动受限，是由于疼痛引起的肌肉痉挛，韧带、关节囊挛缩所致，但肩关节本身尚能有相当范围的活动度。如果此期积极治疗，可直接进入缓解期。

粘连期：病期 2 ～ 3 个月。本期患者疼痛症状已明显减轻，其临床表现为肩关节活动严重受限。肩关节因肩周软组织广泛粘连，活动范围极小，外展及前屈运动时，肩胛骨随之摆动而出现耸肩现象。

缓解期：病期 3 ～ 4 个月。本期患者肩关节活动度增加，外旋活动首先恢复，继则为外展和内旋活动，以加强功能锻炼为原则，增强肌肉力量，消除残余症状，以达到全面康复、预防复发的目的。

在治疗及日常生活劳动中，肩关节常因挛缩、粘连逐渐消除而恢复正常功能。因肩周炎是软组织病变，所以 X 线检查多为阴性，对直接诊断无帮助，但可以排除骨与关节疾病，有时可见骨质疏松、冈上肌腱钙化，或大结节处有密度增高的阴影。

【鉴别诊断】

本症需与肩部骨、关节、软组织的损伤，以及由此而引起的肩关节活动受限的疾患相鉴别。此类患者都有明显外伤史，且可查到原发损伤疾患，恢复程度一般较本病差。要注意与颈椎病相区别，颈椎病虽有肩臂放射痛，但在肩部往往无明显压痛点，仅有颈部疼痛和活动障碍，肩部活动尚好。

【康复治疗】

本病主要采用非手术治疗。部分患者可自行痊愈，但时间长、痛苦大，功能恢复不全。积极治疗可以缩短病程，加速痊愈。肩关节的练功活动为治疗中必不可少的，在发病初就应该积极进行，病期中如进行锻炼及其他治疗，则可缩短病程，加速恢复。

急性期宜疏筋活血、通络止痛；粘连期宜松解粘连、滑利关节；缓解期宜荣筋通络。

1. 手法治疗

（1）推拿手法：慢性期可采用推拿手法。患者正位，术者用右手的拇、示、中三指对握三角肌束，垂直于肌纤维走行方向拨动5～6次，再拨动痛点附近的冈上肌、胸肌各5～6次，然后按摩肩前、肩后、肩外侧。继之，术者左手扶住肩部，右手握患者手腕部，做牵拉、抖动、旋转活动。最后帮助患肢做外展、上举、内收、前屈、后伸等动作。施行以上手法时会引起不同程度的疼痛，要注意用力适度，以患者能忍受为宜。隔日治疗1次，10次为1个疗程。主要是通过被动运动使粘连松解，增加活动范围。

（2）松解手法：对长期治疗无效，肩关节广泛粘连，肩部僵硬，疼痛已经消失而运动没有恢复的患者，可以运用扳动手法松解肩部粘连。可在颈丛麻醉或全麻下使肌肉放松，施行手法扳动。方法是患者卧位，术者以一手握住肘关节，另一手握住肩部，同时助手抵住肩胛骨，避免在手法扳动时肩胸肌性结合部活动。先使肱骨头慢慢内外旋转，然后再按下列步骤进行。

①前屈、外旋、上举：患者仰卧，肘关节伸直，牵引的同时逐渐使肩前屈、外旋，再使患肢上举过头。

②外展、外旋、上举：患者仰卧，屈肘，先将上臂被动外展，达90°后再外旋、外展患肢，最后患肢上举过头，要求手指能触及对侧耳朵。

③后伸、内旋、摸背：患者取健侧卧位，术者站于患者背侧，逐渐使肩关节后伸、内旋，慢性屈肘，使手指能触及对侧肩胛骨下角。手法扳动的范围由小到大，在扳动的过程中常能听到粘连带被撕裂的声音，经过反复多次的运作，直至肩关节达到正常活动范围。操作中要轻柔，防止暴力活动而造成肩部骨折或脱位。手法完毕后患者卧床休息，肩部外敷舒筋活血祛痛膏，并使上臂外展外旋到90°，1～2日局部疼痛和肿胀减轻后，应积极做肩关节的各向活动，尤其是要加强上臂的外展、外旋动作的锻炼。

2. 练功疗法 患者在早晚做内旋、外旋、外展、环转上臂动作，反复锻炼，锻炼时必须缓慢持久，不可操之过急，否则有损无益。爬墙锻炼是让患者侧面站立靠近墙壁，在墙壁上画一高度标志，以手指接触墙壁逐步向上移动，做肩外展、上举动作，每日2～3次，每次5～10分钟，逐日增加上臂外展、上举的度数。可在屋柱上装一滑车，挂绳的一端系着患肢，患者以健侧上肢向下牵拉另一端绳子，来帮助患侧关节的锻炼活动。

3. 药物治疗

（1）内服药

风寒湿阻证：肩部窜痛，畏风恶寒，或肩部有沉重感，肩关节活动不利，复感风寒之邪痛增，得温痛缓。舌质淡，苔薄白或腻，脉弦滑或弦紧。治宜祛风散寒、通络宣痹，方用三痹汤、蠲痹汤加减。

瘀滞证：外伤筋络，淤血留着，肩部肿胀，疼痛拒按，或按之有硬结，肩关节活动受限，动则痛甚。舌质暗或有瘀斑，苔白或薄黄，脉弦或细涩。治宜活血化瘀、行气止痛，方用身痛逐瘀汤加减。

气血亏虚证：肩部酸痛日久，肌肉萎缩，关节活动受限，劳累后疼痛加重，伴头晕目眩，气短懒言，心悸失眠，四肢乏力。舌质淡，苔少或白，脉细弱或沉。治宜补气养血、舒筋通络，方用黄芪桂枝五物汤加鸡血藤。

（2）外用药：外敷舒筋活血祛痛膏或坎离砂外用。

4. 其他疗法

（1）封闭疗法：一般用泼尼松龙 25 ～ 50mg 加 1% 利多卡因 10mL，每周 1 次，3 次为 1 个疗程，有抑制炎性反应、减少粘连的作用。

（2）理疗：超短波、磁疗、中药电离子导入等方法。

（3）针灸疗法：取肩髎、肩髃、肩外俞、巨骨、臑俞、曲池穴等，并可以痛为俞取穴，用泻法，结合灸法，每日 1 次。

第二节　肘部筋伤及康复

一、肘关节筋伤

肘部一般是指通过肱骨内外上髁间线的上、下各二横指的环行线区域而言。肘关节是肘部形态结构的基础，它是复合关节，由肱尺关节、肱桡关节、桡尺近侧关节组成，有共同的关节囊包绕。肘关节的关节囊前后壁薄而松弛，尤以后壁为甚。两侧壁增厚并有桡侧副韧带和尺侧副韧带加强，桡骨头有桡骨环状韧带包绕。肘关节前后的肌肉相当强大，屈伸运动有力，屈伸运动范围约为 140°，屈曲时主要受到上臂和前臂的限制，伸直时主要受关节前部的关节囊和肌肉的限制。肘关节做旋转运动时，桡尺近侧关节必须与桡尺远侧关节联动，旋前和旋后运动的范围为 140°～ 150°，由于肘关节活动较多，所以筋扭挫伤的机会亦多见。

【病因病理】

直接暴力的打击可造成肘关节挫伤。间接暴力致伤较多见，如跌仆、由高处坠下、失足滑倒，手掌着地，肘关节处于过度外展、伸直位置，迫使肘关节过度扭转，即可致肘关节扭伤。此外，在日常工作和生活中做前臂过度拧扭动作，以及做投掷运动时姿势不正确，均有可能造成肘关节扭伤。临床上以关节囊、侧副韧带和肌腱等损伤多见。受伤后可因滑膜、关节囊、韧带等组织的扭挫或撕裂，引起局部充血、水肿，严重者可有关节内出血、渗出，影响肘关节的功能。

【临床表现与诊断】

有明显的外伤史，肘关节处于半屈伸位，肘部呈弥散性肿胀疼痛，功能障碍，有时出现青紫瘀斑，多以桡后侧较明显，压痛点往往在肘关节的内后方和内侧副韧带附着部。初起时肘部疼痛，活动无力，肿胀常因关节内积液、鹰嘴窝脂肪垫炎或肱桡关节后滑液囊肿胀而加重，伸肘时鹰嘴窝消失。部分肘部扭挫伤患者，有可能是肘关节错缝或脱位后已自动复位，只有关节明显肿胀，而无错缝或脱位征，易被误认为单纯扭挫伤。若肿胀消失，疼痛较轻，但肘关节的伸屈功能不见好转，压痛点仍在肘后内侧，局部的肌肉皮肤较硬，可通过 X 线检查确定是否合并骨化性肌炎。严重的扭挫伤要与骨折相区别，环状韧带的断裂常使桡骨头脱位合并尺骨上段骨折。成人可通过 X 线片确定有无合并骨折，儿童骨骺损伤时较难区别，可与健侧同时拍片对比检查，以免漏诊。

【治疗】

1. 手法治疗

（1）整理手法：适用于急性期，有活血通络、消肿止痛的作用。术者将患侧腕部夹于腋下，双手分握于肘的两侧，灵活做摆、掂、挺等动作，稍有错落处可听到调整的响声。

（2）扳压法：术者左手托患侧肘，右手握患侧腕向外摇肘，待肌肉放松，顺势将前臂往伸直位一放，配合左掌将肘向上一挺，亦可听到响声。

2. 固定方法 早期可将患肘用三角巾悬吊，肘关节置于屈曲 90°功能位，或采用屈肘石膏托外固定，以限制肘关节的伸屈活动 2 ～ 3 周。

3. 练功疗法

（1）伸肘屈肘：坐位，患肘上臂紧贴桌面，掌心向上，下垫书本，以健侧手辅助，主动进行伸肘屈肘练习。

（2）后期锻炼：可选蹬掌、鹰爪、抱臂展臂、伸肘屈肘、展旋等方法进行锻炼。

4. 药物治疗

（1）内服药

血瘀气滞证：肘部疼痛，弥漫性肿胀，偶见瘀斑。局部压痛，肘关节活动受限。舌暗红或有斑点，脉弦紧。治宜散瘀消肿，方用活血止痛汤。肿痛甚者，可加服三七粉或七厘散。

虚寒证：多见于后期，肘部酸胀疼痛，劳累后疼痛加重，畏寒喜温。舌质淡，苔薄白，脉沉细。治宜温经散寒、养血通络，方用当归四逆汤加减。

（2）外用药：急性扭挫伤局部瘀肿者，可选用消瘀止痛膏、双柏散或消炎散外敷；肿痛消退后，可用软伤外洗1号、海桐皮汤煎水熏洗。

5. 其他疗法

（1）针灸治疗：选曲池、小海、天井穴针刺，强刺激手法，不留针。

（2）理疗：可选用超短波等物理治疗，或采用中药离子导入治疗。

二、肱骨外上髁炎

本病名称很多，如肱骨外上髁综合征、肱桡关节外侧滑液囊炎、肘外侧疼痛综合征，因多见于网球运动员，故大多称为"网球肘"。属于中医"筋痹""伤筋"范畴。其临床主要特征是肱骨外上髁处，即在前臂伸肌总腱的起点部有疼痛和压痛。

肱骨外上髁是肱骨外髁外上缘的骨性突起，有桡侧腕长、短伸肌及指总伸肌、小指固有伸肌、尺侧腕伸肌的肌腱在环状韧带平面形成腱板样的总腱附着，此处有微细的血管神经穿出，总腱起始部与肱桡关节、桡骨颈和环状韧带等组织密切接触。当伸腕、伸指、屈肘、前臂旋转及肘内翻时，均有牵拉应力作用于肱骨外上髁。

【病因病理】

本病的发生可因急性扭伤或拉伤而引起，但临床上多见于慢性劳损。

1. 急性损伤　当前臂处于旋前位时，腕关节突然猛力背伸，致使前臂桡侧腕伸肌于强力收缩状，导致肌肉起点附着处因受强力牵拉而部分撕裂，骨膜下出血、血肿，继之渗出、粘连，局部纤维组织机化、钙化，从而导致骨质增生，形成筋束或筋结，对肌腱造成反复经常性刺激而引发此病。

2. 慢性劳损　多见于长期从事某些特殊工作的中年人，如木工、瓦工、网球及乒乓球运动员，由于其长期从事屈腕、旋转、伸腕、伸指的活动，肌肉长期劳累且经常处于紧张状态，使伸腕伸指肌腱起点受到反复牵拉刺激，引起肱骨外上髁处骨膜、滑膜和肌腱的无菌性慢性炎性变，渗出、粘连、产生疼痛。久之出现以下情况。

（1）并发肱桡关节处局部滑膜炎症，滑膜壁增厚，当肘关节在做屈肘运动时突然用力伸腕伸肘并旋转时，可将滑膜壁嵌入关节间隙引起此病。

（2）因慢性劳损性炎性变导致肌痉挛，挤压肌肉间走行的血管神经束及桡神经的关节支，产生无菌性神经炎而疼痛。也有人认为压痛的原因是伸肌总腱起点内部一处或多处的撕裂或重复的扭伤而引起的筋膜炎。中医认为是由于气血虚弱，风寒湿邪承袭而瘀阻经筋，流注关节引起的，属于劳损病变。

【临床表现与诊断】

肱骨外上髁炎患者多数为成年人，男女比例约为 3∶1，右侧多见，主诉肘关节外侧酸痛、无力，疼痛逐渐加重。

本病可由用力不当突然诱发。但多数起病缓慢，并逐渐出现方向性疼痛。检查肱骨外上髁部多不肿胀，或肿胀不明显，较重时局部可有微热，病程长者偶有肌萎缩，肘关节伸屈旋转功能虽正常，但做抗阻力的腕关节背伸和前臂旋后动作可引起患处疼痛，指示病变在伸腕肌的起点。严重者，局部呈现高突。将患者患侧肘关节稍屈曲，手握掌腕关节强度掌屈，做前臂旋前，伸直肘的活动可引起肱骨外上髁处疼痛，即密耳（Mill）试验阳性。X 线检查多属阴性，偶见肱骨外上髁处骨质密度增高的钙化阴影。

【康复治疗】

宜舒筋通络，理筋整复，活血化瘀。防治结合，以防为主，对于可引起疼痛或加重症状的动作要少做。

1. 手法治疗

（1）扭拨法与摇揉法：患者坐位或仰卧位，术者立于患侧，左手握患者上臂桡侧，拇指在上，余指在下，右手握腕部，操作时两手有机配合，先上下抖动，左右翻转，扭拨臂筋，左手边拨边向下移，至肘部时稍加力量，达腕部时重揉几下，可重复 1～2 次。情绪较紧张者继用摇揉法。左掌托于肘，拇指轻揉桡侧筋，右手握腕摇肘，反正方向各数次，屈伸，旋前旋后亦各数下，均在无痛下进行。

（2）拨筋法：患者坐位或仰卧位，术者一手握腕，一手拇指放于伸肌总腱部，两手配合，做屈伸旋扭肘关节动作 5～7 次。然后用拇指在肱骨外上髁下方寻找痛点，并用力由外向肘窝部推挤，拨动肌筋，松解桡侧腕伸肌的附着点。

（3）弹筋法：患者坐位或站立位，屈肘。术者一手握腕，前臂托于肘下，另一手拇、示指相对呈钳形，提弹肘桡侧深、浅诸筋，先弹深层，再弹浅层，各 2～3 次，再用掌根轻揉几下。

（4）扳法：适用于组织粘连，前臂旋前、伸肘功能受限之患者。术者站立于患肘外侧，一手握肘背侧固定，一手握腕，屈腕屈肘，前臂旋前位，作肘屈伸、摇动数次，腕部手顺势向伸肘方向扳，常闻响声。

2. 练功疗法

（1）云手：下肢横跨同肩宽，上肢放松，以健侧带动患侧，两臂交替做云手动作，如此反复练习，逐步加大肩、肘关节活动范围，先做小云手，待疼痛减轻后，再做大云手。每次练功十数次。

（2）砍肘：两足平立，肩肘放松，两手握拳，示指伸直，屈肘交臂于前胸，然后两臂用力向两侧弹出如砍物状，复又迅速收回，交臂于胸前，掌心向上，斜向外上方，迅速弹出展开，收回胸前，手心翻转朝下，迅速向两侧下方用力划出，收回胸前。换右弓箭步，上下交替，左右同姿，每侧做数次或十数次。

3. 药物治疗

（1）内服药

①风寒阻络证：肘部酸痛麻木，屈伸不利，遇寒加重，得温痛缓。舌苔薄白或白滑，脉弦紧或浮紧。治宜祛风散寒、通络宣痹，方用防风根汤、蠲痹汤加减。

②湿热内蕴证：肘外侧疼痛，有热感，局部压痛明显，活动后疼痛减轻，伴口渴不饮。舌苔黄腻，脉濡数。治宜清热除湿，方用加味二妙散等。

③气血亏虚证：起病时间较长，肘部酸痛反复发作，提物无力，肘外翻时疼痛，喜按喜揉，兼有少气懒言，面色苍白。舌淡苔白，脉沉细。治宜补气补血、养血荣筋，方用当归鸡血藤汤加黄芪、桂枝等。

（2）外用药：平乐展筋丹或平乐展筋酊外用，舒筋活血祛痛膏外敷，或散瘀和伤汤煎水熏洗患处。

4. 其他疗法

（1）中药离子导入法。

（2）针灸疗法。取尺泽、阳溪、曲池，强刺激。

（3）封闭疗法。用醋酸泼尼松龙或醋酸氢化可的松 12.5mg，加 1% 利多卡因 2～4mL，做局部痛点封闭。

（4）小针刀疗法。对症状严重的肱骨外上髁炎患者，可采用针刀治疗，一般平行肌纤维方向进针刀，纵行疏通剥离数刀，常可获得一定疗效。

（5）手术疗法。手术治疗仅适用于经长期非手术疗法无效而症状严重的个别患者。手术方法是将肱骨外上髁伸肌总腱剥离，实际是以切断支配该肌腱起始部的细微神经支为目的。

三、肱骨内上髁炎

肱骨内上髁与肱骨外上髁相对应，位于尺侧。肱骨内上髁炎为肘部常见的软组织损伤，但发病者比肱骨外上髁为少，多发生于手工操作者和运动员，且多见于青壮年。

【病因病理】

肱骨内上髁是前臂屈肌总腱附着点，由于长期劳累，腕屈肌起点反复受到牵拉刺激，引起肱骨内上髁肌腱附着处慢性损伤而产生的无菌性炎症。或是在跌仆受伤时，腕关节处于背伸，前臂处于外展旋前姿势时引起肱骨内上髁肌肉起点的撕裂，伤后的血肿炎性机化、粘连或钙化。或因外伤引起的肱骨内上髁处走行的血管神经束或尺神经发出的皮支受压所致。

【临床表现与诊断】

因长期劳累引起者，起病缓慢，初起时在劳累后偶感肘内侧疼痛，日久则加重，疼痛可向上臂及前臂尺侧腕屈肌放射。尤其在前臂旋前和主动屈腕时疼痛明显。肢体功能受限表现为屈腕无力。

因直接碰撞伤引起者，以疼痛为主，肱骨内上髁可有红肿，前臂旋前受限，屈腕受限。

对外伤引起合并肘部创伤性尺神经炎者，出现前臂及手的尺侧疼痛、麻木，环指及小指的精细动作不灵活，严重者可出现尺神经支配的肌力减弱。检查时，做抗阻力的腕关节掌屈和前臂旋前动作可引起患处疼痛，旋臂伸腕试验阳性。

X线检查多属阴性，只是在晚期可见骨膜增生。

【康复治疗】

1. 手法治疗

（1）屈伸旋转法：先在肘部痛点及其周围行揉摩手法，3～5分钟，然后术者一手托住患肘的内侧，一手握住患肢的腕部，先伸屈肘关节数次，再将肘关节快速屈曲数次，并同时做旋转活动。如直肘旋后位，快速屈曲同时旋前；直肘旋前位，快速屈曲同时旋后，各做3～5次。

（2）弹拨法：适于臂部、手部。患者坐位，术者立或坐于患者前方，左手托肘臂外展，右手靠近腋窝部弹筋，先分清赤白肉际，准备弹筋。探明麻筋位置后，用拇、示指将条索状物钳入指间，将钳住的麻筋如操持弓弦，迅速提放，一般3次左右，患者可感到有电传感。

2. 练功疗法 可做展旋、叉腰、伸肘屈肘、翻掌通臂等。

3. 药物疗法 同"肱骨外上髁炎"。

4. 其他疗法

（1）针灸疗法：取少海、小海、阴郄，强刺激。

（2）封闭疗法：泼尼松龙12.5mg，加2%利多卡因2mL，做局部封闭。

四、尺骨鹰嘴滑液囊炎

尺骨鹰嘴滑液囊炎是指肱三头肌腱附着于鹰嘴处的两个滑液囊，因外伤而引起充血、水肿和渗出，以囊内积液为特征的外伤性劳损性病变。本病常见于矿工、学生，故又称矿工肘、学生肘等。

尺骨鹰嘴的两个滑液囊不与关节相通，其中一个在肱三头肌腱与鹰嘴突之间，另一个在肱三头肌腱与皮肤之间，后者最易受伤致损。

【病因病理】

本病可因急性损伤和慢性损伤所致。急性损伤后，滑液囊出现充血、水肿，渗出液增加，渗出液常为血性。慢性损伤者多因肘部长期摩擦或碰撞，引起两个滑液囊渗液、肿胀等变化。滑液囊受慢性刺激而囊壁肥厚，囊腔内绒毛样形成，偶有钙质沉着。

【临床表现与诊断】

主要表现为鹰嘴部呈囊腔性肿物，直径 2～4cm，无疼痛或疼痛不重。急性损伤后，由于大量血性浆液渗出，可出现局部红肿，皮温稍高，有压痛，渗液多时可有波动感，关节活动不利，逐渐形成圆形包块。其软硬程度与囊内积液的多少有关。慢性滑液囊炎呈渐起，常为多次损伤后偶然发现，肿物在尺骨鹰嘴下，多为圆形或椭圆形，压痛不明显，可有波动，囊内可抽出五色清亮黏液。

X 线检查晚期可见钙化阴影，尺骨鹰嘴结节变尖。

网球肘与高尔夫球肘为肌腱附着点受病，矿工肘则为滑液囊组织受病。

【鉴别诊断】

肘关节结核关节肿胀在肱三头肌两旁，不偏桡侧，无肌肉痉挛。运动受限，肌肉萎缩，肘关节呈梭形肿胀，X 线可见骨质破坏。

【康复治疗】

1. 手法治疗　深部滑液囊炎可用拨挤压按法，先伸后屈，效果较好。

2. 固定方法　急性损伤后可采用颈腕带悬吊或石膏托制动，避免患部的撞击和摩擦。

3. 练功疗法　用于关节功能低下者，可做前臂旋前屈伸与旋后屈伸各 10～20 次，每日 3 次。

4. 药物疗法

（1）内服药

血瘀气滞证：肘关节外后方及尺骨鹰嘴上方有条索状肿胀，质软有波动感，肘关节自主运动有一定范围受限，被动活动疼痛加剧。舌质红，苔薄，脉弦数。治宜活血祛瘀、行气止痛，方用平乐展筋丹、平乐展筋酊。

气虚血瘀证：肘关节外后方及尺骨鹰嘴上方有肿胀，稍硬实，无波动，肘关节屈伸运动障碍及疼痛。舌质淡，苔薄，脉弦细。治宜补气活血通络，方用补阳还五汤加姜黄、鸡血藤、丹参等。

（2）外用药：云南白药，酒调，敷于患处。

5. 其他疗法

（1）封闭疗法：先做囊内穿刺，抽尽积液，囊腔内注入醋酸泼尼松龙 25mg 加 2% 利多卡因 2mL，封闭后局部加压包扎。每周 1 次，共 2～3 次。

（2）手术疗法：若已并发感染者，应行手术切除。对慢性患者反复发作者，可行滑液囊切除术。

五、骨化性肌炎

骨化性肌炎又称外伤性骨化性肌炎、创伤性骨化、关节周围骨化等，其特点为纤维组织、骨组织与软骨组织的增生及骨化，发病原因常与关节及关节附近的外伤有关。本病可见于肘部、髋部、踝部及肩部，但尤以肘部为最常见，是肘部外伤后较常见的并发症。

【病因病理】

骨化性肌炎是在关节脱位、关节邻近骨折及严重关节扭挫伤后，由于骨膜被剥离，形成较大的骨膜下血肿；或局部受到强力的被动牵拉、手术刺激而发生血肿，骨膜下血肿与周围软组织血肿相沟通，随着血肿机化和骨样组织的形成，可以引起骨化性肌炎。外伤性骨化性肌炎可以在一次较大的外伤之后发生，也可以在多次的扭挫伤后形成，尤其是严重的关节脱位并骨折，更易形成广泛的骨化性肌炎。

【临床表现与诊断】

肘部的骨化性肌炎多在肘关节后脱位、肘关节扭挫伤或肱骨下端骨折时发生。早期局部肿胀较甚，伴有疼痛，于 3～4 周肿胀不见好转，软组织肿块较硬，逐渐增大，肘关节活动受限。当外固定解除后，发现肘前有坚硬肿物隆起，表面不光滑。约 8 周后 X 线可见到骨化影，开始呈云雾状环形钙化，以后逐渐轮廓清楚，中央透亮，成熟后外周骨化明显致密，其内为骨小梁，与邻近骨之间常有一透亮分界线。同位素锝扫描在伤后 1 周可发现浓集。该项检查具有早期诊断价值。

【康复治疗】

骨化性肌炎是一种完全可以防治的并发症，其最主要的措施是停止一切足以使血肿扩大的疗法，以控制它的形成和发展。

1. 手法治疗 肘关节损伤后正确及时地整复肘部骨折和脱位，是预防肘关节外伤性骨化性肌炎的关键，复位应在 24 小时内，在良好的麻醉下进行，反复多次复位会加重损伤，增加发病的机会。血肿期应切忌施行粗暴的手法按摩。

2. 固定方法 关节脱位或关节附近的骨折复位后必须固定，使撕裂的关节囊及剥离的骨膜重新附着于原处，以防止骨化或使其范围极小。较重的关节扭伤亦必须给予固定，以防止发生这种并发症。固定方法可采用夹板或石膏固定。

3. 练功疗法 在未成熟期，练功活动只能量力而行，仅允许在不痛的情况下做主动、轻缓的练功活动，使功能活动范围逐渐恢复。切勿做被动性牵拉或强力活动治疗，否则将引起广泛的损伤性损伤。

4. 药物治疗

（1）内服药

血肿瘀积证：肘部疼痛拒按，弥漫性肿胀，局部有瘀斑，肘关节活动受限。舌质暗或有瘀斑，苔薄黄，脉弱或弦数。治宜活血止血、消瘀止痛，方用桃红四物汤加蒲黄、五灵脂、田三七。

气虚血凝证：肘关节前方肿胀硬实，无波动感，关节拘急不舒，屈伸活动障碍。舌质暗红，脉弦细或涩。治宜补气活血化瘀，方用补阳还五汤加减。

（2）外用药：早期可外敷消瘀止痛药膏、消炎散、消瘀散之类。成熟期可用上肢损伤洗方或海桐皮汤煎水熏洗患肢。

5. 其他治疗

（1）物理疗法：成熟期可采用超短波、泥疗、蜡疗等方法治疗。

（2）手术治疗：骨化性肌炎早期不宜行手术切除骨块，以免在原有的骨化区以外再形成手术后新血肿，扩大骨化范围。直至成熟期，骨化范围已稳定或缩小，若确有骨块妨碍关节活动者可行手术切除，但关节活动受限往往是由于关节周围组织广泛粘连的结果，故手术切除骨块后，关节功能活动的改善往往不甚理想。

第三节 腕掌手部筋伤及康复

一、腕管综合征

腕管综合征是由于各种原因，使正中神经在腕管中受到卡压而引起的以功能障碍为主要症状和体征的一组综合征，在周围神经卡压综合征中比较常见。

【病因病理】

任何使腕管容积减少，腕管内容物增大、增多的原因都可导致正中神经受压，从而产生神经功能障碍。腕部外伤造成的扭挫伤、骨折、脱位可引起腕横韧带增厚，使腕管缩小而压迫正中神经。腕部的慢性损伤，其中包括职业性损伤。例如木工、炊事员、裁缝、家庭妇女等手工操作者，在掌指和腕部活动中，指屈肌腱和正中神经长期与腕横韧带来回摩擦，引起肌腱、滑膜水肿、增生或纤维化，使腕管体积增大而压迫正中神经。部分患者有风湿或类风湿病史，产后或闭经期内分泌功能紊乱，以及胶原性疾病等，亦可诱发正中神经受压。腕管内腱鞘囊肿、脂肪瘤或指屈肌、蚓状肌肌腹过长进入腕管内，使腕管内容物增多，亦可压迫正中神经。

【临床表现与诊断】

临床表现主要为正中神经在腕横韧带以下被卡压。患手桡侧3个半手指感觉异常，有麻木或刺痛，夜间加剧，有时痛醒，温度增高时疼痛明显，活动或甩手后可减轻。详细询问病史、职业、工种常可提示致病的原因。患手握力减弱，握物或端物时偶有失手的情况。寒冷季节患者可有发冷、发绀，手指活动不便，拇指外展肌力差。严重者有鱼际肌萎缩、皮肤发亮、指甲增厚、患指溃疡等神经营养障碍的症状。检查时早期可发现感觉过敏。拇、示、中指有迟钝或异常，其余两指正常。病程长者有大鱼际萎缩和拇指无力。大鱼际包括拇对掌肌、拇短展肌、拇短屈肌和拇收肌，都为正中神经支配，均有不同程度的萎缩和肌力减弱。检查时需从侧面观察，两侧对比，才能发现。应测定和记录拇指的对掌、外展和屈曲的肌力。

【鉴别诊断】

1. 颈肋　可有手部发麻或疼痛，但不局限于正中神经区，较多在患手尺侧，患者往往伴有血管症状，如手指发冷、发绀，桡动脉搏动较另一侧减弱，X线示有颈肋等，可以鉴别。

2. 颈椎病与颈椎间盘突出症　由于神经根受压引起的麻木区不单在手指，前臂也有感觉减退区。运动、腱反射也出现某一神经根受压的变化。但屈腕试验与腕叩诊试验为阴性；可与头顶叩击、挤压试验相鉴别。

3. 多发性神经炎　常是双侧发病，不局限于正中神经。尺、桡神经也受累，呈手套状之感觉麻木区。

4. 脊髓肿瘤　肿瘤压迫第6、7颈神经根时，其症状为进行性加重，并且腕以上、颈、肩等处也有症状。

【康复治疗】

1. 手法治疗　术者可用拇、示指指腹或指尖按压、揉摩患者外关、阳溪、鱼际、合谷、劳宫及痛点等穴，然后将患手在轻度拔伸下缓缓旋转，屈伸腕关节。后依次拔伸 1、2、3、4 指，以能发生弹响为佳。

2. 固定方法　疼痛较重时，可选用贴体的夹板或铝板将前臂与腕部固定于中立位，观察 1～2 周，如症状缓解，可解除固定。

3. 练功疗法　固定 24 小时后疼痛减轻，在有外固定情况下应加强练习各指伸屈活动，解除固定后练习腕伸屈及前臂旋转活动，使肌肉及肌腱在固定物中运动，以防止失用性肌萎缩及粘连。

4. 药物治疗

（1）内服药

瘀滞证：腕部肿胀、刺痛、压痛，得热时痛增，腕部活动不利。舌质红，苔薄黄，脉弦数或弦涩。治宜活血通络，方可选用舒筋活血汤、活血舒筋汤加减。

虚寒证：腕部酸痛、麻木，遇寒冷者可有发冷、发绀，手指活动不便。舌质淡，苔薄白，脉细。治宜调养气血、温经通络，方用当归四逆汤加减。

（2）外用药：外敷活血接骨止痛膏。去除外固定后可用软伤外洗 1 号熏洗患手。

5. 其他治疗

（1）针灸治疗：取阳溪、外关、合谷、劳宫等穴，得气后留针 15 分钟，隔日 1 次，也可根据病情减少或增加。

（2）封闭疗法：用当归注射液 1mL，或确炎舒松 12.5mg，或二药混合，加 2% 利多卡因 1mL 混合后，注射于腕横韧带内。在掌长肌腱与正中神经尺侧、腕横纹处进针，以免损伤正中神经。7～10 日 1 次，注射后可配合手法与固定方法治疗。

（3）手术治疗：如患病已久，非手术治疗后仍反复发作，发生大鱼际肌萎缩者，应手术切开腕横韧带以减压，如肌腱滑膜有严重增生或纤维化者，则需切除滑膜，不缝合韧带，只缝皮肤。

二、腱鞘囊肿

本病是在关节或腱鞘附近发生的囊性肿物，可为单房性，有时也可能是多房性，囊内含有五色透明或微白色、淡黄色的浓稠胶冻状物体，古称"腕筋结""腕筋瘤""筋聚""筋结"等。腱鞘囊肿壁的外层由致密纤维组织构成，内层有光滑的白色膜覆盖，其大部分由腱鞘起源，一部分由关节囊起源，腕背与掌侧是较常见的好发部位。

【病因病理】

本病多为劳累或外伤后引起腱鞘内的滑液增多而发生的囊性疝，结缔组织内含浓缩的黏液或胶冻样黏液，好发于腕背部，女性患者较多见。

【临床表现与诊断】

在腕背舟骨、月骨间关节，或小多角骨、头状骨间关节，即拇长伸肌腱与指伸总肌腱间隙部位显露出圆形包块，直径 1～1.5cm，表面光滑，不与皮肤相连，基底固定，质地为橡皮样或有囊性感，关节位置调节或囊内压降低时可出现波动，疼痛与压痛较轻。亦有囊肿硬如实质性肿块的，但仍有一定的弹性。根据病史、临床表现与检查可诊断为腕部的腱鞘囊肿。

【康复治疗】

1. 手法治疗　对发病时间短，未经治疗而囊性感明显，触摸囊肿感觉囊肿壁薄而活动者，将腕背伸或掌屈（肿物在背侧者掌屈，反之背伸），使囊肿较为固定与突出后，术者用拇指挤压囊壁，囊肿壁被外力挤压后，其内容物被压向一边而引起对囊壁的反作用，使囊壁裂开，一般情况下，术者拇指下感觉张力突然降低，这时再用手揉捏囊肿部位，使之逐渐减小或消失。

2. 固定方法　用大小合适的纸壳加绷带，给以适当的压力，包扎固定 1～2 日。

3. 练功疗法　手法治疗 24 小时后，疼痛减轻即可练习腕、指活动，包括伸、屈腕及各指、旋转前臂等功能锻炼。

4. 药物治疗　囊壁已破，囊肿变小，局部仍较肥厚者，用茴香酒或万应膏，可使肿块进一步消散。

5. 其他治疗

（1）针刺破挤法：即用不同类型的针刺破囊壁，挤出内容物，或用粗针头吸出内容物，注入醋酸氢化可的松 12.5mg 后，用纱布加压包扎固定。以上方法适用于囊壁厚、病程长、手法治疗无效果者。

非手术治疗原理是使囊内容物排出后，在囊内注入药物或留置可取出的无菌异物（如缝扎粗丝线），并加压包扎，使囊腔粘连而消失。通常是在囊内注入醋酸泼尼松龙 0.5mL，然后加压包扎。本方法简单，痛苦较少，复发率也较低。

（2）手术治疗：必要时行手术切除，手术中囊壁要完全摘除。术后局部要加压包扎，注意防止复发。手指腱鞘囊肿一般较小，穿刺困难，其他部位多次复发的腱鞘囊肿都可手术切除。术中应完整切除囊肿，如系腱鞘发生者，应同时切除部分相连的腱鞘；如系关节囊滑膜疝出，应在根部结扎切除，以减少复发机会。

6. 预防康复 腱鞘囊肿治疗方法较多，无论使用哪种方法，在临床中观察复发率都较高。康复中心总结出的"循经通络"治疗法能够有效减少腱鞘囊肿的复发概率，经长期的临床观察，效果令人满意。

手摇蒲扇对治疗和预防腱鞘囊肿复发也是一个不错的方法，患者可以每日用患侧手摇蒲扇。当然，一定要在夏天进行，有一部分患者经过一个夏天手摇蒲扇后，手背上的腱鞘囊肿就消失了。

三、桡骨茎突狭窄性腱鞘炎

桡骨茎突部有拇长展肌和拇短伸肌的共同腱鞘。在日常生活和劳动中，桡骨茎突部的肌腱在腱鞘内经长时间摩擦和反复的损伤后，滑膜呈现水肿、增生等炎症变化，引起腱鞘管壁增厚、粘连或狭窄者，称桡骨茎突狭窄性腱鞘炎。

【病因病理】

拇长展肌腱与拇短伸肌腱经桡骨茎突时形成一尖锐角度，两腱在桡骨茎突处穿过由韧带覆盖而具有滑膜内层的腱鞘，拇长展肌腱常有分裂的肌腱束，因此造成腱鞘内相对狭窄。加之拇指活动度较大，容易间接摩擦，造成劳损或引起创伤，因此腱鞘可发生损伤性炎症，致肌腱、腱鞘均发生水肿、肥厚、管腔变窄，肌腱在管内滑动困难而产生相应的症状。临床常见于体弱血虚、血不荣筋者，如产后常抱婴儿的妇女、从事轻工业的工人等，其拇长展肌及拇短伸肌两处肌腱过度受累，易患本病。

【临床表现与诊断】

本病起病缓慢，腕关节桡侧疼痛，持重时乏力，疼痛加重，部分患者疼痛向手或前臂部传导，造成拇指软弱无力，并可因腕部的各种动作或拇指外展、伸展等动作而加剧。检查时与对侧对比，可见到患侧桡骨茎突处有一结节状轻微隆起，扪之约为豌豆大小，压痛明显。如将拇指屈于掌心，然后握拳，轻度将腕尺偏，桡骨茎突部有剧痛者，为握拳尺偏试验。

【治疗】

1. 手法治疗 术者一手托扶患手，另一手在桡侧痛处做轻柔按摩、推拿，一边拔伸牵引与旋转腕部，最后将拇指伸屈外展 5～6 次，并向远心端牵拉。以上方法需缓慢而稳妥，可每日或隔日 1 次。

2. 固定方法 疼痛重时，可用大小合适、能与拇指贴合的纸板或铝板，将拇指固定在背伸 20°、桡侧偏 15°和拇指外展位，根据患者情况可固定 3～4 周。

3. 练功疗法 拇指与腕部及其他各指的活动，应在不引起桡骨茎突部疼痛的情况下循序渐进地进行。

4. 药物治疗

（1）内服药

瘀滞证：多为早期，有急性劳损史。局部肿痛，皮肤稍灼热，筋粗。舌苔薄白或薄黄，脉弦或弦涩。治宜活血化瘀、行气止痛，方用活血止痛汤加减。

虚寒证：多为后期，劳损日久，腕部酸痛乏力，劳累后加重，局部轻度肿胀，筋粗，喜按喜揉。舌质淡，苔薄白，脉沉细。治宜温经通络、调养气血，方用桂枝汤加当归、何首乌、威灵仙、黄芪等。

（2）外用药：手法治疗后，在固定期间，可外敷三色药膏。去除外固定后，可用海桐皮汤熏洗。

5. 其他治疗

（1）针灸治疗：取阳溪为主穴，配合谷、曲池、手三里、列缺、外关等，得气后留针 15 分钟左右，隔日 1 次，疗程为 4 周左右。

（2）理疗：可用超短波。

（3）封闭疗法：用当归注射液 2mL、醋酸泼尼松龙 12.5mg，1％利多卡因 2mL，做腱鞘内注射，术后配合手法治疗等，能收到一定效果。

（4）针刀疗法：在封闭后，经封闭点顺肌腱走向进针刀，达骨面后稍退针刀，纵行切开，疏通分离，再横向推移松解两肌腱数次。应注意避开桡动脉、桡静脉及桡神经浅支。

（5）手术治疗：对病程较长，鞘管壁较厚，影响工作和生活，经非手术治疗效果不佳者，可考虑行狭窄的腱鞘切开术。

四、指屈肌腱腱鞘炎

指屈肌腱腱鞘炎能在任何手指发生。若在拇指，称拇长屈肌腱腱鞘炎，亦称弹响拇。在其他手指，则为指屈肌腱腱鞘炎，称弹响指或扳机指。本病以拇指发病多，少数患者多个手指发病。本病女性多于男性，中老年发病较多，但也有小儿患先天性腱鞘炎者。

【病因病理】

掌骨颈与掌指关节的浅沟与鞘状韧带组成骨性纤维管，鞘内层为滑膜，可使拇长屈肌大幅度来回滑动。其余每个手指的屈肌腱亦有腱鞘将其约束在掌骨头和指骨上。当局部过度劳累而招致血瘀停滞、筋脉受阻，或是受凉时，均可引起气血凝滞，不能濡养经筋而发病。手指经常屈伸，使屈肌腱与骨性纤维管反复摩擦，或长期用力握持硬物，骨性纤维管受硬物与掌骨头二者的挤压，局部充血、水肿，继之纤维管变性，管腔狭窄，屈指肌腱因之受压而变细，两端膨大呈葫芦状，阻碍肌腱的滑动。当肿大的肌腱通过狭窄的隧道时，发生弹跳动作和响声，故称弹响拇或指；肿大的肌腱不能通过狭窄的隧道时，手指不能伸屈，称为闭锁。

【临床表现与诊断】

本病起病缓慢，最初早晨醒来时患指发僵、疼痛，患肢伸屈困难，活动后即消。以后醒来时有弹响和疼痛，活动 1～2 小时逐渐消失。最后晨起时患指疼痛，不能屈伸，终日有闭锁、弹响和疼痛。常诉疼痛在指间关节而不在掌指关节。检查时，在掌侧面、掌骨头部有压痛，并可触及一黄豆大小的结节。压此结节，嘱患者伸屈患指，可感到在此结节下方另有一结节在移动，并感到弹响由此发出。由于伸屈受限，给工作和生活均带来不便。严重者，患指屈曲后，因疼痛不能自行伸直，需健手帮助伸直。

【治疗】

1. 手法治疗　术者用手指触到掌指关节处的结节部，做按压，横向推动，纵向推按，轻缓伸屈掌指关节 3～6 次，并向远端拉开，每日或隔日 1 次。

2. 固定方法　早期减少局部活动，必要时可用夹板或石膏托固定 2～3 周。

3. 练功疗法　局部疼痛减轻后，即可进行腕、指关节的伸、屈等功能锻炼。

4. 药物治疗

（1）内服药

瘀滞证：多为急性损伤后出现局部轻度肿胀、疼痛、压痛，可扪及筋结，指屈伸不利，动则痛甚，有弹响声或闭锁。舌质红，苔薄黄，脉弦。治宜活血化瘀、消肿止痛，方用活血止痛汤加减。

虚寒证：多为慢性劳损或急性损伤后期，局部有酸痛感、按痛，可扪及明显结节，指屈伸不利，有弹响声或闭锁。舌质淡，苔薄白，脉细或沉细。治宜温经散寒、兼补气血，方用黄芪桂枝五物汤。有肝肾虚者，可加入鹿角、枸杞子、肉苁蓉、狗脊等药。

（2）外用药：可用软伤外洗 1 号煎水熏洗。

5. 其他疗法

（1）针灸治疗：针灸治疗取穴，以痛为腧。米粒状结节部及周围痛点均可做针刺，隔日 1 次。

（2）封闭疗法：可用醋酸泼尼松龙 12.5mg 加 1% 利多卡因 2mL，做腱鞘内注射，每周 1 次，共 2～3 次。

（3）小针刀疗法：局麻后，在痛性结节处，平行于肌腱进针刀，达腱鞘后，纵向剥离，横向推移，再将针刀绕到肌腱后挑动肌腱数次。一般效果较好，必要时 1 周后再重复 1 次。

（4）手术治疗：经非手术治疗效果不佳，患者要求手术治疗者，可经皮挑割行腱鞘松解术。具体方法是以黄豆大小之结节为中心，局麻后，用眼科小手术刀或三棱针，或改制的腱鞘刀，平行于肌腱方向刺入结节部，沿肌腱走行方向做上下挑割。不要向两侧偏斜，注意勿挑伤肌腱、神经、血管。如弹响已消失，手指屈伸无障碍及紧张感，说明已切开腱鞘。创口大者缝合一针，口小者用无菌纱布加压包扎。

第四节　髋部筋伤及康复

一、梨状肌综合征

梨状肌起自骶骨前面，经坐骨大孔向外，止于股骨大转子内上方，是髋关节的外旋肌。坐骨神经一般从梨状肌下缘出骨盆，在臀大肌下面降至大腿后面，并在该处分为胫神经及腓总神经，传导小腿、足部的感觉及支配运动。梨状肌损伤在临床腰腿痛的患者中占有一定的比例，为常见的损伤之一。

【病因病理】

髋关节过度内外旋或外展，或肩负重物，久站、久蹲，感受风寒，均可损伤梨状肌，使该肌肌膜破裂或有部分肌束断裂，梨状肌出血，炎性水肿，并呈保护性痉挛状态。常可压迫刺激坐骨神经，而引起臀后部及大腿后外侧疼痛麻痹。由于梨状肌的变性，后期常可形成一硬性条状肿块，压之疼痛，久之也可引起臀大肌、臀中肌萎缩。

【临床表现与诊断】

有过度内外旋、外展病史后出现坐骨神经痛或臀部疼痛，髋内旋、内收受限，并可加重疼痛，俯卧位可在臀中部触到横条较硬或隆起的梨状肌。以利多卡因于梨状肌坐骨神经处局部注射，疼痛可以立即缓解和消失。大腿内旋、外旋等牵拉坐骨神经的运动可加重疼痛，并出现放射痛，X线摄片可排除髋部骨性疾病。

【治疗】

1. 手法治疗　梨状肌弹拨法。患者俯卧床上并放松肌肉，上肢向后伸，术者立于患者的患侧，先用拇指按压梨状肌部，并用力向下按压片刻，再顺梨状肌纤维走行方向反复拨动和按摩。

2. 药物治疗

（1）内服药

血瘀气滞证：多为急性损伤后出现，局部轻度肿胀、刺痛，压痛固定不移，动则痛甚，关节活动不利，舌暗或有瘀点，脉弦或沉涩。治宜活血化瘀、消肿止痛，方用桃红四物汤加减。

寒湿痹阻证：髋部隐痛，疼痛遇天气转变加剧，关节屈伸不利，伴麻木、喜热畏寒。舌淡苔薄白，脉弦滑。治宜散寒除湿，祛风通络，方用蠲痹汤、独活寄生汤之类。

湿热阻络证：髋部重坠胀肿，局部反复肿胀，时轻时重，或有灼热，活动时疼痛加剧。舌红苔黄腻，脉滑数。治宜清热除湿，方用加味四妙散加五苓散。

（2）外用药：局部可选用活血接骨止痛膏、舒筋活血止痛膏等外敷。

3. 其他疗法

（1）针灸疗法：取患侧阿是穴、环跳、殷门、承扶、阳陵泉、足三里等穴，用泻法，以有酸麻感向远端放散为宜，针感不明显者可加强捻转。急性期每日针1次，好转后隔日1次。

（2）刃针疗法：采用4～5cm长刃针。患者首先采用俯卧位，一助手手握患侧脚踝部，让患者屈膝90°，并轻轻用力外旋小腿，另一手紧压健侧臀部，使患者牢牢俯卧于治疗床上。术者对患侧2～4骶椎皮肤仔细消毒，戴无菌手套，用左拇指指腹仔细触摸，当助手把患侧小腿外展到最大幅度时，术者左手拇指沿2～4骶椎仔细按压触摸，找到肌肉紧张处并固定，右手持刃针沿拇指指甲边缘进针，使刃针刀口方向与梨状肌走向垂直并进行切割，左手拇指感觉指腹下紧张的肌肉松弛为止，然后再寻找另外的点进行治疗。术后，针眼用创可贴覆盖，嘱患者2日局部不沾生水。此种方法一般1次见效，2次完全解决症状，是一种疗效确切的治疗方法。

（3）封闭疗法：当归注射液、红花注射液或丹参注射液2～4mL，加等量的1%利多卡因做痛点注射，2～3日注射1次；或用醋酸泼尼松龙25mg，加1%利多卡因10mL做痛点注射，每周1～2次。

（4）手术治疗：非手术治疗无效者，可行手术切断梨状肌，解除坐骨神经压迫。

二、髋部滑囊炎

髋部滑囊炎是髋关节周围的滑囊积液、肿胀和炎性反应，中医称之为髋部湿火、髋部筋伤等。本症是髋关节部的软组织受到一次持久的或反复多次而连续的摩擦、扭转，使筋肌的负担超过了生理限度，气血阻滞，脉络受损，造成正常的筋肌生理功能失调，实质变性而出现的劳损、筋伤症。

由于生理和发育上的原因，滑囊、腱鞘和关节滑膜在发育和功能上很相似，其发病原因也相似。临床上由于创伤、慢性劳损、感染、化学性刺激、类风湿病变等均可致滑囊炎，多与职业有关（如编织臀）。髋部周围有较多滑囊，临床上比较重要的有三处：髂耻滑囊、大转子滑囊和坐骨滑囊。

【临床表现与诊断】

1. 髂耻滑囊炎　髂耻滑囊又名髂腰肌滑囊，位于髂腰肌与耻骨之间，常和髋关节相沟通，与股神经关系密切。髂耻滑囊炎病变多为慢性过程，主要表现为滑囊积液及疼痛。滑囊炎肿大时，股三角即有肿胀、疼痛和局部压痛，并可因股神经受压而放射至股前侧及小腿内侧，偶尔发现局部逐渐加大的肿块。患侧大腿常处于屈曲位，如将其伸直、外展或内旋时，即可引起疼痛；若髋关节同时受累，则向各方向运动时均受限制且疼痛。肿块大小不定，囊的硬度与囊内压力有关，多数较硬，界线清楚；少数柔软，界线不确切。常因摩擦、加压而出现疼痛加重，休息后多能缓解。必要时可行穿刺，穿刺液为淡黄色黏性液体。X线摄片有助于诊断和鉴别诊断。有时可合并为化脓性滑囊炎、结核性滑囊炎。临床上应注意与髂腰肌脓肿、腰骶部结核相鉴别。

2. 股骨大转子滑囊炎　此滑囊位于大转子与臀大肌腱之间，可因臀大肌腱与大转子的摩擦而发生慢性滑囊炎，也可由于结核和感染引起结核性或化脓性滑囊炎。由于臀大肌与股骨在大转子部长期持续地互相摩擦，产生慢性炎症，这种炎症属于无菌性炎症。股骨大转子滑囊炎一般无明显外伤史，发病时可有大转子部胀满及其后侧的凹陷消失，局部有压痛。为减轻疼痛，患肢常处于屈曲、外展和外旋位，如被动内旋则可引起症状。髋关节屈伸活动不受限。

X线检查有时可见钙化斑。必要时可作穿刺，穿刺液为淡黄黏液。粗隆黏液囊可引起急性化脓性或结核性感染，若急性感染不明显，则可能为结核感染。

临床上，本病应与转子部骨骺炎和肿瘤相鉴别。

3. 坐骨结节部滑囊炎　坐骨结节滑囊位于两侧坐骨结节部，坐骨结节滑囊炎是一种常见病，长期坐着从事工作的中、老年人，尤其是体质较瘦弱者，较易出现坐骨结节滑囊炎。由于坐骨结节滑囊长期被压迫和摩擦，囊壁渐渐增厚或纤维化引起，少数因臀部蹲伤而引起。患者有长期坐着工作的历史，检查腰部、骶髂关节、髋关节及其周围组织阴性，患者坐骨接触椅子尤其是硬的椅子时立即发生疼痛，起立即消失，且坐骨结节处压痛是本病唯一的阳性体征。试探性诊断，可在坐骨结节部局麻后嘱患者坐于硬椅子上，如无不适，即可确诊。此滑囊炎易出血，穿刺抽出物可为不同程度的血性液体。

【康复治疗】

滑囊炎的治疗既要针对基本的病因，也要解除存在的症状，应根据患者的具体情况而采取不同措施。

1. 手法治疗　对于慢性损伤性滑囊炎可采用手法按摩，主要运用抚摩手法以缓解肌肉紧张，从而达到消肿止痛的目的。

2. 固定方法　急性期应适当卧床休息，避免髋关节被动屈曲和旋转活动，以消除对滑囊的刺激。

3. 药物治疗

（1）内服药

瘀血留滞证：可有明显外伤史，局部肿胀明显，可有瘀斑，疼痛拒按，扪之肿块有波动感，动则引痛，髋关节活动受限。舌暗红或有瘀斑，脉弦有力。治宜活血散瘀、消肿止痛，方用活血祛瘀汤加减。

气虚湿阻证：损伤日久或反复长期劳损，关节局限性肿胀压痛，疼痛肿胀呈反复性，每因劳累后加重，面白无华，纳呆。舌淡胖，边有齿痕，苔白滑或腻，脉细无力或脉濡。治宜健脾利湿，佐以祛风散寒，方用健脾除湿汤加减。

湿热壅盛证：局部红肿灼热，疼痛较剧，拒按，扪之有波动感，伴有发热、口渴。舌红苔黄，脉数。治宜清热解毒除湿，方用五味消毒饮合三妙丸。

阴虚火旺证：腰胯酸痛，局部肿胀呈冷脓疡，潮热，盗汗，颧红，五心烦热，梦遗，尿黄。舌红苔黄少津，脉细数。治宜养阴清热，方用知柏地黄丸。

（2）外用药：急性滑囊炎可外敷双柏散、消炎散。慢性滑囊炎可外贴活血舒筋祛痛膏等，亦可用海桐皮汤煎水湿热敷。

4. 其他治疗

（1）封闭疗法：可先行穿刺抽液后，用醋酸氢化可的松做滑膜囊内注射。

（2）手术治疗：对化脓性感染者应早期切开引流，若侵犯髋关节，应同时引流关节腔。慢性滑囊炎经反复治疗效果不理想者，可行滑液囊切除术。结核性滑囊炎，必须在抗结核药物控制下行滑囊切除术，病变已蔓延至髋关节骨质者，应同时行病灶清除术。

三、弹响髋

弹响髋是指髋关节在某些动作时出现听得见或感觉到的声音或"咔哒"声。多见于青壮年，常为双侧性，通常无明显症状，患者常因弹响而感到不安。

【病因病理】

弹响髋以病变发生之部位不同，可分为关节内及关节外两种。关节内弹响较少见，一种类型发生于儿童，这是由于股骨头在髋臼内的后上方边缘轻度自发性移位，造成大腿突然屈曲和内收而发生弹响，日久可成习惯性。另一种见于成年人，由于髂股韧带呈条索状增厚，在髋关节过伸尤其是外旋时与股骨头摩擦而产生弹响。关节外弹响较常见，习惯上称为弹响髋或阔筋膜紧张症。

本病的发生是由于髂胫束的后缘或臀大肌肌腱部的前缘增厚，在髋关节屈曲、内收或内旋活动时，上述增厚的组织滑过大转子的突起而发生弹响。同时可摸到和见到一条粗而紧的纤维带在大转子上滑过，一般不痛或只有轻度的疼痛，日后由于增厚组织的刺激，可发生大转子部的滑囊炎。

中医认为本病是局部筋肌气血凝滞，血不濡筋，导致筋肉挛缩、疼痛，活动弹响。也可以是因关节活动过度，慢性积劳成伤，迁延日久，筋肌肥厚、粘连、挛缩，活动弹响。

【临床表现】

髋关节自动屈伸及行走时出现响声，并不影响关节活动，疼痛不明显。若继发有大转子区滑囊炎时可出现疼痛，局部可触到条索状物，令患者主动伸直、内收或内旋髋关节，可摸到一条粗而紧的纤维带在大转子处滑动和发出弹响声。X线检查可排除髋部骨关节性疾病。

【鉴别诊断】

先天性髋关节脱位，由于股骨头和关节囊发育不良，故患者在髋关节活动时也可能有响声出现，应引起注意。

【治疗】

凡肌肉纤维索在大转子上引起的弹响髋，如无明显自觉不适症状者，经确诊并给予耐心解释后，一般无须特殊处理。有轻微疼痛不适者，可采用非手术疗法对症治疗。疼痛明显或引起患者过度不安者，可考虑手术治疗。

1. 手法治疗　患者侧卧，患肢在上，从阔筋膜张肌沿髂胫束到膝部用㨰法治疗；再弹拨髂前上棘上方的髂嵴部和大转子处的索状物；然后沿大腿外侧髂胫束及阔筋膜张肌肌纤维方向行揉顺法。

2. 药物治疗

（1）内服药

筋脉失养证：病程迁延，髋部钝痛酸痛，喜按喜揉，肌肉萎缩，腿软无力，动则弹响。舌淡少苔，脉细。治宜养血荣筋，方用壮筋养血汤加减。

湿热壅盛证：局部肿胀，灼热红肿，疼痛较重，活动时疼痛加重，扪之有筋粗筋结或有波动感，或伴有发热、口渴。舌红苔黄，脉弦数。治宜除湿通络、清热解毒，方用三妙丸合五味消毒饮加减。

（2）外用药：局部用软伤外洗方或海桐皮汤熏洗，或用活血接骨止痛膏外敷。

3. 其他疗法

（1）封闭疗法：用醋酸泼尼松龙 12.5～25mg，加 1%～2% 利多卡因 2～4mL，做局部痛点封闭。

（2）小针刀疗法：痛点阻滞后，刀口线平行于髂胫束，垂直进针刀，针刀达髂胫束后，沿髂胫束两侧纵行 1～2 刀，稍退针刀，将刀口线旋转 90° 在髂胫束最紧张处铲 2～3 刀，并沿髂胫束分离，手下感觉病变处有松解感。出刀后用双手拇指用力推拿 5～10 次，行针刀后 1 周内避免剧烈活动。

（3）手术治疗：如症状重，条索状增厚明显或引起患者过度不安，经非手术治疗无效者，应行手术治疗。手术采用局麻，患者侧卧，嘱患者做引起弹响的动作，切断或切除引起弹响的增厚肌腱和纤维组织。亦可将弹响的索状物分离，并将其固定于大转子上，以消除滑动所产生的响声。如大转子部骨突过大，亦可切除部分，术后早期进行功能锻炼。对关节内型，时常合并有髋臼后缘骨折，或关节内游离体时，可将游离体摘除。

四、臀大肌挛缩症

臀大肌挛缩症是由于臀大肌及其筋膜的纤维变性挛缩，继发髋关节内收、内旋、屈曲功能障碍，进而表现为特有的步态、姿势异常的临床病症。本病是一种医源性疾病，因其发病原因与多次反复在臀部肌内注射药物有关，因此，亦称为注射性臀大肌挛缩症。因临床上以小儿发病为多见，故又称儿童臀大肌挛缩症。

【病因病理】

本病的发生被认为是由于在臀区反复多次肌内注射药物引起臀肌纤维变性的结果，但有类似注射史的患儿并不都患此病，因此尚有与儿童易感性及先天性因素有关的可能。患本病的儿童多数有因感染性疾病而在臀区多次注射药物病史，大多接受有多种药物注射，有的病例还有臀部脓肿史。当肌内注射后，由于针刺的机械性损伤造成局部肌纤维内出血、水肿，以及药物吸收不良和药物的刺激作用等因素，而引起化学性、无菌性肌纤维织炎甚至变性，最终导致肌肉纤维化及瘢痕挛缩。臀部肌肉及其筋膜的纤维变性，以及产生的挛缩纤维束带，限制了髋关节的内收、内旋，使患者不能在中立位屈髋。当挛缩波及臀中肌及髂胫束时，症状更加典型。

【临床表现与诊断】

本病发病缓慢，常因家长发现患儿步态特殊，坐位双膝不能靠拢而来就诊。由于臀大肌纤维挛缩，患儿不能在中立位屈髋，因此患儿下坐或下蹲时必须将大腿分开，呈外展外旋式，呈典型蛙式位，才能下坐或下蹲。在站立时下肢常呈外旋状态，不能完全并拢，呈轻度"外八字"。行走时由于屈髋受限，步幅较小，当患儿快步行走时如跳跃状，表现为当患肢落地、健肢迈步时，患髋向前冲，双髋病变者跛行尤为明显，表现"绕圈"步态。在臀区外上 1/4 象限可见到皮肤凹陷，沿臀大肌肌纤维方向可触摸到条索状物或硬结，当髋关节内收、内旋时更为明显。屈伸髋关节时，在股骨大转子部有条索状带滑过并产生弹响。患儿坐位或平卧，嘱其在膝上交叉两下肢，则两下肢只能在膝下交叉，甚至不能交叉。

X 线检查大多无异常，有时可见"假性似髋外翻"，股骨小转子明显可见，股骨颈干角＞ 130°。

【康复治疗】

1. 手法治疗

（1）㨰法：患者侧卧位，患侧在上，术者施㨰法于臀部约 5 分钟，同时做患肢内旋被动活动，幅度由小到大。

（2）弹拨法：患者体位同前，术者用拇指触摸清楚髂前上棘上方的髂嵴部、臀大肌及大转子处的条索状物和硬结，并用弹拨手法来回拨动该肌，继而沿臀大肌纤维方向捋顺该肌。

（3）摇髋法：患者仰卧位，术者立于患侧，一手扶持膝部，一手握踝部，先做髋膝顺势屈曲，再将髋内收、内旋、伸直，反复活动数遍，活动范围由小到大，力量由轻到重，使髋的屈曲、内收、内旋活动能达到最大限度。

2. 练功疗法　除加强股四头肌锻炼和步行练习以防止患肢肌肉萎缩外，还应加强髋关节功能活动，如做屈髋下蹲、四面摆腿、仰卧举腿、蹬空增力等动作的练习。

3. 药物治疗

（1）内服药

瘀阻筋络证：伤后日久，髋部隐隐酸胀，可触及筋粗筋结，髋关节屈伸不利，活动受限。舌质暗、有瘀斑，苔薄，脉弦涩。治宜益气活血通络，方用补阳还五汤加减。

筋脉失养证：伤后迁延，步行乏力，肌肉萎缩，可触及硬结。髋伸屈时有弹响。舌淡，苔薄，脉弦细。治宜养血壮筋、和营通络，方用壮筋养血汤加减。

（2）外用药：局部可外搽平乐展筋酊、红花油、万花油等。

4. 手术治疗　如果臀肌挛缩已形成，明显影响患肢功能，并经非手术治疗无效者，可采用臀大肌挛缩带部分切除、臀大肌部分止点松解术。

手术方法：患者取侧卧位，后外侧入路，切开皮肤后，将髋关节屈曲、内收、内旋，使臀大肌和髂胫束等挛缩的组织得以显露，分离挛缩带，在靠近髂胫束处切断挛缩带，并将挛缩带切除 2 ～ 3cm。必要时从大转子处纵行切开髂胫束，在臀大肌纤维与髂胫束连续部上、下方横断，或者做臀大肌肌腱"Z"形延长术。亦可松解臀大肌上半部附着腱膜，达到部分延长臀大肌止点的目的。术后行双下肢并拢固定 2 周即可，一般通过一段时间的功能锻炼，多能获得满意的效果。

第五节　膝部筋伤及康复

一、膝关节侧副韧带损伤

膝关节内、外侧副韧带损伤，中医分别称之为"虎眼里缝伤筋"（内侧副韧带损伤）、"虎眼外缝伤筋"（外侧副韧带损伤）。

膝关节的内侧及外侧各有坚强的副韧带附着，是膝关节组织的主要支柱。内（胫）侧副韧带起于股骨内髁结节，止于胫骨内髁的侧面，其浅层是一条上窄下宽、呈扇形、坚韧的宽带，深层是关节囊的增厚部分，与内侧半月板相连。其前缘与股四头肌扩张部分和髌韧带相接，后缘与关节囊相连。它的主要作用是防止膝外翻，同时还具有限制膝关节外旋的作用。外（腓）侧副韧带起于股骨的外髁结节，止于腓骨小头，呈条索状，韧带与外侧半月板之间有腘肌腱和滑液囊相隔，其主要作用是防止膝内翻。屈膝时侧副韧带较松弛，使膝关节有轻度的内收、外展和旋转活动；伸膝时侧副韧带较紧张，膝关节无侧向和旋转运动。膝关节侧副韧带损伤有部分和完全性损伤之分。内侧副韧带损伤较常见，若与交叉韧带损伤和半月板损伤同时发生时，则称为膝关节损伤三联症。

【病因病理】

膝关节轻度屈曲时，膝或腿部外侧受到暴力打击或重物压迫，迫使膝关节做过度的外翻动作时，可使膝内侧间隙拉宽，内侧副韧带发生扭伤或断裂。如为强大的旋转暴力，则易合并内侧半月板或前交叉韧带的损伤，其病理变化分为韧带扭伤，部分断裂或完全断裂。在少见的情况下，外力迫使膝关节过度内翻，可发生外侧副韧带的损伤或断裂。若暴力强大，损伤严重，可伴有关节囊的撕裂，腘绳肌及腓总神经的损伤。

【临床表现】

膝关节内侧副韧带损伤后，膝关节呈半屈曲位 135°左右，主动、被动活动都不能伸直或屈曲，局部肿胀，皮下瘀血，继而出现广泛性的膝及膝下部位的瘀斑，压痛明显。内侧损伤时，压痛点在股骨内上髁；外侧损伤时，压痛点在腓骨小头或股骨外上髁。若合并半月板损伤，膝出现交锁痛。如合并半月板和前交叉韧带或胫骨棘之撕脱骨折伤，则膝部严重损伤，亦即"膝关节损伤三联症"。膝关节侧向试验检查有重要意义。一般外侧副韧带损伤不合并外侧半月板损伤，而易合并腓总神经损伤，临床可见足下垂及小腿前外侧及足背皮肤感觉障碍。

X 线摄片检查：患膝的内侧（或外侧）在局麻后置双关节于外翻（或内翻）位，

X 线正位摄片可发现韧带损伤处关节间隙增宽，若有骨折撕脱者可在膝关节内见有骨碎片。

【诊断】

多发生于体力劳动中工伤及体育运动伤。有小腿急骤外展或内收的外伤史。膝关节内侧或外侧副韧带处肿胀疼痛，膝关节功能障碍，膝关节呈半屈曲位。若有腓总神经损伤者，可伴有足下垂。膝关节内外侧副韧带处有固定压痛点，由于损伤部位不同，压痛点可位于副韧带的起点或止点。压痛点位于韧带中部者，可用内收外展试验与半月板破裂鉴别。若侧副韧带破裂，可在破裂处触及一裂隙。

X 线片的外翻（或内翻）位见关节间隙增宽。

【康复治疗】

1. 理筋 早期理顺筋膜，但手法不可多做，以免加重损伤。晚期手法则可解除粘连，恢复关节功能。具体操作以内侧副韧带损伤为例。患者仰卧，伤肢伸直并外旋，医者先点按血海、阴陵泉、三阴交等穴，然后在损伤局部及其上下施以揉、摩、擦等法。新鲜损伤，肿痛明显者手法宜轻，日后随着肿胀的消退，手法可逐渐加重。

2. 固定 部分肌肉韧带裂伤者，先将膝关节内血肿抽吸干净，用弹力绷带包扎之，再以石膏托固定膝关节于功能位 4～5 周，解除后进行功能锻炼。如为完全性断裂伤，应行手术缝合修补，再配以石膏或外固定支具固定。

3. 练功疗法 损伤轻者在两三天后鼓励患者进行股四头肌的功能锻炼，以防止肌肉萎缩和软组织粘连。膝关节的功能锻炼对于消除关节积液有好处。后期或手术后患者，膝关节功能未完全恢复者，可做膝关节伸屈运动及肌力锻炼，如体疗的蹬车，或各种导引的功能疗法。

4. 药物治疗

（1）内服药

瘀血阻络证：伤后肿胀严重，剧烈疼痛，皮下瘀斑，膝关节松弛，屈伸障碍。舌暗瘀斑，脉弦或涩。治宜活血化瘀、消肿止痛，方用桃红四物汤加牛膝、桑枝之类。

筋脉失养证：伤后迁延，肿胀未消，钝痛酸痛，喜揉喜按，肌肉萎缩，膝软无力，上下台阶有错落感。舌淡无苔，脉细。治宜养血壮筋，方用壮筋养血汤加减。

湿阻筋络证：伤后日久，肿胀反复，时轻时重，酸楚胀痛，或见筋粗筋结，屈伸不利。舌淡胖，苔白滑，脉沉弦或滑。治宜除湿通络，方用羌活胜湿汤、薏苡仁汤之类。

（2）外用药：局部瘀肿者，可外敷消瘀止痛药膏或三色敷药。伤后日久者，局部用软伤洗方或海桐皮汤熏洗患处，洗后外敷舒筋活血祛痛膏。

5. 手术疗法　侧副韧带损伤，若出现内侧或外侧副韧带断裂者，或合并有交叉韧带损伤，或半月板损伤，一般应进行手术治疗，对断裂的韧带及破损的关节囊进行修补，而半月板的损伤则应切除。若外侧副韧带损伤合并有腓总神经的损伤，并已确定为断裂者，应尽早进行手术探查，行神经端吻合术。若合并有胫骨棘撕脱骨折，或韧带附着的撕脱骨折，应行固定术。尤其属关节内骨折，折端应达到解剖对位，才能避免韧带发生松弛现象。

对陈旧性内侧副韧带断裂的治疗，如为 2 ～ 3 周或以上的断裂韧带，主要应行重建手术。可选用股薄肌腱、半腱肌腱修补法。外侧副韧带因有股二头肌和髂胫束的保护，不影响膝关节的稳定，所以修补术少用。

二、膝关节创伤性滑膜炎

膝关节创伤性滑膜炎，是指膝关节损伤后引起的滑膜非感染性炎症反应。临床上分急性创伤性炎症和慢性劳损性炎症两种，后者以肥胖女性多见，中医称之为"痹证夹湿"或"湿气下注"。膝关节滑膜为构成关节内的主要结构，膝关节的关节腔除股骨下端、胫骨平台和髌骨的软骨面外，其余的大部分为关节滑膜所遮盖。滑膜富有血管，血供丰富，滑膜细胞分泌滑液，可保持关节软骨面滑润，增加关节活动范围，并能吸收营养，扩散关节活动时所产生的热力。一旦滑膜受损，如不予以有效的处理，则滑膜必发生功能障碍，影响关节活动而成为慢性滑膜炎，逐渐变成增生性滑膜炎。

【病因病理】

急性滑膜炎多因暴力打击、创伤、扭伤、挫伤、关节附近骨折或外科手术等，使滑膜受伤充血，迅速产生大量积液所致，中医认为是湿热相搏，热灼筋肉引起。若滑膜损伤破裂，则会大量渗出血液。积液、渗血可增加关节内压力，阻碍淋巴系统循环，堆积在关节内，其酸性代谢产物则可使碱性关节液变成酸性。如不及时治疗，清除积液或积血，关节滑膜可在长期慢性刺激和炎性的反应下逐渐增厚，出现纤维化，引起关节粘连，影响正常活动。

慢性滑膜炎一般由急性创伤性滑膜炎失治转化而成，或由其他慢性劳损导致滑膜的炎症渗出，产生关节积液而造成。临床上属于中医的"痹证"范畴，多由风、寒、湿三气杂合侵袭而成，一般夹湿者为多。或肥胖之人，湿气下注于关节而发病。

【临床表现】

发病可急可缓，但不如关节外伤性积血那样迅速。一般是逐渐发现关节肿胀、疼痛，多为膨胀性或隐痛不适，膝关节活动不灵便，尤以伸直及完全屈曲时感撑胀难忍。压痛点不定，可在原发损伤处有压痛。皮温可增高，按之波动，浮髌试验阳性，膝关节活动受限程度随损伤情况而定。转为慢性滑膜炎者，常有膝关节粘连，影响关节活动，时间长了可有股四头肌萎缩。关节穿刺液为淡粉红色液体，表面无脂肪滴。

【诊断】

外伤后关节渐肿，轻度胀痛不适，伸屈膝功能受限，浮髌试验阳性。关节穿刺液为淡粉红色液体，表面无脂肪滴，膝关节 X 线片示骨质无异常。

创伤性滑膜炎需与创伤性关节内积血鉴别，其要点是：创伤性关节内积血在受伤后立即发生，疼痛明显，而滑膜炎常在受伤后 6～7 小时才开始出现，多无明显疼痛，两者往往同时存在。创伤性关节内积血常伴有局部和全身温度增高，滑膜炎多无此反应。关节穿刺液，滑膜炎是淡粉红色液体，创伤性滑膜炎关节内积血，穿刺液常呈血性。

【治疗】

对本病的治疗，首先应正确处理活动与固定的关系。活动可增加关节积液和继续出血，但却可防止肌肉萎缩和关节粘连，所以治疗过程中要掌握恰当，才能达到预期的效果。

1. 手法治疗 急性损伤后可将膝关节伸屈一次。先伸直膝关节，然后充分屈曲，再自然伸直，可使局限的肿胀消散，疼痛减轻。慢性期可在肿胀处及其周围行按压、揉摩、拿捏等手法，以疏通气血，温煦筋膜，消散肿胀，切忌用粗暴的重手法。

2. 关节穿刺 在局麻和严密无菌技术操作下，于髌骨外缘行关节穿刺。穿刺针达到髌骨后侧，抽净积液和积血，并注入 1％利多卡因 3mL 及泼尼松龙 12.5～25mg，之后用消毒纱布遮盖穿刺孔，再用弹力绷带加压包扎。若积液再继续增加，可重复穿刺数次。

3. 固定方法 急性期可用长腿石膏托把膝关节固定于伸直位 2 周，以防活动，减轻症状，但不能长期固定，以免肌肉萎缩无力。

4. 练功疗法 主要指导患者进行股四头肌收缩活动，从固定日开始即练习股四头肌收缩活动。每日数次，每次 5 分钟，同时练习直腿抬高活动，肿胀消退后即可去除外固定，主动地练习膝关节的屈伸活动。由于强力、被动的手法活动，膝关节内出血可加重，对关节的功能恢复会造成不良影响，临床上应慎重采用。

5. 药物治疗

（1）内服药

血瘀气滞证：伤后即肿，肿胀较甚，按之如气囊，广泛瘀斑，疼痛，活动时疼痛剧烈。舌质红，苔薄，脉弦。治宜活血化瘀、消肿止痛，方用桃红四物汤加减。

风寒湿阻证：进行性反复性肿胀，按之如棉絮。游走性痛为风重，重坠肿甚为湿重，固定冷痛为寒重。舌淡苔白腻，脉弦滑。治宜祛风除湿散寒，方用三痹汤。风胜者，方用防风根汤；湿胜者，方用羌活胜湿汤；寒胜者，方用当归四逆汤。

脾肾不足证：肿胀持续日久，面色少华，纳呆便溏，肌肉萎缩，膝酸软无力。舌淡胖，脉细无力。治宜健脾温肾，方用理中汤合四神丸之类。

痰湿结滞证：肿胀持续日久，肌肉硬实，筋粗筋结，膝关节活动受限。舌淡，苔白腻，脉滑。治宜温化痰湿，方用二陈汤之类。

（2）外用药：局部有瘀肿者，外敷消瘀止痛药膏；属风寒湿者，外敷万应膏，或用熨风散热敷；关节活动不灵便者，可用软伤外伤洗方外洗。

6. 其他疗法

（1）针灸疗法：取膝眼并由内膝眼透外膝眼，加刺阳陵泉、三阴交等，有条件者还可以加用脉冲电流或高频热电针刺激，也可用艾条或艾团行温针法。这对慢性滑膜炎患者可有明显缓解症状的作用。

（2）理疗：各种热疗、中药离子导入治疗，对膝关节创伤性滑膜炎慢性期均有一定效果。

（3）手术治疗：膝关节慢性滑膜炎病程长，经过充分非手术治疗仍有膝关节肿胀、疼痛，而关节肿胀的主要原因是滑膜肥厚者，为其手术指征。手术应尽量切除70%以上的滑膜组织，以防止复发。对不愿接受手术治疗者和老年患者，膝关节反复肿胀、有积液者，可采用关节镜下切除滑膜，具有切口小、创伤小、不影响关节活动、恢复快等优点。

三、髌骨软骨软化症

髌骨软骨软化症又称髌骨软骨炎、髌骨软骨病、髌骨劳损等，是髌股关节软骨的一种退行性病变。它不仅有髌骨软骨面的退行性改变，同时又可伴有股骨滑车部软骨面的退变，是膝关节较常见的一种疾病，好发于青少年。

【病因病理】

髌骨是由股四头肌肌腱骨化而形成的籽骨，其下端由髌韧带固定于胫骨结节。它的后侧面大部分为软骨覆盖，与股骨两髁和髁间窝形成髌股关节。当膝伸直而股四头肌松弛时，髌下部与股骨髁间窝轻轻接触；当膝屈至90°时，髌上部与股骨髁间窝接触；当膝全屈时，整个髌骨的关节面紧贴髁间窝。因此，膝关节在长期伸屈活动中，髌股之间反复摩擦、互相撞击，致使软骨面被磨损而致本病。典型的如职业性长距离骑自行车的人，易患此病。此外，力线不正，髌股关节的关系异常，如高位或低位髌骨，以及膝内翻或外翻畸形等，由于关节位置的改变，其异常应力作用于关节软骨，可促使关节软骨软化。其病理特点是初期髌软骨有纤维性变，鳞片状碎裂，最后软骨糜烂，暴露骨质，晚期在髌软骨边缘可形成骨刺。此外，关节滑膜及髌韧带也可有不同程度的充血、渗出增加等变化。

【临床表现与诊断】

起病缓慢，初感膝部隐痛，患肢乏力；继则髌后疼痛，常随劳累后疼痛加重，上下楼梯或蹲下站起时疼痛加重，严重者影响步行。检查膝部无明显肿胀，髌骨两侧之偏后部有压痛。膝的活动范围正常，但可感到有阵阵细小的摩擦。检查者用拇、示二指将髌骨向远侧推压，嘱患者收缩股四头肌，可发生剧烈疼痛。膝可有畸形，如膝内翻、外翻和高位、低位髌骨等。

X线检查早期无病变可见，后期的侧位及切位片可见到髌骨边缘骨质增生、髌骨关节面粗糙不平、软骨下骨硬化、髌股关节间隙变窄等改变。膝关节镜是一种有价值的诊查手段，不仅能发现病变，还可明确病灶的广度和深度。

【鉴别诊断】

1. 骨性关节炎 本病多见于中老年人。一般为双侧性，可具有髌软骨软化症的所有症状，但临床症状较为明显，疼痛、肿胀、活动受限，久行则困难，严重者膝关节畸形。X线检查除可显示髌骨软骨面不平外，髌骨上下缘、胫骨棘及平台两侧还可见有骨刺形成。

2. 髌下脂肪垫损伤 伸膝时疼痛，痛点与解剖位置相符，即膝眼部位压痛。局部脂肪垫肥厚、膨隆。可单独发生或与关节内疾病合并存在。

3. 半月板损伤 半月板前角损伤、膝眼部位压痛，但髌骨研磨试验阴性，半月板的临床体征及特殊检查可以鉴别。

【康复治疗】

早期合理的治疗可望使病损的关节软骨面得到修复，主要是采用综合性的非手术疗法。

1. 手法治疗 患者仰卧，患肢伸直，股四头肌放松。医者用手掌轻轻按压髌骨做研磨动作，以不痛为度，每次5～10分钟，然后用示指扣住髌骨两缘，上下捋顺，约5分钟，最后在膝关节周围施以𢪾法、揉捻法、散法等手法舒筋。

2. 固定与练功疗法 主要是限制引起疼痛的各种活动，如剧烈运动，过度屈膝、下跪、下蹲等。必要时可用拐辅助行走，但不可用石膏固定，因为关节软骨越失用越易损伤。须经常适当地做膝关节轻度活动，如股四头肌收缩、直腿抬高等运动，以维持股四头肌的张力。

3. 药物治疗

（1）内服药

痰湿痹阻证：膝关节酸软不适或疼痛，并日渐加重，疼痛部位不确切，上下楼梯、下蹲时疼痛加重，局部肿胀，或浮髌试验阳性。伴体倦神疲，纳呆。舌淡胖，苔白腻，脉弦滑。治宜燥湿化痰、活血通络，方用二陈汤加桑枝、地龙等活血通络之品。

肝肾亏虚证：膝软乏力，上下楼梯时明显，或出现"打软腿"或"假交锁征"，推挤髌骨有压痛，大腿肌肉萎缩。舌淡苔薄白，脉细无力。治宜补养肝肾、温经通络，方用桃仁膝康丸或健步虎潜丸。

（2）外用药：膝部隐痛可外敷舒筋膏，病程延久者可用活血止痛类外擦剂。软组织变硬时可用软伤外洗方外洗。

4. 其他治法

（1）封闭治疗：如合并脂肪垫损伤，可用醋酸泼尼松龙 12.5mg 加 1% 利多卡因 2mL，做局部痛点封闭。

（2）物理疗法：采用红外线、超短波等局部透热，以及中药离子导入治疗，均有一定效果。

（3）刃针治疗：髌骨软化往往与髌骨周围肌肉张力有很重要的关系。首先要对患者进行膝关节正侧位 X 线检查，检查髌骨偏移方向。髌骨软化症的患者，髌骨位置往往会向内侧或者外侧轻微偏移，由于髌骨在非正常的位置上不断滑动，故导致软骨磨损而髌骨软化，以髌骨轻微向外侧偏移为例，治疗时嘱患者平卧于治疗床上，患侧下肢微屈曲，膝下垫薄枕。术者立于患侧，膝关节周围消毒，术者用左手拇指指腹沿髌骨外缘轻轻触按，会摸到一些以髌骨为中心的放射状微细条索，找到后，用左手拇指指腹固定之，右手持刃针，紧贴髌骨外缘直刺入 1cm 左右切断条索，一定把能找到的条索彻底切除干净。治疗后嘱患者休息 10 分钟。1 周治疗 1 次，一般 3 次治疗后进行影像复检，会发现原来向外侧偏移的髌骨已经恢复到正常位置。1 个月后，患者会感觉膝关节发软的症状逐步消失。

（4）手术治疗：经膝关节镜检查确诊为髌软骨软化症，发现髌骨软骨病损严重者，可考虑手术治疗。

髌软骨软化症的手术治疗包括关节外及关节内手术。关节外手术主要是调整髌骨的位置，使半脱位的髌骨回到正常位置，手术方法有外侧松解术、髌韧带转位术和胫骨结节前移术等，关节内手术包括髌软骨病灶环切、髌骨床钻孔、关节损毁面切除和病变软骨刨削等，但其疗效难以肯定。如整个髌骨的关节软骨已被腐蚀，则须切除髌骨。

第六节　足踝跟部筋伤及康复

一、踝部扭伤

关节周围主要的韧带有内侧副韧带、外侧副韧带和下胫腓韧带。内侧副韧带又称三角韧带，起于内踝，自上而下呈扇形附于跗舟状骨、距骨前内侧、下跟舟韧带和跟骨的载距突，是一条坚强的韧带，不易损伤；外侧副韧带起自外踝，止于距骨前外侧的为腓距前韧带，止于跟骨外侧的为腓跟韧带，止于距骨后外侧的为腓距后韧带；下胫腓韧带又称胫腓联合韧带，为胫骨与腓骨下端之间的骨间韧带，是保持踝关节稳定的重要韧带。踝关节扭伤甚为常见，可发生于任何年龄，但以青壮年较多，临床上一般分为内翻扭伤和外翻扭伤两大类，前者多见。

【病因病理】

多因行走或跑步时突然踏在不平的地面上，或上下楼梯、走坡路不慎失足，或骑自行车、踢球等不慎跌倒，足过度内外翻而产生踝部扭伤。跖屈内翻损伤时容易损伤外侧的腓距前韧带，单纯内翻损伤时则容易损伤外侧的腓跟韧带；外翻姿势损伤时，由于三角韧带比较坚强，较少发生损伤，但可引起下胫腓韧带撕裂。若为直接的外力打击，除韧带损伤外，多合并骨折和脱位。

【临床表现】

有明显的踝关节扭伤史。伤后踝部即觉疼痛，活动功能障碍，损伤轻者仅局部肿胀，损伤重时整个踝关节均可肿胀，并有明显的皮下瘀斑，皮肤呈青紫色，跛行步态，伤足不敢用力着地，活动时疼痛加剧。内翻损伤时，外踝前下方压痛明显，若足部做内翻动作，则外踝前下方疼痛；外翻扭伤者，内踝前下方压痛明显，强力做踝外翻动作，则内踝前下方剧痛。严重损伤者，在韧带断裂处可摸到凹陷，甚至摸到移位的关节面。摄踝关节正侧位 X 线片，可以帮助排除内外踝的撕脱性骨折。若损伤较重者，应做强力内翻、外翻位的摄片，可见到距骨倾斜的角度增大，甚者可见到移位现象。

【诊断】

有明确的踝部扭伤史，伤后踝关节即时肿胀、疼痛，功能障碍，损伤局部压痛明显，跛行或不能着地步行。X 线片无骨折征。

【康复治疗】

1. 手法治疗　损伤严重，局部瘀肿较甚者，不宜行重手法。对单纯的踝部伤筋或部分撕裂者可使用理筋手法。患者平卧，术者一手托住足跟，一手握住足尖部，缓缓做踝关节背屈、跖屈及内翻、外翻动作，然后用两掌心对握内外踝，轻轻用力按压，理顺筋络，有消肿止痛的作用。再在商丘、解溪、丘墟、昆仑、太溪、足三里等穴按摩，以通经络之气。

恢复期或陈旧性踝关节扭伤者，手法宜重，特别是血肿机化、产生粘连、踝关节功能受损的患者，可施以牵引摇摆、摇晃屈伸等法，以解除粘连，恢复其功能。

2. 固定治疗　施理筋手法之后，可将踝关节固定于损伤韧带的松弛位置。若为韧带断裂者，可用石膏管型固定，内侧断裂固定于内翻位，外侧断裂固定于外翻位，6周后解除固定，下地活动。若为韧带的撕裂伤，可用胶布固定，外加绷带包扎，外翻损伤固定于内翻位，内翻损伤固定于外翻位，一般固定2～3周。

3. 练功疗法　外固定之后，应尽早练习跖趾关节屈伸活动，进而可做踝关节背屈、跖屈活动。肿胀消退后，可指导患者做踝关节的内翻、外翻等功能活动，以防止韧带粘连，增强韧带的力量。

4. 药物治疗

（1）内服药

血瘀气滞证：损伤早期，踝关节疼痛，活动时加剧，局部明显肿胀及皮下瘀斑，关节活动受限。舌红边瘀点，脉弦。治宜活血祛瘀、消肿止痛，方用七厘散或桃红四物汤加味。

筋脉失养证：损伤后期，关节持续隐痛，轻度肿胀，或可触及硬结，步行乏力。舌淡，苔薄，脉弦细。治宜养血壮筋，方用补肾壮筋汤或壮筋养血汤加减。

（2）外用药：初期肿胀明显者，可外敷消肿化瘀散、七厘散、双柏散之类药物。中后期肿胀较微，可外敷舒筋活血祛痛膏、伤湿止痛膏，并可配合活血舒筋的外洗药物，如软伤外洗1号。

5. 其他疗法　踝部损伤的中后期，关节仍疼痛，压痛较局限者，可选用醋酸泼尼松龙12.5mg加2%利多卡因2mL做痛点局部封闭，可每周注射1～2次。

陈旧性损伤外侧韧带断裂，致踝关节不稳或继发半脱位者，可坚持腓骨肌锻炼，垫高鞋底的外侧缘。功能明显障碍者，可行外侧韧带再造术，选用腓骨短肌腱代替断裂的外侧韧带。陈旧性损伤内侧韧带断裂者，可切开进行韧带修补术。术后均采用石膏外固定6周。

二、跟痛症

跟痛症是跟部周围疼痛类疾病的总称，好发于 40 ～ 60 岁的中老年人。中医认为劳累过度、肾气不足可引起腰脚痛，而《类经》注解《素问·痹论》认为："营卫之行涩，而经络时疏，则血气衰少，血气衰少则滞逆亦少，故为不痛。"说明老人气血衰少，活动减少，可以少发生跟痛。临床上，60 岁以上的老人跟痛者少见。

足跟部是人体负重的主要部位，从解剖上看，跟下部皮肤是人体最厚的部位，因皮下脂肪致密而发达，又称脂肪垫。在脂肪与跟骨之间有滑液囊存在。跖筋膜及趾短屈肌附着于跟骨结节前方。另一方面，足的纵弓是由跟、距、舟骨及第 1 楔骨、第 1 跖骨组成，而维持纵弓的跖腱膜起自跟骨跖面结节，向前伸展，沿跖骨头面附着于 5 个足趾的脂肪垫上，再止于骨膜上。它们的关系有如弓与弦，在正常步态中，跖趾关节背屈、趾短屈肌收缩、体重下压之重拉力，均将集中于跟骨跖面结节上。随着机体素质的下降、长期慢性的劳损，以及某些持久站立、行走的刺激，均可发生跟骨周围的痛症。临床一般可分为如下三类。

跟后痛：主要有跟后滑囊炎、跟腱止点撕裂伤、痹证性跟痛症。

跟下痛：主要有跖腱起点筋膜炎、跟骨下滑囊炎、跟骨下脂肪垫炎、肾虚性跟痛症。

跟骨病：跟骨本身的疾病，如跟骨骨髓炎、骨结核，偶尔也是良性肿瘤或恶性肿瘤的易患部位，但跟骨病不属于伤筋学范围。

（一）跟后痛

跟后痛又细分为跟后滑囊炎、跟腱止点撕裂伤、痹症性跟痛症。

◎跟后滑囊炎

跟后滑囊炎是指滑囊积液、肿胀和炎性反应。40 ～ 60 岁者多发，一般男性多于女性。

【病因病理】

外伤、慢性劳损、感染或骨刺的刺激均可引起。从病理上可分为外伤性、感染性和慢性劳损性三种。外伤性滑囊炎主要是由于外伤的长期刺激，如长途跋涉、奔跑、跳跃，使跟腱周围受到反复的牵拉、摩擦而引起滑囊炎。感染性滑囊炎主要由急、慢性炎症所引起。慢性劳损性滑囊炎则是跟腱、滑囊的退行性改变，加之平常穿不合适，鞋的后跟反复摩擦，导致滑囊的慢性发炎，囊壁增厚，囊腔积液。

【临床表现与诊断】

在跟腱附着部位肿胀、压痛，走路时因鞋的摩擦疼痛加重，跟骨后上方有软骨样隆起，表面皮肤增厚，皮色略红、肿胀，触之有囊样弹性感，局部压痛明显。X 线照片检查多无异常发现，部分患者踝关节侧位片上可见在后方的透亮三角区模糊或消失。病程久而影响行走者，可有局部脱钙、骨质疏松表现。

【康复治疗】

1. 手法治疗　患者俯卧床上，患肢膝关节屈曲 90°，术者一手拿住患足做背屈固定，使跟腱紧张，另一手于小鱼际处，对准滑囊用力劈之。手法目的是促进局部气血流通，消肿止痛，或击破滑囊，使液体吸收。

2. 固定治疗　一般不用外固定，但急性期宜休息，症状好转后仍宜减少活动。并在患足鞋内放置海绵垫以减少摩擦。

3. 药物治疗　治宜养血舒筋、温经止痛，内服当归鸡血藤汤，外用八仙逍遥汤熏洗患足，或外用熨风散热熨。

4. 其他治疗

（1）封闭疗法：醋酸泼尼松龙 12.5mg 加 2% 利多卡因 2mL 或丹参注射液 2mL，局部封闭，每周 1 次，3～4 次为 1 个疗程。

（2）手术疗法：经非手术治疗无效，病情严重者，可做滑囊切除术，手术时必须将跟骨结节的后上角突起部切除，以防止术后复发。

◎跟腱止点撕裂伤

跟腱是由小腿三头肌腱合并而成。约起始于小腿中下 1/3 部，成片状牢固地止于跟骨结节部位的后上方，长约 15cm，主要功能为使足跖屈，并是机体行走、跑跳的主要肌力传导结构。腱的外周有一鞘膜包裹，增加了跟腱滑动的灵活性。

【病因病理】

跟腱止点的撕裂伤，主要是间接暴力致伤，大多由于小腿三头肌的反复收缩，如长途行军，反复的弹跳、奔跑训练，而造成跟腱附着处过度疲劳或跟腱的纤维撕裂，或在止点部撕裂，导致局部充血、水肿、变性、组织增生等病理改变。

【临床表现】

有反复损伤的病史，跟腱附着处疼痛、肿胀、压痛，足尖着地无力，足跖屈抗阻力减弱，X 线片常无异常发现。

【康复治疗】

1. 手法治疗　早期可采用理筋的手法，以利于撕裂的跟腱生长；中后期可采用按、捻、拍等手法，以解除粘连，恢复功能。

2. 固定治疗　早期为利于损伤的修复可适当制动，采用夹板外固定 1～2 周，或卧床休息；后期可逐步加大活动量，以逐渐恢复肢体功能。

3. 药物治疗 早期可内服化瘀消肿止痛的桃红四物汤，外敷定痛膏；中后期可内服筋肌复生胶囊，外敷舒筋活血祛痛膏、伤湿止痛膏等药，并可配合海桐皮汤外洗。

4. 其他疗法 醋酸泼尼松龙 12.5mg 加 2％利多卡因 2mL，做痛点封闭，每周 1～2 次。局部可采用理疗，可配合使用红外线照射、氦氖激光、磁疗等。

◎痹证性跟痛症

痹证性跟痛症是一种原因未十分明确的跟部疼痛性疾病，好发于青少年。

【**病因病理**】

无明显外伤史及明显的其他原因，如扭伤、久居湿地、久站等。有些有关节痛，或体温偏高的病史。

【**临床表现**】

跟部肿胀、疼痛，皮肤色红，肤温稍高，跟骨部压痛，活动稍有跛行，跟部受力时疼痛增高。X 线片早期可无异常发现，后期可有跟部骨质增生，体温升高时，血沉可增快，类风湿因子阳性。

【**诊断**】

根据临床表现，以及上述体征，理化检查的阳性表现，诊断无困难。早期 X 线片可排除骨的其他疾病。

化验检查示血沉增快，类风湿因子阳性。

【**康复治疗**】

1. 药物治疗 祛风除湿，通络止痛，可选用独活寄生汤加减。若疼痛较重者，可加用制川乌、红花，以助搜风通络、活血止痛之效。寒邪偏重者，可加用附子、干姜。湿邪偏重者，可加防己、苍术。正气未虚者，可酌减白芍、地黄、人参等药。

中药外洗：偏于风寒者可选用软伤外洗 1 号，以活血通络、祛风止痛；偏于热痹者可选用软伤外洗 2 号，以活血通络、舒筋止痛。平常可用活血酒外擦患处，每日 3～5 次。

外用药膏：可选用舒筋活血祛痛膏外敷，以帮助祛风湿、行气血、消肿痛。

2. 其他疗法

红外线灯局部照射：一般以局部有舒适感觉，皮肤出现均匀的桃红色斑，皮温不超过 45°为宜。剂量大小可通过改变灯距来调节，每次照射时间为 15～30 分钟。每日 1 次。

短波透热疗法：剂量大小主要以人体的感觉为标准，辅以氖灯的亮度及机器仪表上读数大小来衡量，一般分为无温量（无温热感）、微温量（有微温感）、温热量（有温热感）及热量（有较明显的温热感），视伤情选用，以每次 20～30 分钟为宜。

（二）跟下痛

◎跖腱起点筋膜炎

跖腱膜起自跟骨跖面结节，向前伸展，沿跖骨头而附着于 5 个足趾的脂肪垫上，再止于骨膜，其用是维持足纵弓的关系，以及参与屈跖肌腱的活动。足的纵弓对维持人的正常弹跳、步行等有重要作用。跖腱起点筋膜炎是指跖腱的跟骨结节跖面起始部的非感染性化脓性炎症。

【病因病理】

大多由于长期站立工作或长期从事跑跳等运动，或本身属扁平足，以致跖腱膜长期处于紧张状态，在跟骨附丽处产生充血性渗出，钙化性改变。

【临床表现】

站立或走路时跟骨下面疼痛，疼痛可沿跟骨内侧向前扩展到足底。尤其是早晨起床后或休息后开始走路时疼痛更明显，活动一段时间以后疼痛反而减轻，压痛点在跟骨负重点微前方跖腱膜处。X 线片示，在跖腱膜跟骨附着处可能有钙化，其形类似跟骨棘，不过跖腱膜的钙化显得平而小，不如跟骨棘一样突向皮下。

【诊断】

根据上述的临床表现及体征和局部压痛点可进行诊断，X 线片可为排除其他疾病的参考。

【康复治疗】

1. 外治 可选用骨科外洗方，每日热洗局部。洗时尽量做背屈、跖屈等动作。

2. 其他疗法

（1）封闭疗法：醋酸泼尼松龙 12.5mg 加 2% 利多卡因 2mL 痛点封闭，每周 1～2 次，连续 2～3 周。

（2）局部磁疗：可用静磁场法，选取磁片，用胶布贴在疼痛部位，3～5 日检查 1 次，或更换部位粘贴。

◎跟骨下滑囊炎

跟骨下滑囊位于跟下脂肪垫与跟骨之间。长期站立在硬地面上工作者，或跟部受过挫伤者，则可使滑囊产生渗出、充血，出现慢性炎症刺激。

【临床表现】

走路或站立时跟下疼痛较明显，跟骨结节下方可有肿胀，局部有压痛，按之可有囊性感。X线片可帮助排除骨性疾病。

【诊断】

依据上述临床表现及体征，一般可做出诊断，但与跖筋膜炎、跟下脂肪垫炎有时较难分清。

【康复治疗】

1. 药物治疗 早期可选用软伤外洗1号，每日热洗局部1～2次，内服活血舒筋汤。

2. 其他疗法

（1）封闭疗法：醋酸泼尼松龙12.5mg加2％利多卡因2mL或丹参注射液2mL，局部封闭，每周1～2次，2～3周为1个疗程。

（2）手术治疗：经非手术治疗无效，但疼痛较甚者，可考虑做滑囊切除术。

◎跟骨下脂肪垫炎

跟骨下脂肪垫位于跟骨与跟部皮肤之间，脂肪致密而发达，跟部皮肤较厚，所以跟下脂肪垫一般较少损伤。

【病因病理】

多有跟部外伤史，如因走路时不小心，足跟部位被高低不平的路面或小石子硌伤，以致引起跟骨下脂肪垫损伤，产生充血、水肿、增生、肥厚性改变。

【临床表现】

站立或走路时跟骨下方疼痛，按压时拟有肿胀性硬块感，并有压痛。

【诊断】

根据上述临床表现及体征，诊断不困难。

【康复治疗】

1. 手法治疗 术者可每日用按摩法治疗患者足跟部，以促进局部血液流通，起到活血通络的作用。

2. 药物治疗 中药可选用海桐皮汤外洗，每日 1 剂，外洗 1 ～ 2 次。

3. 其他治疗

（1）封闭疗法：醋酸泼尼松龙 12.5mg 加 2％利多卡因 2mL 局部封闭，每周 1 ～ 2 次，2 ～ 3 周为 1 个疗程。

（2）理疗：可使用超短波电疗法，每日 1 次，每次 20 ～ 30 分钟。亦可选用红外线光疗法。

（三）肾虚性跟痛症

肾虚性跟痛症多是由肾气亏损，骨失滋养而致的足跟疼痛、不适之症。《素问·六节藏象论》记载有："肾者，主蛰，封藏之本，精之处也；其华在发，其充在骨。"《素问·阴阳应象大论》则述"肾生骨髓""在体为骨"。说明肾对骨的生长、发育、修复有重要意义。

【病因病理】

年老体弱或久病长期卧床不起，以至肝肾不足，骨痿筋弛而病跟痛。现代医学认为久病卧床，足跟部因不经常负重而发生退行性变，皮肤变薄，跟下脂肪纤维垫部分萎缩，骨骼发生脱钙变化，骨质疏松而患跟痛。

【临床表现】

病者行走、站立时觉双腿酸软无力，双足跟部酸痛，走路越长酸痛越明显。X 线片可见跟骨有脱钙，皮质变薄。

【诊断】

根据临床症状和无明显外伤病因，X 线片可见骨质疏松但未见骨质破坏者，年龄稍大或曾有久卧床史，一般可作诊断。

【康复治疗】

1. 药物治疗 首先应针对病者的原发病进行治疗，以解决久卧病床的病因；其次在原发病未除之前，若病情许可，则可选用六味地黄丸、金匮肾气丸等滋补肝肾药物进行调理，以助强筋壮骨之效。

2. 练功疗法 适当指导患者进行床上的功能锻炼，如膝、踝关节的伸屈锻炼，以增强下肢的肌力，继之可进行步行，逐渐加大运动的时间，使之逐渐恢复人体的正常功能和减少跟骨的疏松、筋肌的痿软。

三、跖跗关节扭伤

跖跗关节是跗骨与跖骨相邻的关节，是由第 1 楔骨、第 2 楔骨、第 3 楔骨、骰骨与 1～5 跖骨组成的一个微动关节。关节的背面及跖面均有长短不一的韧带将足骨紧密地连接在一起。有的韧带构成关节囊的一部分。背侧韧带所受压力较小，较薄；跖侧韧带所受压力大，因而较坚强。其中有维持足弓的重要韧带跟舟跖侧韧带、跖长跖短韧带、三角韧带和跖腱膜。跖韧带的主要作用是拉紧跟骰和跟跖，防止关节的脱位。三角韧带一方面稳定胫距关节，不使其分离，同时亦向内上拉紧跟骨，使其不向外翻，间接地防止距骨的下陷、内倾，限制了足前部的外展。跖腱膜为一坚强腱膜，维持足弓犹如弓弦，同时保护跖侧的肌肉和血管、神经。由于足的内翻损伤机会多，所以外侧的跖跗关节损伤比较常见，而且常合并跖跗关节的错缝或脱位。

【病因病理】

多由道路不平时走路不慎，或上下楼梯时失足内翻，亦可在运动中，如做跑、跳等动作时扭伤。在足内收内翻时，可使跖跗关节韧带撕裂，以至部分或全部的跖跗关节错缝及半脱位。由于关节的错缝及韧带撕裂，所以局部疼痛剧烈，血肿较明显。

【临床表现】

外伤后，局部明显肿胀、疼痛，足的活动功能受限，不敢着地走路。足内翻损伤时，第 4、5 跖骨关节处压痛明显；足外翻损伤时，第 1 楔骨与第 1 跖骨组成的跖跗关节处疼痛明显。而且做足的内、外翻检查时，上述位置疼痛增加。X 线摄片：骨质可无损伤的 X 线征，轻微的骨错缝 X 线片亦难以显示。

【诊断】

根据明确的典型外伤史，并有上述临床表现及 X 线片无骨折 X 线征，即可诊断。内翻损伤，应注意有第 5 跖骨基底部骨折的情况，临床中应注意鉴别。

【康复治疗】

1. 手法治疗　扭伤早期可采用理伤手法。患者平卧，伤足伸于床边。助手用双手固定踝部，术者双手握住足的跖骨部位，先做对抗拔伸，然后在拔伸下做轻微摇摆，再做足内翻跖屈，外翻背屈，之后再用理筋手法理顺筋肌。术后患足适当包扎固定，并卧床休息 1 周，尽量减少下地活动。

2. 药物治疗　早期可服用活血化瘀、消肿止痛的活血丸，每次 1 丸，每日 2～3次。外敷消肿止痛膏，每日 1 剂，直至肿消痛止。中后期可服用舒筋活络的药物舒筋活血汤，并外洗舒筋活血洗方，每日 1 剂。

3. 封闭疗法　中后期仍有疼痛者可采用醋酸泼尼松龙 12.5mg 加 2%利多卡因做痛点封闭，每周 1～2 次，2～3 周为 1 个疗程。

四、踇趾滑囊炎

踇趾滑囊炎是踇外翻畸形的继发病，又称踇趾滑液囊肿，为成人足部的常见疾病之一。

【病因病理】

踇外翻畸形大多发生在有平足的患者，或由于长期穿紧小尖头鞋者。由于第 1 楔骨、第 1 跖骨与其他楔骨、跖骨连结的松弛，在长期或不适当的负重下，第 1 楔骨和第 1 跖骨向内移位，引起纵弓和横弓的塌陷，踇趾因受踇收肌和踇长伸肌的牵拉向外移位。踇趾的跖趾关节呈半脱位。内侧关节囊附着处因受长期牵拉，可产生骨赘。跖趾关节突出部亦因长期受鞋帮的摩擦而产生滑囊。局部出现红肿热痛，囊内积液，滑囊壁增厚，则形成踇趾滑囊炎。临床上踇外翻一般无症状，只有少数患者有疼痛及功能障碍。但患踇趾滑囊炎时则大多数会出现临床症状，甚至可因感染而造成化脓性踇趾滑囊炎。

【临床表现】

早期症状常不明显，仅觉局部微红或稍肿，穿尖头紧鞋时感觉有受压感，活动时有小痛，行走较多时则因疼痛较甚而就诊。体检时可见患足的跖趾关节外突，皮肤有发红、肿胀、压痛、皮厚的感觉，并可触到一壁厚的滑囊，晚期可继发跖趾的骨性关节炎，影响关节的活动。

【诊断】

踇趾滑囊炎的主要症状是活动时跖趾关节部疼痛，可见明显踇外翻畸形，局部皮肤红、肿、热、痛，并有压痛。X 线片可见到跖趾关节的半脱位，骨质无异常改变。

【康复治疗】

对仅有踇外翻畸形而无明显症状的患者不宜手术治疗，症状轻微或畸形不严重者可行非手术治疗，症状明显及畸形严重者可考虑手术治疗。治疗的目的不仅是矫正外形，更主要是减轻或消除症状。

1. 手法治疗　可于局部做揉按手法，扳动踇趾向足内侧。或在两侧第 1 趾上套橡皮带做左右相反方向牵引动作也有一定疗效，每日 2 次，每次 5～10 分钟。

2. 固定治疗 以改穿合适的鞋为主，鞋帮后部应将足跟及踝部适当夹住，鞋跟不宜太高，前部不应太紧，内缘应平直，在骨突周围放一软垫圈。年轻患者，夜间可用小夹板固定于足的内侧，以逐渐矫正𫏋外翻畸形。合并平足者可将内缘垫高 0.5cm，或穿平足垫。

3. 练功疗法 可在沙土地上赤足行走，以锻炼足肌。

4. 药物治疗 可外敷双柏散膏，每日 1 次，以消肿止痛。并可每日晚上外洗患足，可选用软伤外洗方熏洗。

5. 其他疗法

（1）封闭疗法：醋酸泼尼松龙 12.5mg 加 2％利多卡因 1～2mL 囊内注射，每周 1～2 次，2 周为 1 个疗程。

（2）理疗：可选用超短波、磁疗、蜡疗等方法帮助治疗。

（3）手术疗法：经非手术治疗症状无改善者，可选用手术治疗。畸形较轻者，可选用骨赘切除、𫏋内收肌腱切断术，以解除压迫，减少摩擦，消除临床症状。畸形较重者，可切除第 1 跖骨的骨赘和近侧趾骨的基底部，以造成一无痛的假关节。

第八章 中枢神经损伤康复

第一节 脊髓损伤及康复治疗

一、脊髓损伤分类诊断

脊髓损伤是因各种致病因素（外伤、炎症、肿瘤等）引起的脊髓横贯性损害，造成损害平面以下的脊髓神经功能（运动、感觉、括约肌及自主神经功能）的障碍。脊髓损伤可根据致病因素及神经功能障碍情况进行分类，脊髓损伤的分类对患者的诊断、治疗、康复及预后评定有重要参考意义。

（一）病因分类

1. 外伤性脊髓损伤　在发达国家，外伤性脊髓损伤的发病率为每年 20～60 例 / 百万人口。在我国，因无脊髓损伤的等级制度，故无发病率的准确统计。了解外伤性脊髓损伤的具体原因对采取相应措施预防或减少脊髓损伤的发生有重要意义。如注意高空作业安全、注意汽车驾驶安全、严禁酒后开车、汽车内防撞系统的应用等，均对脊髓损伤的预防有重要意义。

2. 非外伤性脊髓损伤　非外伤性脊髓损伤的发病率难以统计，有的学者估计与外伤性脊髓损伤近似。通常将非外伤性脊髓损伤的原因分为两种。

（1）发育性病因：包括脊柱侧弯、脊柱裂、脊柱滑脱等。脊柱侧弯中主要是先天性脊柱侧弯易引起脊髓损伤，而脊柱裂主要引起脊髓拴系综合征。

（2）获得性病因：主要包括感染（脊柱结核、脊柱化脓性感染、横贯性脊柱炎等）、肿瘤（脊柱后脊髓的肿瘤）、脊柱退化性疾病、代谢性疾病及医源性疾病等。脊柱结核曾是造成脊髓损伤的重要原因之一，根据我国的数据统计，脊柱结核中 10% 的患者合并截瘫，其中胸椎结核患者 24% 合并脊髓损伤。脊柱、脊髓的原发肿瘤均可造成脊髓损伤。近年来，由于诊断及治疗方法的进步，恶性肿瘤患者的生存期延长，因而转移瘤的发生率有增加的趋势。临床病例尸检结果显示：脊柱是转移瘤的好发部位，90% 的癌症患者检查可见脊柱转移。

（二）神经功能分类

各种致病因素致脊髓损伤，造成脊髓神经病理改变，功能障碍。如何对脊髓神经功能障碍进行评定及对脊髓受伤本身进行分类评定具有重要的临床意义。长期以来，由于没有一致的脊髓损伤神经功能分类标准，使得在临床分类诊断、疗效评定、康复目标确定、预后判断等方面进行学术交流和研究产生困难。1992 年，美国脊髓损伤学会制订了脊髓损伤神经功能分类诊断标准，简称 92-ASIA 标准。1994 年，国际截瘫医学会正式推荐该标准为国际应用标准。2000 年，ASIA 在临床应用的基础上对 ASIA 标准做了个别修正。该标准基本概念明确，指标客观定量，可重复性强，成为目前国际上广泛应用的脊髓损伤分类标准。

（三）临床处理

1. 脊髓损伤的药物治疗 脊髓损伤的治疗主要通过外科手术达到脊柱骨折的复位和重建脊柱稳定性，以预防脊髓的再次损伤和限制脊髓继发性损伤；通过外科手术减压，以利于脊髓残存功能的恢复；通过各种临床治疗与护理措施，以预防和治疗各种脊髓损伤的并发症；通过早期强化的康复手段，以改善和增强患者的残存功能和能力。但是，尚无直接有效的治疗方法。20 世纪 90 年代，急性脊髓损伤的药物治疗有了突破性进展，美国国家急性脊髓损伤研究证实：早期大剂量的甲泼尼龙可使急性脊髓损伤者达到更好的功能恢复，并为脊髓损伤的康复建立了良好的基础。美法仑 + 泼尼松（MP）治疗方案已作为急性脊髓损伤者的常规治疗方案应用于临床。

（1）脊髓损伤的西药治疗

①甲泼尼龙：大剂量 MP 的用药程序应于伤后 8 小时内开始。第 1 小时 15 分钟内一次性静脉输入 MP 30mg/kg 作为冲击量治疗，每隔 45 分钟以后按 5.4mg/（kg·h）维持 23 小时。用药必须在伤后 8 小时内开始，超过 8 小时给药非但无效，还可能有害。该治疗对严重脊髓损伤及不完全性损伤有效。治疗时间越早越能提高治疗效果，这是因为脊髓损伤后继发性缺血和制止过氧化反应等在之后几个小时内剧烈演变，12 ~ 24 小时或以上基本趋于稳定。目前，ASIA 已将脊髓损伤 MP 治疗方案作为常规方案应用于临床，但 MP 的治疗效果仍然需要长期临床观察研究。MP 的主要副作用是消化道出血、高血压等，主要发生在用药后期，一般对症处理可以控制。

②神经节苷脂：该药可通过血液屏障，在神经损伤区浓度最高。对中枢神经系统的作用是保护细胞膜，维持细胞内外离子平衡，防止细胞内 Ca^{2+} 积聚；抑制脂质过氧化反应，消除自由基对细胞膜的损伤；促进轴突生长。既可减轻急性脊髓损伤的继发损伤，又可促进神经轴突的恢复。因其于损伤 72 小时之后仍可应用，故可作为 MP 治疗的后续治疗药物。

（2）脊髓损伤的中药治疗：运用洛阳正骨医院常用内部制剂，如养血止痛丸、加味益气丸、筋肌复生胶囊、平乐展筋酊等。

2. 脊髓损伤的外科治疗 脊柱脊髓损伤外科治疗与非手术治疗的基本目标是一致的，其主要目标应是有利于脊髓功能的康复和脊髓损伤患者的康复。

（1）脊柱骨折的复位：使脊柱骨折解剖复位或接近解剖复位，从而达到矫正和预防脊柱畸形，并有利于脊髓残存功能的恢复和患者康复，但一般需要卧床 8 ～ 12 周。应用手术方法可以早期达到解剖复位，有效防止以后复发或畸形，利于早期康复。

（2）有效椎管减压：脊柱损伤后，脊柱的骨折造成椎管受累而损伤脊髓。从理论上讲，重建椎管的完整性有利于脊髓功能恢复，但椎管受累的程度与脊髓功能损伤程度之间的关系，或椎管减压与神经功能恢复的程度之间的关系，仍然存在争论。

二、并发症的防治

脊髓损伤后可导致机体多系统、多器官功能紊乱，出现各种并发症。脊髓损伤并发症可延长患者住院时间，增加医疗经费，影响治疗康复效果，严重时可导致患者死亡。正确的康复治疗和康复护理在脊髓损伤并发症的防治中具有重大作用，脊髓损伤并发症防治是脊髓损伤康复的重要组成部分。

（一）运动系统并发症

1. 关节挛缩 所谓关节挛缩主要原因是关节周围的皮肤、肌肉、肌腱或韧带等病变所致的运动障碍，表现为关节活动范围受限。从康复的角度讲，通过康复治疗多能预防挛缩，或达到一定程度的改善。

脊髓损伤所致关节痉挛的诱因包括：弛缓性瘫时，固定体位下因肢体重力或支具的重量等外力所致，如足下垂；痉挛性瘫时，因过度紧张的肌肉痉挛所致；在未麻痹的肌肉中，因拮抗肌麻痹导致肌力不平衡的过度紧张所致；为减轻疼痛而出现的强迫体位而使肌肉痉挛；肌肉以外的关节周围软组织炎症，异位骨化或关节本身变性等情况诱发痉挛；运动治疗过度或受伤时所造成的关节周围少量出血所致；由于对脊髓损伤患者护理不当，使关节被固定在屈曲位；由于屈曲反射而造成的不良姿势；关节周围如果有大的外伤，即可急剧发生。

（1）关节痉挛的诊断：关节痉挛的诊断需要了解每个关节的活动度及各种类型关节的特点，要着重检查四肢的关节，有时需要用图表示其关节的活动范围。

（2）关节痉挛的诊断需要排除痉挛的影响：上运动神经元损害时常伴有痉挛，有时合并有挛缩。因此，常因痉挛的存在而忽视了挛缩的存在，有时在给予安定剂抑制痉挛后，痉挛才能被诊断。为了确诊挛缩的程度，个别病例只有在全麻之后方能诊断。截瘫患者中痉挛严重者，有时难以防止挛缩的发生。最严重者可形成屈曲性截瘫，常发生髋关节屈曲挛缩、髋关节内收挛缩、膝关节屈曲挛缩、下垂足，以及膝、髋关节伸展性挛缩等。

（3）挛缩所致的继发性障碍：对脊髓损伤患者，要求最大限度发挥其残存肌力的功能。如果发生关节挛缩，将使其残存运动功能高度障碍，甚至连自理的 ADL 都不能完成。例如：C_6 损伤的患者，60% 可以自己完成在轮椅与床之间的移动，80% 可以更换上衣，但是如果肘关节与前臂发生挛缩，将不能完成上述动作。

（4）关节挛缩的预防：脊髓损伤后应开展早期康复。首先要经常变换体位，同时为保持肢体功能位，要尽早使用夹板，稍过一段时间就要进行被动的关节活动。

①早期关节被动活动：对所有的关节都要进行关节活动范围内的活动，每日把全部关节都活动一遍，每一关节都要活动 5 次或以上。活动时频率不要过快，以免诱发伸张反射，要耐心而轻柔地进行。对于残存肌力的部位，要让患者自己主动运动，护士可指导其运动的方向。关节的活动范围包括肩关节屈、伸、外旋与水平外展；肘关节屈、伸；腕关节屈、伸；膝关节屈、伸，以及踝与足趾关节屈与伸等。

②夹板的使用和肢体功能位的保持：脊髓损伤后，早期就应注意将关节置于功能位。这是因为关节处于活动范围的中间，可以使肌肉萎缩和关节囊的挛缩粘连保持在最低限度。康复常用的夹板以保持肢体功能位为目标，而不应在发生了关节挛缩后才采用。应用夹板的关节应每日常规进行 ROM（关节活动度）训练。常用的夹板是预防足下垂的足托和预防腕部畸形的前臂手托。

（5）关节挛缩的治疗

①矫正方法（伸展法）：这是为改善已发生的关节活动度受限而施行的方法，包括被称为手法矫正治疗士的手法、利用器具的机械矫正法，利用患者自身体重、肢体位置和强制运动的活动度矫正系列等，统称为伸展法。应用此法时应注意防止发生骨折。应用此法矫正后需要继续用预防性方法才能达到预期效果。

②外科治疗：保守治疗无效，出现明显挛缩而不能生活自理者，可采用外科治疗。如采用肌腱切断术、肌腱延长术、关节囊松解术等，但要注意不要使残存的肌力继续丧失。

2. 骨质疏松 脊髓损伤患肢的骨质疏松是失用综合征的表现之一。中国康复研究中心对唐山地震 260 例截瘫伤员在损伤后 12 年中进行了骨密度检查，其结果显示，截瘫患者的上肢骨密度明显低于正常人；截瘫患者的下肢骨密度与行走能力呈正比关系；用截瘫患者下肢与上肢骨密度的比值来反映截瘫对骨密度的影响，结果表明完全截瘫组的这一比值明显低于不完全截瘫者。有关脊髓损伤患者骨质疏松的机制尚不完全清楚，防治的方法强调早期康复训练站立或行走，如每日站立或行走达 2 小时以上，将可防止骨质疏松。

3. 异位骨化 异位骨化是发生在软组织内的异常位置的骨形成，这是脊髓损伤常见的并发症。异位骨化发生在主要关节周围，部位以髋关节附近最多见，膝、肩、肘关节少见。完全性脊髓损伤患者多见，均发生在脊髓损伤平面以下，至今其发生原因不明，局部损伤（主要是关节的过度牵拉引起的损伤）可能是诱因。主要发生在伤后

1 ～ 4 个月，但也可能在伤后 1 年发生。严重异位骨化影响 ROM 及生活自理能力。早期治疗是进行轻柔的 ROM 训练，而后期可手术切除以恢复关节活动度。

（1）异位骨化诊断：脊髓损伤 4 ～ 10 周，患者的大关节（多是髋关节）周围出现肿胀及热感。肿胀消退后，髋关节前面及大腿内侧可触及硬性包块，从而影响关节活动范围，使其做坐位、转身及更衣等动作时出现不便，也容易导致压疮的发生。异位骨化可分为 4 期，各期临床表现有所不同（表 8-1-1），很小的异位骨化有时难以发现。

表 8-1-1　异位骨化分期

临床分期	局部肿胀	硬性包块	X 线检查	AKP（碱性磷酸酶）	骨扫描
Ⅰ	明显	不明显	无发现	明显升高	阳性
Ⅱ	明显	可触及	云雾状影	明显升高	阳性
Ⅲ	较前减轻	明显	可见骨化影	可升高	可阳性
Ⅳ	较前减轻	明显	骨结构清晰	正常	阴性

需要鉴别的主要疾患：发红肿胀时应与皮肤蜂窝织炎、血栓性静脉炎、化脓性关节炎及骨髓炎相鉴别。脊髓损伤患者主要和深静脉血栓相鉴别，进行多普勒超声检查有所帮助。

（2）异位骨化的预防治疗：由于病因尚不清楚，因此很难制订确切的预防方针。其一般治疗原则如下。

①本病发生的机制可能与暴力被动活动所致关节周围软组织损伤有关，但为保存残存的关节活动度，异位骨化发生后坚持被活动关节亦很重要，但 ROM 训练应轻柔。如关节活动度基本不影响 ADL，异位骨化可暂不处理。

②为了改善 ADL 而行外科手术切除新生骨时，要通过 X 线或骨扫描证明骨化成熟和 AKP 正常后方可进行，一般约在骨化发生后 1.5 年。否则会导致伤口出血或者因手术损伤而使骨化复发和加重。在髋关节，骨化往往不侵犯关节腔或关节囊，而成为所谓关节外强直。手术是在关节外将骨化 V 形切除，以保证髋关节 90° 屈曲即可，不要做异位骨化广泛切除。如果骨化相当广泛时，要根据能否坐平而决定是否将股骨头和股骨颈同骨化一起切除。

③深部温热疗法以及放射线治疗效果尚难肯定。先天性骨化性肌炎的治疗药物 EDHP 不能影响异位骨基质形态的基本病理，只是阻碍骨基质钙化这一病理变化。

4. 痉挛　痉挛发生于上运动神经元脊髓损伤的患者，截瘫水平以下的肌肉受累。据调查，全部颈髓损伤的患者及 75% 胸髓损伤的患者和近 60% 腰髓损伤的患者可能发生痉挛。痉挛可因内在和外在因素诱发而加重，包括体位改变、压疮、泌尿系感染、膀胱结石、便秘及情绪激动等。任何痉挛的异常加重都可能导致肢体的痉挛畸形。严重的痉挛造成患者肌肉平衡破坏，生活自理动作困难，或出现诱发意外损伤甚至骨折。严重的痉挛可能影响睡眠，引起排尿障碍。痉挛也有如下几点好处，如可减少骨质疏松及预防挛缩；可改善静脉回流；可能有助于患者站立和利用痉挛进行某些活动。

（二）呼吸系统并发症

1. 呼吸功能障碍及呼吸衰竭

（1）脊髓损伤后呼吸功能障碍的原因

①呼吸肌瘫痪：脊髓损伤特别是高位脊髓损伤患者因呼吸肌的神经支配出现障碍而瘫痪，正常呼吸功能无法维持。颈$_1$～颈$_3$脊髓损伤患者由于肋间肌和占呼吸功能60% 左右的膈肌均发生瘫痪，可出现呼吸暂停。颈$_4$以下损伤者肋间肌瘫痪，膈肌可部分维持运动功能。下颈或上胸段脊髓完全性损伤的患者，各级功能虽得以保留，但肋间肌和上腹部肌肉常伴有麻痹而影响正常胸壁运动。

②呼吸道阻塞：由于呼吸道瘫痪即呼吸泵失灵，患者不仅通气功能差，呼气及咳嗽的力量也显著降低。同时，脊髓损伤后交感神经受累，副交感神经占优势，致气管、支气管内腔收缩变窄，气道内分泌物增多，发生呼吸道阻塞，造成在限制性通气功能障碍的基础上合并阻塞性通气功能障碍。

③其他：如胸部复合伤及脊髓损伤后严重腹胀影响膈肌的呼吸运动。

（2）呼吸衰竭的诊断：可见辅助呼吸肌参与呼吸、咳嗽的驱动力减弱，颈髓损伤者甚至出现反常呼吸，听诊可发现两肺呼吸音明显减弱。

胸部 X 线检查：由膈肌麻痹者于深吸气位及深呼气位拍片，可见膈肌运动异常。

肺功能检查：潮气量、肺活量、最大通气量均降低，而以一秒呼气量相对正常等限制性通气功能障碍为主。

（3）呼吸衰竭的治疗：对上颈段脊髓损伤后四肢瘫痪、呼吸无力、通气量很低的患者，及早行气管切开并给予吸氧。放置气管套管可以减少死腔气量，又便于在必要时连接人工呼吸器。有下列情况，应积极采取气管切开措施：① $C_{1～3}$脊髓损伤伴膈肌麻痹需立即进行复苏和终身的通气支持者。②呼吸道严重感染，痰液黏稠、量多而又不易排出时。③合并颅脑损伤、胸部损伤，呼吸更为困难者。④老年四肢瘫患者且伴有慢性心、肺、肾功能不全者。高位截瘫患者自主呼吸消失或极度减弱时，应立即使用呼吸机进行机械通气。呼吸机与患者连接方式有经口、经鼻、经气管切开处三种。从高位脊髓损伤患者使用呼吸机时间可能较长、插管后吸痰方便的角度考虑，一般选择经气管切开连接呼吸机。气管切开或使用呼吸机期间，应使用抗生素预防或控制呼吸道感染。

（4）呼吸衰竭的康复

①呼吸锻炼：指导患者先从缓慢的、放松的膈式呼吸（即腹式呼吸）开始，逐渐过渡到用手法将一定阻力施加于患者膈肌之上，或在患者上腹部放置沙袋等，锻炼

呼吸肌的负荷能力。腹部放置沙袋的质量可从 500g 开始，酌情增减，一般不要超过 2000g。

②增加胸壁运动：如有规律地协调患者翻身、转体，通过被动牵引增加胸壁和双上肢的运动幅度。

③保持呼吸道清洁：坚持每日拍打、叩击患者的胸背部，鼓励患者咳嗽咳痰，防止分泌物在气道内潴留。

2. 肺部感染　无论在损伤急性期还是在慢性期，呼吸道感染特别是下呼吸道细菌性感染经常是困扰患者及医生的突出问题。呼吸道感染也是脊髓损伤急性期患者死亡的主要原因。临床表现、化验检查及 X 线检查、诊断指导原则与一般肺部感染的诊断和治疗相同。护理应及时清除气道内分泌物，加强翻身、拍背，鼓励患者咳嗽咳痰，应对气道内分泌物勤加吸引。

3. 肺不张　普通患者肺不张的病因由炎症引起者占 30% ～ 40%，对于脊髓损伤患者，炎症病因所占比例可达 70% 以上。患者因呼吸肌瘫痪，咳嗽无力，同时因卧床和体位变换困难，导致体液潴留在低位肺段的气道中，造成肺不张。脊髓损伤后早期治疗应用脱水药或利尿药，致使痰液黏滞性增高也是诱因。

（三）心血管系统并发症

1. 深静脉血栓　深静脉血栓好发于下肢，常见的有下肢小腿肌肉内小静脉丛血栓形成和髂股静脉血栓形成。在我国，脊髓损伤患者深静脉血栓得到明确诊断者为 13% ～ 15%。多位学者报道，72% 的脊髓损伤患者深静脉血栓发生的时间在受伤后 1 个月，其后血栓发生率明显下降。

（1）深静脉血栓的原因：脊髓损伤患者由于运动受限和长期卧床，下肢静脉壁处于松弛状态，静脉内血液较长时间淤滞，容易形成血栓。

（2）深静脉血栓的诊断：下肢深部小静脉丛血栓形成多发生于腓肠肌或比目鱼肌，故可出现小腿腓肠肌饱满紧韧感、压痛、踝关节部分肿胀，尤其在手术后卧床期间。查体可见患肢腓肠肌压痛，Homan 及 Neuhof 征阳性等。髂股血栓形成可出现较严重的患肢肿胀、充血、浅股静脉曲张和体温升高。查体可见患肢周径明显增加，患侧与健侧大腿相差 4 ～ 6cm，小腿相差 2 ～ 4cm。沿股静脉走行部位均有压痛，Homan 及 Neuhof 征也阳性，甚至皮色发绀、起水疱、脉搏增快、血压下降，全身症状较重。脊髓损伤患者因感觉障碍，肢体疼痛症状很不明显，并应与异位骨化相鉴别。实验室检查可见白细胞、中性粒细胞计数增高。多普勒超声或体积描记法检查可见血管内栓塞征象。

（3）深静脉血栓的治疗：发病不超过 3 日者最好采用溶栓疗法，可选尿激酶或链激酶等。如病程超过 3 日，则应预防血栓滋长，期望血栓消退或进一步机化，可选用相应药物疗法。手术取栓限于原发性髂静脉血栓形成、保守治疗无效或栓塞严重而症状出现时间不超过 48 小时者。

（4）预防及康复：脊髓损伤患者应尽力避免在下肢进行静脉输液，特别是输注刺激性液体。长期卧床休息时适当抬高床脚有助于静脉血回流，但不宜在膝下垫枕头，以免因局部压迫而影响血液回流。护理人员要协助患者每日进行下肢的被动运动，如以踝关节为中心，使足做 ±30° 活动，以发挥腓肠肌泵的作用。有条件则尽量给患者使用类似靴状的血流助动仪，包裹于小腿外围，定时重复自肢体远端向近端充气加压及放气减压，以加速下肢静脉血液回流。

2. 体位性低血压　体位性低血压是指脊髓损伤患者从卧床到坐位或到直立位时血压明显下降，临床表现为头痛、眼黑、视物不清，甚至一过性意识丧失。体位性低血压主要发生在 T_5 以上脊髓损伤患者，在伤后早期症状严重，影响早期康复的进行。医生、护士和患者家属都应了解如何处理这一情况，并应立即采取措施。

（1）体位性低血压的原因：脊髓损伤后，特别是 T_5 以上水平的脊髓损伤后，交感神经受到损害。当患者自身变换体位后，血液因重力作用流向下肢时，机体不能通过交感神经反射调节血管张力，增加外周阻力和增加心排出量，而对血压变化产生相应的反应。此外，长期卧床或肢体瘫痪引起的静脉回流障碍和心输出量减少也是加重体位性低血压的原因。

（2）体位性低血压的防治：出现体位性低血压时，应立即改变体位至卧位或头低位，症状可立即缓解。医生与家属均应明白这一点。定期变化体位，对刺激血管收缩反应有重要作用，定期逐步抬高床头的训练可缓解体位性低血压。畸形稳定期开始轮椅活动后，体位性低血压即可逐步缓解。因体位性低血压而影响康复训练者，可应用腹带和高质量长腿弹力袜。值得注意的是，腹带必须位于肋缘以下和腹股沟以上，弹力袜必须长至大腿上部。如应用上述方法仍不能有效缓解体位性低血压，严重影响患者离床训练时，可应用一些药物，但不应停止其他防治低血压的措施和训练活动。由于体位性低血压随着伤后时间的推移可逐渐缓解，因此不宜长期应用药物治疗。同时，应注意增强患者全身健康状况，注意患者的睡眠，对长期血压低于 70mmHg 的患者，应做必要的处理。

3. 低心率　低心率发生在颈段脊髓损伤患者，常伴有低血压、低体温，体温甚至可低至 29～30℃，心律失常时有发生。

（1）低心率的原因：高位脊髓损伤后，交感神经功能障碍，副交感神经中支配心脏的迷走神经功能占优势导致心动过缓。肋间肌瘫痪致使胸腔负压下降，回心血量减少，心脏功能代偿性地依赖延长舒张期来增加每搏排出量，从而引起心率减慢。

（2）低心率的治疗：若心率不低于 50 次 / 分，不引起明显的血流动力学障碍，可先观察而不急于处理。若心率降至 50 次 / 分以下，可小量应用胆碱能神经拮抗药（如阿托品）以提高心率。经上述处理，心率仍低于 40～50 次 / 分，可考虑安装临时起搏器。特别应当强调的是，吸痰时要避免过分刺激气管引起心率减慢和心搏骤停，对严重低心率者，必要时首先应用阿托品再吸痰，否则可能造成患者心搏骤停以至死亡。

（四）消化系统并发症

脊髓损伤引起的消化系统并发症主要表现在胃肠道，如亚急性肠梗阻及便秘等胃肠运动障碍。

便秘：脊髓休克期（3～6周）内的排便障碍多表现为大便失禁。脊髓休克期后，腰段以上完全性脊髓损伤的排便障碍主要表现为便秘。有研究人员通过对 11 例截瘫患者肠内容物在大肠通过时间的研究发现，肠内容物在左半结肠和直肠通过异常缓慢，其中 8 例通过右半结肠亦有迟缓。说明截瘫患者的便秘是由于肠内容物主要在左半结肠和直肠的通过异常，大肠运动的这种异常改变与骶髓副交感神经活动的异常有关。截瘫患者的严重便秘主要是由于缺乏胃 - 结肠反射，结肠蠕动减慢（主要是在左半结肠），以及直肠的排便反射消失而使水分过多被吸收所致。造成这一情况的直接原因是骶髓（$S_{2\sim4}$）的副交感神经中枢失去了与高级中枢的联系。治疗的关键是促进肠蠕动，尤其是促进左半结肠的蠕动及训练排便反射。训练排便反射尽可能每日让患者有较长时间呈坐位姿态，以增加腹压，并给以适当刺激或手指刺激，如按压肛门部及下腹部。同时，有计划地定时排便，根据患者伤前的排便习惯安排时间。调整饮食习惯，增加含纤维的食物，必要时应用腹部推拿、针灸等。

本院康复治疗科推拿组的治疗师们摸索出治疗脊髓损伤后便秘的腹部推拿手法，每日治疗 1 次，1 周后患者的便秘症状就会有明显缓解，以后坚持腹部推拿治疗，1 个月后，患者会形成自主排便习惯。腹部推拿 1 周，便秘症状明显缓解后，每次行腹部推拿时，治疗师要根据手下的感觉不断调整推拿手法，不可一直使用固定模式手法操作，否则症状缓解 1 周后效果就很难继续进步了。

（五）泌尿系统并发症

脊髓损伤对泌尿系统的影响主要为排尿障碍，如处理不当，造成膀胱 - 输尿管反流、肾积水、泌尿系统感染和肾功能减退或衰竭。因此，对于脊髓损伤患者的泌尿系统并发症的治疗是脊髓损伤康复的重要环节。排尿的脊髓反射中枢位于脊髓圆锥内 $S_{2\sim4}$ 节段。脊髓中枢接受大脑皮质高级中枢的控制，脊髓损伤后，皮质高级中枢和控制排尿的脊髓反射中枢之间的联系发生障碍或脊髓反射中枢出现损害，发生神经性膀胱，并导致排尿障碍及一系列泌尿系统并发症。

1. 脊髓损伤后的排尿障碍

（1）脊髓休克期的排尿障碍：严重脊髓损伤后，立即发生损伤平面以下所有神经活动的抑制。膀胱逼尿肌完全性麻痹，失去收缩能力。尿道括约肌张力也降低，但不完全丧失，致使尿道阻力仍高于膀胱压力，因而患者出现尿潴留，可持续数周到数月。

（2）脊髓休克期后的排尿障碍：脊髓休克期后，不同的脊髓损伤平面对膀胱、尿道功能会产生不同的影响，大致可分为以下几条。

①骶髓以上损伤：位于骶髓部的排尿中枢完整，随着脊髓休克逐渐恢复，逼尿肌出现反射性收缩，收缩时间逐渐延长，张力增高，甚至出现逼尿肌反射亢进。达到一定程度，便会产生不自主性排尿，这种排尿很不充分，膀胱并不能将尿液排空，存留有大量的残余尿。骶髓以上损伤，阻断了脑桥排尿中枢与骶髓排尿反射中枢之间的通路，干扰了协调活动，发生逼尿肌、括约肌协同失调，在逼尿肌收缩的同时括约肌不能协同松弛，因而发生排尿障碍。损伤水平愈高，发生率也愈高。

②圆锥或骶神经根完全损伤：逼尿肌无收缩和无反射，膀胱成为无收缩功能的贮尿囊，只能通过增加腹压（用力屏气或手指压迫下腹部）或用导尿管来排尿，患者出现排尿困难或充溢性尿失禁。

临床研究发现，脊髓损伤后的膀胱排尿功能并不与脊髓损伤水平完全相同。美国匹兹堡大学医学院 284 例脊髓损伤患者的尿流动力学检查结果证实，单纯依据脊髓损伤水平不能确定神经性膀胱的类型。因此，每一名脊髓损伤患者在不同阶段，都要多次进行尿流动力学检查，从而准确了解膀胱、尿道的功能情况，进行分类并制订相应的治疗方针。

2. 尿流动力学检查

（1）尿流动力学检查的目的：主要了解逼尿肌的功能（收缩力、顺应性、稳定性和外括约肌的协调性），膀胱出口功能（有无功能性或机械性梗阻）及膀胱压力 – 容积关系。首次检查应在脊髓休克结束后即伤后 2 ～ 6 周进行。

（2）尿流动力学检查的内容：①尿流率（uroflowmetry，UF）为单位时间内排出的尿量（mL/s），反映排尿过程中逼尿肌与尿道括约肌相互作用的结果，即下尿路的总体功能情况，主要参数有最大尿流率、尿流时间及排尿量等。②膀胱压力容积测定（Cystometry，CMG）：膀胱压包括直肠压代表的腹压及逼尿肌压。正常膀胱压力容积测定应为：无残余尿；膀胱充盈期内压维持在 15mmHg 以下，顺应性良好；无异质性收缩；膀胱充盈过程中，最初出现排尿感觉时的容量为 100 ～ 200mL；膀胱容量 400 ～ 500mL；排尿及终止排尿受意识控制。

根据膀胱容量、感觉、顺应性、稳定性、收缩能力等指标，可将脊髓损伤后膀胱功能障碍区分为逼尿肌反射亢进型、逼尿肌无反射型等。括约肌肌电图可用表面电极（哑铃状）置入肛门测括约肌肌电活动，或用针电极经会阴部直接插入尿道括约肌，记录肌电活动。正常排尿周期的膀胱充盈期，尿道括约肌呈持续性活动。排尿时肌电活动突然停止，排尿完毕，肌电活动重新出现。病理情况可见到：逼尿肌收缩时，括约肌肌电活动同时增强，即逼尿肌 – 括约肌协同失调。膀胱在充盈过程中，肌电活动突然停止，患者出现不自主性漏尿。

（3）神经性膀胱型分类：Krane（1979）根据尿流动力学检查结果提出新的分类

（表 8-1-2）。

表 8-1-2　神经性膀胱尿动力学分类

逼尿肌反射亢进	逼尿肌无反射
括约肌协调正常	括约肌协调正常
外括约肌不协调	外括约肌痉挛
内括约肌不协调	内括约肌痉挛，外括约肌去神经

3. 泌尿系统并发症的治疗

（1）治疗目标：脊髓损伤患者的排尿障碍导致膀胱高压，膀胱高压与泌尿系统感染、肾积水及肾功能减退密切相关，可威胁患者的生命；排尿障碍可导致尿潴留或尿失禁，影响患者的生活质量。为了使患者健康生活，应通过治疗尽可能达到下述目标：低压膀胱，保持一定膀胱容量（低压者 600mL，高压者 350 ~ 400mL），选择一个合理排尿方式，保持无泌尿系感染。

（2）治疗方法

①留置导尿：在伤后急救阶段及脊髓休克早期，患者需静脉输液且出现尿潴留而需要留置导尿管持续膀胱引流。如病情稳定，停止输液，可改用间歇性导尿或同时训练反射排尿。如用耻骨上穿刺留置引流，严密消毒管理下，可保持泌尿系无菌状态达3 周以上。脊髓休克期过后如发生泌尿系感染，应考虑再应用留置导尿。留置导尿时，应定期更换尿管和尿袋，保持尿道口的清洁。

②间歇性导尿：间歇性导尿最好有专人负责，每4 ~ 6 小时导尿 1 次，要求每次导尿时膀胱容量不超过 500mL。因此患者每日液体入量必须控制在 2000mL 以内，并要求均匀输入，每小时 125mL 左右。间歇导尿期间，每 2 周查尿常规及细菌计数，如尿内发现脓细胞或白细胞数每高倍视野超过 10 个，则应使用抗菌药，必要时可改成留置导尿。长期间歇导尿的患者，应耐心训练家属或训练患者自行导尿。

③反射性排尿：每次导尿前，应配合使用各种辅助方法进行膀胱训练，建立排尿反射机制。寻找刺激排尿反射的触发点，如叩击耻骨上区、摩擦大腿内侧、牵拉阴毛、挤压阴茎头部、扩张肛门等，促进出现自发性排尿反射。导尿次数可根据排尿恢复情况逐渐减少，残余尿量少于 100mL 时，可停止导尿。

脊髓休克恢复后，部分患者逐渐出现逼尿肌反射亢进，膀胱压力容积测定显示逼尿肌压力增高，膀胱容量小，顺应性差；尿道压力分布测定显示尿道压力增高，括约肌肌电图可显示协调正常，如内括约肌协同失调（高位损伤、颈段）、外括约肌协同失调（胸段及胸腰段）等改变。对膀胱高压患者，不能盲目长期应用反射排尿，应根据尿流动力学检查结果服用可降低膀胱压力的药物，必要时可进行尿道括约肌切开术。

药物治疗可选用：①氯化羟丁宁（ditropan，尿多灵），为乙酰胆碱能受体阻滞药，可松弛逼尿肌，缓解膀胱痉挛，增加膀胱容量，缓解尿急、尿频、尿失禁等症状。患者可能出现口干、一过性视物模糊、排尿困难等不良反应。②酚苄明：为肾上腺素能受体阻滞药，可阻断位于膀胱及尿道平滑肌处的受体，降低尿道阻力。服用宜从小剂量开始，10mg/ 日。同时需监测卧床及坐位、立位血压变化，每周递增药量可达到最大剂量 60mg/ 日。不良反应主要是体位性低血压。

（六）压疮

压疮是脊髓损伤的主要并发症，具有易复发、难以治疗等特点。7% ～ 8% 的脊髓损伤患者死于合并感染。据统计，约 60% 的完全性脊髓损伤患者及 40% 的不完全脊髓损伤患者发生压疮，而不完全瘫痪者多为单发压疮。

1. 压疮的原因　局部压迫及持续压迫时间过长是导致压疮发生的两个主要原因。超过一定强度范围的局部压迫，并持续足够长的时间，可造成毛细血管血流阻塞。

对皮肤的压力包括垂直压力和剪切力。垂直压力可由体重压力或外力作用引起（如不合适的衣裤、鞋、支具等）；而剪切力则因不正确的翻身、运送引起。因而，对骨突部皮肤的按摩应严格掌握适应证。

影响因素：压力与时间是决定压疮形成的主要原因，而其他一些全身或局部内外因素在压疮形成过程中也起重要的促进作用。对这些因素的评估，可预知患者发生压疮的可能性。

（1）体型：过瘦人因骨突、肥胖人因体重过大和翻身困难，都易发生。

（2）贫血：125g/L 以上血红蛋白对预防和治疗压疮都有极重要的意义。

（3）行动能力：行动能力是防止持续压迫的条件。正常人睡眠时不发生压疮是由于皮肤受损前有痛、麻的感觉，引起人自发的、无意识的体位变换。

（4）营养状态：营养不良造成皮肤对压力损伤的耐力下降，低蛋白血症与压疮明显相关。缺乏某些微量元素如 Zn、Fe 等，压疮不易愈合。

（5）神经系统功能：截瘫的神经功能障碍造成皮肤感觉丧失和肢体运动功能障碍、神经性血管运动功能失调，都是促进压疮形成的重要因素。

（6）皮肤卫生条件：大小便失禁造成皮肤湿潮、卫生条件差，使得皮肤对外界的抵抗力下降，易发生擦伤和感染，从而发生压疮。

（7）感染：感染可从三方面促使压疮形成，即增加代谢率和氧耗，进一步减少皮肤对缺氧的耐受力；感染造成营养失调；局部感染可直接造成组织损伤。截瘫患者下肢受蚊虫叮咬都可引起压疮。

2. 压疮的分型

（1）溃疡型：压疮首先累及皮肤表层，逐步向深层发展，组织坏死，形成溃疡。

溃疡型压疮多见，压疮边缘形成皮下潜腔，渗出较多。慢性溃疡型压疮四周呈较厚的瘢痕组织，难以愈合。有文献报道，压疮溃疡有发生癌变者。

（2）滑囊炎型：主要发生在坐骨结节滑囊部位。早期为局部充血肿胀，可抽出黄色或红色液体，表现为滑囊炎。皮肤表面早期没有明显破溃，皮下深层组织坏死较广泛，又称"闭合性压疮"。此压疮可形成窦道；引流不畅可合并感染。

3. 压疮的分度　皮肤受压后早期局部可充血、发红，但用手指轻压后即可消退，表示皮肤微循环正常；若受压时间延长，皮肤充血、发红加重，皮肤局部可有轻度水肿，手指轻压充血不消退，表示局部皮肤微循环阻断，这是压疮发生前期。此时若继续受压，则难免发生压疮。

根据压疮的进展程度分度如下。

（1）溃疡型

Ⅰ度：压疮局限于表皮及真皮层。

Ⅱ度：压疮深达皮下脂肪层。

Ⅲ度：压疮深达皮肌层。

Ⅳ度：压疮累及或通过窦道到骨或关节。

（2）滑囊炎型

Ⅰ度：滑囊及皮肤红肿充血，可抽出黄色或血色炎性滑液，但皮肤无明显破溃。

Ⅱ度：局部皮肤坏死破溃，外口小、内腔大，渗出感染重。

Ⅲ度：皮肤溃破外口增大，深层组织坏死，累及骨组织及附近深部组织，形成窦道。

4. 压疮的预防　一方面基于对压疮的原因、影响因素及病理生理的完全理解，另一方面需要协作，不仅医师、护士，而且有关人员甚至是患者，都应该注意压疮的预防。

（1）主要方法：定时翻身、更换体位、解除压迫是预防压疮的主要方法，即尽最大可能减少压迫强度，缩短受压时间。定时翻身或变换体位是预防压疮的基本方法。尽管支持患者体重的坐垫、床垫及各种支具在不断改进，翻身床、各种沙床应用于临床有较好效果，但是最基本、最简单、最有效的预防和治疗压疮的方法仍是定时翻身或变换体位。

（2）基本措施

选择良好的坐垫和床垫：理想的床垫和坐垫对预防压疮有帮助。垫子的机械性能使承重面积尽量增大，同时能为皮肤提供良好的理化环境（散热、温度等）。近来，应用各种多室的充气垫取得较好效果。

改善全身营养状况：全面适量的营养对预防压疮有重要作用。营养不良特别是蛋白质缺乏者易发生压疮。对贫血者，可考虑输血。

（3）保持卫生：不仅要保护皮肤卫生，也要保持内衣清洁及床垫、坐垫的卫生。

5. 压疮的治疗　压疮发生易，治疗难。由于一时疏忽形成的压疮，有时数周、数月甚至数年难以愈合。发生压疮后，应按照以下三方面进行综合治疗，不应只注意压疮创面的局部处理。首先要解除压疮区域的压迫，否则任何治疗均无效。压疮区域的进一步压迫会使压疮迅速恶化。其次是要全面处理可能的诱发因素，如全面改善患者的营养状况、补充必要的营养成分或微量元素（如锌）等；纠正贫血或低蛋白血症；改善心、肺、肾功能，治疗水肿及控制糖尿病等。同时要积极控制、治疗原发疾病，开展适度的康复功能训练。在此同时，对压疮本身进行局部处理。压疮的局部处理应基于压疮伤口的全面评价，包括压疮的大小、程度及合并症等。主管医师应定期亲自参与换药工作，以了解以上情况。此外，应局部做 X 线检查以除外骨关节并发症，局部创面进行细菌培养及药敏试验，深部窦道可做造影检查。近年来有人应用皮肤热像图观察局部微循环的改变、应用 CT 诊断压疮深层改变等，为压疮的合理治疗提供参考依据。

（1）保守方法：Ⅰ度、Ⅱ度压疮原则上应采用保守治疗法。局部处理的原则是保持伤口清洁、防止感染，解除局部压迫，促进组织愈合。具体应采取增加翻身次数、换药、清创和抗感染等措施。对于疮口较浅的压疮，可以用平乐展筋丹轻轻外撒于疮口之上，每日 1 次。注意局部干燥通风，很快即可结痂收口愈合。

（2）手术治疗：Ⅲ度、Ⅳ度压疮可先保守治疗，定期检出坏死组织，定期换药以促进愈合。合并感染的压疮可增加换药次数，局部冲洗及全身或局部应用敏感抗生素，必要时切开引流以控制感染。对经长期治疗不愈合、创面肉芽老化、疮缘瘢痕组织形成，合并有骨髓炎或关节感染、深部窦道形成者，在经过适当时间保守治疗清洁伤口准备后，应考虑手术治疗。

三、康复评定

康复评定应由康复评定师、康复医师主持，护士、治疗师（必要时请心理医师）等参加，以康复治疗小组会诊方式进行。会议上，对患者的临床资料和康复评定内容进行讨论，确定康复目标和制订康复计划，并由康复医师开出康复处方。康复目标应包括阶段目标和总体目标。根据康复目标和患者的总体情况，确定各种康复计划。在脊髓损伤早期的康复评定中，对脊柱稳定的评定有重要意义。脊柱不稳定的患者或处于急性不稳定期的患者，应在床旁评定和坐床旁训练；不稳定期的评定及康复治疗，应加强康复医师、治疗师、护士的联系与沟通，必要时调整训练内容与安排。

（一）临床基本检查

（1）球 - 肛门反射：指刺激龟头（男性）或阴蒂（女性）时引起肛门括约肌反射收缩。该反射阳性，提示脊髓休克已经结束。

（2）肛门指检：可用于判断脊髓休克，判断骶段感觉和运动功能是否存在，并由此确定完全性和不完全性损伤。这是脊髓损伤的必查项目。

（3）肌力评定：判断神经损伤平面和功能恢复情况。

（4）神经反射：包括肌反射、皮肤反射等。判断脊髓功能状况。

（5）皮肤感觉：包括触觉、温痛觉、本体感觉。

（6）膀胱容量和尿动力学测定。

（7）痉挛评定：检查者牵伸痉挛肌进行全关节活动范围内的被动运动，通过感觉到的阻力及其变化情况评定痉挛程度，常用改良 Ashworth 评定标准（表 8-1-3）。

表 8-1-3 改良 Ashworth 评定标准

分级	评定标准
0	肌张力不增加，被动活动肢体在整个 ROM 范围内均无助力
1	肌张力稍增加，被动活动肢体到终末端时有轻微阻力
1⁺	起始 50%ROM 有轻微"卡住"感，终末 50%ROM 有轻微阻力
2	肌张力轻度增加，被动活动大部分 ROM 均有阻力，但仍可活动
3	肌张力中度增加，被动活动在整个 ROM 内均有阻力，活动比较困难
4	肌张力高度增加，患侧肢体僵硬，阻力很大，被动活动十分困难

（二）损伤程度评定

按照感觉和运动功能障碍进行损伤程度评定（表 8-1-4）。

表 8-1-4 脊髓损伤程度分级（ASIA 标准）

分级	损伤程度	表现
A	完全性	骶段感觉和运动功能均丧失
B	不完全性	神经平面以下包括骶段（S₄-S₅）有感觉功能，但无运动功能
C	不完全性	神经平面以下有运动功能，大部分关键肌肌力 <3 级
D	不完全性	神经平面以下有运动功能，大部分关键肌肌力达到 3 级
E	不完全性	感觉和运动功能正常

（三）神经损伤平面

神经平面指脊髓保留双侧正常感觉、运动功能的最低节段。感觉和运动平面可以不一致，左右两侧也可能不同。可以分别用右侧感觉平面、左侧感觉平面、右侧运动平面、左侧运动平面来表示。T_2-L_1 损伤无法评定运功平面时可以用感觉平面来确定神经平面。神经平面采用关键肌和关键点的方式评定。采用积分方式，使不同平面及损伤分类的患者损伤程度可以横向比较。

1. 感觉平面关键点 指标志感觉平面的皮肤标志性部位。感觉检查包括身体两侧 28 对皮区关键点（表 8-1-5），每个关键点要检查针刺觉和轻触觉，并按三个等级分别评定打分。0= 缺失；1= 障碍（部分障碍或感觉改变，包括感觉过敏）；2= 正常；NT= 无法检查。正常者，两侧针刺觉和轻触觉的感觉总积分各为 112 分。

表 8-1-5　感觉平面关键点

平面	部位	平面	部位
C_2	枕骨粗隆	T_8	第 8 肋间（T_7 与 T_8 之间）
C_3	锁骨上窝	T_9	第 9 肋间（T_8 与 T_{10} 之间）
C_4	肩锁关节的顶部	T_{10}	第 10 肋间（脐水平）
C_5	肘前窝的外侧面	T_{11}	第 11 肋间（T_{10} 与 T_{12} 之间）
C_6	拇指	T_{12}	腹股沟韧带中部
C_7	中指	L_1	T_{12} 与 L_2 之间上 1/3 处
C_8	小指	L_2	大腿前中部
T_1	肘前窝的尺侧面	L_3	股骨内上髁
T_2	腋窝	L_4	内踝
T_3	第 3 肋间	L_5	足背第 3 跖趾关节
T_4	第 4 肋间乳线）	S_1	足跟外侧
T_5	第 5 肋间（T_4 与 T_6 之间）	S_2	腘窝中点
T_6	第 6 肋间（剑突水平）	S_3	坐骨结节
T_7	第 7 肋间	S_{4-5}	会阴部

选查项目：本体感觉（位置觉和深压痛觉）只查左右侧的示指和拇指。

2. 运动平面关键肌 指确定运动平面的标志性肌肉。由于一根神经支配多根肌肉和一块肌肉受多根神经支配的特性，由此根据神经节段与肌肉的关系，将肌力 3 级的关键肌定为运动神经平面，但该平面上的关键肌肌力必须达 4 级。运动积分是将肌力（0～5 级）作为分值，把各关键肌的分值相加。正常者，两侧运动平面总积分为 100 分。

表 8-1-6 运动平面关键肌

平面	关键肌	平面	关键肌
C_5	屈肘肌（肱二头肌、旋前圆肌）	L_2	屈髋肌（髂腰肌）
C_6	伸腕肌（桡侧腕长伸肌和短肌）	L_3	伸膝肌（股四头肌）
C_7	伸腕肌（肱三头肌）	L_4	踝背伸肌（胫前肌）
C_8	中指屈指肌（指深屈肌）	L_5	长伸趾肌（趾长伸肌）
T_1	小指外展肌（小指外展肌）	S_1	踝跖屈肌（腓肠肌、比目鱼肌）

选查项目：膈肌、三角肌、外侧腘绳肌。肌力分为无、减弱或正常。

（四）预后评定

1. 损伤程度与预后 损伤程度越重，预后越差。完全性脊髓损伤患者约 1% 可以在损伤平面之下恢复功能肌力。皮肤感觉保留的不完全性损伤患者，皮肤感觉保留区的肌力有 50% 的可能性恢复功能肌力。

2. 损伤平面与预后 损伤平面越高，预后越差。

四、脊髓损伤康复目标

通过康复评定制订康复目标和康复计划。脊髓损伤因损伤的水平、损伤的程度不同，每个患者的具体目标是不同的。确定每一个脊髓损伤患者具体的康复目标主要依据其脊髓损伤的分类诊断，同时参考患者的年龄、体质，有无其他合并症等情况。但是从康复医学的基本观点出发，脊髓损伤患者的康复目的又是一致的。康复医学的目的是利用以医学为主的多种手段，设法使患者受限或丧失的功能和能力恢复到最大限度，以便他们重返社会，过一种接近正常或比较正常的生活。根据脊髓损伤的处理原则，脊髓损伤患者的康复基本目的主要包括增加患者独立能力、使患者回归社会等。

1. 脊髓损伤水平与康复目标 对于完全脊髓损伤，脊髓损伤水平确定后康复目标基本确定（表 8-1-7、表 8-1-8）。对于不完全性脊髓损伤来说，则需根据残存肌力功能情况修正上述康复目标。由此可以看出确定脊髓损伤水平的重要意义。

表 8-1-7 脊髓损伤康复基本目标

脊髓损伤水平	基本康复目标	需要支具轮椅种类
C_5	桌上动作自立、其他依靠帮助	电动轮椅、平地可用手动轮椅
C_6	ADL 部分自立、需中等量帮助	手动电动轮椅、可用多种自助具
C_7	ADL 部分自立、移动轮椅活动	手动轮椅、残疾人专用汽车
$C_8 \sim T_4$	ADL 自立、轮椅活动支具站立	同上，骨盆长支具、双拐

续表

脊髓损伤水平	基本康复目标	需要支具轮椅种类
T_5–T_8	同上，可应用支具治疗性步行	同上
T_9–T_{12}	同上，长下肢支具治疗性步行	轮椅，长下肢支具、双拐
L_1	同上，家庭内支具功能性步行	同上
L_2	同上，社区内支具功能性步行	同上
L_3	同上，肘拐社区内支具功能步行	短下肢支具、洛夫斯特德拐
L_4	同上，可驾驶汽车，可不需轮椅	同上
L_5–S_1	无拐足托功能步行及驾驶汽车	足托或短下肢支具

注：ADL 及日常生活动作，包括进食、洗漱、打字、翻书、穿脱衣服等

表 8-1-8　完全性脊髓损伤患者的 ADL 功能预测

四肢瘫					ADL 活动	截瘫				
C_4	C_5	C_6	C_7	C_8		T_{1-4}	T_{5-8}	T_{9-12}	L_{1-2}	L_{3-5}
					1. 进食					
	+	+			（1）独立进行	+	+	+	+	+
	+	+			（2）利用自助具能进行					
					2. 穿衣					
	+	+			（1）独立进行	+	+	+	+	+
	+	+			（2）利用自助具和专门修改的衣服能进行	+	+	+	+	+
					3. 简单的个人卫生					
	+	+			（1）独立进行	+	+	+	+	+
	+				（2）少部分需要帮助					
	+				（3）大部分需要帮助					
+					（4）完全需要帮助					
					4. 阅读					
	+	+			（1）能独立翻书页	+	+	+	+	+
+					（2）用自助具翻书页					
					5. 用手写字					
	+	+			（1）独立进行	+	+	+	+	+
					（2）独立进行但速度和准确性均差					
+					（3）用自助具能进行，速度和准确性均差					

续表

四肢瘫 C_4 C_5 C_6 C_7 C_8					ADL 活动	截瘫 T_{1-4} T_{5-8} T_{9-12} L_{1-2} L_{3-5}				
					6. 咳嗽					
					（1）独立进行有功能的咳嗽			+	+	+
		+	+	+	（2）能自己用手帮助咳嗽	+	+	+	+	+
			+	+	7. 独立给自身关节做 ROM 活动					
					8. 给皮肤减压					
			+	+	（1）能做推升减压	+	+	+	+	+
			+	+	（2）前倾减压（借助系于轮椅背柱上的套索）					
				+	（3）利用电动的斜靠背轮椅减压					
					9. 床上转移					
			+	+	（1）独立进行		+	+	+	+
			+	+	（2）用头上方悬吊架能独立进行					
					10. 向厕所转移		+	+	+	+
					11. 向浴盆转移					
		+	+	+	（1）移动到架在浴盆上方的凳子	+	+	+	+	+
					（2）进入浴盆底部		+	+	+	+

2. 脊髓损伤的康复目的

（1）独立能力：重获独立能力是康复的首要目标。长期以来，康复被认为是一个通过康复训练等手段使患者获得尽可能高的身体独立水平的过程。日常生活活动（ADL）或生活自理能力（self care）的明显提高往往被作为康复成功的标志。

（2）回归社会，创造新的生活：至今，康复治疗主要局限于物理治疗、作业治疗等体能方面的训练，社会适应能力及潜在就业能力的恢复往往被忽视，甚至被忽略。患者和家属满足患者生活自理，认为重新返回工作是不可能或不必要的。生活自理能力的恢复，为社会适应能力和就业能力的恢复奠定了基础，但是生活自理能力的恢复不意味着社会适应能力和就业能力的恢复。脊髓损伤患者只有生活自理能力，可以使其能在家庭环境之中进行一定程度的独立活动，但其仍难以回归社会，这样他们事实上只是社会资源的消耗者，而不是通过自己可能的就业劳动能力（包括体力和智力）为社会提供资源。他们既不能作为社会精神财富或物质财富的创造者，也不能通过创造财富增加自信心和独立能力。因此，只有注意对生活自理能力的恢复，才能对人的社会属性进行"康复"。颈髓损伤患者中有一定文化水平和专业技术的患者，通过必要的训练，应用现代科学技术（如计算机），也可从事一定的工作。

五、康复治疗

（一）脊髓损伤的康复分期

脊髓损伤康复分为早期康复及中期、后期康复。早期康复阶段包括卧床期和初期及轮椅活动期。中后期康复是在巩固和加强早期康复训练效果的基础上，对有可能恢复步行的患者进行站立和步行训练，对不能恢复步行的患者则加强全身耐力的训练及熟练轮椅生活技巧。

1. 早期康复　临床上将早期康复分为急性不稳定期和急性稳定期，据各期的特点制订康复训练内容（表 8-1-9）。

表 8-1-9　早期康复训练

急性不稳定期（卧床期）	急性稳定期（轮椅期）
床上 ROM 训练	ROM 训练和肌力加强训练
床上肌力加强训练	膀胱功能训练
呼吸功能训练	坐力平衡训练
膀胱功能训练	斜台站立训练
床上体位转换训练	轮椅使用训练（C_6 以上使用电动轮椅）
	初步转移训练（床 – 轮椅、平台）
	初步生活自理训练
	C_6 以下：进食、洗漱、穿衣
	C_6 以下：进食、洗漱、穿衣、排便

急性不稳定期（卧床期）：急性脊柱损伤后 2～4 周。此时，脊柱稳定性因外伤而遭到破坏，或虽经手术内固定制动但时间尚短，尚不完全稳定或刚刚稳定。同时，50% 左右的患者因合并有胸腹部、颅脑及四肢的复合伤，以及脊髓损伤，特别是高位脊髓损伤，造成了多器官系统障碍，可造成重要生命体征的不稳定。脊柱和病情的相对不稳定是这一时期的特点，患者需要必要的制动。但是这一时期也是开展早期康复的重要时期。笔者的体会，早期康复训练如呼吸功能训练、膀胱功能训练，不仅对预防早期严重并发症和稳定病情有重要意义，而且可以为日后的康复打下良好基础。在急性不稳定期，考虑到脊柱与病情相对不稳定的特点，因此应进行床旁康复训练。在进行 ROM 训练和肌力增强训练时，应注意避免影响脊柱的稳定性，要控制好肢体活动的范围与强度，并循序渐进。由 PT 和 OT 室进行评定与训练。

2. 中后期康复　中后期康复一般需在伤后 2～3 个月，在早期康复训练的基础上开始进行。在对患者加强残存肌力和全身耐力训练的基础上进行熟练轮椅及生活技巧的训练，对有可能恢复站立或步行的患者进行站立和步行训练（表 8-1-10）。

表 8-1-10   中后期康复训练

四肢瘫（T_1 以上损伤）	截瘫（T_2 以下损伤）
肌力加强训练	肌力加强训练
耐力加强训练	耐力加强训练
轮椅活动、轮椅操纵训练	轮椅活动、轮椅操纵训练
上肢支具、自助具应用训练	下肢支具应用训练
	治疗性站立、步行训练（T_2-T_{12}）
	（应用 KAFO 及腋拐）
	功能性步行训练（L_1-L_4）
	（L_{1-2} 应用 KAFO，L_3 以下应用 AFO）

注：KAFO 为膝踝足矫形器；AFO 为踝足矫形器

（二）脊髓损伤康复治疗

1. 早期康复治疗   早期康复治疗应根据康复分期分阶段进行。急性不稳定期应在床旁结合临床治疗开展康复治疗。一旦进入稳定期，应逐步离开床，到康复训练室进行训练。从康复治疗的早期开始，医师或治疗师必须将自己的工作重点之一放在向患者提供医学康复知识与信息上，而不只是对患者做出医疗决定。患者没有理解康复治疗方案，就不能积极主动实施康复训练，被动训练难以达到康复目标。

（1）急性不稳定期：在此期，临床治疗与康复治疗是同时进行的，也是互相配合的。如脊髓损伤患者，易发生肺部感染等呼吸系统并发症，在治疗肺部感染的同时进行呼吸功能训练是十分有益的。近年来，颈椎高位截瘫的早期存活率明显提高，与呼吸功能康复有关。美国最大的 Shepherd 脊髓损伤中心已有专门从事呼吸康复治疗（respiretory therapy，RT）的专业，可看到带着气管套管的患者在进行 PT 训练。在急性不稳定期，康复训练每日 $1 \sim 2$ 次，训练强度不宜过大。早期康复训练的主要内容包括如下几项。

①关节活动度训练（ROM）：截瘫肢体的被动运动，即 ROM 关节活动训练应在入院后首日开始进行。ROM 有助于保持关节活动度，防止关节畸形，促进肢体血液循环，防止肌肉挛缩，被动关节活动度训练每日应进行 2 次，每个肢体从近端到远端关节的活动应在 10 分钟以上。特别注意的是 C_6-C_7 损伤的患者，在腕关节背伸时应保持手指屈曲，在手指伸直时必须同时屈腕，从而通过保护肌腱的紧张度达到背伸腕的抓握功能，并可以防止手内在肌的过度牵张。这一训练在 ROM 训练中和康复教育中多被忽视，因而患者可能失去通过屈肌腱的紧张达到的恢复抓握功能，或不得不进行腱固定术。

②肌力训练：在保持脊柱稳定的原则下，所有能主动运动的肌肉都应当运动，以使急性期过程中不发生肌肉萎缩或肌力下降。

③呼吸功能训练：包括胸式呼吸（胸腰段损伤）和腹式呼吸训练（颈段损伤）、体位排痰训练等。胸廓被动运动训练为每日 2 次，适度使肋骨活动，防止肋椎关节或肋

横关节粘连，但有肋骨骨折等胸部损伤者禁用。

④膀胱功能训练：在急救阶段，因需要输液难以控制入量，应使用留置尿管。在停止静脉补液之后，开始间歇导尿和自主排尿或反射排尿训练。

（2）急性稳定期：此期临床主要治疗已基本结束，患者脊椎与病情均已稳定，康复成为首位任务。在强化急性不稳定期有关训练的基础上，可增加垫上支撑训练、站立和平衡训练、床或平台上转移训练、轮椅训练和 ADL 训练等。由于美国患者的年龄、体质不同，脊髓损伤水平与程度不同，因此训练的内容、强度均有区别。本时期应强化康复训练内容，每日康复训练时间总量应在 2 小时左右。在训练过程中注意监护心肺功能改变。在 PT/OT 训练完成后，患者可在病房内护士的指导下训练。在从急性不稳定期即卧床期过渡到急性稳定期训练时，应注意脊柱稳定性的确定和直立性低血压的防治。

2. 后期康复治疗　在早期康复治疗的基础上，进一步强化有关训练，如肌力训练、平衡训练等体能性训练。在此基础上根据康复目标进行轮椅移乘训练、轮椅驱动训练，使患者掌握在不同环境下驱动轮椅的技巧。同时，应强化患者每 30 分钟进行一次坐立减压的习惯，以预防压疮的发生。对有可能恢复站立或步行的患者，应使用下肢支具进行站立和步行训练，包括平衡杠内和应用拐杖站立和步行训练。对不能恢复步行的患者，加强残存肌力和全身耐力的训练，以及熟练轮椅技巧和生活技巧的训练。

3. 脊髓损伤康复应用的辅助器械　脊髓损伤的水平不同，其康复目标不同，所需要的辅助器械也完全不相同。脊髓损伤的程度不同，其残存的功能不同，所需要的辅助器械也不相同。同时，患者的年龄、体质及生活环境和经济条件等，也是影响选择辅助器械的重要因素。医师应根据患者的具体情况做出适当的选择。一般来说，四肢瘫痪者主要应用上肢支具和自助具及轻型轮椅，截瘫患者主要应用下肢支具和助行器及标准轮椅。

表 8-1-11　不同脊髓损伤水平患者可能需要的辅助器械

辅助器械	C_4	C_5	C_6	C_{7-8}	T_{1-10}	T_{11-12}	L_{1-3}	L_{4-5}
电动轮椅	+	+	(+)					
轻型轮椅		(+)	+	+	+	(+)		
标准轮椅					(+)	+	+	+
上支架板	+	+	+					
ADL 自助具	+	+	+	+				
轮椅用滑板		+	+	(+)				
助步器							+	+
腋拐					+	+	+	
AFO 支具							+	+
KAFO 支具					+	+	+	
环境控制	+							

（1）上肢支具及自助具：手部夹板对脊髓损伤患者是必需的，而且应在入院后48小时内提供。但是，目前国内对四肢瘫痪患者早期应用手部夹板的重要性认识不足，造成很多患者发生手部畸形而影响康复效果。自助具是一种能提高患者的自身能力，使其较省力、省时地完成一些原来无法完成的日常生活活动，从而增强生活独立性的辅助装置。自助具与矫形器的区别在于，前者只用于改善功能，后者则以稳定、支持和矫正畸形为主。有时自助具也需要在矫形器的配合下使用。自助具的使用是患者全面康复过程的一部分，因此，无论是暂时还是长期使用，均应与其他康复手段密切配合，以期达到最佳的康复效果。自助具包括进食自助具、书写自助具等。

（2）下肢支具：矫形器（支具）的基本功能主要包括稳定与支持功能、助动功能、矫正功能和保护功能。肢体损伤患者应用的下肢矫形器又称为截瘫矫形器，是用于辅助截瘫患者站立及行走的支具。目前，截瘫矫形器主要可分为两种类型：无助动功能步行矫正器和助动步行矫形器或往复式步行矫形器。此外，为解决高位脊髓损伤患者的步行，多年来，国内外进行了功能性电刺激助行器和动力式助行器的研究。目前，这两种类型助行器尚未进入实际应用阶段。

①无助动功能步行矫形器：多采用双侧髋膝踝足矫形器（HKAFO）或双侧膝踝足矫形器（KAFO）及踝足矫形器（AFO）。患者应用时需要将髋或膝关节锁紧，踝关节采用固定方式。无助动功能步行矫形器主要依靠患者身体重心前倾及骨盆侧倾达到跨步，进行站立及行走功能训练时应使用双拐，注意安全。

②助动功能步行矫形器：近年来以 ARGO（advanced reciprocating gait orthosis）为代表的助动功能的往复式步行矫形器应用于临床，使得 T_4 以下的完全性胸髓损伤患者应用步行矫形器进行步行成为可能。ARGO 的结构设计特点使患者站立与坐位姿势互换过程中有助动功能。临床对照研究显示，患者应用 ARGO 较应用无助动功能步行矫形器在步行时步幅（stride length）略大，步速（velocity）较快，双足触地期较短；应用 ARGO 在坐位与站立姿势互换时，不需首先用手开关膝关节部的铰链锁即可直接起立或坐下，且因膝关节部支具的弹性装置使得姿势互换时得到助动，姿势互换省力易行。研究结果还显示，患者在应用 ARGO 站立时稳定性较好，手杖对地面的压力低，T_{4-9} 水平损伤的患者应用 ARGO 行走时的氧耗明显降低。

③脊髓损伤的水平与程度是应用步行矫形器的主要因素：对于完全性脊髓损伤，依据脊髓损伤的水平（主要依据运动水平）可确定能否应用步行矫形器，以及应用步行矫形器的分类（表8-1-12）。一般情况下，颈椎脊髓损伤患者不能应用步行矫形器，无助动功能步行矫形器主要应用于 T_{10} 以下的脊髓损伤患者。T_{10} 以下的完全性脊髓损伤患者应用无助动功能步行矫形器，一般不能进行功能步行。对于不完全性脊髓损伤，因不同患者脊髓损伤水平以下残留的肌力情况不同，需依据具体情况确定应用的步行矫形器。近年来，助动功能步行矫形器 ARGO 的临床应用，使得胸 T_4 以下的完全性

胸髓损伤患者应用步行矫形器进行步行成为可能，从而为提高脊髓损伤患者的行动和全面康复水平开辟了新的途径。脊髓损伤水平不同，应用步行矫形器时的步态也不同。应用 KAFO 步行矫形器时，T_{6-8} 水平的患者进行迈至步训练，T_{9-12} 水平的患者进行迈至步和迈越步训练，L_{1-2} 水平的患者则进行四点步练习。应用 ARGO 的患者均进行四点步练习。

表 8-1-12 脊髓损伤水平与步行矫形器

脊髓损伤平面	无助动步行矫形器及康复目标	助动型步行矫形器及康复目标
T_{1-5}	应用骨盆带长下肢支具及腋拐（HKAFO）进行支具站立训练	应用 ARGO 及肘拐进行站立训练或治疗性步行
T_{6-10}	应用骨盆带长下肢支具及腋拐（HKAFO）进行支具站立训练	应用 ARGO 及肘拐进行治疗性或家中功能性步行
T_{11-12}	应用长下肢支具（KAFO）及腋拐进行治疗性或家中功能性步行	应用 ARGO 及肘拐进行社会功能性步行
L_1	应用长下肢支具（KAFO）及腋拐进行家中功能性步行	应用 ARGO 及肘拐进行社会功能性步行
L_2	应用长下肢支具（KAFO）及腋拐进行社区功能性步行	应用 ARGO 及肘拐进行社会功能性步行
L_{3-4}	应用短下肢支具（AFO）及肘拐进行社区功能性步行	无必要应用助动型步行矫形器
L_5-S_1	应用足托及单拐进行社区步行	
S_2	社区无步	

脊柱稳定是脊髓损伤患者应用步行矫形器的必要条件。脊柱脊髓损伤后，脊柱稳定性受到损害，适当选择应用外科手术植骨融合内固定，早期重建脊柱稳定，是预防脊髓继发性损伤、开展早期康复的重要条件，也是应用步行矫形器的必要条件。临床医师和康复医师通过临床及影像学检查来评定脊柱的稳定性，对治疗后可能仍存在脊柱不稳定者应采取相应措施或应用必要的外固定，否则不能应用步行矫形器。在应用步行矫形器之前，患者应首先进行关节活动度、肌力（主要是上肢肌力）训练和坐位平衡及站立训练等康复训练。通过这些训练，不仅为脊髓损伤患者应用步行矫形器准备体质条件，同时又可动态通过临床及影像学检查来评定脊柱的稳定性。

体质是脊髓损伤患者应用步行矫形器的重要条件。患者的心肺功能基本在正常生理范围，下肢骨关节无畸形和无严重的痉挛或挛缩，即不影响步行矫形器的使用。上肢肌力应通过康复训练明显增强，坐位平衡应达到无支撑坐位 5 分钟以上（Fugl-

Meyer 评定法 2 分）和有限动态平衡，应在平衡杠内应用步行矫形器进行站立平衡训练。此外，患者的年龄、体重、有无压疮及泌尿系统并发症等对应用步行矫形器也有一定影响。一般来说，年龄 60 岁以上、明显肥胖超重的患者不宜应用步行矫形器。

应用步行矫形器进行站立或步行训练对脊髓损伤患者全身体质的康复和并发症的预防有重要的意义。对不能进行功能性步行的康复，应用步行矫形器进行站立或步行训练可预防肌肉痉挛，减轻痉挛，减少骨质疏松，预防关节挛缩，预防压疮，改善膀胱功能和排便功能。同时，坚持站立或步行训练可改善下肢血液循环，有利于预防体位性低血压和深静脉血栓（DVT），改善和增强心肺功能。因而，应用步行矫形器对脊髓损伤患者全身体质的康复具有重要作用。

（三）脊髓损伤康复教育

脊髓损伤可造成终身残疾。现代临床医学和康复医学的发展，使脊髓损伤患者的生存时间明显延长。虽然四肢瘫患者的平均寿命低于正常人群 10 ～ 20 年，但截瘫患者平均寿命可接近正常人群。随着平均寿命的延长，截瘫患者再入院康复治疗的比例明显升高。研究结果显示，再入院率在伤后 4 年之内最高。再次入院不仅增加患者的经济开支，而且影响患者的独立生活能力。脊髓损伤患者需要学习有关脊髓损伤的基本知识及自己解决问题的方法，了解如何在自己现实的家庭和社区条件下进行康复训练，有利于降低再次入院率，更有利于患者出院后长期保持独立生活能力和回归社会。

第二节　脑瘫康复

一、脑瘫概论

脑瘫纳入现代医学领域要归功于英国整形外科医生 Willian Little（1841 年发现），因此又被称为 Little 病（1888 年）。因异常分娩及新生儿窒息和未熟儿，以痉挛为主，常伴有智能障碍、语言障碍、视力障碍等一组症状群的疾病，这就是脑瘫最早的概念。脑性瘫痪（CP）是自受孕开始至婴儿期脑发育阶段非进行性脑损伤和发育缺陷所导致的综合征，主要表现为运动障碍及姿势异常。

（一）发病特点

1. 男性多于女性。

2. 城乡差别不明显。

3. 脑瘫重症越来越多。

4. 不随意运动型脑瘫数量越来越少。

5. 发达国家重症脑瘫多，不随意运动型脑瘫明显少于发展中国家。

（二）病因

1. 出生前（胚胎时期） 各种原因所致的胚胎期脑发育异常：母体因素、遗传因素。

2. 出生时 早产、过熟儿、出生体重过轻；产程缺氧、难产或产程过长、脐带绕颈、吸入胎粪；产伤、产钳分娩；胎盘早期剥离、前置胎盘、多胞胎；颅内出血、感染等。

3. 出生后 头部外伤；感染，如脑炎、脑膜炎等；癫痫；核黄疸；吃果冻；CO中毒。

仍有许多病例原因不明。据有关资料显示，在我国引起脑瘫的三大高危因素依次为窒息、早产、黄疸。

（三）病理

基本病理变化为大脑皮质神经细胞变性、坏死、纤维化，导致大脑传导功能异常。肉眼观察发现大脑皮质萎缩，脑回变窄，脑沟增宽，皮质下白质疏松、囊变性，脑室增大、脑积水。镜下改变为大脑皮质神经细胞数量减少，皮质下白质萎缩，神经胶质细胞增生。

（四）分型

世界各国有多种分型方法，至今尚无统一的标准分类，但大致从三个角度进行分类。

1. 按瘫痪的部位 分为 7 型：单瘫、截瘫、偏瘫、双瘫、三肢瘫、四肢瘫、重复偏瘫。

2. 按临床神经病学表现 分为 6 型（2006 年）：痉挛型、不随意运动型、强直型、共济失调型、肌张力低下型、混合型。

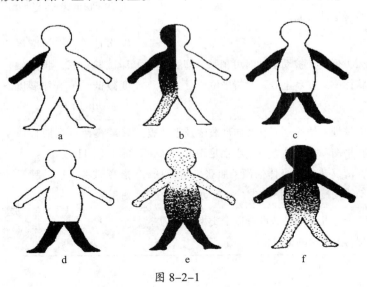

图 8-2-1

由于脑瘫是脑损伤所致的综合征，原因、损伤、临床表现复杂，因此分类存在一定困难，难以从单一的角度进行分类，也难以严格确定某一类型。

3. 按运动障碍的程度　分为轻度、中度、重度三种。

以生活是否能自理为标准，根据患儿年龄所应有的活动能力，分为 3 度：轻度、中度、重度。

轻度：生活完全自理，但动作欠佳。

中度：生活部分自理，行动需多花精力和时间。

重度：生活完全不能自理，行动极受限制。

（五）不同类型脑瘫的临床表现

表 8-2-1

分型	典型临床表现	体征	损伤部位
痉挛型	上肢屈曲、内旋、内收，拇指内收、握拳、两上肢后背、躯干前屈、圆背坐（拱背坐）髋关节屈曲，膝关节屈曲，下肢内收、内旋、交叉，尖足、剪刀步、足外翻	腱反射亢进、踝阵挛（+）、折刀（+）、锥体束征（+）	皮质运动区、白质（传导束等）
不随意运动型	不随意运动以末梢为主，非对称姿势，肌张力变化（静止时减轻，随意运动时增强），对刺激反应敏感，表情奇特，挤眉弄眼，颈不稳定，构音与发音障碍，流涎，摄食困难，婴儿期多表现为肌张力低下，可伴有舞蹈征	腱反射正常、锥体外系（+）、TLR（+）、ATNR（+）	锥体外系（基底神经节等）
强直型	肢体僵硬，活动减少、肌张力增强呈持续性、被动运动时屈曲或伸展均有抵抗、抵抗在缓慢运动时最大	腱反射正常、肌张力呈铅管状或齿轮状	锥体外系
肌张力低下型	肌张力低下，被动运动时可稍强，仰卧位呈蛙状体位，W 状上肢，对折坐位	围巾征（+）、足跟触耳试验（+）、肌肉硬度减低、关节伸展度和摆动度增大	
共济失调型	运动笨拙不协调、可有意向性震颤及眼球震颤。平衡障碍，站立时重心在足跟部，基底宽，醉汉步态，身体僵硬，肌张力可偏低，运动速度慢，头部活动少，分离动作差	眼球震颤、意向性震颤、闭目难立（+）、指鼻试验（+）、腱反射正常	小脑
混合型	同一个患儿有两种或两种以上类型、多为痉挛型与手足徐动型混合		

（六）脑瘫并发损害

1. 脑损伤作用于脑的运动部分，也可伴有其他部位的损伤，因此可伴有其他障碍，如智力障碍（50%～75%）、癫痫（25%～40%）、视觉障碍（40%～50%）、斜视（25%）、弱视、视网膜病变、听觉障碍（20%）、语言障碍（70%～75%）、行为障碍。

2. 由于脑瘫所致功能障碍而产生的其他问题，如身体虚弱（免疫力低下）、牙齿牙龈问题、消化困难（咀嚼吞咽困难）、发育障碍、社交障碍、个性发育问题［情绪障碍（内向畏缩）、缺少团体互动］、各类感染（泌尿系感染）、呼吸困难、矫形器，以及矫形外科所致问题等。

（七）脑瘫的运动障碍分度（WHO）

一级：活动不灵活，但日常生活不受影响，如行走、登梯和用手操作不受限制。

二级：手指活动受限，日常活动受到影响，但仍能独立行走和握物。

三级：5岁以前不能行走但能爬或滚，不能握物但能扶物。

四级：丧失有用的运动功能。

注：一、二级属轻型运动障碍；三、四级属重型运动障碍。

二、脑瘫康复

（一）康复治疗

包括药物治疗、物理治疗（PT）、作业治疗（OT）、中医疗法（中药、针灸、推拿）、手术治疗、神经阻滞（肉毒毒素、巴氯芬等）、康复护理、言语治疗、康复工程（矫形器等辅助器械）、文体疗法（情绪、协调性、灵活性）、音乐疗法（矫治心理缺陷、情绪）。

1. 药物治疗

（1）目的：改变患儿的生理异常，促进脑发育，减轻残疾程度，改善残疾程度，改善功能或预防残疾的发生。

（2）适用对象：一般以学龄前儿童为主。

（3）内容

手足徐动型——常配合使用盐酸苯海索（安坦）和左旋多巴、金刚烷胺、多巴丝肼（美多巴）等药物。

痉挛型——应用巴氯芬（力奥来素）、多巴丝肼（美多巴）等肌紧张松弛药。多巴丝肼应从小剂量开始逐步加量，最大参考剂量不超过500mg/日，可同时配合盐酸苯海索（不超过10mg/日）。巴氯芬也应从小剂量开始,8岁以下30～40mg/日；大于8岁，总量不可超过60mg/日。

合并癫痫——给予苯巴比妥（鲁米那）、丙戊酸钠、苯妥英钠（大仑丁）等。

促进脑细胞代谢——脑活素、赖氨酸、B族维生素等。

2. 物理因子治疗（physical therapy，PT） 利用物理因子进行治疗，如水疗（水中运动疗法）、电疗（如 FES 等）、生物反馈治疗等。PT 更多侧重于大体运动技术的发展，主要涉及大肌群，如腿、躯干、上肢近端部位的肌肉。

3. 运动疗法 其原理基于神经发育学和神经生理学，目的是抑制异常的反射和运动模式，促进正常运动的出现。具体包括姿势矫正、运动训练、神经肌肉促进技术（PNF）等方法。

4. 作业治疗 脑瘫的作业治疗是在一定的背景（物理、社会、文化环境）下，以感觉、运动、认知和心理技巧为基础，针对患儿在自理、游戏和休闲活动、上学三个方面的功能表现进行锻炼。常用的作业治疗如功能性作业治疗、儿童患者作业治疗等。其目的是改善患儿上肢的活动能力和手部运动的灵巧性等，提高患儿的日常生活自理能力。

脑瘫的物理因子治疗（PT）和作业治疗（OT）可能会有重叠，都会涉及坐起、爬行、行走、平衡、反射等运动技术。

OT 侧重于精细运动技术的发展，主要涉及手、臂和脸部的肌群；在训练中应注意视、听、触等感觉输入。脑瘫患者需要在 OT 训练中解决的问题主要有以下几点。

（1）肌张力或运动质量（运动僵硬）问题。

（2）基本手技术。

（3）复杂的手技术，如使用剪刀、写字等。

（4）需要手眼协调的技术。

（5）负重下的上肢使用，如爬行时手向不同方向取物。

（6）生活自理的技术。

（7）需要空间概念理解的本体技术，如猜谜、深度感觉、构建、阅读前准备（字母和形状的辨认）。

（8）感觉形成功能，感觉整合。

（9）基本的非语言交流和功能性玩耍技术。

（二）康复训练

1. 基础训练 头部控制能力训练，翻身训练，坐位保持训练，坐位平衡训练，爬行训练。

2. 上肢功能训练

（1）上肢关节活动度训练（被动、主动）：包括被动关节活动度训练与主动关节活动度训练。被动关节活动的原则如下。

①慢速：充分牵拉肌腱，使肌肉放松，通常在关键位置需停留 1～3 秒（时间逐渐延长，以免引起患儿不适）

②全关节活动范围：如肌腱有挛缩，牵拉时不要引起明显的疼痛，关节活动范围

要逐渐扩大。

③坚持：2 次 / 日，根据痉挛程度，每次持续 15 ～ 30 秒。随着患儿年龄增长，可由被动活动向主动活动过渡，要坚持终生。

（2）上肢支撑能力训练：如手膝位爬行、双手前撑物体站立等。

3. 手功能训练　在作业治疗领域中，手功能训练是重中之重。首先，小儿在未能掌握足够的平衡功能前，已经能够利用抓握动作来辅助其运动技能的发展。如出生后 40 周能抓摇篮从卧位拉至坐位—跪位—站立；44 周后就可抓紧物体站立，并且懂得将一脚提起离地和站立；48 周就能攀扶家具并绕行。其次，人类通过手接触自己和他人的身体或物体，并作用于自然界，完成工作（学习）、游戏或自理活动。

精细运动依赖于稳定性和可动性模式有效结合的能力，小儿必须有效地发育出稳定躯干、将躯干维持在直立位置而不需要频繁依赖一侧或双侧手臂来维持平衡的能力。按照神经发育学原理，小儿要顺序发育肩、肘、腕关节的稳定性和可动性模式，这样手臂的使用既能独立于躯干运动，又能有效地与躯干运动相结合，最终形成稳定、可动地应用手的能力。

手功能训练项目顺序。

（1）准备活动：①患儿体位的摆放；②抑制或促进肌张力；③改善姿势控制的活动（如骨盆、肩、头的控制）。

（2）手技巧训练：①强调手、臂的分离运动［如外旋、旋后（最难）和腕的伸展］；②伸、抓（3 指）、运和放的活动；③手指的分离运动（配合矫形器）；④手内操作活动（手内调整）；⑤双手活动，手技巧在功能活动中的整合。

（3）一般性技巧

①患儿体位的摆放：选择最能诱发患儿特定技巧，而且患儿能够利用该技巧的体位。

如仰卧位：对幼儿的手臂运动和运动中对双手的视觉注视有效。

俯卧位：适合对训练肩的稳定性和肘屈曲 90°时的同时收缩、一侧负重另一侧操作时身体两侧的分离、双手的粗大操作及对双手的视觉注意。

侧卧位：能将双手放到中线，肘能最大程度伸展以能够取物，可以促进单臂运动（如拍物体）和双手的活动。

坐在桌边：是常用体位（坐椅稳定、侧方支持和胸带，桌面是工作台而非支持面）。

②抑制或促进肌张力，改善姿势控制的活动：持续缓慢的旋转有利于降低肌肉张力；上肢负重，目的是帮助患儿增进整体稳定性，表现为可明显改善姿势控制能力和提高肩肱关节的稳定性；也可促进患儿在轻微重心转移时维持肘的同时收缩和一定程度的腕伸展；还可提供本体感觉刺激。

操作：根据患儿的技巧水平，负重活动可在肘、手支撑俯卧位、侧卧位和长坐位进行。如果患儿明显腕背伸困难，最适合的体位是肘支撑俯卧位和侧卧位。

4. ADL 训练　侧重于进食训练、更衣训练、如厕动作训练、沐浴训练、睡眠及良好肢位的保持训练等。

5. 言语治疗（ST）　脑瘫儿童语言障碍的种类包括运动障碍性构音障碍、语言发育迟缓等。治疗包括语言理解能力训练、语音及发音矫正训练、语句及交谈练习、语言辅助系统练习等。

6. 手术治疗

目的：解除痉挛和过高肌张力；预防畸形发生与发展；矫正已经出现的畸形；改善功能；为康复训练创造条件。

适应证：＞4 岁，双下肢障碍为主，合并有关节畸形，同时智力和语言障碍较轻的痉挛型患儿。

方法：①神经性手术，解决痉挛。如选择性脊神经根切断术（selective posterior rhizotomy，SPR），适用于 4 岁以上、双肢体障碍为主的患者；②肌腱及软组织手术，如肌腱延长术、神经肌肉切断术等；③骨性手术。

注：②和③主要针对矫形。

（三）康复评定

1. 目的

（1）客观准确地评定功能障碍的性质、部位、范围、严重程度、发展趋势、预后和转归等。

（2）为制订康复治疗计划打下牢固的科学基础；可借助器械或徒手进行。

注：至少在治疗前、中、后各评定 1 次，根据评定结果制订、修改康复治疗计划，并对康复治疗效果做出客观评价。

2. 神经肌肉基本情况　肌张力（增高 -Ashworth，降低）；肌力（MMT，lovvett）；关节活动度；反射及自动反应；肢体功能；姿势及平衡能力；步行能力及步态；智力；适应性行为评定；言语功能评定；感知觉评定；口腔运动功能评定；ADL、FIM。

3. 神经发育综合评定

（1）视觉

4 个月：两眼协调一致视一物，无斜视。

5 个月：进食前看奶瓶，能表示兴奋。

6 个月：通过弯腰或低头来调节体位，去看感兴趣的东西。

1 年以后：能追视快速移动的物体。

（2）听觉：若听觉迟缓，原因多为智力低下。

3 个月：头能转向声音一侧，但是不能朝上或朝下。

5 个月：声音在耳下方，头先向一侧，后向下。

6 个月：声音在耳上方，头先向一侧，后向上。

7 个月：直接将头转向声音来源。

10 个月：听其名字有反应。

（3）情感：先有不愉快后愉快。4 ～ 6 周会微笑。8 ～ 10 周还不会微笑，常说明智力落后。

（四）脑瘫的预后

90% 以上轻度运动障碍及具有一定摄食技能者可以活到成年，平均期望寿命为 30 岁。受累肢体越多，其预后越差。痉挛性双瘫和偏瘫预后较好；舞蹈手足徐动症和痉挛性四肢瘫预后较差。患儿 6 岁时仍然不能行走，那么以后能够行走的可能性也不大。多数活满 5 周岁的严重脑瘫患儿会在 15 岁以前死亡。对于头部不能直立的患儿，需鼻饲喂养者的平均期望寿命为 9 岁；完全依靠他人喂养者，平均期望寿命为 16 岁。

注：脑瘫为神经康复病种，但是有很多脑瘫患儿在我院进行骨科矫形治疗，为了手术后能够快速衔接康复治疗，所以我院康复中心也经常收治一些脑瘫患儿，对症进行肢体言语训练，尽管能够改善脑瘫患儿的部分功能，但是能够独立生活和工作的患儿所占比例仍然很小，我们也在逐步摸索更有效的治疗方法，特别是希望能够从骨科康复中寻找出一些有效的治疗手段。

第九章 周围神经损伤康复

周围神经由脑和脊髓以外的神经节、神经丛、神经干及神经末梢组成，是传导中枢和躯体各组织间信号的装置。周围神经参与躯体与内脏的运动、感觉和自主功能调节，人体内外环境的剧烈变化，如外伤、缺血、感染、免疫及代谢障碍等都可使其受到损伤。此外肢体任何部位的损伤都有可能伤及周围神经，该损伤是临床的多发病、常见病，是使人类致残的重要原因之一。周围神经损伤多发生于尺神经、正中神经、桡神经、坐骨神经和腓总神经等，上肢神经伤较下肢神经伤为多，占四肢神经伤的60%～70%，四肢神经损伤常合并骨、关节、血管、肌腱等损伤，严重影响肢体功能。周围神经损伤，应争取早期处理，多数可获得较好的疗效，恢复劳动力，减轻伤残程度。晚期修复神经，也可取得一定的疗效。

第一节 周围神经损伤概论

一、现代医学对周围神经损伤的认识

（一）应用解剖

1. 周围神经的组成 周围神经由三种神经组成，即脑神经、脊神经和自主神经。

脊神经共 31 对，包括 8 对颈神经、12 对胸神经、5 对腰神经、5 对骶神经、1 对尾神经。

脊神经是由运动、感觉和交感神经三种纤维组成的混合神经。发出肌支，支配颈、背及腰骶部深层肌肉；发出皮支，支配枕、颈、背、腰、臀部皮肤，其分布有明显的节段性。前支粗大，主要分布于躯干前外侧和四肢的肌肉与皮肤。除胸神经前支保持明显的节段性外，其余前支分别组成颈丛、臂丛、腰丛、骶丛等。

2. 周围神经的神经元 神经元是神经系统的结构和功能单位，神经元是高度分化的细胞，它分为胞体、突起（树突和轴突）和终末器官三部分。周围神经有三种神经元，即脊髓前角运动神经元、脊神经节感觉神经元、位于脊髓侧角的交感神经的节前神经元胞体和位于交感神经节中的节后神经元。

3. 周围神经终末器　周围神经纤维的末端形成神经末梢，并与其周围构成神经终末装置（终器）：感觉神经终末装置（感受器）、运动神经终末装置（效应器）。

4. 周围神经干的结缔组织　神经轴突之外为髓鞘，髓鞘之外为神经鞘膜，鞘膜之外包裹着一层疏松的结缔组织，称神经内膜。许多神经纤维组成一个神经束，外有神经束膜，集合数个神经束，组成一支神经干，外有结缔组织形成神经外膜。这些结缔组织形成的膜对牵拉有保护作用。神经愈粗，束间结缔组织愈多，对牵拉的抗力愈强。脊神经根的束间结缔组织少，如臂丛受牵拉时，神经根易受损伤。

5. 周围神经干的血液供应　周围神经有两套相互结合而功能上又独立的微血管系统。

（1）内在血管系统：该系统由外膜、束膜及内膜血管丛及其相互交通支组成。

（2）外在血管系统：周围神经干的血供来源于邻近的动脉干或肌肉、骨膜血管分支，通常呈节段性血管供应。

神经的微血管内流并无特殊固定的方向性，随时在吻合处改变流向。正常时，一般神经内只有部分血管在工作，其余部分为储备血管，当神经切断或血管阻断时，血流方向可随时改变。

（二）神经生理学

周围神经的生理功能包括三方面。

1. 传递感受信号　将机体感受内外环境刺激引起的神经兴奋通过传入神经纤维（感觉神经纤维）传至中枢。

2. 传递运动信号　即把中枢的运动指令通过传出神经纤维（运动神经纤维）传至效应器而产生运动等生理效应。

3. 营养功能　神经末梢通过经常释放某些物质，持续地调整被支配组织的内在代谢活动，影响其结构、生理等的变化，这一作用称为神经营养性作用。神经的营养性作用在正常情况下不易观察到，但在神经损伤后的变性与再生过程中就能明显地表现出来。

（三）神经变性与再生

1. 周围神经损伤后的变性　神经损伤后的一系列改变包括，整个远段神经（含终末器官）轴突和髓鞘的溃变、分解、吸收，而近段神经变性改变一般不超过断端的一个郎飞结，如损伤严重，近段也可发生较广泛的变性，同时胞体也发生部分死亡和结构、生化及功能方面的改变。瓦勒变性过程从伤后数小时即开始，一般在伤后 8 周完成，在神经纤维变性的同时，神经膜细胞表现为活跃性增殖。

2. 周围神经损伤后的再生　一般认为神经细胞损伤后不能再生，而神经纤维在一定条件下可以再生。神经断裂 24 小时后，近段神经轴突开始发出神经轴芽向远侧生长，自行修复，以后每日生长 1～2mm，长至末梢器官后即逐渐恢复功能。神经修复后，终末器官及运动终板可以再生。由于再生轴突不能全部长入远侧段，所以感觉和运动功能的恢复达不到正常水平。

神经纤维的变性和再生过程是相互联系而不可分割的，变性过程中包括再生活动，再生过程中有变性的发生。两者在发展的时间上也是彼此重叠的。

二、中医对周围神经损伤的认识

中医学虽然没有"周围神经损伤"的说法，但是就病证来讲，许多著作都有相关的记载。

（一）经筋的概念

经筋的功能主要是连接骨骼，进行各种功能活动，对其生理病理的描述在古书中随处可见，《素问·五脏生成》曰："诸筋者，皆属于节。"《素问·痹论》曰："（痹）在于筋，则屈不伸。"《素问·长刺节论》："病在筋，筋挛节痛，不可以行，名曰筋痹。"《灵枢·经筋》所描述的经筋是从四肢末端到头部或躯干的连续性组织，和经脉一样有规律地分布于人体的躯干，有起止，有循行，有主干，有分支，有结络，有别出，还有具体的病症。这样看来，经筋穿行于人体各部位，其走行与作用和现代医学所讲的筋膜、神经极为相似。

（二）痹证的概念

"痹"有闭阻不通之意。痹证即是由于邪气闭阻经络，影响气血运行，导致肢体筋骨、关节、肌肉等处发生疼痛、重着、酸楚、麻木，或关节屈伸不利等症状的一种疾病。在《素问·痹论》中，不仅提出了痹的病名，而且对其病因、病机、证候分类及转归、预后等都做了较详细的论述，与周围神经损伤的早期症状描述类似。

（三）痿证的概念及病因

中医"痿"的含义有枯萎、萎缩、肌肉痿弱不用、行动障碍等意。痿证是指肢体筋脉弛缓，软弱无力，不能随意运动，或伴有肌肉萎缩的一种病证，这与周围神经损伤的后期症状描述相似。

《内经》谓：五脏有病，皆能使人痿。《素问·痿论》也根据痿证的主要临床表现分为痿躄、脉痿、筋痿、肉痿、骨痿等。对于痿证的发病，主要提及了六淫、七情、饮食、劳逸、误伤等五大病因。

清代医家叶天士在《临证指南医案·痿》中指出："夫痿症之旨，不外乎肝、肾、肺、胃四经之病。"明确指出了痿证的病因复杂，内脏受邪也可引起肢体痿废，故诊断与治疗上要着眼于整体而非仅仅痿废的肢体。

隋代医家巢元方，在《诸病源候论》中具体描述了伤筋的症状：筋断后创口虽愈合，肌肉生长，但肢体不能运动。其机制在于筋断而"营卫不通"，所以不能屈伸和麻木不仁。非常类似于现代医学中外伤所导致的周围神经损伤。

清末医家张锡纯在《医学衷中参西录·论肢体痿废之原因及治法》中指出："痰瘀血瘀及风寒湿痹，皆能阻塞经络，使人肢体痿废。脑髓神经司知觉运动之说倡自西人，遂谓人之肢体痿废皆系脑髓神经有所伤损。而以愚生平所经验者言之，则中西之说皆不可废。"提出了中西医结合认识和治疗周围神经损伤的观点。

三、周围神经损伤

（一）损伤原因

平时多见于各种开放伤及闭合伤，战时多为火器伤。

1. 开放伤

（1）锐器伤：如刀、玻璃等割伤，多发生在手部、腕部和肘部，造成指神经、正中神经或尺神经完全或不完全断裂。

（2）撕裂伤：钝器损伤如机器绞伤等，造成神经断裂甚至一段神经缺损，伤口多不整齐，软组织损伤较重。

（3）火器伤：枪弹伤或弹片伤，常合并开放性骨折等。

2. 闭合伤

（1）牵拉伤：神经的弹性有限，超限牵拉可引起神经损伤。神经受牵拉时，神经内的血管闭塞，造成缺血，又加重神经的损害，影响修复效果。神经牵拉伤的预后依损伤程度而定，一般较差。

（2）挫伤：钝性暴力的打击、骨折脱位移位，均可引起神经挫伤，一般表现为完全损伤，但多可自行恢复。

（3）压迫挤压伤：骨折脱位常压迫、挤压神经致伤，尖锐的骨断端也可致神经断裂伤。小夹板、石膏局部压迫、昏迷或全麻时，床边或手术台缘等也可造成神经压迫伤。

3. 物理性损伤　包括电击伤、放射性损伤及冷冻性损伤。损伤程度依强度与作用时间来判断，但以上损伤往往较严重而广泛。

4. 药物注射性损伤　药物注射引起的周围神经损伤是一种常见的医源性损伤。

5. 缺血性损伤　常见于小夹板或石膏包扎过紧、止血带缚扎过久等，也可因血管主干断裂或血管栓塞造成，在肌肉缺血坏死挛缩的同时神经亦缺血损伤，多见于前臂正中神经及尺神经，亦可见于小腿胫神经及腓总神经。

6. 医源性神经损伤　是在医疗工作中所引起的神经损伤。如肱骨干中1/3骨折，行切开复位内固定时，将位于骨折附近的桡神经切断；腕部肌腱转移术时，误将腕部正中神经当成掌长肌腱切断；侧卧位手术时，由于腓骨小头衬垫不当，造成腓总神经压迫性麻痹等。

（二）周围神经损伤的分类

周围神经可因切割、牵拉、挤压等损伤使其功能丧失，按损伤程度可分为三类（Seddon 分型），即轻度、中度和重度损伤。

1. 轻度神经失用　神经受伤轻微，常见于神经轻度挫伤、轻度牵拉伤、轻度短时间压迫、火器伤、冲击波震荡等。神经轴突和鞘膜完整，神经暂时失去传导功能，神经纤维不发生退行性变。表现为运动障碍明显而无肌萎缩，痛觉迟钝而不消失。数日或数周内功能可自行恢复，不遗留后遗症。

2. 中度轴突断裂　神经受伤较重，多见于挤压伤、骨折脱位压迫伤、较轻的牵拉伤、药物刺激或较轻的缺血损伤。神经轴突中断，但神经内膜仍保持完整，损伤的远侧段可发生瓦勒变性。表现为神经完全性损伤，但近端再生轴突可沿原来远端神经内膜管长至终末器官，因此可自行恢复。

3. 重度神经断裂　神经损伤严重，可发生完全断裂或不完全断裂。多见于开放伤、暴力牵拉伤、严重缺血性损伤及化学性损伤。断裂远段发生瓦勒变性。完全断裂者，临床表现为运动、感觉完全丧失并有营养性改变；不完全断裂者表现为不完全性瘫痪，早期亦可表现为完全性瘫痪，日后部分恢复。神经断裂不能自动恢复，必须修复神经，方能恢复功能。

（三）临床表现

1. 肢体姿势改变　如桡神经伤后出现腕下垂。尺神经伤后有爪状指，即第4、5指的掌指关节过伸、指间关节屈曲。正中神经伤后出现"猿手"畸形，即鱼际肌瘫痪，拇指与其他诸指平行处于内收位，腓总神经伤后出现足下垂等。

2. 运动功能障碍　周围神经损伤后所支配的肌肉呈弛缓性瘫痪、主动运动、肌张力和反射均消失。随着时间的延长，肌肉逐渐发生萎缩，且萎缩的程度和范围与损伤的时间、程度与部位有关。根据肌肉瘫痪程度判断神经损伤情况，一般用6级法区分肌力。

3. 感觉功能障碍　感觉功能障碍以浅感觉障碍为主，包括触觉、痛觉、温度觉。感觉功能的检查对神经功能恢复的判断有重要意义。

4. 反射　根据神经的受损情况，可出现深反射减退或消失。

5. 神经营养性改变　即自主神经功能障碍的表现，神经损伤立即出现血管扩张、汗腺停止分泌。表现为皮肤潮红、皮温增高、干燥无汗等。

6. 神经干叩击试验阳性　神经干叩击试验既可帮助判断神经损伤的部位，亦可检查神经修复后再生神经纤维的生长情况。

（四）辅助检查

1. 神经电生理检查　肌电检查（EMC）和体感诱发电位对于判断神经损伤的部位和程度，以及帮助观察损伤神经再生及恢复情况有着重要价值。急性创伤时，如有随意活动就说明神经不是完全被切断；如刺激神经近端而在远端收集到诱发电位，则表明至少有一部分神经纤维仍有传导功能。伤后 10 日，损伤远端仍可见兴奋，且 2～3 周尚未见纤颤电位，表明患者是单纯的神经失用，如果属于轴突断伤或神经断伤，则在此不会有神经兴奋，而且还常见纤颤电位。EMC 还有助于发现神经再生及发现异位神经支配的存在。

2. 超声波检查　周围神经损伤的超声诊断已逐渐成为研究热点。使用高频线阵探头可清晰地显示主要周围神经的分布、走行、粗细及其与周围组织的解剖关系，为临床诊断和治疗提供有意义的参考。

3. 影像学检查　如脊髓造影，脊髓造影结合 CT 扫描技术（即 CTM），磁共振成像（MRI）等。

第二节　常见周围神经损伤

一、臂丛神经损伤

（一）功能解剖

1. 臂丛的组成　臂丛由第 5-8 颈神经前支及第 1 胸神经前支共 5 条神经根组成，分根、干、股、束、支 5 个部分，有腋神经、肌皮神经、正中神经、桡神经、尺神经 5 大分支。

2. 臂丛的分支　臂丛根、干、束部有多个神经分支发出，支配肩胛带附近的肌肉，而股部无分支。这些分支对臂丛损伤的定位诊断有重要意义。

（二）病因与致伤机制

引起臂丛神经损伤的最常见病因及病理机制是牵拉性损伤。成人臂丛损伤大多数（约 80%）继发于摩托车或汽车车祸。新生儿臂丛神经损伤则多见于母亲难产时，使用胎头吸引器或使用产钳，致婴儿头与肩部分离、过度牵拉而损伤臂丛神经。

（三）相关临床处理

1. 保守治疗　对常见的牵拉性臂丛神经损伤，早期以保守治疗为主，应用 B 族维生素、神经营养因子、神经节苷脂，以及改善微循环等药物促进神经再生，积极进行系统化康复治疗。观察期一般在 3 个月左右。

2. 手术治疗

（1）手术指征：臂丛神经开放性损伤、臂丛神经闭合性损伤、产伤者。

（2）术式选择：可选择术式包括臂丛神经探查术、神经松解术、神经吻合术、神经移植术、神经移位术、神经再生术、肌肉移位术、肌腱转位术、截骨术等。急性臂丛神经损伤后 6 个月内若仍无明显功能恢复，均可考虑神经移植术或神经转位术。

（3）术后处理：康复治疗应在术后第1日即开始进行。术后每3个月进行肌电图检查，以了解神经再生情况。

（四）康复治疗

康复治疗前一定要做好康复评定，包括肢体围度测量、肌力检查、关节活动度（ROM）检查、手功能评定及ADL评定等。分析找出明显问题，进行如下治疗。

1. 物理因子治疗

（1）激光、磁疗、高频电疗、热疗、水疗等有利于受损局部神经的修复及再生。

（2）神经电刺激疗法、低中频电疗、生物反馈等有助于维持失神经肌肉的形态及增长肌力。

（3）经皮神经电刺激疗法（TENS）、干扰电、超声波、激光等可用于镇痛。

（4）高频电疗（短波、微波）、低中频电疗、红外线、激光、磁疗、热疗、水疗、按摩、顺序充气循环治疗等可用于消肿。

2. 肌力训练 肌力训练是周围神经损伤康复治疗的重要部分，一般根据受累肌群的不同，在训练时可有不同侧重。在时间和条件允许的情况下，建议肌力训练应该全面、系统。

肌力训练的方法：肌力在3级以下时，可以应用神经肌肉电刺激治疗，配合PNF手法、主动助力运动治疗等；肌力在3级及以上，即可进行抗阻训练。对于神经移位及肌肉、肌腱移位术后患者，需让患者在熟悉新的运动模式的基础上进行肌力训练。患侧肌力较弱时可以用健侧手辅助进行助动训练，肌力较强时可以在远端给予一定负荷进行抗阻训练。

3. 关节活动度训练 臂丛神经损伤后，由于患肢无力、活动减少，应在伤后及时进行各个关节的主、被动关节活动训练，以预防关节粘连。如果关节粘连已经形成，可以配合应用超声波、热疗、低中频电疗等物理因子治疗松解粘连，必要时行软组织牵伸及关节松动技术等。

4. 手功能训练 手功能是整个上肢功能中最为复杂的部分，常用训练方法有：握球训练、握棒训练、匙状捏握训练、指尖捏握训练、分指训练、并指训练、感觉功能训练、日常生活动作训练、康复教育。

5. 中医康复

（1）针灸治疗

电针治疗：以手少阴经、手阳明经、手太阳经为主，主穴可选肩贞、肩髃、极泉、少海、阿是穴，可以配合风池、合谷、内关、尺泽、通里、后溪等穴位进行治疗，选择疏波或断续波。

刺络法：手少阴经、手阳明经、手太阳经穴位可以刺络拔罐。

刃针：因臂丛神经损伤所致的肩关节粘连活动受限，可在肩周软组织处行刃针松解治疗，帮助恢复肩关节活动度，每周 2 次。

（2）推拿治疗

按揉点拨法：患者取坐位。术者立于伤侧，一手托握上肢，将肩关节外展 45°左右，使该肌放松，用另一手掌或鱼际部抚摩肩部 2 分钟；继之，用掌根或大鱼际部揉冈上肌附着点 3 分钟；再用拇指于肱骨大结节处揉、拨冈上肌腱附着点 2 分钟，以达到舒筋通络之目的。

顿拉滚揉动肩法：患者取坐位。术者立于伤侧，先端顿拉手法数次。而后，一手握拿伤肢肘部活动肩关节，另手小鱼际在活动肩关节的同时滚、揉冈上肌起止部数分钟；掌搓冈上肌抵止部。以热为度，以达到活血祛瘀之目的。

按摩腧穴痛点法：患者取坐位。术者拇指揉、压伤侧的天宗、秉风、肩髃、肩髎、肩贞、缺盆、巨骨穴，多指捏拿肩井穴，拇指点按曲池与肩部痛点各半分钟左右，以达疏通经络，消除疼痛之目的。

揉搓牵抖伤肢法：患者取坐位。术者立于伤侧，用双手相对有力地上下返往揉、搓伤肢数遍；继之，双手握其腕部牵抖伤肢结束，以达到疏通伤肢气血之目的。

（3）中药治疗

口服：拟活血化瘀通络为主，方用血府逐瘀汤化裁。药用桃仁 15g，红花 20g，当归 15g，川芎 15g，赤芍 15g，生地黄 10g，柴胡 15g，天花粉 15g，泽兰 15g，枳壳 20g，丹参 15g，桂枝 6g，伸筋草 6g，甘草 10g。水煎服，日 1 剂。

外用外洗药：伸筋草 10g，透骨草 10g，桂枝 10g，艾叶 10g，红花 20g，乳香 30g，没药 30g，桑枝 10g。加水及陈醋 500mL，浸泡 30 分钟，文火煮 30 分钟，每日 2 次，每次 30 分钟，浸洗。

（4）穴位注射：肩俞、肩髎、肩贞、曲池、手三里、外关、合谷等，每次选取 2 个穴位，局部注射活血类药物（丹红注射液、血栓通注射液等）或营养神经药物（维生素 B_{12}、鼠神经生长因子等），每周 1 次。

二、腋神经损伤

（一）功能解剖

腋神经的神经纤维来自第 5、6 颈神经根，由臂丛的后侧束在喙突平面分出后，沿着肩胛下肌的前表面下行，到达肩胛下的内侧面时向后内方弯曲，穿四边孔，分成前支和后支。后支负责小圆肌和三角肌后束的运动支配，并发出外侧皮神经，负责肩关节外侧的感觉支配。前支沿着肱骨向前上方弯曲，支配三角肌中束及前束。

（二）病因及致伤机制

腋神经损伤是肩部最常见的神经损伤。由于腋神经在走行时紧贴肱骨外科颈，肩关节的骨折脱位，尤其是后脱位和肱骨上段骨折、肩后部的撞伤或打击伤，均可造成腋神经损伤；此外，刀刺伤、手术误伤、使用腋杖不当、大重量腰椎牵引时的腋下固定带也是导致腋神经损伤的常见原因。

（三）临床表现

1. 肩部外伤史。

2. 三角肌麻痹、萎缩，方肩畸形，肩关节下垂半脱位，肩外展功能丧失。

3. 三角肌表面皮肤感觉障碍。

4. 电生理检查见腋神经动作电位消失，三角肌失神经支配。

（四）相关临床处理

1. 保守治疗 对于闭合性腋神经损伤，在损伤发生后应立即解除致伤原因（如肩关节复位、避免腋杖压迫等），以避免进行性损伤。大多数腋神经损伤都可以通过保守治疗痊愈。早期根据创伤情况可以进行短期悬吊固定、以肌力和关节活动度训练为主的康复治疗，配合应用物理因子治疗（神经肌肉电刺激、短波或微波透热、激光照射、磁疗等）及药物治疗等促进神经再生。治疗时要注意预防肩关节内收及内旋挛缩。神经功能损伤的恢复需要 3～6 个月，届时可以再次进行 EMG/NCS 检查，以提供神经损伤恢复的客观依据。

2. 手术治疗

（1）手术指征：闭合性损伤后保守治疗 3～6 个月，若仍无临床或电生理学证据显示神经损伤有所恢复，应考虑手术治疗。开放性损伤一经发现，即应立即手术治疗。

（2）手术方法：可选择术式包括神经吻合术、神经松解术、腓肠神经移植术、神经移位术等。伤后 6 个月内进行手术治疗的患者预后最佳。

3. 术后处理 神经吻合术后限制肩部活动 3 周；肌肉转位术后，肩关节需固定于外展 90°上臂外旋位，4～6 周再开始肌力、关节活动度训练等康复治疗。

（五）康复治疗

1. 康复评定 包括肢体围度测量、肌力检查、ROM 检查及 ADL 评定等。

2. 康复治疗

（1）物理因子治疗：物理因子选择参照臂丛神经操作的治疗。超声波还可用于松解神经周围组织粘连等。

（2）肌力训练：腋神经损伤主要累及三角肌，肌力在 3 级以下时，可以应用神经肌肉电刺激治疗，配合 PNF 手法、主动助力运动治疗等；肌力在 3 级及以上时，即可进行抗阻训练。除了三角肌之外，也要注意同时训练肩关节周围肌群的肌力。

腋神经损伤后常用的主动肌力训练方法包括"耸肩"训练、"扩胸"训练、"含胸"训练、肩前平举训练、肩侧平举训练和肩后伸训练，具体操作见臂丛神经损伤中的相关内容。

（3）关节活动度训练：主要是肩关节的主、被动关节活动训陈，以预防关节粘连。

如果关节粘连已经形成，可以配合应用超声波、热疗、低中频电疗等物理因子治疗松解粘连，必要时行软组织牵伸及关节松动技术等。

（4）日常生活动作训练：包括穿脱衣服、前向或高处取物、擦桌子、端盆、开关门等，根据患者的功能状态和不同生活动作需求进行训练。动作设计需从简到难，每个动作训练 5 ～ 10 分钟 / 次，2 ～ 3 次 / 日。

3. 中医康复

（1）针灸治疗

电针治疗：主穴可选肩贞、肩髃、阿是穴，可配穴曲池、合谷等穴位进行治疗，选择疏波或断续波，可促进代谢、气血循环，改善组织营养，消除炎性血肿，每日 1 次，10 次为 1 个疗程。

刺络法：肩背部穴位可以刺络拔罐

刃针：可行四边孔周边松解术，每周 2 次。

（2）推拿治疗

抚摩按揉背部法：患者取俯卧位。术者立于健侧，用双手大、小鱼际部抚摩伤侧脊柱与肩胛间区数分钟；而后，用双手拇指按揉菱形肌损伤处 2 分钟左右，以达到散瘀通络之目的。

按压痛点顿拉法：患者健侧取卧位。术者立其后方，双拇指呈"八"字形按压损伤之痛点；助手立于床头，双手托握伤肢腕部，先活动肩关节数次。趁其不备，迅速向患者伤侧太阳穴方向顿拉一次。

滑按推理舒筋法：患者取俯卧位。术者立于健侧，用双拇指顺菱形肌纤维方向（由内上向外下方）滑动按压数遍；而后，双拇指施推理手法数次，以舒顺该筋肉组织。

按摩腧穴痛点法：患者取坐位。术者立于后方，用一手固定肩部，另手拇指揉、压风门、肩中俞、天宗及局部痛点各 1 分钟左右，指压缺盆穴半分钟，以达到通络止痛之目的。

（3）中药治疗：黄芪桂枝五物汤加减。基本组成为黄芪 9g，桂枝 9g，芍药 9g，生姜 18g，大枣 4 枚。水煎服，每日 3 次，9 剂为 1 个疗程。

（4）穴位注射：局部注射醋酸曲安奈德 1.5mL 加 0.5% 利多卡因 1.5mL，从肩后四边孔处穿孔进针，患者感酸痛胀时慢慢注入药物，可每周 1 次。

三、肌皮神经损伤

（一）功能解剖

肌皮神经的神经纤维来自第 5、6 颈神经根，由臂丛的外侧束发出后，斜穿喙肱肌，经肱二头肌和肱肌之间下行，并发出分支支配上述三肌。终支在肘关节稍上方的外侧，穿出深筋膜，改名为前臂外侧皮神经，负责前臂桡侧皮肤的感觉支配。

（二）病因及致伤机制

肌皮神经单独损伤很少见。肩、腋部的切割伤及撕脱伤可累及肌皮神经，但通常同时伴有血管和其他神经损伤。其他损伤原因包括肩关节向前脱位、术中损伤，以及举重运动员肱二头肌肥大导致神经受压等。

（三）临床表现

1. 肱二头肌麻痹，肘关节不能屈曲。

2. 前臂外侧皮肤痛觉消失或减退。

3. 电生理检查，肌皮神经未能引出动作电位，肱二头肌失神经支配。

（四）相关临床处理

1. 一般处理　因过度紧张导致的肌皮神经损伤，有些病例可以在伤后数小时内自行恢复。

2. 保守治疗　休息，渐进性恢复活动。药物治疗包括神经营养因子、神经节苷脂、B 族维生素及改善微循环等，配合应用物理因子治疗及运动疗法。肌皮神经损伤的预后一般都很好，可能遗留少许肌无力和感觉减退。

3. 手术治疗　肌皮神经损伤后保守治疗 3 个月仍存在肌无力的患者，需要考虑手术治疗。可选择术式包括神经松解术、神经吻合术、神经移植术等。

（五）康复治疗

1. 康复评定

（1）一般评定：包括肢体围度测量、肌力检查、ROM 检查及 ADL 评定等

（2）标准：中华医学会手外科学分会推荐的《上肢周围神经功能评定试用标准》中肌皮神经部分（参见周围神经损伤概论部分）可资参考。

2. 康复治疗

（1）物理因子治疗：神经电刺激疗法、激光、磁疗、低中频电疗、高频电疗、红外线、热疗、水疗、生物反馈等可促进神经再生；超声波可用于松解神经周围组织粘连等。

（2）肌力训练：肌皮神经损伤后的最大问题是肱二头肌无力，对日常生活和工作的影响较大，因此肱二头肌肌力训练可以说是康复重点。早期肌力在 3 级以下时，可利用滑板或在水中进行减重下屈肘训练；肌力达 3 级以上时，进行抗阻训练。如果肱二头肌恢复差、恢复慢，可以训练桡神经支配的肱桡肌，代偿屈肘功能。肌皮神经损伤后常用的主动肌力训练方法包括屈肘肌力训练和前臂旋转训练，具体操作见臂丛神经损伤中的相关内容。

（3）关节活动度训练：主要是肘关节的主、被动关节活动训练，以预防关节粘连。如果关节粘连已经形成，可以配合应用超声波、热疗、低中频电疗等物理因子治疗松

解粘连，必要时进行软组织牵伸及关节松动技术等。也可应用屈肘吊带防止肘关节伸展挛缩。

（4）日常生活动作训练：包括穿脱衣服、擦桌子、写字、持筷、握杯、拧杯盖、拧毛巾、提包、开关抽屉、开关门等，根据患者的功能状态和不同生活动作需求进行训练。动作设计需从简到难，每个动作训练 5～10 分钟 / 次，2～3 次 / 日。

3. 中医康复

（1）针灸治疗

电针治疗：可取患肢肩俞、臂臑、天府、侠白、手三里、曲池、外关等，也可取天府和侠白两对穴，选择疏波或断续波，20 分钟每次，每日 1 次，10 次为 1 个疗程。

刺络法：沿患肢前臂桡侧行梅花针叩刺治疗，每日 1 次，5 次为 1 个疗程。

（2）推拿治疗

抚摩揉搓活血法：患者取坐位。术者立于伤侧，一手固定肩部，另手大、小鱼际或掌根部在肩胛冈下方反复施以抚摩、揉、搓手法数分钟，或以热感为度，以达到活血除风之目的。

弹拨推理舒筋法：患者取坐位。术者立于伤侧，用一手托握伤肢肘部使上臂外展，另手拇指在天宗穴或硬性索条处做上下方向弹拨该肌数十次；然后，顺该肌纤维方向推理数遍。以达到舒松筋肉之目的。

按摩腧穴痛点法：患者取坐位，术者用一手拇指（或中指）压缺盆穴半分钟，揉、压天宗、肩贞、小海、外关等穴各 5 分钟左右。以达通络止痛之目的。

（3）中药治疗

口服：指迷茯苓丸。组成为半夏 60g，茯苓 30g，枳壳 15g，风化朴硝 9g。研末，姜汁糊丸，口服，每次 6g，每日 2 次。

中药溻渍：取河南省洛阳正骨医院内部制剂软伤外洗 1 号。组成为白芷 15g，莪术 20g，三棱 20g，威灵仙 20g，千年健 20g，花椒 10g，桃仁 10g，透骨草 30g，伸筋草 30g，红花 10g，艾叶 10g，五加皮 20g，海桐皮 20g，苏木 10g。取纱布浸湿，敷于患处，外用红外线灯照射，每次 30 分钟，每日 1 次。

（4）穴位注射：可取患肩俞、臂臑、天府、侠白、手三里、曲池、外关等穴位，每次选取 2～3 穴，选丹红注射液及维生素 B_{12} 等药物加生理盐水，每穴注射约 2mL，每周 1 次。

四、桡神经损伤

（一）功能解剖

桡神经由第 5～8 颈神经及第 1 胸神经根的纤维组成。桡神经自臂丛后束发出，在腋窝内位于腋动脉的后方，向下在上臂中下 1/3 段进入桡神经沟，与肱骨贴近，旋向后下外侧，在肘上 10～12cm 处穿外侧肌间隔，行至肱桡肌与肱肌之间，分支支配肱三头肌、肱桡肌及桡侧腕长伸肌，在髁上 5cm 左右分为深浅两支。浅支在肘下沿桡动脉外缘下行，在前臂中下 1/3 交界处，穿肱桡肌转向背侧，到达手背，主要为感觉纤维，分布于手背桡侧皮肤和桡侧两个半手指的背面；深支又名骨间背侧神经，在肘上分出肱桡肌、桡侧腕短伸肌和旋后肌支，在旋后肌腱弓下穿旋后肌到背侧，分出很多马尾样分支，其中大部分位于骨间背侧动脉桡侧，支配手的外在伸肌，包括指总伸肌、小指固有伸肌、尺侧腕伸肌、拇长展肌、示指固有伸肌等。

（二）病因及致伤机制

1. 骨折　由于桡神经在上臂走行于肱骨的桡神经沟内，在前臂也较靠近桡骨，因而上肢骨折尤其是肱骨中下 1/3 骨折及桡骨上段骨折时常同时累及桡神经。

2. 牵拉或压迫　上肢外展过久、头枕上臂入睡、使用腋杖等均可由于长时间牵拉或压迫导致桡神经损伤；骨折后骨痂生长过多也可因将桡神经包埋于骨痂中导致压迫伤；桡骨头脱臼可导致桡神经牵拉伤。

3. 枪弹伤、切割伤　较少见。

4. 手术损伤　例如桡骨头切除术或肱骨手术时致伤。

（三）临床表现

1. 感觉　根据损伤平面高低不同，可出现手背桡侧、上臂下半桡背侧及前臂后部感觉减退或消失。

2. 运动　桡神经在上臂损伤后，各伸肌广泛瘫痪，出现腕下垂、不能伸腕关节及掌指关节、前臂不能旋后、有旋前畸形、拇指内收畸形。桡神经在腋部损伤，除上述肌肉瘫痪外，还有肱三头肌瘫痪。

（四）相关临床处理

1. 保守治疗　肱骨闭合性骨折并发的桡神经损伤多属神经挫伤，较少为断裂伤，一般先行保守治疗，观察期 3 个月左右。其间综合应用物理因子治疗、运动疗法及感觉功能训练等治疗，配合应用支具使腕背伸 30°，指间关节伸展、拇指外展，以对抗垂腕、垂指畸形，避免屈指肌腱挛缩。

2. 手术治疗

（1）手术指征：新鲜开放性损伤；闭合性骨折合并桡神经损伤；陈旧性桡神经损伤保守治疗 3 个月，或神经吻合术后 6 个月，临床及肌电图检查无恢复。

（2）术式选择：包括神经减压术、神经松解术、神经吻合术、神经移位术、神经移植术、肌腱转移术等。

（3）术后处理：术后早期开始进行功能锻炼是功能恢复或代偿的关键。神经减压、松解、吻合、移位或移植术后的患者，术后神经功能尚未恢复时可使用悬吊弹簧夹板，或以石膏固定于腕背伸 25°～35° 位，掌指关节伸直，不固定远端指间关节。3 周后去除石膏，即开始主、被动屈伸腕指锻炼，也可行神经肌肉电刺激、热疗等理疗以促进神经恢复。肌腱转移术后的患者，由于相关肌肉术后发挥的功能与术前有所不同，术后更需要通过早期训练，建立新的运动模式，才能精确控制伸腕、伸指及伸拇功能。

（五）康复治疗

1. 康复评定　包括肢体围度测量、肌力检查、ROM 检查、手功能及 ADL 评定等。

2. 康复治疗

（1）物理因子治疗：神经电刺激疗法、激光、磁疗、低中频电疗、高频电疗、红外线、热疗、水疗、生物反馈等可促进神经再生；超声波可用于松解神经周围组织粘连等。

（2）肌力训练：桡神经损伤主要累及上肢伸肌群，肌力在 3 级以下时，可以应用神经肌肉电刺激治疗，配合 PNF 手法、主动助力运动治疗等；肌力在 3 级及以上时，即可进行抗阻训练。桡神经损伤后常用主动肌力训练方法包括伸肘肌力训练、腕背伸训练和张手握拳训练，具体操作见臂丛神经损伤中的相关内容。

（3）关节活动度训练：主要是肘、腕关节的主、被动关节活动训练，以预防关节粘连。如果关节粘连已经形成，可以配合应用超声波、热疗、低中频电疗等物理因子治疗松解粘连，必要时进行软组织牵伸及关节松动技术等。也可应用矫形器预防肌腱挛缩。

（4）手功能训练：桡神经损伤会累及手指的伸展功能，训练时仍以抓握动作为主，但要强调放松。常用训练方法有握球训练和握棒训练，具体操作见臂丛神经损伤中的相关内容。

（5）感觉功能训练：主要针对手的感觉障碍进行功能训练，包括温度刺激、触觉刺激、实物刺激等。

（6）日常生活动作训练：包括穿脱衣服、解扣子、系扣子、写字、持筷、握杯、拧杯盖、拧毛巾、提包、开关抽屉、开关门等，根据患者的功能状态和不同生活动作需求进行训练。动作设计需从简到难，每个动作训练 5 ～ 10 分钟 / 次，2 ～ 3 次 / 日。

3. 中医康复

（1）针灸治疗

电针：选穴以手三阳经为主，可选取肩髃、曲池、手三里、合谷、后溪等，疏密波或疏波，每日 1 次，10 次为 1 个疗程。

针刺特定穴：即患者上臂后侧中部桡神经管处。用 28 号 1 寸毫针，快速刺入皮下后，缓慢进针，刺向桡神经管，当局部前臂出现明显麻胀感时出针，隔日 1 次。另可取肩髃、曲池、手三里、外关、合谷穴，进针得气后，用提插补法，使手三里、外关、合谷穴的针感传到手指。针刺后各穴用艾炷灸 5 壮。每日 1 次。以益气养血，疏经通络，濡肌养筋。

刺络法：肩部穴位可以行刺络拔罐、循经排刺法

（2）推拿治疗：患者取仰卧位或坐位，医师可取坐位或立位。在前臂背侧施以㨰法，从近端到远端直至手背及手指背侧，上下多次往返㨰动，治疗重点是前臂伸肌群，约 10 分钟。拿前臂伸肌与指揉曲池、手三里、阳溪、外关、阳池诸穴，与拿合谷相结合，并交替使用，约 5 分钟。分别捻、抹揉、示、中、环、小指诸掌指及指间关节，摇动腕关节及诸掌指关节，以防止诸指呈半屈曲位强直性挛缩。最后以擦法施于前臂桡侧背部，以热感结束治疗。配合上述手法做肘关节的伸屈扳法、腕关节及各指背伸扳法。

（3）中药治疗

补阳还五汤：生黄芪 120g，当归尾 6g，赤芍 5g，地龙、川芎、红花、桃仁各 3g。水煎服，每日 3 次。9 日为 1 个疗程。

活血化瘀汤（自拟方）：丹参 15g，血竭 6g，红花、川芎、延胡索、地龙、赤芍各 9g，木瓜、益智仁、桂枝各 10g，水煎服，每日 3 次，6 日为 1 个疗程。

（4）穴位注射：曲池、手三里、阳溪、外关等穴位，每次取 3 穴，以丹红注射液 10mL 配生理盐水 10mL，每穴注射 5mL，每周 1 次。

五、正中神经损伤

（一）功能解剖

正中神经的纤维分别从臂丛内、外侧束发出。其中外侧部分主要为感觉纤维，来自 C_5、C_6 神经根，也有一小部分来自 C_7 神经根；内侧部分则全部为运动纤维，来自 C_8、T_1 神经根。正中神经于喙肱肌起点附近移至腋动脉前方，在上臂于肱动脉内侧与之伴行。在肘窝前方，通过肱二头肌腱膜下方进入前臂，穿过旋前圆肌深头和浅头之间（也可在深头深层或从浅头纤维中穿出），于连接指浅屈肌肱尺头和桡侧头之间的腱弓下下行，发出分支支配旋前圆肌、指浅屈肌、桡侧腕屈肌和掌长肌。在旋前圆肌下缘发出骨间掌侧神经；沿骨间膜与骨间掌侧动脉同行于指深屈肌与拇长屈肌之间，至旋前方肌，发出分支支配上述三肌。其主干至前臂远端行于桡侧腕屈肌腱与掌长肌腱之间，在腕上发出掌皮支（掌皮神经），从腕横韧带内其特有的通道穿出，分布于掌心和鱼际部皮肤。然后经过腕管至手掌部发出分支，运动支配拇短展肌、拇短屈肌外侧头、拇指对掌肌和第 1、2 蚓状肌，感觉支包括 3 条指掌侧总神经，支配桡侧 3 个半手指掌面和相应手指远节背侧的皮肤。正中神经终末走行有很多变异，其中比较有意义的一种是运动支有时并不是从腕横韧带下穿过，而是从其纤维中穿出，从而容易在腕管手术中意外致伤。

（二）病因及致病机制

1. 牵拉伤　最常见。大部分是手臂被卷入机器所致。肩关节脱位也可导致正中神

经的牵拉伤。

2. 挤压伤　主要见于肘及前臂的骨折、脱位或瘢痕挛缩，常伴严重、广泛的软组织损伤。腕部骨质增生、腕横韧带肥厚或旋前圆肌肥大可导致正中神经慢性受压而致伤。

3. 切割伤　正中神经在腕部较表浅，因此腕部切割伤常可导致正中神经损伤。有时前臂手术时也可误伤正中神经。

4. 枪弹伤或注射伤　比较少见。

5. 上肢的缺血性挛缩　亦常合并正中神经伤。

（三）临床表现

1. 运动　前臂不能旋前；拇、示指不能屈曲，鱼际肌萎缩。

2. 感觉　以桡侧三指远节感觉障碍最为明显。

3. 营养改变　手部皮肤、指甲均有显著营养改变，指骨萎缩，指端变得小而尖。

4. 正中神经损伤　常合并灼性神经痛。

（四）相关临床处理

1. 保守治疗　主要用于闭合性神经损伤，损伤轻微，运动及感觉障碍以减退为主的情况。综合应用神经营养药、物理因子治疗及运动疗法等，可配合应用支具使受累关节处于功能位，以防治肌腱挛缩。观察期 1 ～ 3 个月，有恢复则继续保守治疗，如无恢复则需尽快手术。

2. 手术治疗

（1）手术指征

①闭合性神经损伤：保守治疗 3 个月后仍无恢复。

②开放性神经损伤：原则上，开放性神经损伤都应力争一期修复，对神经断端不齐、挫伤严重或伤口污染严重者，可行延迟一期修复。

（2）手术方法：包括神经松解术、神经移植术、神经吻合术、腱移位术、拇对掌成形术等。

3. 术后处理

（1）神经吻合术后，以石膏、夹板或支具保护 3 周，之后逐渐增加相关关节的主、被动关节活动，并进行相关肌群的肌力训练，所需强度根据患者的疼痛、麻木等主诉症状，以及局部肿胀、皮温等体征进行调整。

（2）神经移植术后，如位置在腕关节近端，需以石膏或夹板固定于腕关节中立和肘关节屈曲 20°位，术后 1 周改为可调节支具，并开始进行主、被动关节活动，术后 3 周时达全范围关节活动。

（五）康复治疗

1. 康复评定　包括肢体围度测量、肌力检查、ROM 检查、手功能及 ADL 评定等。

2. 康复治疗

（1）物理因子治疗：神经电刺激疗法、激光、磁疗、低中频电疗、高频电疗、红外线、热疗、水疗、生物反馈等可促进神经再生；超声波可用于松解神经周围组织粘连等。

（2）肌力训练：正中神经损伤主要累及前臂及手部肌群，肌力在 3 级以下时，可以应用神经肌肉电刺激治疗，配合 PNF 手法、主动助力运动治疗等；肌力在 3 级及以上时，即可进行抗阻训练。正中神经损伤后常用的主动肌力训练方法包括前臂旋转训练、腕掌屈训练和张手握拳训练，具体操作见臂丛神经损伤中的相关内容。

（3）关节活动度训练：主要是腕关节的主、被动关节活动训练，以预防关节粘连。如果关节粘连已经形成，可以配合应用超声波、热疗、低中频电疗等物理因子治疗松解粘连，必要时进行软组织牵伸及关节松动技术等。也可应用矫形器预防肌腱挛缩。

（4）手功能训练：正中神经损伤会累及拇指对掌、对指，以及拇指、示指屈曲功能，因此手功能训练是正中神经损伤康复治疗的重点，常用训练方法有握球训练、握棒训练、匙状捏握训练和指尖捏握训练，具体操作见臂丛神经损伤中的相关内容。

3. 中医康复

（1）针灸治疗

电针：取大陵、内关、外关、阳池、大鱼际及手部阿是穴，疏密波或疏波，每日 1 次，10 次为 1 个疗程。

刃针：河南省洛阳正骨医院康复中心特色疗法，以刃针治疗因正中神经损伤导致的腕关节粘连，活动不利。在腕关节周边寻找反应点，然后使用刃针松解治疗，可每周 1 ～ 2 次。效果良好。

（2）推拿治疗：患者取坐位，伤肢外展置于推拿床上，术者立于患者伤侧，推、搓、揉、按伤肢。双手由患肢近端交替推至远端数十次，单手小鱼际部或掌指关节搓伤肢数分钟，双手掌或多指抱揉伤肢 5 ～ 7 次，双拇指由近侧向远端交替按压正中神经走行方向数遍。还可行按摩伤肢腧穴法。以双手或单手指按、揉伤肢穴位 5 ～ 7 个，各约 1 分钟，拇指拨损伤之神经干易触及的部位 3 ～ 5 次。双手掌相对往返揉搓伤肢数遍，掌推伤肢结束。

（3）中药治疗

口服：桃红四物汤加减。独活 12g，桑寄生 13g，川牛膝 25g，当归 13g，川芎 25g，黄芪 25g，鸡血藤 35g，桂枝 10g，乌梢蛇肉 25g，乳香 10g，没药 10g，桃仁 10g，红花 12g，延胡索 12g，威灵仙 35g，甘草 4g。每日 1 剂，水煎服。

中药渍溻：取河南省洛阳正骨医院内部制剂软伤外洗 1 号。组成为白芷 15g，莪术 20g，三棱 20g，威灵仙 20g，千年健 20g，花椒 10g，桃仁 10g，透骨草 30g，伸筋草 30g，红花 10g，艾叶 10g，五加皮 20g，海桐皮 20g，苏木 10g。取纱布浸湿，敷于患处，外用红外线灯照射，每次 30 分钟，每日 1 次。

六、尺神经损伤

（一）功能解剖

尺神经在腋动脉、腋静脉之间，出腋窝后，沿肱动脉内侧、肱二头肌内侧沟下行至臂中份，穿内侧肌间隔至臂后区内侧，下行至肱骨内上髁后方的尺神经沟，穿尺侧腕屈肌尺骨头与肱骨头之间，发出分支至尺侧腕屈肌，又转至前臂前内侧，继续在尺侧腕屈肌和指深屈肌间发出分支至指深屈肌尺侧半，再与尺动脉伴行，于尺侧腕屈肌桡侧深面至腕部，于腕上 5cm 发出手背支至手背尺侧皮肤。主干通过豌豆骨与钩状骨之间的腕尺管即分为深、浅支。深支穿小鱼际肌进入手掌深部，支配小鱼际肌（掌短肌、小指展肌、小指短屈肌及小指对掌肌）、全部骨间肌（掌侧骨间肌 3 块及背侧骨间肌 4 块）、鱼际肌（拇收肌、拇短屈肌尺侧头）及第 3、4 蚓状肌；浅支至手掌尺侧及尺侧一个半手指的皮肤。

（二）病因及致病机制

1. 牵拉伤　如肘部肱骨内髁骨折、肘关节脱位、前臂尺桡骨双骨折、腕掌骨骨折等都可牵拉尺神经致伤。

2. 压迫伤　尺神经损伤多源于神经受压，如自行车运动员握把对尺神经手掌支的压迫伤、体操运动员等尺神经沟处骨赘增生导致尺神经嵌压伤等。

3. 锐器伤　刀、枪等锐器直接致伤。

4. 其他　颈肋或前斜角肌综合征。

（三）临床表现

1. 运动　屈腕能力下降；拇指不能内收，各指不能并拢，第 4、5 指的掌指关节过伸而指间关节屈曲形成鹰爪；小鱼际肌萎缩。

2. 感觉　手掌尺侧、小指全部和环指尺侧半感觉消失。

（四）相关临床处理

1. 保守治疗　闭合性损伤可先行保守治疗 3 个月。纠正爪状畸形，可以使用矫形器固定小指及环指掌指关节于屈曲 45°位，也可以佩戴弹簧手夹板，使蚓状肌处于良好位置，屈曲的手指处于伸展状态。

2. 手术治疗

（1）手术指征：开放性尺神经损伤或闭合性损伤经保守治疗 3 个月无效。

（2）术式选择：根据神经损伤情况，可选择行神经减压、神经松解或神经吻合术。为了保持神经长度，可将尺神经移至肘前。尺神经吻合后的效果不如桡神经和正中神经。桡神经大部分为运动纤维，正中神经大部分为感觉纤维，而尺神经中感觉与运动纤维大致相等，故缝合时尤须注意准确对位，不可旋转。在尺神经远侧单纯缝合感觉支及运动支，效果良好。如无恢复，可转移示指、小指固有伸肌及中指、环指指浅屈肌代替骨间肌和蚓状肌，改善手的功能。

（五）康复治疗

1. 康复评定　包括肢体围度测量、肌力检查、ROM 检查、手功能及 ADL 评定等。

2. 康复治疗

（1）物理因子治疗：神经电刺激疗法、激光、磁疗、低中频电疗、高频电疗、红外线、热疗、水疗、生物反馈等可促进神经再生；超声波可用于松解神经周围组织粘连等。

（2）肌力训练：尺神经损伤会累及腕屈肌及手内在肌，肌力在 3 级以下时，可以应用神经肌肉电刺激治疗，配合 PNF 手法、主动助力运动治疗等；肌力在 3 级及以上时，即可进行抗阻训练。尺神经损伤后常用主动肌力训练方法包括张手握拳训练，具体操作见臂丛神经损伤中的相关内容。

（3）关节活动度训练：主要是腕、指关节的主、被动关节活动训练，以预防关节粘连。如果关节粘连已经形成，可以配合应用超声波、热疗、低中频电疗等物理因子治疗松解粘连，必要时进行软组织牵伸及关节松动技术等。也可应用矫形器预防肌腱挛缩。

（4）手功能训练：尺神经损伤会使手内在肌广泛受累，常用训练方法有握球训练、匙状捏握训练、分指训练和并指训练，具体操作见臂丛神经损伤中的相关内容。

（5）感觉功能训练：主要针对手尺侧的感觉障碍进行功能训练，包括温度刺激、触觉刺激及实物刺激等。

（6）日常生活动作训练：包括穿脱衣服、解扣子、系扣子、写字、持筷、握杯、拧杯盖、拧毛巾等，根据患者的功能状态和不同生活动作需求进行训练。动作设计需从简到难，每个动作训练 5 ～ 10 分钟 / 次，2 ～ 3 次 / 日。

3. 中医康复

（1）针灸治疗

电针：取少海、小海、阳谷、后溪、少府等穴，以及前臂尺侧、手掌尺侧、诸掌骨骨间。选用疏波或疏密波，20 分钟 / 次，每日 1 次，10 次为 1 个疗程。

刺络法：前臂尺侧、手掌尺侧、诸掌骨骨间可以行点刺疗法。

（2）推拿治疗：患者取仰卧位或取坐位，医生根据患者体位可坐可立。在前臂尺侧部施以擦法从近端到远端直至手掌尺侧部，多次上下往返，对肌肉处可适当增加力度，使之深透，约 10 分钟。拿前臂尺侧肌群，拿小鱼际肌，特别对小鱼际肌应增强手法刺激 2 ～ 3 分钟。分别指揉少海、小海、阳谷、后溪、少府诸穴及诸骨骨间，重点是手部诸穴及骨间隙，3 ～ 5 分钟。在对骨间隙指揉时可选用偏锋力。摇腕关节、诸掌指关节，捻第 5、4、3 诸指，对指端加重刺激，抹第 5、4、3 诸指。最后在前臂屈肌用擦法，以热为度结束治疗。

（3）中药治疗

口服：通络活血方。黄芪 90g，当归 45g，赤芍 45g，桃仁 30g，红花 30g，鸡血藤 60g，川芎 60g，熟地黄 60g，党参 60g，全蝎 3g，地龙 60g，蜈蚣 4 条，僵蚕 30g，桂枝 30g。上药共研细末，混匀，装胶囊，每粒 1g。每日 3 次，每次 2 粒，口服。2 个月为 1 个疗程，连服 2 个疗程。

（4）穴位注射：沿神经走行处选取阿是穴，每次 2～3 穴，注射营养神经类药物，每周 1 次。

七、坐骨神经损伤

（一）功能解剖

坐骨神经由腰骶干、第 1～3 骶神经构成，为全身最粗大的神经，经过腘窝后，坐骨神经分为胫神经和腓总神经。腓总神经起于腰骶干及第 1、2 骶神经后股，胫神经起于腰骶干及第 1～3 骶神经前股，两神经合并包于一个总的结缔组织鞘内，约在梨状肌上缘平面合成扁而宽的坐骨神经干。

臀部坐骨神经的走行与骨盆骨性结构关系密切，它从腰骶干及第 1～3 骶神经发出后，经坐骨大孔出骨盆，并于髂骨后面、梨状肌下缘穿出，在坐骨支外侧进入股部。所以在坐骨神经走行径路中的骨折、脱位等可以对神经产生牵拉、压迫、挫伤甚至撕脱等损伤。另外，若梨状肌解剖变异或因外伤、运动（如下肢过度外展、外旋）等原因引起梨状肌水肿、肥厚、变性及挛缩，致使坐骨神经出口狭窄时，则会压迫坐骨神经及其营养血管，导致局部循环障碍及瘀血、水肿等，引起坐骨神经痛。

（二）病因及致病机制

臀部或股部火器伤、刺伤等贯通伤所致者，可分为完全性损伤或部分损伤；髋关节骨折、脱位可引起牵拉性损伤；髋关节置换手术或臀部肌内注射可致医源性坐骨神经损伤；股骨干骨折也可致坐骨神经损伤。牵拉性损伤是坐骨神经损伤的常见原因，以不完全性损伤为主。

（三）临床表现

1. 运动　如损伤部位在坐骨大孔处或坐骨结节以上，则股后肌群，小腿前、外、后肌群，以及足部肌肉全部瘫痪。如在股部中下段损伤，因腘绳肌肌支已大部发出，只表现膝以下肌肉全部瘫痪。如为其分支损伤，则分别表现为腓总神经及胫神经支配区的肌肉瘫痪。

2. 感觉　除小腿内侧及内踝处隐神经支配区外，膝以下区域感觉均消失。

3. 营养　往往有严重营养改变，足底常有较深的溃疡。

（四）相关临床处理

1. 治疗　早期以保守治疗为主，可应用神经营养药防治关节囊挛缩，并可配合针灸、按摩。保守治疗一般在 3 个月左右，超过 3 个月恢复仍不明显，应行神经探查术。对于髋臼骨折、后脱位合并坐骨神经损伤者，若骨折移位不大，对神经损伤可暂行观察，不急于单为神经损伤而施行手术。经 2 ～ 3 个月仍无恢复迹象者，再考虑手术探查。如髋臼骨折本身需要手术，则应在行骨折手术的同时探查坐骨神经。最终恢复无望者，晚期可行肌腱移位或关节融合术。

2. 功能重建　坐骨神经如果在股骨部损伤，出现"连枷足"、踝关节不稳定者可行踝关节融合术；当踝关节出现极度不稳定时，可考虑行四联关节融合术；当需要保持有一定活动范围的踝关节活动度时，可行踝后骨阻挡术，以减少因单纯踝关节融合或四联关节融合造成的上下坡或下蹲时的不便。坐骨神经在臀部损伤，常引起股二头肌、半腱肌、半膜肌瘫痪，造成膝关节屈曲功能障碍，治疗上除稳定踝关节外，尚需重建屈膝功能，可行股直肌后移，重建屈膝功能。

（五）康复治疗

1. 关节活动度训练　高位坐骨神经损伤导致屈膝受限，为防止关节囊及其周围韧带挛缩，应早期行膝关节的被动关节活动练习，待肌力有所恢复后可行主动关节活动练习。

2. 肌力练习　为延缓失神经支配的肌肉萎缩，使肌肉保持一定的肌容积，避免肌肉萎缩而纤维化，应早期行肌力练习。根据神经损伤程度，可选择肌肉电刺激、肌电生物反馈、助力运动、抗阻运动等。肌力 3 级以下时，采用辅助主动运动；肌力 3 级或以上时，进行抗阻练习，不断强化，争取最大程度恢复。对于下肢的其他肌肉，如臀肌、髂腰肌、股四头肌、胫骨前肌、小腿三头肌等，也应行等长或等张肌力练习，为步态及平衡训练做准备。

3. 步态训练　腘绳肌在步行周期中起作用的时相为摆动相中期及首次触地至承重反应结束。应在步态周期的相应时相内加强腘绳肌肌力的训练。

4. 中医康复

（1）针灸治疗

电针治疗：取肾俞、大肠俞、秩边、环跳、殷门、委中、承山、昆仑、悬钟、夹脊、阿是穴，疏波或疏密波 20 分钟 / 次，每日 1 次，10 次为 1 个疗程，3 日可继续下 1 个疗程。

上述穴位也可行温针灸治疗，每次可加艾炷 3 壮。

（2）推拿治疗：可分为两个步骤进行。第一步，施按、揉、推、㨰四种轻手法；第二步，施以摇、抖、扳、盘、运五种重手法。应注意推拿对中央型腰椎间盘突出症，伴高血压、心脏病、糖尿病等全身性疾病或严重皮肤病者，有明显骨质病变者，禁忌使用。

（3）点穴疗法：患者取俯卧位，以按压法寻找痛点、痛线；以轻、中手法点5～10遍。对承山、承筋、风市、腰眼穴及痛点，手法应较重。按压主要痛点3～5遍，辅助按压、按拨其他痛点、痛线；取受限姿势，按压痛点、痛线、紧张肌5～7遍。麻木无力者，点大趾间、小趾间、解溪、足三里，麻木重者，手法宜重。

（4）中药治疗

口服：独活寄生汤加减。桑寄生35g，炒杜仲13g，独活13g，细辛3.5g，当归尾13g，赤芍13g，桂枝13g，乌梢蛇肉13g，生薏苡仁25g，制附子13g，怀牛膝13g，防风12g，熟地黄25g。疼痛较甚者，酌加乳香、没药以活血止痛；腰痛，加川续断、杜仲以强筋壮骨。

中药溻渍：取河南省洛阳正骨医院内部制剂软伤外洗1号。组成为白芷15g，莪术20g，三棱20g，威灵仙20g，千年健20g，花椒10g，桃仁10g，透骨草30g，伸筋草30g，红花10g，艾叶10g，五加皮20g，海桐皮20g，苏木10g，取纱布浸湿，敷于患肢，外用红外线灯照射，每次30分钟，每日1次。

敷药疗法：吴茱萸、附片、肉桂、干姜、川芎、苍术、独活、威灵仙、土鳖虫、全蝎、羌活各10g，细辛6g，红花15g，冰片10g，皂角刺9g，川椒30g。共研细末，密封贮存。用时每次取药适量，放于8cm^{2}的胶布中间，敷贴腰眼、脾俞、肾俞、环跳、承山等穴。每日换药1次，6日为1个疗程。

（5）拔罐疗法：取夹脊穴、阿是穴、环跳、承扶、委中、阳陵泉、悬钟。先将所选穴位进行常规消毒，用梅花针或三棱针点刺出血，然后立即将火罐拔于所点刺的穴位上，留罐10～15分钟，拔出血量1～5mL为度。每次选择4～6个穴位，每周治疗1～2次，6次为1个疗程

5. 穴位注射 取环跳、承扶、委中、阳陵泉、悬钟等，或沿神经走行处选取阿是穴，每次2～3穴，注射营养神经类药物（甲钴胺片、鼠神经生长因子等），每周治疗2次，5周为1个疗程。共12个疗程。

八、腓总神经损伤

（一）功能解剖

腓总神经在进入腓管之前紧贴于腘窝外侧沟内，此处腓总神经的外侧为股二头肌肌腱，前内侧为腓肠肌外侧头，后方为致密的腘筋膜及髂胫束的移行部。腓总神经行走于这三者围成的致密的沟内。进入腓管后，腓总神经与腓骨膜紧密相贴。

（二）病因及致病机制

腓总神经损伤多有外伤史，若因局部赘生物致病，则呈慢性病程。单纯腓总神经损伤的主要原因为腓骨颈部骨折，或腓骨颈部的挤压伤及膝关节受伤时的牵拉伤。股

骨下端骨折常常造成胫神经和腓总神经同时损伤。

（三）临床表现

1. 运动　由于小腿伸肌群的胫前肌、趾长短伸肌和腓骨长短肌瘫痪，出现患足下垂内翻。

2. 感觉　腓总神经感觉支分布于小腿外侧和足背，故该区感觉消失。

3. 营养　足背部易受外伤、冻伤和烫伤，影响功能。

4. 电生理检查　患侧腓总神经传导速度减慢，波幅下降，反射潜伏期延长；肌电图（SEP）潜伏期延长，波幅下降，波间期延长；腓总神经支配肌肉的肌电图检查多为失神经电位，而健侧正常。

5. 超声检查　能确切显示外周神经特别是腓总神经，能为临床提供腓总神经病理状况的形态学资料。

（四）相关临床处理

1. 治疗　腓总神经损伤治疗的关键是尽早发现，及时去除致病原因，防止损伤进一步加重。牵拉、烧灼、压迫损伤应以保守治疗为主，其功能恢复时间周期在有效治疗后的 1 ～ 3 个月，超过 3 个月则应行神经探查术。切割损伤应立即行神经吻合术。最终恢复无望者，可行肌腱移位或关节融合术。

2. 功能重建　腓总神经损伤后胫骨前肌、姆长伸肌、趾长伸肌、腓骨短肌及腓骨长肌均瘫痪，出现足下垂畸形，行走时患者只好抬高患肢迈步，如果损伤时间长，可致跟腱挛缩及足内翻畸形。对于胫骨前肌等瘫痪而无骨质结构改变，或有轻度跟腱挛缩、站立时足尖负重，以及轻度足内翻畸形的患者，可行胫骨后肌前置术。对于腓深神经永久性损伤后，胫骨前肌、姆长伸肌等瘫痪，但是腓浅神经无损伤，腓骨长肌肌力正常的患者，可行腓骨长肌前置术。对于腓浅神经损伤，出现腓骨长肌、腓骨短肌瘫痪，继而出现足内翻畸形、跛行步态的患者，可行胫骨前肌肌腱 1/2 外移术。

3. 其他　对于完全性腓总神经损伤康复治疗无效，足下垂影响步行者，可以行置入性腓总神经刺激器，以纠正足下垂，改善步行功能。

（五）康复治疗

1. 关节活动度训练　腓总神经损伤导致踝关节背屈及外翻受限，为防止关节囊及其周围韧带挛缩，应早期行踝关节的被动关节活动练习。在进行背屈和跖屈练习的同时，也要注意内翻 – 外翻活动度的练习，待肌力有所恢复后可行主动关节活动练习。

2. 肌力练习　为延缓失神经支配的肌肉萎缩，使肌肉保持一定的肌容积，避免肌肉萎缩而纤维化，应早期行肌力练习。根据损伤后胫骨前肌肌力下降的程度，可选择肌肉电刺激、肌电生物反馈、助力运动、抗阻运动等。对于下肢的其他肌肉，如臀肌、髂腰肌、股四头肌、腘绳肌、小腿三头肌等也应行等长或等张肌力练习，为步态及平衡训练做准备。

3. 步态训练　胫骨前肌在步行周期中起作用的时相为首次触地至承重反应结束，以及足离地至再次首次触地。踝背屈肌无力步态表现为在足触地后，由于踝关节不能控制跖屈，所以支撑相早期缩短，迅速进入支撑相中期。严重时，患者在摆动相出现足下垂，导致下肢功能性过长，往往过分屈髋屈膝代偿（上台阶步态），同时支撑相早期由全脚掌或前脚掌先接触地面。

4. 支具治疗　使用支具治疗的目的是为了矫正足踝力线，使踝关节达到中立位。可使用矫形器辅助足背伸：在足支撑后期也允许足部有轻微的跖屈，可使用后侧带有塑料叶状弹簧或金属螺旋弹簧的矫形器，这种矫形器具有背伸辅助作用；或在行走时使用硬质鞋垫式矫形器，防止足跖屈。

5. 中医治疗

（1）针灸治疗：电针治疗，取足三里、下巨虚、承山、委中、昆仑、后溪、三阴交、悬钟、条口、足三里、太冲、公孙等穴位，交替用。同时，还可以针刺发病局部周围（阿是穴），疏波或疏密波，20 分钟 / 次，每日 1 次，10 次为 1 个疗程。

（2）推拿治疗

操作方法：患者取仰卧位，医生坐于其患侧。先以𢭃法施于患肢小腿前外侧，以胫前肌为主要治疗部位，由近端向远端直至足背部，上下多次往返约 10 分钟。指揉血海、足三里、阳陵泉、解溪诸穴，每穴约 1 分钟。拿委中、承山穴，弹拨胫前肌，上下多次往返数遍。也可将指揉法和拿法、弹拨法交替使用，以增强手法刺激量。捻、抹诸足趾，摇踝关节及诸足趾。最后以擦胫骨前肌结束治疗。

（3）中药治疗：生黄芪 30 ～ 60g，当归 10g，芍药 10g，地龙 10g，川芎 6g，桃仁 6g，红花 6g，淫羊藿 10g，党参 10g。每日 1 剂，水煎。分 2 次服。

（4）穴位注射

①患者取卧位，选患侧穴位。采用循经取穴与腓总神经走行取穴相配法，分别取患者足阳明胃经（髀关、伏兔、足三里等）、足太阳膀胱经（环跳、秩边、承扶、合阳等）、足少阳胆经（风市、中渎、阳陵泉等）。以三阳经中环跳、足三里、阳陵泉为主穴，配取相应其他穴位。

②抽取加兰他敏注射液（用药量 0.12 mg/kg）、当归注射液（用药量 0.8 mL/kg）、维生素 B_1 注射液（用药量 80 mg/kg）、维生素 B_{12} 注射液（用药量 0.06 mg/kg），配制成混合药液。

③穴位局部常规消毒，用 7 号注射针头快速刺入皮下穴位，适当提插、捻转，患者有酸胀感时每穴注入药液 1 ～ 2 mL，取阳陵泉穴时以针感向足背部行走为最佳。每次治疗取 5 ～ 7 穴，所选穴位要交替注射，每周治疗 2 次，5 周为 1 个疗程，共 12 个疗程。

九、胫神经损伤

（一）功能解剖

胫神经位于腘窝中间最浅处，伴行腘动、静脉，经比目鱼肌腱弓深面至小腿，小腿上 2/3 部行走于小腿三头肌和胫后肌之间，于内踝后方穿屈肌支持带进入足底，支配小腿后侧屈肌群和足底感觉。股骨髁上骨折及膝关节脱位易损伤胫神经，引起小腿后侧屈肌群及足底内在肌麻木，出现足跖屈、内收、内翻障碍，足趾跖屈、外展和内收障碍，小腿后侧、足背外侧、跟外侧和足底感觉障碍。

（二）病因及致病机制

臀部和大腿部坐骨神经损伤较少单独累及胫神经，沿胫神经行程任何平面均可受创伤、压迫或卡压，尤其在大腿中远段、腘窝、小腿近侧、小腿远侧及足部。股骨髁上骨折及膝关节脱位易损伤胫神经。在膝后部，可因火器伤、刀刺伤或手术误伤而伤及胫神经，膝关节脱位或骨折也可致伤胫神经。股骨下端骨软骨瘤、骨化性肌炎、腘窝囊肿可压迫胫神经。小腿后侧肌肉间隔综合征可引起胫神经急性压迫，慢性间隔综合征、肌肉挛缩粘连可压迫胫神经并使胫神经滑动受限。胫骨中、远段骨折，出血、水肿，小腿后深间隔压力增高，导致压迫神经和（或）神经缺血、神经传导受阻。内踝近侧胫骨后肌、趾长屈肌、膝慢性腱鞘滑囊炎、小腿及踝内侧肌肉变异都可致胫神经局部压迫。

（三）临床表现

1. 胫神经近侧（小腿上段以上）的损伤　胫神经损伤后，所支配的足部内在肌瘫痪，出现高弓足和爪形趾畸形。腘窝区胫神经损伤后临床表现如下。

（1）小腿屈肌群和足底肌麻痹，肌肉萎缩，导致膝屈曲无力（因腘绳肌等仍可屈膝），足不能跖屈、内收、内翻，足趾不能跖屈、内收、外展。

（2）因腓骨肌、趾伸肌的拮抗性收缩，呈仰趾、高弓足畸形，足弓弹性与强度丧失，不能持重，不能用足尖站直。可出现爪状趾畸形。

（3）小腿后侧、足外侧缘、足跟外侧部及足底的感觉障碍、皮肤干燥、营养障碍，易出现溃疡。个别患者出现皮肤异常感觉或烧灼性神经痛。

2. 胫神经小腿中段至踝部的损伤　以足趾运动障碍和足底、足跟皮肤感觉障碍为主。

3. 诊断要点　踝关节不能跖屈和内翻；足趾不能跖屈；足底及趾跖面皮肤感觉减退或消失；小腿后侧肌肉萎缩；跟腱反射消失。

（四）相关临床处理

1. 治疗　早期以保守治疗为主，可应用神经营养药。损伤局部进行理疗。保守治疗一般在 3 个月左右。超过 3 个月恢复仍不明显者应行神经探查术。患肢进行功能锻炼，最终恢复无望者，可行肌腱移位术。

2. 功能重建　胫神经损伤后，小腿三头肌、胫骨后肌、跖肌全部瘫痪，而足背伸肌肌力正常，行走时仅足跟负重，步态畸形严重，故称跟行足。胫神经永久性损伤后，胫骨后肌、小腿三头肌瘫痪，胫骨前肌及趾伸肌等肌力正常的患者，可行胫骨前肌代跟腱术。胫神经损伤后，小腿三头肌、胫骨后肌等瘫痪者，由于腓骨长、短肌肌力正常而使足外翻，并协助足跖屈，会出现跟行外翻足畸形，可行腓骨长、短肌代跟腱术，取用腓骨长、短肌以平衡内、外侧肌力。

（五）康复治疗

1. 关节活动度训练　胫神经损伤导致踝关节跖屈和内翻受限，为防止关节囊及其周围韧带挛缩，应早期行踝关节的被动关节活动练习。在进行背屈或跖屈活动度练习的同时，也要注意内翻、外翻活动度的练习，待肌力有所恢复后可行主动关节活动练习。

2. 肌力练习　为延缓失神经支配的肌肉萎缩，使肌肉保持一定的肌容积，避免肌肉萎缩而纤维化，应早期行肌力练习。根据损伤后小腿三头肌肌力下降的程度，可选择肌肉电刺激、肌电生物反馈、助力运动、抗阻运动等。对于下肢的其他肌肉，如臀肌、髂腰肌、股四头肌、腘绳肌、胫骨前肌也应行等长或等张肌力练习，为步态及平衡训练做准备。

3. 步态训练　小腿三头肌在步行周期中所起作用的时相为支撑相中期至足蹬离，以及足首次触地。小腿三头肌无力表现为膝塌陷步态。胫骨在支撑相中期和末期向前过度行进，支撑相膝关节屈曲过早，同时伴有对侧步长缩短，同侧足推进延迟。如果患者采用增加股四头肌收缩的方式避免膝关节过早屈曲并稳定膝关节，将导致同侧膝关节在支撑相末期屈曲延迟，最终导致伸膝肌过用综合征。在不能维持膝关节稳定时，往往使用上肢支撑膝关节，以进行代偿。

4. 感觉训练　足底感觉丧失，患足着地有踩棉花团样感觉，影响其行走，而行走训练本身是足底感觉再训练的一种方法。鼓励患者行走，不仅能促进感觉功能的恢复，也能促进运动功能恢复，从而促进神经功能的恢复。

5. 支具治疗　胫神经损伤可使用踝足矫形器纠正、预防踝外翻畸形。

6. 中医康复

（1）针灸治疗：电针治疗，取太白、公孙、照海、水泉、三阴交、蠡沟、阴陵泉、膝关、足三里、髀关，疏波或疏密波，20分钟/次，每日1次，10次为1个疗程。

（2）推拿治疗：患者取卧位，术者立于患者伤侧，推、滚、揉、按伤肢法，双手由患肢近端交替推至远端数十次，单手小鱼际部或掌指关节滚伤肢数分钟，双手掌或多指抱揉伤肢5～7次，双拇指由近侧向远端交替按压胫神经走行方向数遍。还可行按摩伤肢腧穴法。以双手或单手指按、揉伤肢穴位5～7个，各约1分钟，拇指拨损伤之神经干易触及的部位 3 ~ 5 次。双手掌相对往返揉搓伤肢数遍，然后，压放热穴各半分钟，掌推伤肢结束。

（3）中药治疗

口服：独活寄生汤加减。桑寄生 35g，炒杜仲 13g，独活 13g，细辛 3.5g，当归尾 13g，赤芍 13g，桂枝 13g，乌梢蛇肉 13g，生薏苡仁 25g，制附子 13g，怀牛膝 13g，防风 12g，熟地黄 25g。疼痛较甚者酌加乳香、没药以活血止痛，腰痛者加川续断、杜仲以强筋壮骨。

中药濡渍：取河南省洛阳正骨医院内部制剂软伤外洗 1 号。组成为白芷 15g，莪术 20g，三棱 20g，威灵仙 20g，千年健 20g，花椒 10g，桃仁 10g，透骨草 30g，伸筋草 30g，红花 10g，艾叶 10g，五加皮 20g，海桐皮 20g，苏木 10g。取纱布浸湿，敷于患肢，外用红外线灯照射，每次 30 分钟，每日 1 次。

（4）穴位注射：取阴陵泉、三阴交、太溪、地机、漏谷等穴位，每次交替选用。以丹参注射液 2 mL、维生素 B_{12} 注射液 0.5mg、山莨菪碱（654-2）注射液 10mg 混合，每个穴位注射 0.5 ~ 1 mL。操作时患者取坐位或卧位，穴位常规消毒后，用 5 mL 注射器套 7 号针头，直刺进针固定针的深度，抽动针栓无回血后缓慢注射药液，患者可感觉局部有微胀痛，每周治疗 2 次，5 周为 1 个疗程。共 12 个疗程。

第十章　脊柱病康复

第一节　颈椎病康复

颈椎病的临床症状较为复杂，主要有颈背疼痛、上肢无力、手指发麻、下肢乏力、行走困难、头晕、恶心、呕吐，甚至视物模糊、心动过速及吞咽困难等。颈椎病的临床症状与病变部位、组织受累程度及个体差异有一定关系。有关颈椎的解剖详细情况请参阅人卫版教材《人体解剖学》等内容。

一、病因病机

从中医角度讲，颈椎病多因年老体衰，肝肾不足，筋骨失养；或久坐耗气，劳损筋肉；或感受外邪，或扭挫损伤、气血瘀滞，经脉痹阻不通所致。从西医角度讲，颈部的急性损伤和慢性劳损是颈椎病的常见外因，颈椎及椎间盘的退变是其发生的内因，这些原因导致了颈椎内外力平衡失调，使椎间盘退化、小关节改变、韧带肥厚钙化、颈椎骨质增生，刺激或压迫颈部神经根、交感神经、椎动脉、脊髓等软组织而发本病。

颈椎位于较为固定的胸椎和头颅之间，在承受重力的情况下既要经常活动，又要保持头部的平衡，颈椎椎体在脊柱中体积最小，但活动度最大，容易产生劳损。其中第 4～5 椎间和第 5～6 椎间活动度最大，应力集中，最容易发生退行性改变。办公室工作人员或长期低头工作者更容易发生颈部劳损。从生物力学来讲，颈椎有 5 个关节复合体：1 个椎间盘，2 个关节突和 2 个钩椎关节。神经根与钩椎关节和椎间盘毗邻，很容易受两者退变的影响，从而产生相应的临床症状和体征。

由于纤维环外周纤维的牵拉作用，椎体上下缘韧带附着部的骨膜发生牵拉性骨膜下血肿，血肿先软骨化，随之骨化而形成骨赘。颈椎先天畸形、发育性椎管狭窄也是颈椎病的病因。交通意外、颈部过伸过屈运动、不得法的牵引或按摩等造成颈部损伤也是发病的重要因素。主要从以下几方面进行分析。

（一）颈椎的退行性变

颈椎退行性改变是颈椎病发病的主要原因，其中椎间盘的退变尤为重要，是颈椎诸结构退变的首发因素，并由此演变出一系列颈椎病的病理解剖及病理生理改变。

1. 椎间盘变性　当椎间盘开始出现变性后，由于形态的改变而失去正常的功能，进而影响或破坏了颈椎运动节段生物力学平衡，产生各相关结构的一系列变化。因此，颈椎间盘的退行性变为颈椎病发生与发展的主要因素。

2. 韧带 – 椎间盘间隙的出现与血肿形成　这一过程对颈椎病的发生与发病至关重要，也是其从颈椎间盘突出症进入到骨源性颈椎病的病理解剖学基础。事实上，在颈椎病的早期阶段，由于椎间盘的变性，不仅使失水与硬化的髓核逐渐向椎节的后方或前方位移，最后突向韧带下方，以致在使局部压力增高的同时引起韧带连同骨膜与椎体周边皮质骨间的分离，而且椎间盘变性的本身尚可造成椎体间关节的松动和异常活动，从而使韧带与骨膜的撕裂更为加剧，以至于加速了韧带 – 椎间盘间隙的形成。

椎间隙后方韧带下分离后所形成的间隙，因多同时伴有局部微血管的撕裂与出血而形成韧带 – 椎间盘间隙血肿。

3. 椎体边缘骨刺形成　随着韧带下间隙的血肿形成，成骨纤维细胞即开始活跃，并逐渐长入血肿内，渐而以肉芽组织取代血肿。随着血肿的机化、骨化和钙盐沉积，最后形成突向椎管或突向椎体前缘的骨赘。

4. 颈椎其他部位的退变　颈椎的退变并不局限于椎间盘，以及相邻近的椎体边缘和钩椎关节，尚应包括：①小关节多在椎间盘变性后造成椎体间关节失稳和异常活动后出现变性。②黄韧带多在前两者退变基础上开始退变。其早期表现为韧带松弛，渐而增生、肥厚，并向椎管内突入。后期则可能出现钙化或骨化。③前纵韧带与后纵韧带其退行性改变主要表现为韧带本身的纤维增生与硬化，后期则形成钙化或骨化，并与病变椎节相一致。

5. 椎管矢状径及容积减小　由于前述之诸多原因，首先引起椎管内容积缩小，其中以髓核后突、后纵韧带及黄韧带内陷、钩椎关节和小关节松动及增生为主，这些后天继发性因素在引起椎管内容积缩小的同时，也使椎管矢状径减少，从而构成脊髓及脊神经根受刺激或受压的直接原因之一。此时如再有其他局限性致病因素，例如髓核脱出、椎节的外伤性位移、骨刺形成及其他占位性因素，则可引起或加重神经受累症状。

（二）发育性颈椎椎管狭窄

近年来已明确颈椎管内径，尤其是矢状径，不仅对颈椎病的发生与发展，而且与颈椎病的诊断、治疗、手术方法选择及预后判断均有着十分密切的关系。有些人颈椎退变严重，骨赘增生明显，但并不发病，其主要原因是颈椎管矢状径较宽，椎管内有较大的代偿间隙。而有些患者颈椎退变并不十分严重，但症状出现早而且比较严重。

（三）慢性劳损

慢性劳损是指超过正常生理活动范围最大限度或局部所能耐受时值的各种超限活

动。因其有别于明显的外伤或生活、工作中的意外，因此易被忽视，但其与颈椎病的发生、发展、治疗及预后等都有着直接关系，此种劳损的产生主要与以下三种情况有关。

1. 不良的睡眠体位 不良的睡眠体位因其持续时间长及在大脑处于休息状态下不能及时调整，则必然造成椎旁肌肉、韧带及关节的平衡失调。

2. 不当的工作姿势 大量统计材料表明，某些工作量不大、强度不高，但处于坐位，尤其是低头工作者的颈椎病发病率特高，包括家务劳动者、刺绣女工、办公室人员、打字抄写者、仪表流水线上的装配工等。

3. 不适当的体育锻炼 正常的体育锻炼有助于健康，但超过颈部耐量的活动或运动，如以头颈部为负重支撑点的人体倒立或翻筋斗等，均可加重颈椎的负荷，尤其在缺乏正确指导的情况下。

（四）颈椎的先天性畸形

在对正常人颈椎进行健康检查或做对比研究性摄片时，常发现颈椎段可有各种异常所见，其中骨骼明显畸形约占5%。但与颈椎病患者对比，后者颈椎的畸形数约为正常人的一倍。

（五）骨质增生

从病理生物力学讲，骨质增生是增加骨承重的代偿措施，退变过程不是单纯的退化，而是具有重建的性质。当一个活动节段重建稳定之后，势必将增加其邻近节段的活动范围与载荷，加速这些节段的退变进程。椎体后缘增生及突出的椎间盘组织可以压迫硬脊膜、脊髓前动脉、脊髓及神经根、根动脉及其伴行的交感神经。节段性不稳定容易因劳损使椎间关节产生创伤性关节炎，加重已存在的骨性压迫，并具有炎性刺激作用。

二、临床常见颈椎病

（一）颈型颈椎病

颈型颈椎病临床表现主要是肩颈部的局部疼痛及不舒适感，易引起颈部活动的受限，患者会自觉感到颈肩部有沉重及酸困的感觉，且长时间保持同一姿势，该症状会更严重。

该型患者多较年轻，为颈椎病早期型。该型是在颈部肌肉、韧带、关节囊急慢性损伤、椎间盘退化变性、椎体移位、小关节错位等的基础上，机体受风寒侵袭、感冒、疲劳、睡眠姿势不当或枕高不适宜，使颈椎过伸或过屈，颈项部某些肌肉、韧带、神经受到牵张或压迫所致。多在夜间或晨起时发病，有自然缓解和反复发作的倾向。30～40岁女性多见。

1. 颈项部出现肌肉紧张性疼痛，或反复出现"落枕"现象。

2. 颈部容易感到疲劳，部分患者肩胛骨内上角和内侧缘常有酸胀疼痛感。

3. 颈夹肌、半棘肌、斜方肌等肌张力增高或有压痛；颈部前屈、旋转幅度减小。

4. X 线片上没有椎间隙狭窄等明显的退行性改变，但可以有颈椎生理曲线的改变和骨质增生等退行性变征象，椎体间不稳定及轻度骨质增生等变化。

（二）神经根型颈椎病

由于椎间盘突出、关节突移位、骨质增生或骨赘形成等原因在椎管内或椎间孔处刺激压迫颈神经根所致，在各型中发病最高，占 60%～70%，是临床上最常见的类型，好发于颈 $_{5-6}$ 和颈 $_{6-7}$ 间隙。一般起病缓慢，多为单侧、单根发病，但也有双侧、多根发病者。多见于 30～50 岁者，多数患者无明显外伤史。

1. 具有较典型的根性症状（麻木、疼痛），受神经根支配区的皮肤痛觉过敏或减退、肌力减弱，且范围与颈脊神经所支配的区域相一致。

2. 颈、肩和上肢的放射性疼痛，临床上往往呈现急性发作或慢性疼痛急剧加重的特点。

3. 颈椎向患侧的旋转和侧屈活动明显受限，并可导致放射性神经痛加重。

4. 叩顶试验、臂丛神经牵拉试验和椎间孔挤压试验呈阳性反应，有时可见患肢肱二头肌或肱三头肌腱反射减退。

5. X 线片可见椎间孔狭小，颈椎生理曲度前凸减小或消失甚至反角，骨质增生和项韧带钙化；斜位片可见钩椎关节骨刺突向椎间孔，椎间孔变小。CT 检查可显示颈椎椎管和神经管狭窄及脊神经受压情况。

6. 痛点封闭无明显效果。

7. 除外颈椎外病变如胸廓出口综合征、腕管综合征、肘管综合征、肩周炎等所致以上肢疼痛为主的疾患。

（三）椎动脉型颈椎病

该型是由于各种机械性与动力性因素致使椎动脉遭受刺激或压迫，以致血管狭窄、折曲，造成以椎 - 基底动脉供血不足为主要症候群的一类疾病。

1. 慢性持续性眩晕，或发作性剧烈眩晕，复视伴有眼震，有时伴随恶心、呕吐、耳鸣或听力下降，这些症状与颈部位置改变有关。

2. 下肢突然无力猝倒，但是意识清醒，多在头颈部处于某一位置时发生。

3. 偏头痛常因头颈部突然旋转而诱发，以颞部为剧，多呈跳痛或刺痛，一般为单侧。偶有肢体麻木、感觉异常。可出现一过性截瘫，发作性昏迷。

4. X 线正、斜位片显示节段性不稳定或枢椎关节骨质增生，并向侧方突出；经颅彩色多普勒（TCD）提示椎动脉血流减少征象，对椎动脉型颈椎病具有特殊的诊断意义；脑血流图可见基底动脉两侧不对称。

5. 多伴有交感神经症状。

6. 除外眼源性、耳源性眩晕。

7. 除外椎动脉 I 段（进入颈₆横突孔以前的椎动脉段）和椎动脉 Ⅲ 段（出颈椎，进入颅内以前的椎动脉段）受压所引起的基底动脉供血不全。

8. 手术前需行椎动脉造影或数字减影椎动脉造影（DSA）。

（四）交感神经型颈椎病

该型是由于椎间盘退变或外力作用导致颈椎出现节段性不稳定，从而对颈部的交感神经节及颈椎周围的交感神经末梢造成刺激，产生交感神经功能紊乱。

1. 慢性头痛是本型颈椎病的主要症状，头痛常呈持续性，部位主要是在眼窝和眉弓处。

2. 交感神经紧张性异常，累及内脏器官时可出现眼珠疼痛，或恶心、呕吐，或咽喉不适、干渴和异物感，或嗳气，或胸前区憋闷、心悸怔忡等症状，少数患者可引起血压升高。

3. X 线片可见椎体骨质增生或骨赘形成等颈椎退行性变征象。椎动脉造影阴性。

（五）脊髓型颈椎病

该型较少见，主要由于脊髓受到压迫或刺激而出现感觉、运动和反射障碍，特别是出现双下肢的肌力减弱，是诊断脊髓型颈椎病的重要依据。以慢性进行性四肢瘫痪为特征，以四肢肢体感觉、运动功能障碍及膀胱直肠括约肌功能障碍为主要特征。由于可造成单瘫、截瘫或四肢瘫痪，因而致残率高。本型通常起病缓慢，以 40 ～ 60 岁的中年人多见，多数患者无颈部外伤史。临床上多出现颈脊髓损害的表现。

1. 下肢无力　双腿发紧，抬步沉重，渐而出现跛行、易跪倒，足尖不能离地，步态多笨拙，双足有踩棉花感。

2. 肢体麻木　主要由于脊髓丘脑束受累所致。出现一侧或双上肢麻木、疼痛，双手无力、不灵活，写字、系扣、持筷等精细动作难以完成。躯干部出现感觉异常，患者常感觉在胸部、腹部或双下肢有如皮带样的捆绑感，称为"束带感"。同时双下肢有烧灼感、冰凉感。

3. 膀胱和直肠功能障碍　如排尿无力、尿频、尿急、尿不尽、尿失禁或尿潴留等排尿障碍，大便秘结。

4. 神经与生理反射异常　颈部活动受限不明显，上肢活动欠灵活，上肢或躯干部出现节段性分布的浅感觉障碍区，深感觉多正常，肌力下降，双手握力下降。肌张力可能增高，可有折刀感；反射障碍，肱二头肌、肱三头肌反射和桡反射、下肢的膝反射和跟腱反射早期活跃，后期减弱和消失。髌阵挛和踝阵挛阳性。病理反射阳性，以霍夫曼征反射阳性率为高，其次是髌、踝阵挛及巴宾斯基征。浅反射如腹部反射、提睾反射减弱或消失。

5. X 线片表现　显示颈椎生理曲度改变，椎体后缘骨质增生、椎管狭窄。CT 或

MRI 检查可见颈椎椎间盘变性、骨质增生，脊髓明显受压。

（六）食管压迫型颈椎病

颈椎椎体前鸟嘴样增生压迫食管引起吞咽困难（经食管钡剂检查证实）等，多见于颈 $_{5、6}$ 椎体前缘骨质增生。会引起吞咽困难，有些患者首先会考虑"食管癌"。

三、诊断依据及检查方法

（一）诊断依据

根据临床表现和检查可诊断。

（二）检查方法

1. 颈椎病的试验检查　颈椎病的试验检查即物理检查。

（1）前屈旋颈试验：令患者颈部前屈，嘱其向左右旋转活动。如颈椎处出现疼痛，表明颈椎小关节有退行性变。

（2）椎间孔挤压试验（压顶试验）：令患者头偏向患侧，检查者左手掌放于患者头顶部，右手握拳轻叩左手背，出现肢体放射性痛或麻木，表示力量向下传递到椎间孔变小，有根性损害；对根性疼痛厉害者，检查者用双手重叠放于头顶，向下加压，即可诱发或加剧症状。当患者头部处于中立位或后伸位时出现加压试验阳性，称之为 Jackson 压头试验阳性。

（3）臂丛牵拉试验：患者低头，检查者一手扶患者头颈部，另一手握患肢腕部，做相反方向推拉，看患者是否感到放射痛或麻木，称为 Eaten 试验。如牵拉同时再迫使患肢作内旋动作，则称为 Eaten 加强试验。

（4）上肢后伸试验：检查者一手置于健侧肩部起固定作用，另一手握于患者腕部，并使其逐渐向后、外呈伸展状，以增加对颈神经根的牵拉，若患肢出现放射痛，表明颈神经根或臂丛有受压或损伤。

2. X 线检查　正常 40 岁以上的男性、45 岁以上的女性约 90% 存在颈椎椎体的骨刺，有 X 线片之改变不一定有临床症状。现将与颈椎病有关的 X 线所见分述如下。

（1）正位：观察有无寰枢关节脱位、齿状突骨折或缺失。第 7 颈椎横突有无过长，有无颈肋。钩椎关节及椎间隙有无增宽或变窄。

（2）侧位：①曲度的改变。如颈椎发直、生理前突消失或反弯曲。②异常活动度。在颈椎过伸过屈侧位 X 线片中，可以见到椎间盘的弹性有改变。③骨赘。椎体前后接近椎间盘的部位均可产生骨赘及韧带钙化。④椎间隙变窄。椎间盘可以因为髓核突出，椎间盘含水量减少，发生纤维变性而变薄，表现在 X 线片上为椎间隙变窄。⑤半脱位及椎间孔变小。椎间盘变性以后，椎体间的稳定性低下，椎体往往发生半脱位，或者称之为滑脱或不稳。⑥项韧带钙化。项韧带钙化是颈椎病的典型病变之一。

（3）斜位：摄脊椎左右斜位片，主要用来观察椎间孔的大小，以及钩椎关节骨质增生的情况。

3. 肌电图检查 颈椎病及颈椎间盘突出症的肌电图检查都可提示神经根长期受压而发生变性，从而失去对所支配肌肉的抑制作用。

4. CT 检查 CT 已用于诊断后纵韧带骨化、椎管狭窄、脊髓肿瘤等所致的椎管扩大或骨质破坏，测量骨质密度以估计骨质疏松的程度。此外，由于横断层图像可以清晰地见到硬膜鞘内外的软组织和蛛网膜下腔，故能正确地诊断椎间盘突出症、神经纤维瘤、脊髓或延髓的空洞症，对于颈椎病的诊断及鉴别诊断具有一定的价值。

5. 颈椎管测量方法 在颈椎侧位 X 线片上，C_3 到 C_6 任何一个椎节，椎管中矢状径与椎体中矢状径的比值如果 ≤ 0.75，即诊断为发育性颈椎病狭窄。节段性不稳定在交感型颈椎病的诊断上有重要意义，测量方法即在颈椎过屈过伸侧位 X 线片上，与滑移椎下一椎的椎体后缘作一连线并延长之，分别测量过伸过屈使滑移椎体的后下缘与此线之距离，两者相加若 ≥ 2mm、椎体间成角 > 11°，即可诊断为节段性不稳定。CT 可以显示椎间盘突出的位置、大小、椎管的有效矢状径，关节突增生的程度，神经根压迫的情况，以及后纵韧带、黄韧带肥厚或骨化对椎管的侵占程度；脊髓造影配合 CT 检查可显示硬膜囊、脊髓和神经根受压的情况。

（三）中医分型

1. 风寒痹阻型 夜寐露肩或久卧湿地而致颈强脊痛，肩臂酸楚，颈部活动受限，甚则手臂麻木发冷，遇寒加重。或伴有形寒怕冷、全身酸楚，舌苔薄白或白腻，脉弦紧。

2. 劳伤血瘀型 有外伤史或久坐低头职业者，颈项、肩臂疼痛，甚则放射至前臂，手指麻木，劳累后加重，项部僵硬或肿胀，活动不利，肩胛冈上、下窝及肩峰有压痛，舌质紫暗有瘀点，脉涩。

3. 肝肾亏虚型 颈项、肩臂疼痛，四肢麻木乏力，伴头晕眼花、耳鸣、腰膝酸软、遗精、月经不调，舌红少苔，脉细弱。

四、康复评估

（一）疼痛评定

疼痛是最常见的症状，疼痛的部位与病变的类型和部位有关，一般有颈后部和肩部的疼痛，神经根受到压迫或刺激时，疼痛可放射到患侧上肢及手部。若头半棘肌痉挛，可刺激枕大神经，引起偏头痛。常用的疼痛评定方法有：①视觉模拟评分法（visual analogue scale，VAS）；②数字疼痛评分法；③口述分级评分法；④麦吉尔（McGill）疼痛调查表。

（二）颈椎活动范围评定

颈椎的屈曲与伸展的活动度，枕寰关节占 50%；旋转度，寰枢关节占 50%。所以，上颈椎的疾病最易引起颈椎活动度受限。神经根水肿或受压时，颈部出现强迫性姿势，影响颈椎的活动范围。

1. 旋转 嘱患者在尽可能舒服的情况下向一侧转头，然后再向另一侧转头。旋转的范围约 70°。肌紧张定位明确提示肌肉张力增高，疼痛弥散提示软组织受刺激或炎症，局限性疼痛提示关节突综合征或关节囊受刺激。

2. 伸展 嘱患者在尽可能舒服的情况下向上看。在颈椎主动伸直过程中，患者应能在感觉很舒服的情况下看到天花板。伸展使关节突关节间隙及椎间孔横截面积减小，如果存在关节突关节固定或关节囊刺激，则会引发局限性疼痛。伸展时枕骨下肌群紧张，会引起枕骨下区疼痛；如果颈前肌群已受损，则会引起颈前肌群疼痛。肩头区或肩胛区的牵涉痛提示关节受刺激。臂或手相应皮节的牵涉剧痛提示神经根疾患。

3. 屈曲 嘱患者在尽可能舒服的情况下屈头至前胸部。在颈椎主动屈曲时，下颌与前胸间有两个手指尖宽的距离属于正常范围。屈曲时，椎骨关节突关节张开，使关节疾患得到缓解。然而，屈曲会拉伸包括颈椎伸肌与斜方肌在内的颈背部与肩部的肌肉，引起牵拉感和疼痛。

4. 侧屈 嘱患者使耳朵尽可能地向肩部靠。正常侧屈范围约 45°，即头与肩成角的一半。侧屈时同侧疼痛通常提示关节疾患，对侧疼痛或紧张通常提示肌肉损伤或肌张力增加。侧屈使同侧关节突关节间隙和椎间孔截面积减小，可引发肩头的弥散性牵涉痛。如果有关节刺激，则疼痛可牵涉至肩胛区。若有神经根刺激，侧屈可引发臂或手相应皮节的剧痛、麻木或麻刺感。颈部侧屈受限则提示关节囊纤维化或退变性关节病。

（三）肌力评定

以徒手肌力评定对易受累及的肌肉进行肌力评定，并与健侧对照。常评定的肌肉有如下几条。

冈上肌（冈上神经 C_3）：作用为外展、外旋肩关节。

三角肌（腋神经 $C_{5、6}$）：作用为屈曲、外展、后伸、外旋、内旋肩关节。

胸大肌（胸内、外神经 C_5–T_1）：作用为肩关节屈曲、内收、内旋。

肱二头肌（肌皮神经 $C_{5、6}$）：作用为肘关节屈曲、前臂旋后。

肱三头肌（桡神经 $C_{5、6}$）：作用为肘关节伸展。

腕伸肌（桡神经 $C_{6、7}$）：作用为腕关节伸展。

骨间肌（尺神经 C_8、T_1）：作用为手指内收、外展。

握力测定使用握力计进行测定，测定姿势为上肢在外侧下垂，用力握 2 ～ 3 次，取最大值。

五、康复治疗

（一）治疗原则

目前，国内外治疗颈椎病的方法很多，可分为手术疗法和非手术疗法两大类。我国多采用中西医结合疗法治疗颈椎病，大多数患者通过非手术疗法可获得较好的疗法。只有极少数病例，神经、血管、脊髓受压症状进行性加重或反复发作，严重影响工作和生活，才需手术治疗。

非手术疗法有中西药治疗、手法治疗、颈椎牵引治疗、局部封闭、理疗、针灸及功能锻炼等；手术疗法则有后路椎板切除减压、前路椎间盘切除术、椎体间植骨术、骨赘切除术，以及椎动脉减压术等。治疗时，应根据患者病情选择适当的方法。

由于颈椎病的病因复杂，症状、体征各异，而且治疗方式多种多样，因此在治疗时，应根据不同类型颈椎病的不同病理阶段，选择适当的方案。

1. 颈型颈椎病的治疗原则　以非手术方法治疗为主。牵引、推拿、理疗、针灸皆可选用。理疗常用高频电疗法、中频或低频电刺激、直流电离子导入疗法、蜡疗等。

2. 神经根型颈椎病的治疗原则　仍以非手术治疗为主。牵引有明显的疗效，药物治疗也较明显。手法治疗切忌操作粗暴，以免引起意外。

3. 椎动脉型和交感神经型颈椎病的治疗原则　以非手术治疗为主，90%的病例均可获得满意疗效。具体以下情况者可考虑手术：有明显的颈性眩晕或猝倒发作；经非手术治疗无效者；经动脉造影证实者。

4. 脊髓型颈椎病的治疗原则　先试行非手术疗法，如无明显疗效应尽早手术治疗。该类型较重者禁用牵引治疗，特别是大重量牵引，手法治疗多视为禁忌证。

5. 混合型颈椎病的治疗原则　混合型颈椎病临床表现复杂，但常以某种类型为主要表现，除比较严重的脊髓受压的情况外，其他表现应以非手术治疗为主。

（二）治疗方法

1. 非手术治疗　非手术疗法也称保守疗法，现在多采用中西医结合的治疗方法，它是颈椎病的最基本疗法。包括围领及颈托、口服药物、注射、颈椎牵引、理疗、针灸、手法推拿，以及运动疗法等。非手术治疗可使颈椎病症状减轻、明显好转，甚至治愈。对早期颈椎病患者尤其有益。另外，非手术疗法还能为手术治疗打好基础。

非手术疗法适应证：①颈椎间盘突出症；②颈型、神经根型、交感型和椎动脉型颈椎病；③早期脊髓型颈椎病；④年迈体弱或心、肝、肾功能不良，不能耐受手术者；⑤有严重神经官能症，或神经失常兼有颈椎病者；⑥颈椎病的诊断尚不能完全肯定，需要在治疗中观察者；⑦颈椎手术后恢复期的患者。

围领和颈托可起到制动和保护颈椎，减少对神经根的刺激，减轻椎间关节创伤性反应，并有利于组织水肿的消退和巩固疗效、防止复发的作用。围领和颈托可用于各型颈椎病患者，对于急性发作期患者，尤其对颈椎间盘突出症、交感型及椎动脉型颈椎病的患者更为合适。围领应用较广，因其制作较简单，用普通硬纸板按颈部的高度和周径剪裁成带状，其外套以针织物品，两端安装接成布带即可制成。白天戴上，休息时可除去。颈托制作较复杂。一般颈椎病患者应用较少。长期应用颈托和围领可引起颈背部肌肉萎缩、关节僵硬，非但无益，反而有害，所以穿戴时间不可过久，且在应用期间要经常进行医疗体育锻炼。在症状减轻时要及时除去围领和颈托，加强肌肉锻炼。

（1）药物治疗：药物在颈椎病的治疗中起到辅助作用，常用的药物有非甾体类消炎止痛药（NSAID）、扩血管药物、营养和调节神经系统的药物、解痉类药物、中成药、外用药。

（2）注射疗法

①局部痛点封闭：常用药有醋酸泼尼松龙、醋酸可的松、利多卡因等，在患处找出压痛敏感点，行痛点注射，每隔5～7日治疗1次，3～5次为1个疗程，一般1个疗程后症状基本消失，功能有所改善。

②颈段硬膜囊外腔封闭疗法：适用于神经根型、交感神经型颈椎病和颈椎间盘突出症。采用低浓度的局麻药加皮质激素阻断感觉神经及交感神经在椎管内的刺激点，也可抑制椎间关节的创伤应激。常用氢化可的松、地塞米松、醋酸泼尼松龙、普鲁卡因、利多卡因等，一般为每周1次，2～3次为1个疗程。本项治疗要求备有麻醉机和人工呼吸机，在严格无菌条件下进行，要求穿刺技术熟练。

③星状神经节阻滞：患者取仰卧位，头偏向对侧后仰，于胸锁关节上两横指可扪及第7颈椎横突，以示指深压，把颈总动脉挤向外侧，与气管分开，用7号针垂直刺入，直达横突。回吸无血、无气即注射1%利多卡因10mL。数分钟后出现霍纳征为成功的标志。每隔5～7日治疗1次，3～5次为1个疗程。

（3）颈椎牵引治疗：颈椎牵引疗法对颈椎病是较为有效且应用广泛的一种治疗方法，必须掌握牵引力的方向、重量和牵引的时间这三大要素，以保证牵引的最佳治疗效果。此疗法适用于各型颈椎病，对早期病例更为有效。对病程较久的脊髓型颈椎病进行颈椎牵引，有时可使症状加重，故较少应用。

颈椎牵引的作用机制：①限制颈椎活动，调整和恢复已被破坏的椎管内外平衡，消除刺激症状，恢复颈椎正常功能；②解除颈部肌肉痉挛，从而减少对椎间盘的压力；③增大椎间隙和椎间孔，减轻神经根所受的刺激和压迫，松解神经根和周围组织的粘连；④缓解椎间盘组织向周缘的外突压力，有利于外突组织的复位。牵引力使得后纵韧带紧张，有利于突出物回纳；⑤使扭曲于横突孔间的椎动脉得以伸张，改善脑部血供；⑥牵引被嵌顿的小关节滑膜，调整错位关节和椎体的滑脱，改善颈椎的曲度。

颈椎牵引的方法：通常采用枕颌布带牵引法。通过枕颌牵引力进行牵引，患者可以取坐位或卧位，衣领松开，自然放松。操作者将牵引带的长带托于下颌，短带托于枕部，调整牵引带的松紧，用尼龙搭扣固定，通过重锤、杠杆、滑轮、电动机等装置牵拉。轻症患者采用间断牵引，重症患者可行持续牵引。每日1次，15～20次为1个疗程。

颈椎牵引的参数选择具体如下。

牵引时间：从生物力学的观点看，颈椎牵引是给颈椎施加牵张力，使其发生应变，使椎间隙加宽，椎间盘压力减小，缓解神经根、脊髓和血管受压，调整颈椎血管和神经之间的关系，改善颈椎的生理功能。相对于椎间盘和韧带，椎体为刚性物体，在受到应力作用时几乎不产生应变，而椎间盘属于黏弹性物质，所以牵引时主要是椎间盘和韧带发生蠕变的时间。根据蠕变方程拟合曲线和实际测量的结果，在蠕变曲线最初的 10～20 分钟，椎间盘的应变随时间上升得较快，而后逐渐减慢，50 分钟后，即使时间再延长，应变也不增加。说明颈椎牵引时间以 10～30 分钟合适。

牵引角度：关于牵引角度，虽然报道不一，但大多认为以颈椎前倾 10°～20°较合适。当牵引力向前倾斜一个小角度时，牵引力与颈椎的横截面垂直，能均匀加宽前后椎间隙，致使椎间孔与椎管均匀扩大，以减轻或消除颈肩部疼痛。前倾 8°～10°的牵引力，对牵离被嵌顿的小关节也有作用，并使扭曲于横突孔中的椎动脉得以伸展，改善头部的缺血状况，使头晕、头痛得以减轻或消失。有观察表明，最大牵引力作用的位置与牵引的角度有关。颈椎前倾角度小时，牵引力作用于上颈椎，随颈椎前倾角度加大，作用力的位置下移。颈椎生理曲度改变时，最大牵引力的位置也有改变。有学者提出，应根据颈椎病的类型确定牵引的角度，颈型颈椎病牵引时颈椎易前倾 10°～20°，神经根型颈椎病前倾 20°～30°，脊髓型颈椎病后仰 10°～15°。在牵引过程中还应根据患者的反应做适当调整。

牵引重量：牵引重量与患者的年龄、身体状况、牵引时间、牵引方式等有很大的关系，多数报道为 6～15kg。若牵引时间短，患者身体状况好，牵引的重量可适当调整。牵引 1～3 次，可有颈部或患肢酸胀或疼痛轻度增加的情况，这是局部组织或神经根受到牵拉刺激时的反应。若牵引后疼痛明显增加或头晕，应调整牵引参数或停止牵引治疗。

（4）物理因子治疗：在颈椎病的治疗中，物理因子治疗可起到多种作用，也是较为有效和常用的治疗方法。物理因子治疗可以消除神经根及周围软组织的炎症、水肿，改善脊髓、神经根及颈部的血液供应和营养状态，缓解颈部痉挛，延缓或减轻椎间关节、关节囊、韧带的钙化和骨化过程，增强肌肉张力，改善小关节功能，改善全身钙磷代谢及自主神经系统功能。常用的方法有直流电离子导入疗法、低中频电疗、高频电疗法、石蜡疗法、磁疗、超声波、光疗、水疗、泥疗等。

①直流电离子导入疗法：应用直流电导入各种中西药物治疗颈椎病，有一定治疗效果。但要用能电离的药物，并明确药物离子的电荷性质，因药物离子是根据"同性相斥"的原理导入皮肤的。可导入的药物有中药制剂（如乌头碱提取物）、维生素类药物、镇痛药、碘离子等，作用极置于颈后部，非作用极置于患侧上肢或腰骶部，电流密度为 $0.08～0.1mA/m^2$，每次 20 分钟，每日 1 次，7～10 次为 1 个疗程。

②高频电疗法：常用的有短波、超短波及微波疗法，通过其深部透热作用，改善脊髓、神经根、椎动脉等组织的血液循环，促进功能恢复。超短波及短波治疗时，颈后单极或颈后、患者前臂斜对置，微热量，12～15分钟/次，每日1次，7～10次为1个疗程。微波治疗时，将微波辐射电极置于颈部照射，微热量，10～12分/次，每日1次，7～10次为1个疗程。

③石蜡疗法：石蜡的比热大、导热系数小，融化时吸收大量的热量，冷却时慢慢将热量放出，热作用时间长，加热均匀。另外，石蜡有良好的可塑性、黏滞性和延伸性，可与治疗部位密切接触。将加热后的石蜡敷贴于患处，使局部组织受热，血管扩张，循环加快，细胞膜通透性增加，由于石蜡的热作用持续时间较长，故有利于深部组织水肿消散、消炎、镇痛。常用颈后盘蜡法，温度42℃，每次治疗30分钟，每日1次，7～10次为1个疗程。

④磁疗：即利用磁场治疗疾病的方法。常用脉冲电磁疗，磁圈放置于颈部和（或）患侧上肢，20分/次，每日1次，10次为1个疗程。

⑤超声波疗法：作用于颈后及肩背部，常用接触移动法，0.8～1.0W/cm^2，每次治疗8～10分钟，每日1次，7～10次为1个疗程。可加用药物透入，常用维生素B、氢化可的松、扶他林等。

⑥低频调制中频电疗法：电极于颈后并置于或颈后、患侧上肢对置，根据不同病情选择相应处方，如止痛处方、调节神经功能处方、促进血液循环处方，20分/次，每日1次，7～10次为1个疗程。

⑦红外线照射疗法：红外线灯于颈后照射，照射距离30～40cm，温热量，20～30分/次，每日1次，7～10次为1个疗程。

⑧泥疗：泥疗是将具有医疗作用的泥类，加热至37～43℃，进行全身泥疗或颈、肩、背局部泥疗。由于泥的热容量少，并有可塑性和黏滞性，可影响分子运动而不对流，所以其导热性低、散热慢、保温性好，能长时间保持恒定的温度。其次，由于泥中含有各种微小沙土颗粒及大量胶体物质，当其与皮肤密切接触时，对机体可产生一定的压力和摩擦刺激，产生类似按摩的机械作用。另外，泥土尚有一些化学作用和弱放射作用，通过神经反射、体液传导和直接作用对机体产生综合效应。每日或隔日1次，每次治疗30分钟，7～10次为1个疗程。结束时要用温水冲洗。

（5）针灸治疗：针灸治疗是祖国医学的宝贵遗产，包括针法和灸法。针法就是用精制的金属针刺入人体的一定部位，可根据病症辨证选穴和经络触诊检查出阳性反应的穴位，也可寻找准确的压痛点，用适当的手法进行刺激。灸法则是用艾条或艾炷点燃后熏烤穴位进行刺激，通过刺激来达到调整人体经络脏腑气血的功能、防治疾病的目的。针灸疗法对颈椎病的治疗可取得明显疗效，而且设备简单、易行。

（6）推拿和手法治疗：按摩、推拿疗法对颈椎病是一种较为有效的治疗措施。其治疗作用为疏通脉络，止痛止麻；加宽椎间隙，扩大椎间孔，整复椎体滑脱，解除神经压迫；松解神经根及软组织粘连，缓解症状；缓解肌肉紧张，恢复颈椎活动；对瘫痪肢体进行按摩可以减轻肌肉萎缩，防止关节僵直和关节畸形。

推拿和手法治疗大致可分为三类：一为传统的按摩、推拿手法；二为旋转复位手法；三为关节松动术。

①传统的按摩、推拿手法：治疗前对患者的病情应有全面的了解，手法要得当，切忌粗暴。在颈、肩及背部施用揉、拿、捏、推等手法，对神经根型颈椎病施行推拿手法时还应包括患侧上肢，椎动脉型和交感神经型颈椎病应包括头部。推拿治疗颈椎病对手技的要求高，不同类型的颈椎病，其方法、手法差异较大。

②旋转复位手法：应用于颈椎小关节紊乱、颈椎半脱位等疾患。该法难度较大，若操作不熟练则存在一定风险。

③关节松动术：关节松动术治疗颈椎病的手法主要有拔伸牵引、旋转、松动棘突及横突等。

（7）运动疗法：各型颈椎病患者的全身各部肌肉可因神经营养失调或失用等原因而发生明显肌肉萎缩，并引起肌肉劳损和肌筋膜炎等症状。颈椎周围的关节囊、韧带、肌肉等组织也可因发生炎性反应、缺少活动等原因发生粘连，显得僵硬，因而应鼓励患者积极进行功能锻炼。运动疗法可增强颈与肩胛带肌肉的肌力，保持颈椎的稳定，改善颈椎各关节功能，防止颈部僵硬，矫正不良体姿或脊柱畸形，促进机体的适应代偿能力，防止肌肉萎缩、恢复功能、巩固疗效、减少复发。故在颈椎病的防治中，运动疗法起着重要的作用。

2. 手术治疗　无论哪一类型颈椎病，其治疗的基本原则都是遵循先保守治疗，无效后再手术治疗这一基本原则。这不仅是由于手术本身所带来的痛苦和易引起损伤及并发症，更为重要的是颈椎病本身绝大多数可以通过非手术疗法使其缓解和停止发展、好转甚至临床痊愈。除非具有明确手术适应证的病例，一般均应先从正规的非手术疗法开始，并持续3～4周，一般均可显效；对个别呈进行性发展者（多为脊髓型颈椎病），则需当机立断，则需要及早进行手术。

（1）适应证

①经合理的非手术治疗，半年以上无效，或反复发作，并影响正常生活或工作，而且同意手术治疗。

②颈椎间盘突出经非手术治疗后根性疼痛未得到缓解或继续加重，严重影响生活及趋势。

③上肢某些肌肉，尤其是手内在肌无力、萎缩。经非手术治疗4～6周，仍有发

展趋势。

④颈椎病有脊髓受累症状，经脊髓碘油造影有部分或完全梗阻者。

⑤颈椎病患者突然发生颈部外伤或无明显外伤而发生急性肢体痉挛性瘫痪。

⑥颈椎病引起多次颈性眩晕、昏厥或猝倒，经非手术治疗无效者。颈椎病椎体前方骨赘引起食管或喉返神经受压症状者。

（2）手术术式：分颈前路和颈后路手术两种。①前路手术适用于 1 ～ 3 个节段的椎间盘突出或骨赘所致神经根或脊髓腹侧受压者；节段性不稳定者；②后路手术适用于脊髓型颈椎病伴发育性或多节段退变性椎管狭窄者；多节段后纵韧带骨化；颈椎黄韧带肥厚或骨化所致脊髓腹背受压者。

3. 康复教育与颈椎病的预防　随着年龄的增长，颈椎椎间盘发生退行性变几乎是不可避免的。但是，如果在生活和工作中注意避免促进椎间盘退行性变的一些因素，则有助于防止颈椎退行性变的发生与发展。

（1）明确认识：正确认识颈椎病，树立战胜疾病的信心。颈椎病病程比较长，椎间盘的退变、骨赘的生长、韧带钙化等与年龄增长、机体老化有关。病情常有反复，发作时症状可能比较重，影响日常生活和休息。因此，一方面要消除恐惧悲观心理，另一方面要阻止得过且过的心态，积极治疗。

（2）卧床休息：颈椎病急性发作期或初次发作的患者，要适当注意卧床，病情严重者卧床休息 2 ～ 3 周。待急性期症状基本缓解以后，患者可在围领保护下逐渐离床活动，并积极进行项背肌的功能锻炼。此外，卧床休息的作用还在于能使颈部肌肉放松，减轻由于肌肉痉挛和头部重量对椎间盘的压力，减少颈部活动，有利于组织充血、水肿的消退，特别对突出的椎间盘消肿有利。卧床休息期间若能配合应用热疗、颈椎牵引和药物治疗，则效果更好。但值得注意的是，卧床休息时间不宜过久，以免发生肌肉萎缩，肌肉、韧带、关节囊粘连及关节僵硬等变化，造成慢性疼痛及功能障碍，不易恢复。还需强调的是，在各型颈椎病的间歇期和慢性期，除症状较重的脊髓型患者外，应根据患者的具体情况安排适当的工作，不需长期卧床。

（3）医疗体操：医疗体育保健操无任何症状者，可以每日早、晚各数次进行颈椎保健操。

①项臂争力：站立，两足分开与肩同宽，两手交叉，十指相扣，置于项后，自然呼吸，颈椎向后用力，双上肢带动手掌向前发力，颈椎与双上肢持续对抗。

②前伸探海：头颈前伸并转向后右方，双目前下视，似向海底窥视，然后还原向左。

③回头望月：头颈向右后上方尽力转，双目转视右后上方，似向天空望月亮一样；头颈转向左后上方，双目望月。

④往后观瞧：头颈向右后转，目视右方；头颈向左后转，目视左方。

⑤金狮摇头：头颈向左、右各环绕数周。缓慢屈、伸、左右侧屈及旋转颈部运动。加强颈背肌等长抗阻收缩锻炼。

（4）戒烟限酒：颈椎病患者戒烟酒或减少吸烟，对其缓解症状、逐步康复意义重大。饮酒要适量，最好每餐饮酒不超过白酒二两。避免过度劳累致咽喉部发生反复感染炎症，避免过度负重和震动，进而减少对椎间盘的冲击。

（5）良好姿势：要避免长时间低头或固定一个方向工作。银行与财会专业人士、办公室伏案工作、电脑操作等人员采用这种体位，使颈部肌肉、韧带长时间受到牵拉而劳损，促使颈椎椎间盘发生退变。应在工作 1 小时左右后改变一下体位。改变不良的工作和生活习惯，如卧床阅读、看电视、无意识的甩头动作等。

（6）避免颈部外伤：乘车外出应系好安全带并避免在车上睡觉，以免急刹车时因颈部肌肉松弛而损伤颈椎。不要互相拧头搂颈开玩笑，以免拧伤颈椎。出现颈肩臂痛时，在明确诊断并除外颈椎管狭窄后可行轻柔按摩，避免过重的旋转手法，以免损伤椎间盘。

（7）避免风寒：夏天要注意避免风扇特别是空调直接吹向颈部。出汗后不要直接吹冷风，或用冷水冲洗头颈部，或在凉枕上睡觉。注意颈部的保暖。

（8）选择合适的枕头：正常情况下，颈椎的生理曲度是维持椎管内外平衡的基本条件，如枕头过低，仰卧位入眠时，颈部处于过伸位，致使颈椎前凸曲度加大，椎体前部的肌肉和前纵韧带牵拉易疲劳。与此同时，椎管后方的黄韧带则形成皱褶突入椎管，增加脊髓的压屈，后方的肌肉和韧带紧张，容易疲劳，此时硬膜囊后壁受到牵张，颈髓前移，此时，若伴有椎管狭窄，则容易出现脊髓受压。所以，枕头过高或过低对颈椎都可产生不利影响。枕头的合适高度通常是自己拳头的 1.5 倍高。枕心填充物不要太软，最好用荞麦皮、稻壳、绿豆壳等透气好、经济实惠的物质。

（三）颈椎病的预后

1. 颈型颈椎病的预后　大多数较好。

2. 神经根型颈椎病的预后　单纯髓核轻度突出者，及时治疗，大多可痊愈。

髓核突出较重，病程较长，突出物与周围组织有粘连者，可能残留一定的后遗症。

钩椎关节增生，早期治疗，恢复满意。

多节段椎体退行性变，骨质增生广泛者，预后较差。

3. 脊髓型颈椎病的预后　单纯椎间盘突出，造成硬膜囊受压，经非手术治疗后，恢复满意。因椎间盘突出造成脊髓压迫者预后较差。

椎管矢状径明显变小并伴骨质增生、后纵韧带钙化者，预后较差。

4. 椎动脉型颈椎病　多因椎节不稳所致，非手术治疗后，预后较好。

第二节　寰枢关节错位的康复

一、寰枢关节解剖

（一）寰枢椎骨骼

1. 寰椎　呈环形（图10-2-1），其横径大于前后径。两个侧块（1和1′）为椭圆形，其长轴向前内倾斜，每一侧块具有一个双凹形的上关节面（2和2′），朝向内上并与枕骨髁相关节；一个前后方向上凸形的下关节面，朝向内上并与枢椎的上关节面（12和12′）相关节（图10-2-2）。

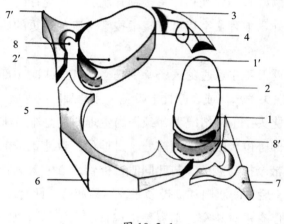

图 10-2-1

寰椎前弓（3）后表面有一小的软骨性关节面（4）与枢椎齿突（11）相关节。寰椎后弓（5）起始部呈上下扁平状，向后逐渐增宽，在中线处形成一个垂直鸡冠样的后结节（6），而不是形成棘突。寰椎横突（7和7′）内有动脉（8）穿过，侧块后方有容纳椎动脉通过的较深的椎动脉沟（8′）。

2. 枢椎　枢椎（图10-2-2）椎体（9）的上表面（10）中央部有作为寰枢关节旋转轴的齿突（11），两侧方有像肩章样突出于椎体之上的关节面（12和12′），朝向前上，前后呈凸形而横向平坦。寰椎后方的椎弓（16）由两个斜向后内走行的狭窄椎板（15和15′）组成，其棘突（18）如同其他颈椎一样有两个结节。椎弓根下方为下关节突（17和17′），其有软骨覆盖的关节面朝向前下，与第3颈椎的上关节突相关节。枢椎横突（13和13′）有垂直的横突孔（14），供椎动脉通过。

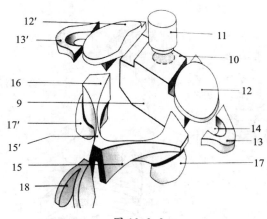

图 10-2-2

（二）寰枢关节

寰椎和枢椎通过 3 个在力学上互相联系的关节连接在一起：一个车轴关节，即寰枢正中关节，其中齿突作为旋转轴。两个对称的侧方关节，即由寰椎侧块下方关节面和枢椎上关节面构成的寰枢外侧关节。

图 10-2-3 中的 I 显示了枢椎椭圆形上关节面（5）的形状和方向。它的长轴前后走行，在前后方向上沿着由 XX'代表的曲线呈凸起样，而在横向上较平直。因此，枢椎上关节面可以看作是 Z 轴向外并略向下的圆柱形表面的一部分，其方向是向上并略向外。其表面切割后形成枢椎上关节面的圆柱形（此处以透明体显示）构成了悬于横突末端之上的枢椎两侧方部。

两图还显示了齿突的独特形状，它大体上呈圆柱形，但向后弯曲。齿突具有前方略微双凸形的盾牌样关节面（1），与寰椎前弓关节面相关节。后方有软骨覆盖的沟槽（7），在横向上为凹形，与具有重要功能的横韧带相关节。

经由寰椎侧块的矢状面（III）显示了不同关节表面的方向和弧度。

正中矢状切面上显示了寰枢正中关节弯曲的轮廓，以及齿突关节面和寰椎前弓关节面，这一弯曲轮廓位于齿突后方 Q 点为中心的圆周上。

寰椎侧块上关节面（3）在前后方向上呈凸形，朝向后方，与枕骨髁相关节。

寰椎侧块下关节面（4）在前后方向上呈凸形，位于以 O 点为中心的圆周上，其半径小于圆周 Q 的半径。

枢椎上关节面（5）在前后方向上呈凸形，位于以 P 点为中心的圆周上，其半径与圆周 O 的半径大致相等，因此这两个关节面（4 和 5）如同 2 个滚动面相互接触的车轮。图中星形符号表示寰椎相对于枢椎做屈伸运动时的轴心。

最后，枢椎下关节面朝向前下，几乎呈平坦状，轻微弯曲的表面位于以后下方 R 点为中心的、半径较大的圆周上，与第 3 颈椎关节突的上关节面相关联。

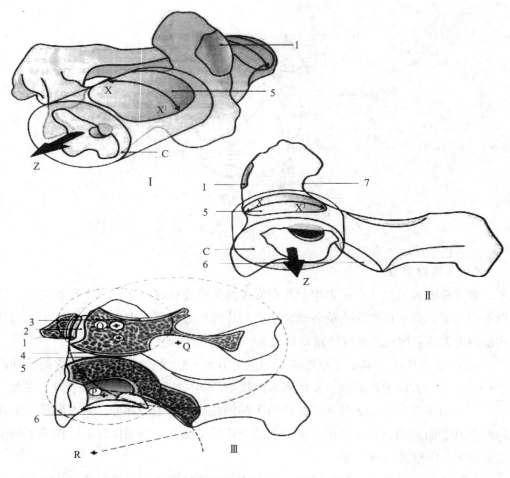

图 10-2-3

1. 寰枢外侧和正中关节的屈伸运动　在前屈过程中，如果寰枢侧块在枢椎上关节面上仅做滚动而不伴有滑动Ⅰ，那么这两个凸形关节面的接触点将前移，连接圆弧曲率中心的 P 点与两关节面接触点的连线也从 PA 移至 PA'。同时，寰椎前弓和齿突前关节面之间的关节间隙上部将增宽（b）。

同样，后伸过程中如果寰椎侧块在枢椎上关节面上仅做滚动而不伴有滑动Ⅱ，这两个凸形关节面的接触点将后移，连接圆弧曲率中心的 P 点与两关节面接触点的连线也从 PB 移至 PB'，同时，寰椎前弓和齿突前关节面之间的关节间隙下部将增宽（b）。

但在现实中，对正常颈椎侧位片的仔细阅读并未发现寰齿正中关节间隙的任何增宽（Ⅲ），这是因为横韧带的存在使得寰椎前弓和齿突可以保持紧密接触。

因此，寰椎在枢椎上做屈伸运动的轴心（Ⅲ）是枢椎上关节面的曲率中心 P 点，但不是齿突前关节面的曲率中心 Q 点，而是从侧位看时大致位于齿突中心的另外一个点（此处以星形符号表示），因此，如同股骨髁对于胫骨平台一样，在屈伸过程中寰椎侧块下关节面在枢椎上关节面同时做滚动和滑动运动，但需要强调的是，构成寰枢正中关节后壁的横韧带是一可变形结构，使得此关节运动有一定的弹性。横韧带紧贴于齿突后方的沟内，如同弓弦一样，后伸时向上弯曲（向上凹），而前屈时向下弯曲。这也解释了为什么寰枢正中关节并不全由骨性结构组成。此解释也适用于参与构成同为车轴关节的上尺桡关节的环状韧带。

因此横韧带具有至关重要的功能，它防止寰椎在枢椎上向前滑移。通常因创伤引起的寰枢关节脱位由于齿突压迫延髓可立即导致死亡（Ⅳ）。由于寰椎向前移位（阴影箭头），齿突完全撞入（黑箭头）脑脊髓（浅灰色）内。

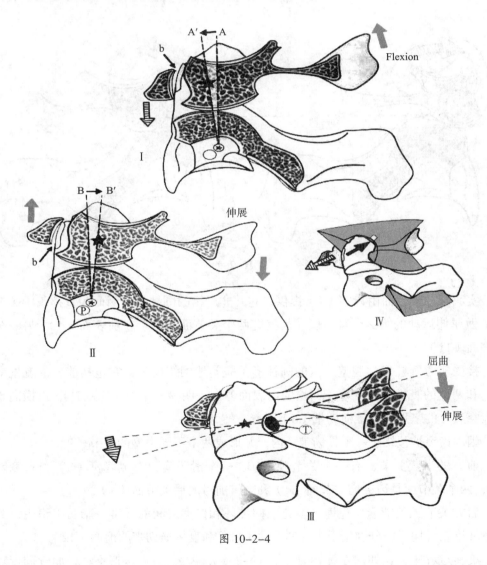

图 10-2-4

2. 寰枢外侧和正中关节的旋转运动　寰枢正中关节是具有两个互相锁定的圆柱形表面的车轴关节（图 10-2-5）。

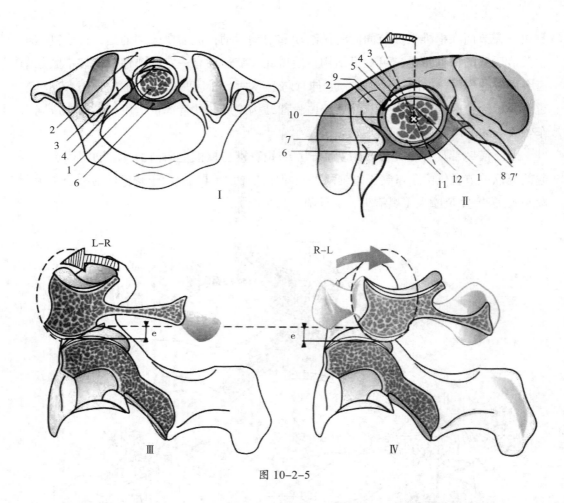

图 10-2-5

实心圆柱形表面由齿突（1）提供，它并非严格的圆柱形，因而为寰枢正中关节提供了做屈伸运动的第 2 个自由度。齿突有两个关节面：一个在前表面（4），另一个在后表面（11）。

接受实心圆柱形的腔壁（空的圆柱形）完整地围绕齿突，它包括前方的寰椎前弓（2）和两侧的寰椎侧块。每一侧块的内表面各有一明显的结节（7 和 7'），供横向走行于齿突后方的坚强的寰椎横韧带（6）附着。

因为齿突被包绕于一个骨韧带环内，并形成两个不同类型的关节．

前方的滑膜关节，有一个关节腔（5）、一个滑膜囊、左侧隐窝（8）和右侧隐窝（9），两个关节面是齿突前关节面（4）和寰椎前弓的后关节面（3）。

后方关节无关节囊，包埋、填充在韧带环和齿突之间的纤维 – 脂肪组织内，关节面由纤维软骨构成，分别位于齿突的后面（11）和寰椎横韧带的前面（12）。

旋转过程中，比如向左旋转时（图 10-2-5），齿突（1）保持不动，而骨韧带环以齿突的中轴为中心（白色十字形）做逆时针旋转，左侧的囊韧带松弛（9）而右侧的囊韧带紧张（8）。

与此同时，机械力学上相互联系的左、右寰枢外侧关节液发生运动。从左向右旋转时（Ⅲ），寰椎左侧块前移（箭头 L–R）而右侧块后退。从右向左旋转时（Ⅳ，情况正好相反（箭头 R–L）。

3. 枕骨下肌群的旋转运动　除了后伸和侧屈，这些肌肉还能产生头部的旋转运动（图 10–2–6）。

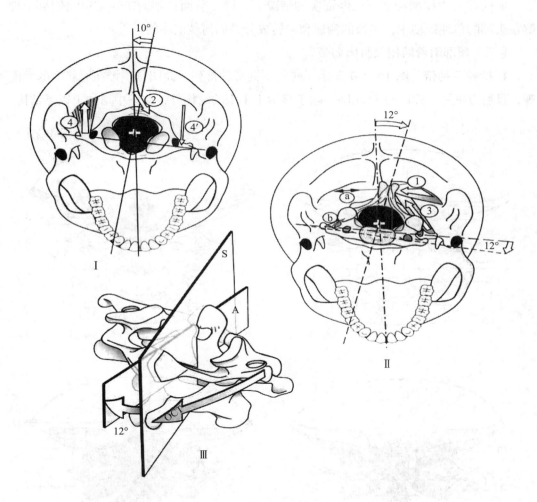

图 10–2–6

图中Ⅰ（下面观，枕骨下区上部，即寰枕关节）显示一侧头上斜肌（4）收缩，导致头部向对侧旋转 10°，即左侧头上斜肌收缩，引起头部向右侧旋转。结果是右侧头上斜肌（4）和头后小直肌（2）被动牵伸，因此使头部回复到中立位。

Ⅱ（下面观，枕骨下区上部，即寰枕关节。）显示头后大直肌和头下斜肌收缩，使头部向同侧旋转 12°，即右侧头后大直肌收缩，使头部在寰枕和寰枢关节上向右旋转。

结果左侧头后大直肌被拉长，其增加的长度为 a，因此有助于使头部回复到中立位。右下斜肌收缩，使头部在寰枢关节上向右旋转。

　　Ⅲ（上面观，从右上侧透视）显示走行于枢椎棘突和寰椎横突之间的头下斜肌（OCI）收缩，使得寰椎向右旋转。同时左侧头后大直肌被拉长，其增加的长度为 b，而头后大直肌的拉长有助于使头部回复到中立位，头下斜肌收缩时，寰椎的对称矢状面 S 亦相对于寰椎的矢状面 A 旋转 12°。

　　如同在力学模型帮助下已经证实的情况下一样，前面详细的描述使得我们易于理解在头部的单纯运动中，多余的侧屈和旋转成分是如何被消除的。

（三）颈部附着的相关肌肉韧带

　　1. 枕骨下韧带　图 10-2-7 显示了枕骨下韧带的排列，此图是颈椎在冠状面的后面观，且后方椎弓（f，t，r）已切除，除了显示于Ⅰ中的结构外，此图中增加了以下结构。

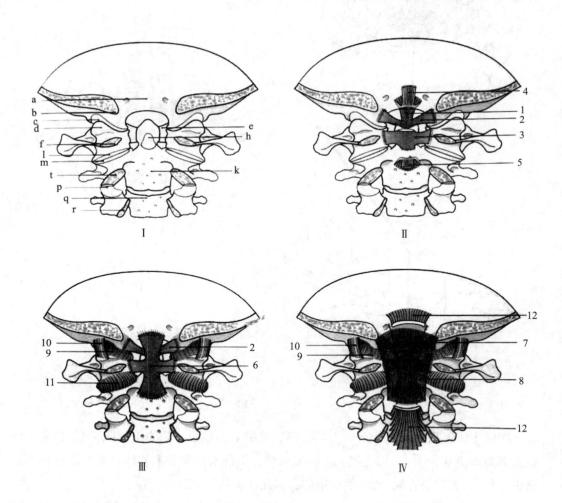

图 10-2-7

颅骨内面（a）和枕鳞断面（b）。

枕骨髁（c）。

寰椎的侧块（d）和前弓（e）。

寰椎侧块下关节面（1）和枢椎上关节面（m）构成的寰枢关节。

枢椎椎弓根和关节突的断面（t）。

枢椎椎体后面，齿突后关节面（h）和横韧带。

第3颈椎的椎体后面（q）及其椎板断面（r）。

以下韧带连于不同的骨性结构之间。

在深层（Ⅱ）：

齿突尖韧带（1）。

两条翼状韧带（2）。

水平走行于寰椎两侧块之间的横韧带（3）。

横韧带－枕骨间韧带（4），从横韧带后缘处切断后向上翘起。

横韧带－枢椎间韧带（5），同样切断后向下翻起。

在中层（Ⅲ）：

完整的十字韧带（6），由横韧带、横韧带－枕骨间韧带和横韧带－枢椎间韧带共同构成。

两侧上部有寰枕关节的关节囊（9），其侧方由翼状韧带（10）加强，下部有寰枢关节的关节囊（11）。

在浅层（Ⅳ）：

枕骨－枢椎正中韧带（7），向两侧与翼状韧带（8）延续，向中间与后纵韧带（12）延续。

2. 枕骨下韧带（续）　图10-2-8中Ⅰ和Ⅲ仅显示骨性结构，Ⅱ和Ⅳ同时还显示附着的韧带。Ⅰ（前面观）显示了前面提及的所有骨性结构。Ⅱ显示了如下前方韧带：

寰枕前膜的深层（13）和浅层（14），其浅层的一部附着于寰枕关节的关节囊（9）之上。

寰枕前外侧膜（15），位于寰枕前膜前方，从枕骨基底部斜行至寰椎横突。

寰枢前韧带（16），两侧与寰枢关节的关节囊相延续（11）。

前纵韧带（18），此处只显示其左侧半。

枢椎和第3颈椎之间的关节囊韧带（23）。

上述骨性结构的后面观Ⅳ显示寰椎、枢椎和第3颈椎的后方椎弓，在各椎体之间可见椎管，在寰椎和枕鳞之间可见枕骨大孔。

韧带的后面观Ⅳ，其右侧显示覆盖于椎管前面的韧带（已于图10-2-7中Ⅲ中显示）：

翼状韧带（7）和枕骨－枢椎外侧韧带（8）。

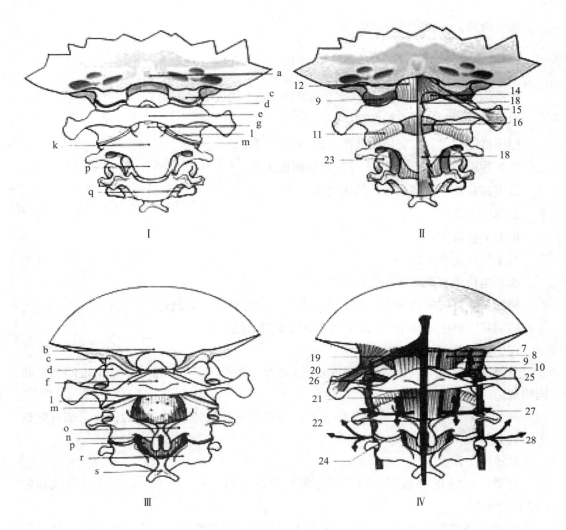

图 10-2-8

寰枕关节的关节囊（9），侧方由寰枕外侧韧带（10）加强。

还可见椎动脉（25），从横突孔内上升后，向后内方折转，绕过寰椎侧块后缘，其左侧显示如下后方韧带结构：

寰枕后膜（19），由寰椎韧带（20）覆盖，从枕鳞延伸至寰椎横突。

寰枢后韧带（21）。

被韧带覆盖的棘间韧带（22）（此处只显示其左侧半）。

枢椎和第 3 颈椎之间的关节囊韧带（24）。

图中Ⅳ还可见如下结构：

从椎动脉沟穿出的第 1 颈神经（26）。

第 2 颈神经（27），其后支发出枕大神经。

从枢椎和第 3 颈椎关节突关节（24）前方的椎间孔穿出的第 3 颈神经后支（27）。

3. 颈后肌群　在研究颈后肌群的功能之前，有必要全面了解这些肌肉的分布，图 10-2-9 是切除浅层肌后，从颈部右后外侧以透视法显示颈后肌群的各个层面。

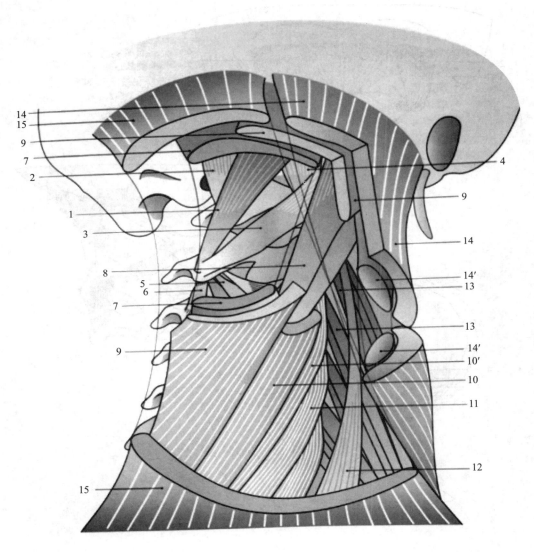

图 10-2-9

肌群分层。

颈后部由深至浅含有如下 4 个依次重叠的肌层。

深层肌

头半棘层肌。

夹肌和肩胛提肌层。

浅层肌。

深层肌直接附着于脊椎及其关节上，包括枕下颈椎的、小的内在肌，它们从枕骨走行至寰枢椎（图 10-2-10 中Ⅰ、Ⅱ）：

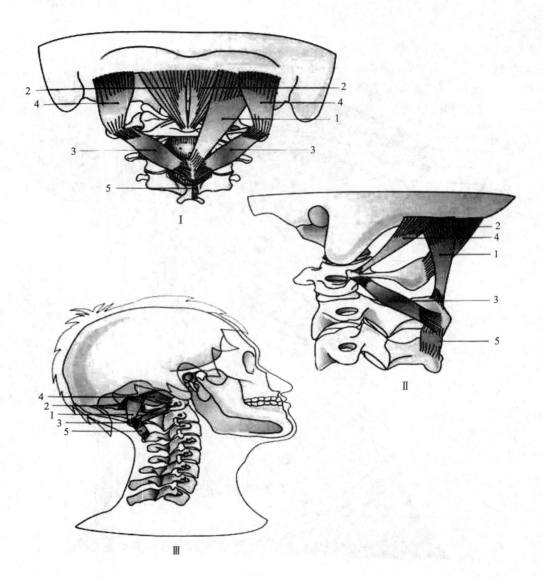

图 10-2-10

头后大直肌（1）。

头后小直肌（2）。

头下斜肌（3）和头上斜肌（4）。

横突棘肌颈椎部（5）。

棘间肌（6）。

半棘肌层（部分被切除）包括如下肌肉：

头半棘肌（7）（部分为透明状以便于显示 1-4）。

头层长肌（8）。

位于更外侧的颈最长肌、胸最长肌和颈髂肋肌（11）。

夹肌和肩胛提肌层（部分被切除）包括如下肌肉：

夹肌分两部分，即头夹肌（9）和颈夹肌（10），颈夹肌的 3 根肌壁中，只有附着在 C₃-C₅，横突后结节上的肌腱（10）在图中显示，而另外两根附着在 C₁-C₂ 横突后结节上的肌腱已被切除，未在图中显示。

肩胛提肌（12）

这些肌肉紧贴于深层肌之外，并紧紧缠绕着像皮带轮一样的深层肌，它们收缩时引起头部大角度的旋转。

浅层肌包括如下肌肉：

主要是斜方肌（15）（此图中几乎完全被切除）。

胸锁乳突肌，只有它的后上部分属于颈后肌群。此图中被部分切除以显示浅头（14）和深层的锁乳头（14）。

透过浅层肌间隙，可看到位于其深面中，后斜角肌起点（13）。

整体观：

除了深层肌，大部分颈后肌的走向都是斜向下后内侧的，一侧肌肉收缩，会同时产生伸展以及向同侧的旋转和侧屈运动，它们正是前面所述的下位颈椎围绕倾斜轴做复合运动的 3 种成分。

另一方面，浅层肌与中间两层肌肉的走向恰好相反，即斜向前外下。这些肌肉并不是直接附着于下颈椎，而是附着于头部和枕下颈椎，一侧肌肉收缩产生伸展和同侧的侧屈，以及对侧的旋转运动。因此，它们既是深层肌的协同肌又是拮抗肌，在功能上与深层肌肉补充。

4. 枕骨下肌群　由于通常认为枕骨下肌对下颈椎肌的活动无补充作用，枕骨下肌的作用被低估了，实际上，枕骨下的四块精细调节肌在下颈椎模式化的三重运动中，通过强化所需运动成分，消除多余运动成分，对维持头部位置起到重要作用。了解这些肌肉的解剖排列，有助于认识它们的空间走行和功能，还需要从三个不同的角度来观察：

后面观（Ⅰ）。

侧面观（Ⅱ）。

后外侧观（从右下侧透视）（Ⅲ）。

这些图显示如下结构：

头后大直肌（1）呈底边朝上的三角形，起于枢椎棘突，止于枕骨下项线，向上走行并稍斜向后外翻。

头后小直肌（2）也呈扁平的三角形，位于后正中线两侧，比头后大直肌短，位置更深，它起于寰椎后结节，止于枕骨下项线内 1/3，肌纤维上行时稍斜向外侧，但比头后大直肌更为向后倾斜，这是因为寰椎后结节比枢椎棘突的位置更深。

头下斜肌（3）呈较长而厚的棱形，位于头后大直肌的下外侧，它起于枢椎棘突下缘，止于寰椎横突后缘，斜向前、外、上走行，因此与前述肌肉特别是头后小直肌的空间走行相交叉。

头上斜肌（4）呈较短而扁平的三角形，位于寰枕关节后方。它起于寰椎横突，止于下项线外 1/3，肌纤维在矢状面斜向后上，无侧方倾斜，此肌平行于头后小直肌，垂直于头下斜肌。棘间肌（5）位于枢椎之下棘突之间中线的两侧，因此等同于头后直肌。

5. 枕骨下肌群　作用为侧屈和后伸。

由于其所在的部位，头下斜肌对维持寰枕关节的静力学和动力学性能起重要作用。侧面图（Ⅰ）显示头下斜肌向后牵拉寰椎横突，因此两侧肌肉同时收缩时产生寰椎在枢椎上的后伸，后伸的角度可以在斜位 X 线片上测量，如图 10-2-11 所示，即在寰椎侧块水平上的角度 a 和在寰椎后弓水平上的角度 a′。

上面观（Ⅱ）可清晰显示由两侧下斜肌联合收缩所产生的位移 b，这种收缩导致枢椎前移及随后的寰椎后移，如同箭在弦上一般，这个动作降低了横韧带的张力，横韧带起到被动阻挡齿突并防止其后移的作用。

横韧带（黑箭头）的断裂（Ⅲ）只可能是创伤源性所致，因为在正常情况下，下斜肌的协同作用可以起到很好的维持寰枢正中关节动态完整性的作用。Ⅳ（寰枢椎椎管重叠显示的上面观，以较亮的阴影表示）显示了寰枢关节不稳定的灾难性后果：脊髓即使没被横断，也已被压扁，像是被雪茄刀或切纸机切过一般，着色的灰色区域代表狭窄的椎管，里面是被压扁的延髓。

一侧的四块枕骨下肌同时收缩（Ⅴ后面观）导致头部在寰枕关节上向同侧侧屈，侧屈的角度可通过测量寰椎横突的水平线与连接两侧乳突的斜线之间的夹角面获得。

效率最高的侧屈肌无疑是头上斜肌（4），一侧头上斜肌收缩使对侧同名肌肉伸长，其增加的长度为 e，头上斜肌通过由头下斜肌（3）收缩而保持固定的寰椎横突发挥作用。

头后大直肌（1）侧屈效率低于头上斜肌，而头后小直肌（2）因为太靠近中线，侧屈效率最低。

两侧枕下后部肌肉同时收缩（Ⅳ侧面观）导致头部在上颈椎上伸展：这个动作由头后小直肌（2），头上斜肌（4）收缩产生的寰枕关节的伸展和头后大直肌（1），头下斜肌（3）收缩产生的寰枢关节的伸展共同组成（Ⅴ）。

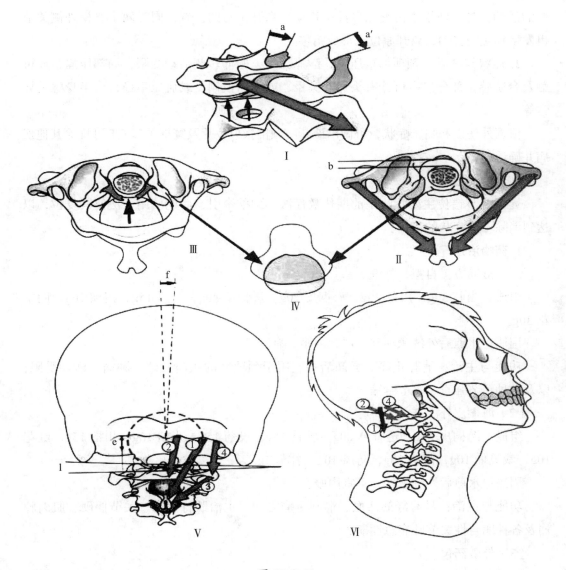

图 10-2-11

二、寰枢关节错位及康复治疗

（一）寰枢关节错位

寰枢关节脱位后可出现骨性症状及软组织、神经、血管症状，如颈部困痛、活动受限、局部压痛、上颈段触及台阶感、头晕、头痛、视物模糊、耳鸣、血压高低不稳、胸闷、心慌等。可分为寰枢关节错位、枕大神经卡压综合征、枕项线综合征、颈性眩晕征、颈夹肌综合征五型。

1. 病因及分类 当颈部活动超过一定范围，如急剧扭转、挫撞、猛烈摇晃或不协调的活动，都可使枢椎齿突在寰椎中移动或离开正常的位置，同时两个寰枢外侧关节也发生相应的移动，离开原位，形成错移。

2. 症状与诊断　颈项部重压感，酸痛无力，俯仰转侧活动受限，局部压痛，或可触及台阶感，部分患者可伴有头痛、头晕，或视物模糊，或血压不稳，或半身感觉异常等。

依据外伤史和临床症状，可做出诊断。颈椎张口位片及寰枢关节 CT 可排除其他疾病并确诊。

（二）康复治疗

寰枢关节错位主要疗法是前期热敷疗法、颈椎牵引，后期使用手法使其复位，以达到消除不适症状的目标。

1. 药物治疗

（1）舒筋方（自拟，外洗）

组成：当归 30g，川芎 20g，海桐皮 20g，透骨草 20g，防风 15g，川椒 10g，闹羊花 30g。

用法：水煎后外洗颈项部。严禁内服，有剧毒。

功能与主治：消肿止痛，舒筋活络。用于颈项部的肌肉僵硬、肿痛、活动受限，以及各种关节强直、关节挛缩。

（2）海桐皮外洗方

组成：海桐皮 25g，透骨草 20g，乳香 15g，没药 15g，当归 15g，川椒 15g，红花 10g，威灵仙 10g，白芷 10g，防风 10g，甘草 5g。

用法：水煎后外洗患处，不宜内服。

功能与主治：具有舒筋活血、消肿定痛之功。主治跌打损伤、关节僵硬、肌肉肿痛及各种闭合性关节肿痛急性期。

（3）外敷药包

组成：伸筋草 25g，透骨草 25g，荆芥 20g，防风 20g，千年健 15g，威灵仙 15g，桂枝 15g，秦艽 15g，羌活 15g，独活 15g，威灵仙 12g，路路通 12g，麻黄 10g，红花 15g，姜黄 30g，赤芍 20g，细辛 10g。

用法：将药捣碎，每 150g 一袋，将药物装入长 18cm、宽 12cm 的布袋内，将袋口缝好，放入盆中加水 5000mL，煎煮 30 分钟后取出，先以蒸汽熘洗患处，等到药液稍凉（50℃左右，皮肤能耐受为适）后，可以将药袋拿出置于患处热敷，每次 30 分钟，每日 1 次，每袋药可用 2～3 日。

功能与主治：舒筋活血，散风通络。适用于腰腿痛及各种损伤中后期，余肿未消，关节屈伸不利、疼痛、僵硬。

热敷注意事项：①温度不宜过高，严防烫伤。②冬天注意保暖，防止着凉。③外洗药一般剂量过大，有些药物毒性偏大，因而严禁内服和误服。④患处有炎症、感染、皮肤病和开放性伤口者禁用。⑤高血压、心脏病等患者慎用。

2. 物理疗法

（1）颈椎牵引：牵引疗法对于颈痛患者经常用到，原则是应用力学的作用力与反作用力原理，缓解软组织的紧张和回缩，使骨折和脱位整复，预防和纠正畸形。我国古代许多伤科名医都善于使用软绳牵引的方法来治疗骨折脱位病，如《世医得效方》对脊柱骨折治疗的记载。

①牵引疗法作用原理：在牵引的作用力和反作用力的平衡作用下，使脊柱椎体机械性分离，并可进一步使脊柱两侧肌肉伸展、放松。相应的韧带和小关节囊牵张，有助于复位。

②牵引方式：患者仰卧位，一般采用下颌带套于头部，以砝码的重量为牵引，重量一般为体重的10%，持续40分钟，每日2次。这种方法简单易学，使用方便，适合家庭使用。

③须慎用牵引的患者：全身明显衰竭的患者，如有心肺功能较差的患者，存在某些内脏疾病或全身疾病的情况，如腹疝、裂孔疝、主动脉瘤、严重的痔疮、急性消化性溃疡。年龄较大，而且有明显骨质疏松现象的患者。由结核或肿瘤引起病理性脱位的患者。虽然明确诊断后可进行牵引治疗，但因牵引而症状加重或疼痛剧烈的患者。

（2）热敷疗法：是指用热毛巾、暖水袋、热沙袋及热醋、中药煎洗液等作用于颈项部，从而起到舒筋活络、消肿止痛作用的一种常用治疗方法。中医学认为"热则气至"，气为血帅，腰腿痛多由瘀血凝聚，经络阻滞所致，根据中医"不通则痛，通则不痛"理论，在临床上常采用中药热敷疗法，达到舒筋活血、温补散瘀止痛之目的。此法简便易行，疗效颇佳。

热敷时可将毛巾浸入大约60℃热水、热醋或热药汁中，然后拧干，放置于颈项部，如此反复数次，每次热敷或熏洗30～40分钟，每日2～3次。

3. 手法治疗　采用提、牵、旋、转、顿、推复位法。患者坐于凳上，术者站其背后，先在颈椎进行揉摩，使筋肉放松，然后用一手推持枕部，在提牵头部向上的情况下，使头向左右旋转，当旋到最大限度时，再加以猛且急的旋转力。随之放松，再轻柔地使颈部做侧屈及俯仰活动，症状消除，证明已复位。在颈部外贴活血止痛膏，休息数日即愈。如症状未完全消失，可配服活血舒筋中药。

4. 刃针治疗　寰枢关节错位主要与枕椎肌失衡有主要关系，在长期临床工作中，洛阳正骨医院设计发明了一种刃针，专利号 ZL 2010 2 0600505.9，主要用于松解枕椎肌，治疗寰枢关节错位引起的头晕、头痛等症状，效果满意。治疗调整后枕椎肌的平衡状态，错位的寰枢关节往往能够自行复位，免去了许多患者频繁治疗的苦恼。

［技术简介及操作方法］

枕椎肌包括头后大直肌、头后小直肌、头上斜肌、头下斜肌 4 对小肌肉，这 4 对肌肉虽小，却发育良好，位置深在，均起止于枕骨的下项线与寰椎后弓、横突枢椎棘突。其中头后大直肌起自枢椎棘突，止于下项线的外侧部；头后小直肌起自寰椎后结节，止于下项线的内侧部。头上斜肌起自寰椎横突，止于下项线外侧部的后方；头下斜肌起自枢椎棘突，止于寰椎横突。笔者在临床中发现，枕椎肌在颈源性头晕中起关键作用，在治疗颈源性头晕中，只要找到枕椎肌 4 对肌肉与骨连接处的劳损点，用刃针松解即可达到治疗的目的。

治疗时，患者俯卧于治疗床上，颈椎尽量屈曲，额头接触床面。双上肢自然下垂于治疗床两侧，医者站立于治疗床头前面，俯视患者后枕部，在患者下项线至颈 1 横突部用碘伏消毒，医者清洗双手，带一次性无菌手套。

（1）用左手拇指指腹触摸头小直肌、头大直肌、头上斜肌在枕骨附着点，细心体会，能够触摸到绿豆大小的硬性结节，左手拇指指腹触摸到结节后，固定结节，右手持一次性刃针，刺入结节中心，直抵骨面，感觉指下结节散开消失。

（2）用左手拇指指腹触摸枢椎棘突两边，在头后大直肌、头下斜肌位于枢椎棘突的止点处，比较枢椎棘突两侧肌肉张力，在肌肉张力高的一侧寻找硬性结节点，同样用左手拇指固定结节，右手持刃针从结节中心点刺入进行松解，左手拇指指腹下感觉硬结消失为止。

（3）在患者两侧寰椎横突尖处用左手拇指指腹寻找硬性结节点，找到后同样用左手大拇指固定，右手持刃针刺入，要求针尖刺入抵骨。

治疗时注意出血，头部血循丰富，一定多按压针孔，预防出血过多，以免引起患者恐慌，如果个别患者出现皮下血肿情况，一定做好解释工作，几天后可自行消除，不必过多处理。整个治疗一定要在干净卫生的治疗室进行，治疗室空气应每日严格消毒，防止感染等其他情况发生。嘱患者后期加强项背肌功能锻炼，少低头，勿劳累。

［治疗周期］

隔 3 日治疗 1 次，3 次为 1 个疗程，1 个疗程后评定治疗情况。一般 1 个疗程即可完全解决症状。

［关键技术环节］

在本治疗中，准确找到枕椎肌 4 对小肌肉与骨连接处的劳损点是本疗法的关键，劳损点一般为米粒大小的硬性结节，医者一定要熟悉枕椎肌解剖，熟知 4 对小肌肉的起止走行。用刃针切割时一定要抵骨才能彻底松解结节点，才能够预防复发。

［禁忌证］

①不符合符合颈性眩晕诊断标准者。

②年龄在 75 岁以上的。

③严重心脏病、脑血管、血友病患者。

④怀孕 3 个月以上不适宜俯卧位的。

［注意事项］

①治疗前应充分与患者沟通，避免产生紧张情绪。

②治疗中积极与患者交流，防止晕针情况发生。

③嘱咐患者治疗后局部不要受凉，24 小时局部不要湿水，预防感染。

④高血糖患者，应控制血糖在 7.1mmol/L 以下后再进行治疗。

⑤患者一定要注意保护颈椎，避免颈椎遭受劳损或外伤。

5. 寰枢关节错位常见病症及治疗

（1）枕项线综合征：由于附着于枕骨上、下项线及其之间骨面的筋膜、肌肉等组织发生病变所引起的一系列症状，称为枕项线综合征。因为附着于枕骨上、下项线及其之间骨面的软组织多与头的伸屈、侧弯和旋转活动有关，寰枕、寰枢关节又是整个脊椎关节活动幅度最大的关节，在头部频繁活动中附着于枕骨上、下项线处及其之间骨面的肌肉、筋膜等软组织，最易发生病变而引起各种症状。据统计，在引起颈性眩晕症的诸多疾病中，本病约占 25.68%；在引起头枕部疼痛、偏头痛的诸多疾病中，本病约占 18.15%。

①病因：由于长期低头工作或频繁的头部活动，寰枕筋膜产生慢性劳损性炎症，如筋膜增厚、组织逐渐变性、纤维间质增多，失去弹性或产生挛缩，使寰枕间隙变窄，造成对椎动脉的压迫和对从筋膜穿出的枕小神经、枕大神经的刺激与压迫，产生枕部头痛或偏头痛等症状。

上颈部的深层组织如深部肌肉、关节、深筋膜等的感觉径路与小脑、前庭神经核等眩晕中枢有连接。因此，当颈项部软组织感受器接受到来自化学或压力的刺激后，通过颈脊神经后支纤维传入中枢引起小脑和皮质下中枢的前庭神经核等组织的兴奋，通过反射产生机体平衡和定向功能障碍，引起眩晕症状。

枕骨髁和寰枢上关节凹构成的寰枕关节，是连接颈椎和头颅的关节。关节囊松弛，其周围有一些韧带和肌肉参与维持关节稳定，并使关节能沿矢状轴做侧屈运动及沿额状轴做仰屈运动。寰枢无棘突，因而可使头能做较大范围的仰、俯活动。头部的频繁活动或长时间低头工作、颈部姿势不当等，容易使寰枢关节周围的肌肉、韧带、筋膜发生劳损性病变。尤其头上斜肌、头后大直肌、头后小直肌等附着于枕骨下项线的一些短肌，由于病变部位软组织内压增高和无菌性炎症的刺激，通过软组织内感受器传入小脑和前庭神经而产生了眩晕。

此外，在寰枕间隙部位，由头夹肌内侧缘与枕上项线、棘中线项韧带为边形成三角形间隙。三角的深层为头半棘肌，浅层为斜方肌。枕大神经和第三枕神经均经此三角穿过浅面的斜方肌而分布于头枕部的皮下。枕大神经为 C_2 脊神经后支的皮支，C_3 脊神经后支的皮支为第 3 枕神经。寰枕间隙部位的软组织病变对枕大神经和第 3 枕神经的机械性压迫和无菌性炎症的化学刺激，通过 C_2 和 C_3 脊神经后支纤维传入小脑和前庭神经核引起眩晕。这是寰枕间隙部位软组织病变容易引起症状的一个重要因素。因此，这类患者也常会存在一些头枕部及头顶部麻木、跳痛等症状。因枕大神经还有吻合小支与枕小神经、耳大神经交通。所以，一些患者常会伴存一些耳部症状。

②症状：轻者仅表现为头后部、寰枕间隙部位的酸、胀、困感觉，似有绳子的牵拽感，如有患者表现为头枕部及头顶部的麻木，似有物"压"头或似被棍击打的"闷胀"感，也有的患者有头顶部及前额部放射；一侧病变者可为一侧的顽固性偏头痛。以上症状时发时愈或时轻时重。劳累及低头操作时间过长，则症状增重。有的患者表现为似痛、似胀、似木、又似带些晕的感觉，重时甚至想用针扎、刀割。症状重时影响睡眠，患者不能躺卧在枕头上，上颈部病变部位受压时症状更重。患者在躺卧状态下打哈欠时需用自己双手托起头部，否则会更加难受。令患者在站立位状态下做头后仰及一侧下肢的后伸动作，病变重的一侧会出现大脑似被牵拽的感觉，这种感觉一直可放射至头顶部，甚至前额部。在出现"大脑被牵拽"感的同时常伴有明显的头晕症状。恢复体位 2～3 分钟，头晕症状自消。这种患者大多病程较长，因寰枕间隙深层病变软组织和椎管后部的寰枕后膜形成广泛粘连所致。在做上述动作时，由于深层短肌的收缩牵拽了寰枕后膜，除引起头晕症状外，还出现了似大脑被拖拽的感觉。

除以上症状外，有的患者还相伴一些耳部症状，如病变侧的耳朵似有异物堵塞感、耳后牵胀感、耳鸣、重听，甚至耳聋等症状；或相伴一些眼部症状，如全身乏力、没精神、头脑不清、记忆力减退、失眠等症状。这些人常因精神紧张而诱发眩晕或使原有的眩晕症状加重。

这类患者做头颅 CT 等检查大多无明显异常可见，但所有患者于枕骨上项线、下项线或其间骨间的一侧、双侧均可寻及明显压痛点，有的患者在 C_1 的横突部位或后弓部位、C_1 棘突（后弓结节）处也可寻及明显压痛。

③诊断：于枕骨上项线、下项线或其间骨间的病变软组织附着区部位做简单的手法治疗，可立刻使症状减轻、缓解，有利于本病的诊断。同样，在枕骨上项线、下项线或其间骨的每个压痛点上用 0.5%～1% 利多卡因 5mL 做局部浸润注射可使症状立刻获得改善者，也可作为本病有力的诊断依据。

④治疗

手法治疗：患者俯卧位，上胸部下垫枕使头稍前屈，扩大寰枕间隙距离，以利手法操作。先在每个压痛点上轮流做按揉、弹拨、点压手法 3 遍，每遍 2～3 分钟，然后由助手双手挽住患者两肩向下（足端）牵拉用力；医生左手托扶患者下颌，右手放于患者头枕部向上（头顶）用力拔伸，和助手做对抗牵引以不使患者下移。需维持此对抗牵引 1～3 分钟，然后医生突然加大牵引力度并立即回复至原牵引力，如此反复 2～3 分钟，结束手法治疗。

除此，还可做颈围固定、颈椎牵引，睡觉时应避免用高枕。

中药治疗：川芎 9g，川续断 9g，当归 12g，红花 12g，桃仁 12g，制乳香、制没药各 6g，桂枝 12g，丹参 12g。水煎服，服时加少许白酒。头晕重者，加白芍 12g，杭白菊 12g；视物不清者，加杭白菊 12g，草决明 12g，密蒙花 12g；头颈部疼痛重者，加防风 12g，制川乌、制草乌各 6g；憋气胸闷不适者，加广木香 12g，枳壳 12g，川厚朴 12g；身体虚弱、血虚者，去桃仁、乳香、没药，加党参 12g，黄芪 12g。

病变部位局部注射疗法：于每个压痛点处注射常规配伍的合剂 5mL，5 ～ 7 日注射 1 次，5 次为 1 个疗程。

⑤头颈部锻炼：具体锻炼方法共分 4 节，每节 4 个 8 拍。锻炼要求稳慢，不求速度。要求动作认真、到位，这样才能收到锻炼的预期效果。

颈部屈伸锻炼：患者端坐或双足等肩宽分开站立位，双手叉腰。第一拍为颈前屈，第二拍为头恢复正视位，第三拍头后仰，第四拍头复正，第五拍为颈左旋，第六拍头复正，第七拍为颈右旋，第八拍头复正。共做 4 个 8 拍。要求颈前屈，下颌务必抵触胸骨柄部位；颈左右旋转时，务必看到同侧的肩膀尖。

颈部侧屈锻炼：第一拍为颈左侧屈，第二拍复正，第三拍颈右侧屈，第四拍复正，第五拍为颈向前平伸，第六拍复正，第七拍颈向后平伸，第八拍复正。要求颈侧曲及向前、后平伸时，幅度要尽量大。

颈部旋转锻炼：第一个 8 拍之第一至第四拍，颈部向左前方旋转；第五至第八拍，颈部向右前方旋转；第二个 8 拍之第一至第四拍，颈部向左后方旋转；第五至第八拍，颈部向右后方旋转。第三个 8 拍，同第一个 8 拍动作；第四个 8 拍，同第二个 8 拍动作。要求颈的旋转幅度尽量大，但速度必须稳、慢。

耸肩训练：第一至第四拍，耸肩并向前旋肩并尽量缩胸；第五至第八拍，为耸肩向后旋肩并尽量扩胸。耸肩动作是本节的重点锻炼内容，因此，在锻炼中患者要尽量向上耸肩，在耸的基础上做向前、后旋肩的动作。

（2）颈性眩晕症：眩晕是个常见症状。临床上多系统的疾病常具有头晕症状。由颈背部软组织病变或颈椎骨关节性病变而引起的眩晕称为颈性眩晕症。患者在来软组织病科就诊前，绝大多数被误诊为"梅尼埃综合征""脑动脉硬化""眩晕症""自主神经紊乱症""神经衰弱"等，因而得不到有效治疗。眩晕症状长期不消，严重者影响工作和生活。

①病因：眩晕是自觉的平衡功能障碍或身体处在空间定向障碍的一种异常感觉。也就是自身或外界景物的运动性幻觉。通俗而言，眩晕就是指自身或外界景物旋转的感觉。

身体在空间定向障碍有 3 种表现：外界景物的旋转或摇动感觉。自身旋转、摇动或跌倒的感觉或头在旋转的感觉。下肢的位置控制不灵和不稳。

颈性眩晕症多为第 2 种表现，颈椎病变引起者常同时伴有第三种表现。身体处在空间的定向功能或保持身体平衡的功能是受神经调节的，也即从机体而来的感觉刺激经前庭神经传入小脑和前庭神经核、红核等，通过脊髓所产生的不经意识的协调反应来维持机体的平衡和定向功能。

引起眩晕的常见原因有：内耳迷路及其连接的小脑、大脑障碍。眼及视神经径路障碍。肌肉、筋膜、关节，特别是发自颈部的这些组织的感觉径路障碍。

第一种原因引起的眩晕早已为人们所重视，如梅尼埃综合征等引起的眩晕；视力障碍、眼病引起的眩晕也得到人们的认识，如眼屈光不正引起的眩晕等；而由肌肉、筋膜、关节的感觉神经传来的异常刺激，引起前庭器官兴奋，产生了空间位置障碍而引致的眩晕、恶心、呕吐等症状，常不为人们所重视。

临床上眩晕可分为真性眩晕和一般性眩晕。前者多由内耳迷路或前庭神经病变产生，有周围景物或自身旋转的感觉；一般性眩晕只有头晕、头眩或站立不稳的感觉，而无外物或自身旋转的感觉。

颈性眩晕症多属于一般性眩晕。一般有以下几种情况。

A. 颈椎骨关节病变：因外伤、劳损或椎间盘退变、椎间隙变窄所致的颈椎失稳，是产生眩晕的基础。在失稳情况下，颈椎小关节易产生错位、颈椎旋转、颈椎超常范围的活动；颈椎管内、外软组织也容易继发无菌性炎症或形成颈椎体、小关节、钩突关节的骨唇增生。位于颈椎椎体前外侧的自主神经链或走行在颈椎横突孔中的椎动脉受到无菌性炎症的刺激、机械性压迫，或自主神经受到刺激，会引起椎动脉反射性痉挛。此时椎动脉血流受阻，使小脑、前庭神经核、红核等部位的眩晕中枢血液循环发生改变而出现眩晕症状。因此了解椎动脉的走行对理解颈椎骨关节病变引起的眩晕会有所帮助。

椎动脉为锁骨下动脉最大的分支。在解剖上其走行分四段：第一段为从起始部上行于前斜角肌和颈长肌之间，至 C_6 横突孔。该段椎动脉前邻颈总动脉、颈静脉，后近 C_7 横突、颈下交感神经节与 C_7、C_8 脊神经前支。在此段，前斜角肌病变常可影响椎动脉而产生眩晕症状。第二段行走在 $C_6 \sim C_2$ 横突孔之中，动脉内侧与椎体相邻。老年人此段椎动脉纡曲，偶因颈椎椎体骨质增生压迫椎动脉使管腔变窄，影响脑的血供而产生头晕、黑矇等症状，尤其在头转至某方位时对椎动脉压迫增重，症状可加重。第三段为 C_2 横突孔穿出后至进入椎管前。此段椎动脉先向外，向后穿过 C_1 横突孔至 C_1（寰枢）侧块上关节面后方，经寰枢后弓上方呈水平方向转向后内，通过椎动脉沟，当接近正中线时，穿寰枕后膜入椎管。此段因椎动脉走行屈曲，在走行于侧块后方时不仅侧块增生可直接压迫、刺激椎动脉，而且在头偏斜和旋向对侧时，侧块对椎动脉似一个支点，加重了对其的刺激和压迫，引起椎动脉痉挛或管腔变窄而产生眩晕症状。第四段为椎动脉穿寰枕后膜和硬脊膜后进入椎管内的一段。此段经枕骨大孔后外侧入颅腔，向前达斜坡，于脑桥下端左右汇合成一条基底动脉，主要供脑干、小脑、枕叶内侧面及间脑后半部。因此，锁骨上窝软组织病变和颈椎骨关节病变引起的眩晕，主要原因是椎动脉因素所致，在上述引起眩晕的三个常见原因中属于第一类。据分析，这部分仅占颈性眩晕症的 25%（1/4）；75%（3/4）的颈性眩晕症是由颈部软组织病变引起，其中由寰枕间隙部位的软组织病变引起的眩晕就占 25%（1/4）。因此，该部位病变所引起颈性眩晕症应特别引起重视。

B. 颈部软组织病变：软组织病变常常会相伴一些自主神经紊乱的症状，如腰臀部软组织病变常伴有腹胀、腹痛或下肢畏寒、皮肤感觉异样等症状，背部软组织病变常伴有背部蚁行感、荷重感、冷水浇背感、束胸感和心慌、胸闷、憋气等症状。颈项部软组织病变除产生颈项痛外，有的患者会产生眩晕症状并且成为主诉症状。产生这些相伴症状的确切机制尚待进一步探索。

颈部软组织劳损性病变产生以头晕为主要症状的原因也可能和组织内压增高有关。上海生理研究所对颈腰痛患者的肌电图观察证实，正常人于肌肉放松状态时没有电活动存在，而颈腰痛患者是有紧张性电活动存在的，并且常和疼痛存在于同一侧。中医学也认为"不通则痛"。因此，病变部位的肌肉是处于紧张或痉挛状态的，组织内压是增高的。颈项部软组织的感觉通路常和小脑、前庭神经核、红核等眩晕中枢有连接，颈项部及上背部的筋膜、肌肉主要由颈脊神经后支所支配，位于颈背部筋膜、肌肉内的感受器，接受了因组织内压增高所产生的压力变化的异常刺激，通过颈脊神经后支传入中枢，引起小脑和皮质下中枢的前庭神经核等组织的兴奋，通过反射产生机体平衡和定向功能障碍，导致了眩晕症状的发作。

此外，病变部位软组织的电镜及病理学观察也证实有无菌性炎症的变化存在。炎症刺激颈背部软组织内的感受器，也可引起上述反射而产生眩晕症状。颈部软组织病变引起的眩晕属上述 3 个常见原因中的第三类因素。

C. 寰枕间隙软组织病变：更易引起眩晕，原因同枕项线综合征。

D. 颈性眩晕症与椎动脉因素：根据对颈性眩晕症病例的分析证实，仅 1/4 的患者与颈椎的骨关节病变引起的椎动脉变化有关，并且这些患者多在发生眩晕之前存在椎动脉解剖上的明显异常或椎动脉粥样硬化等因素，使椎动脉处于半梗死状态。在一般情况下，椎动脉因素引起的眩晕多为突发性和一过性。因为椎动脉血流一旦被阻断，通过 Willis 环的自主调节和代偿，使众多吻合支很快从关闭状态改变至开放状态，脑血流能在极短时间内恢复正常。因此，如果是椎动脉因素所造成的眩晕必然是短暂的、突发的和一过性的，只发生在头旋转于某方位或椎动脉突然扭转、受刺激或受压的片刻。

我国多数学者沿袭国外学者的观点，认为颈性眩晕症是颈椎骨关节病变对走行在颈椎横突孔中的椎动脉产生影响所致。从解剖上来看，脑是由两对动脉供血的，即颈内动脉和椎动脉，这 4 根血管在入颅前是分开的，入颅后通过吻合支相互连接形成血供保障系统，即 Willis 环。因此，一侧椎动脉出现闭塞是不会损伤脑功能的，一侧或双侧椎动脉的短时间完全闭塞也不可能影响脑血流。椎动脉受压或受到刺激引起痉挛，管径变小，通过自主的脑血管管径的调节，可使脑血流加快，能维持在正常的恒定水平（50 ～ 150mmHg）。此外，还可通过 Willis 环的自主调节和代偿，使众多血管吻合支从关闭状态改变至开放状态，故一侧颈内动脉或椎动脉闭塞对脑血流影响不大。一般脑缺血的动物模型是结扎双侧椎动脉或双侧颈内动脉。动物实验也证实，椎 - 基底动脉直径减少至 47% 时，脑干腹前侧血流仍无影响。

此外，椎动脉的正常解剖发生变异和发育不全及异常是很常见的。据观察统计，人群中 10% ～ 20% 有椎 - 基底动脉发育不全，但这些人中大多没有眩晕症状。因此，通过脑血管的自主调节和吻合支的开放，一侧椎动脉闭塞对正常和健康者来说是不会对脑血流产生显著影响的。因椎动脉受压或刺激而引发的眩晕等症状，只是在自主调节功能丧失或缺乏吻合血流，以及在血管解剖学上有明显异常时才会发生，但为数不多。

如上所述，椎 - 基底动脉管径减少至 47% 时仍无法探测到脑干血流的变化，那么，颈椎"错位"或骨质增生压迫到何种程度才会影响脑功能呢？颈椎及小关节轻度错位及一般的骨质增生是不会引起椎动脉血流改变的，即使显著的颈椎半脱位和骨质增生可影响到椎动脉管径，仍不会造成椎动脉血流量的减少，所以，颈性骨关节病变产生的眩晕症状是短暂的，慢性和持续性眩晕不可能是由椎 - 基底动脉供血不足造成的。

通过病例分析证实，3/4 以上的颈性眩晕症是由上颈部软组织病变所引起。对 20 例志愿者曾进行这样的试验：于正中及两侧寰枕间隙共 3 个部位各注射 1% 的利多卡因 5mL。注射后，20 人中 18 人出现眩晕症状。眩晕持续 8 ～ 40 分钟不等。所有志愿者 3 日后再在 L_{4-5} 间隙和双侧 L_4 椎板共 3 个部位各注射 1% 利多卡因 5mL。注射后，20 位志愿者都未出现眩晕症状，出现的只是注射部位的麻木和胀感，这说明上颈部软组织中感受器的确和脑眩晕中枢存在着径路联系。上颈部软组织病变引起的眩晕，与眼视力障碍、屈光不正等引起的眩晕机制类似，并不是通过椎体动脉因素所致。这是由于上颈部软组织中感受器的部分传入纤维和小脑、前庭神经核、红核、丘脑等有关眩晕中枢相连通，因此，上颈部软组织病变无菌性炎症的化学、压力变化，通过脊神经后支的传入就可引起这些中枢的兴奋，产生眩晕。对这些患者，在上颈部软组织病变部位施以手法治疗后，大多立即获得头脑清亮、眩晕消失之效果。

②症状："颈性眩晕症"患者发现眩晕多和头颈活动有关。有的患者于摇头时出现眩晕症状；有的患者于行走时出现眩晕的症状，休息和头不动时眩晕症状减轻或消失，大多数患者于头旋转至某方位时出现眩晕症状或使原来的眩晕加重；有的患者不能仰

头视物；有的患者头只能固定在一个方位上，行走、视物都十分不便；有的患者甚至大声讲话或听别人发出的高音，也会引起头晕症状的发作或加重；也有的患者上下床时因头颈部位置的改变而引起一过性视力缺失（黑矇）或神志昏迷，头在卧位或坐位静止片刻后才逐渐恢复。因此，这类患者不仅影响工作，而且生活也常不能自理。行走、如厕均需人搀扶。

颈性眩晕症患者常伴有眼部症状，或旋头至某方位时出现发黑现象；有的患者眼眶痛、眼干涩、眼不想睁、眼花、视物模糊、看东西发灰；有的患者不能看活动或运动着的物体，否则头晕加重；有的患者视物摇晃、乱动，因而不敢睁眼，这类患者上楼尚可，下楼必须扶楼梯把手；有的患者产生复视现象，故患者只能长期闭门不出；还有些患者发病后视力明显下降，甚至失明。经治疗，随着眩晕症状的消失，以上这些眼部症状也会随之消失。

颈性眩晕症患者也有相伴一些耳部症状，如有的患者病变一侧耳朵似有异物堵塞感和病变侧耳后牵胀感，有的患者在病变一侧产生耳鸣、重听甚至耳聋。

颈性眩晕症患者也常伴有其他一些症状，如颈部活动时作响，说话时语言不畅，舌活动不灵，也有的患者味觉迟钝，有的患者伴有咽痛、咽部异物感或病变侧脸颊部疼痛及压痛症状，还有一些患者感头枕部麻木，似有异物感或病变侧脸颊部疼痛及牙痛症状，还有些患者感头枕部麻木，似有物"压"头或似棍击打的"闷胀感"，也有的患者有头颈"跳动"和头胀感。经治疗，随着眩晕症状的改善，以上这些相伴症状也会随之消失。

还有一些颈性眩晕症患者伴有一些全身症状，如全身乏力、精神恍惚、记忆力减退、失眠等，或有憋气、恶心等。这些患者常因精神紧张而诱发眩晕症状或使原有眩晕症状加重。

③诊断：颈背部软组织劳损性病变引起的眩晕和颈椎病引起的眩晕症状，不能够仅以 X 线片是否出现阳性变化来鉴别。以下几点将有助于鉴别。

性别特征：颈部软组织病变引起的眩晕，女性发病率比男性高出 1 倍；而颈椎骨性病变引起的眩晕，男性比女性发病率高，男：女 =1：0.7。

年龄方面：颈椎骨性病变引起的眩晕比颈部软组织病变引起者年龄偏大，以 41 ～ 60 岁发病率最高，达到 80%；而颈部软组织病变引起的眩晕好发年龄是 21 ～ 40 岁，占 63.74%。

症状方面：骨性病变引起的眩晕多为突发性，一过性发作，即大多数患者于头颈部旋转至某方位时出现眩晕症状，恢复原位后眩晕症状逐渐消失。一些患者在眩晕发作间隙有下肢控制不灵、步态不稳等感觉，还有一些患者常伴存一侧上肢困胀等症状。颈部软组织病变引起的眩晕多为持续性，在患者低头、仰头、旋转时，甚至大声讲话时，均可使原来的眩晕症状加重。严重时，患者快步走路、睡觉上下床，甚至听别人大声讲话、看迅速活动的景物，都会诱发眩晕症状的加重。这些患者头只能固定在一个方位上，行走、视物都十分不方便。

体检方面：颈部软组织病变引起的眩晕，在软组织病变部位上必可寻到明显压痛点。压痛点多，说明软组织病变范围广。随着有效治疗的进行，压痛程度和范围逐渐减小，症状也逐渐减轻。症状完全消失时，压痛点也基本消失。因此，压痛点不仅能显示出软组织的病变程度、范围，也可判别治疗效果。单纯颈椎骨性病变引起的眩晕，颈椎管外软组织大多无明显压痛扣及，若有，压痛点也仅局限于颈椎骨性病变相应节段的棘突旁或关节突关节部位。病变节段的颈椎多有旋转，旋转的颈椎就有可能引起症状。显示颈椎旋转的标志就是棘突的偏歪和相应关节突关节部位的突隆、饱满、压痛。

治疗方面：颈部软组织病变引起的眩晕，以按摩手法、中药外敷等治疗颈椎管外软组织病变，不必施行颈椎定位或不定位整复手法，眩晕症状就可消失。一些患者在压痛点上采用局部注射治疗或软组织病变部位上单纯实施点揉、点压及移位手法（每个压痛点约半分钟），患者的眩晕症状和相伴的头枕部麻痛、视物模糊、耳鸣等症状立即消失，立竿见影。而颈椎骨关节引起的眩晕，不实施颈椎的整复手法或病变相应的颈椎椎体外注射疗法，眩晕症状就不会消失。颈椎牵引对二者引起的眩晕均有一定的辅助治疗作用。

④治疗

药物治疗：常用口服药如维生素 B_1 片，20mg，每日 3 次；谷维素片，30mg，每日 3 次，口服；腺苷 B_{12} 片，500μg，每日 3 次，口服。

常用静脉滴注药物如利多卡因 200mg（2% 利多卡因注射液 10mL）；维脑路通针剂 0.5 ～ 1.0g；胞二磷胆碱注射液，0.25g/ 支，常用量 0.5 ～ 1.0g；山莨菪碱（654-2）注射液 10mg（男性 50 岁以上、前列腺肥大者慎用）；盐酸培他啶氯化钠注射液，500mL/瓶，含盐酸培他啶 0.02g，氯化钠 4.5g；盐酸丁咯地尔（赛莱乐）注射液，每支 50mg，5mL，用量 0.1 ～ 0.2g（2 ～ 4 支）。以上均为 1 日剂量。加入于生理盐水或 5% 葡萄糖盐水 250 ～ 500mL 中静脉滴注，每日 1 次，常用 5 ～ 7 日。

以上所用药物均具有扩张病变部位痉挛血管、降低血管阻力、改善血液循环和病变组织氧供、病变组织和神经恢复的作用。利多卡因尚有调节心律的作用。

其他治疗：对寰枕间隙软组织病变，可采用按摩、温针和病变局部注射 3 种疗法。按摩手法与温针疗法需每日或间日治疗 1 次，而病变局部注射则 5 ～ 7 日治疗 1 次，不仅患者省事，而且病变局部注射疗法的疗效也较按摩手法与温针疗法显著。故除禁忌应用激素局部注射的患者外，可主要采用病变部位局部注射治疗方法。有报道采用星状神经节注射疗法可改善上颈部软组织病变引起的眩晕症状。

对颈背部软组织劳损引起的颈性眩晕症患者，可采用温针、持续移位手法和病变局部注射等治疗方法。用这些非手术治疗久治无效的患者，最终采用软组织松解术。

对颈椎病骨关节病变引起的颈性眩晕症，可采用颈椎牵引、颈椎整复手法及颈椎椎体外注射疗法。

具体治疗方法介绍如下。

A. 温针治疗方法，即在体检所获得软组织病变的压痛点上施针。针尖抵达软组织的骨附着区留针。在针外露部分的皮肤上嵌夹硬纸或布类，以保护皮肤。截取药艾条 2～3cm（不要损坏艾条外的包裹纸）置针尾部，使针尾被包裹在艾条之中，点燃针尾之艾条，直至艾条燃尽并无余热后去除保护的纸和布，拔针。如此为 1 次治疗，每日或间日治疗 1 次。

B. 持续移位手法，指用一手或双手拇指置于软组织病变部位上，采用与软组织走行方向相垂直的移位手法，并持续用力维持此移位达 20～30 秒。在颈部与肢体，此时若同时做反向旋转，可加大移位程度，增加疗效。移位手法后，再顺软组织的走行方向对病变软组织稍加按压理顺。如此重复 3 遍为 1 次治疗，每日治疗 1 次。

C. 病变部位局部注射疗法，即于软组织病变部位注射 0.25% 利多卡因 2～20mL 和地塞米松 2～10mg 或醋酸确炎舒松 5～25mg 的混合液。病变部位不同，用药量也异。采用本法必须注意无菌操作，5～7 日治疗 1 次。

D. 颈椎椎体外注射疗法，颈背部软组织无明显压痛但常伴有视、听觉等障碍的颈性眩晕症患者可采用此疗法。治疗时，患者仰卧位头稍旋向健侧，用 0.25% 利多卡因 20mL 加地塞米松 10mg 或确炎舒松 12.5～25mg 配成注射液。以 X 线结合临床判定的病变颈椎为中心。用左手示指和中指垂直压放于颈动脉与气管、食管间，指端稳定地压于椎体前侧面，在颈动脉内侧刺入约 1cm 即可触及椎体。在椎前筋膜、前纵韧带与骨膜下浸润注射，其范围应包括 2 个椎体。5～7 日治疗 1 次。

（3）枕大神经嵌压综合征

①解剖与病因：枕大神经嵌压综合征是神经长期受到牵拉及通过坚硬的腱膜孔时的挤压，使神经产生缺血、水肿、髓鞘弯曲、旋转或出现皱褶等变化而出现的症状。枕大神经为 C_2 神经后支之皮支，通过 C_1、C_2 之间并紧靠寰枢关节的后外侧出椎管，并于头下斜肌内侧下缘与前支分离，经头半棘肌（深面）斜向上升，至头半棘肌止点处依次穿过头半棘肌及斜方肌肌腱孔至皮下，分支分布于上项线以上到颅顶之间的皮肤。枕大神经在浅出腱膜孔与枕血管的排列关系由内侧向外多数为神经、动脉、静脉。由于以上解剖特点，枕大神经在其行程中既接近寰枢关节，又多次发生曲折并绕穿枕下的肌层和筋膜。如果寰枕关节和这些肌肉筋膜发生病变，就容易压迫和刺激枕大神经而产生症状。

②症状：枕大神经卡压引起枕后疼痛，多呈针刺样或刀割样放射性痛，主要位于一侧的枕下，并向枕上、头顶部放射，甚至可波及前额及眼眶区。疼痛常呈发作性出

现，自发或因旋转头部尤其是向对侧旋转时诱发。有时颈部活动、咳嗽、打喷嚏也可诱发或加剧疼痛。多数患者在疼痛间歇期仍感枕后部钝痛或酸痛。此外，在疼痛发作期常伴有颈肌痉挛。多数患者平时也常有颈部僵硬感。

③体征：可见颈肌紧张乃至强迫头位，如头稍后仰并向患侧倾斜，患侧枕大神经出口处（C_2 棘突与乳突联线之中点，相当于风池穴）及顶结节、上颈椎棘突或椎旁部位可有压痛，并向头顶部及前额部放射。有的在枕部头皮下可触及痛性小结节。枕大神经支配区皮肤也多有感觉过敏或减退，少数病程长者，甚至可显示脱发现象。

④治疗：枕大神经注射疗法可获明显疗效，无效者可行神经松解术。无效者可行神经松解术。打开斜方肌腱膜孔，分离切开枕大神经周围的粘连结缔组织，切除瘢痕组织，清除枕大神经周围肿大的淋巴结。

（4）颈夹肌综合征

①解剖：颈夹肌起自上部胸椎和 C_7 的棘突及项韧带，止于枕骨上项线外侧部分及乳突的后外侧，颈夹肌的浅面有斜方肌，深面为竖脊肌，其作用是单侧收缩使头转向同侧，双侧收缩使头后仰。

②病因：头颈部大幅度频繁活动，使颈夹肌的附着区发生慢性创伤性炎症而产生症状。尤其颈夹肌的 C_7 棘突附着区处于颈胸交界部，T_1 活动度很小，似一活动支点。频繁活动时，C_7 棘突附着区是应力集中处，最易发生病变。病程长者附着区纤维增生，常在 C_7 附着区形成一个圆形隆起，俗称"扁担疙瘩""大椎包"。

③症状：颈部有僵硬感，枕骨上项线外侧部位单侧或双侧疼痛，有的患者表现在 C_7 棘突处疼痛，头转动后仰受限。大多数患者有外伤史或慢性劳损史。颈部热敷可使痉挛的颈夹肌松弛，头转动幅度可增大，但附着区压痛仍存在。

④检查：患者在枕骨上项线外侧及乳突的后外侧单侧或双侧有压痛，有的患者疼痛点在 C_7 棘突处，有的在局部还可扪及条索状或块状阳性物。令患者尽力抬头后伸，检者一手置头枕部阻挡患者抬头，可引起疼痛加重，称为"抬头抗阻试验阳性"。

⑤治疗

按摩：附着区行按揉、点压手法，颈夹肌行弹拨、理顺手法。每日 1 次。

温针：病变部位（压痛点）温针治疗。

理疗：对早期患者能收到很好效果。

病变部位局部注射疗法：可使大多数患者症状缓解。

小针刀：颈夹肌附着区小针刀治疗也可收到很好效果。

⑥预防：避免因长时间低头操劳，使颈夹肌长时间处于牵张状态而引起劳损病变；避免短时间内颈部频繁旋转和伸屈；工作中抽时间做颈部主动锻炼。

第三节　腰痛病的康复

临床以腰部一侧或两侧发生疼痛为主要症状的疾病。腰痛常可放射到腿部，常伴有外感或内伤症状。腰痛可因感受寒湿、湿热，或跌仆外伤，气滞血瘀，或肾亏体虚所致。其病理变化常表现出以肾虚为本，感受外邪、跌仆闪挫为标的特点。

一、临床表现

1. 局部痛　常反映病变所在。如一侧骶髂劳损，疼痛多在骶髂关节处。

2. 转移痛　骶髂关节感觉由骶$_{1\sim2}$神经根支配，疼痛可转移至臀部和股后部。

3. 肌肉痉挛痛　肌肉保护性痉挛及牵拉骨膜可引起疼痛。急性腰痛常有骶棘肌痉挛。

二、诊断

（一）详细询问病史

包括年龄、性别、职业、作业环境及发病诱因。青年人腰痛多半为腰肌劳损，而老年人以腰椎骨关节病和骨质疏松伴有压缩性骨折居多；超负荷重体力劳动后常可发生腰肌劳损，身体瘦弱的女性常因劳累后而感腰痛；肺结核或淋巴结核患者发生腰痛时要考虑脊柱结核，有肿瘤病史者出现腰痛要考虑脊柱转移瘤；急性腰痛卧床休息后明显好转者，要想到急性腰肌劳损；腰痛伴有单侧下肢后外侧痛咳嗽时，疼痛加剧者，应考虑腰椎间盘突出。

（二）外科检查及神经系统检查

正常脊柱在胸椎部轻度向后呈弧形，腰椎轻度前凸，若正常生理曲线有改变，则表明脊柱不正常；腰椎平直或向一侧倾斜，要考虑急性腰肌劳损、腰椎间盘突出，或后关节突有病变；锐角后突畸形可能是骨结核或陈旧性骨折；腰椎前凸加深有可能为腰椎向前滑脱。腰椎的压痛点有助于了解腰肌劳损的部位，常见的压痛区在第3腰椎的横突处、髂嵴及骶髂关节处。急性腰肌劳损时腰部活动明显受限，慢性劳损时活动不受限；强直性脊柱炎时，腰部活动不仅前屈后伸受限，侧方活动也受限；若患者伴有下肢痛 Laseque 征（仰卧直腿高举试验）呈阳性，应考虑有腰椎间盘突出症的可能。注意检查两下肢肌肉有无萎缩，下肢腱反射有无低下或消失，小腿及足部有无感觉障碍，这些都反映脊神经根是否受损。

（三）实验室检查

先天性（发育性）退行性病变、外伤、腰肌劳损等疾病的化验检查都无异常。腰椎结核、骨髓炎及肿瘤，检查血沉会加快；如为恶性肿瘤，有时碱性磷酸酶升高；强直性脊椎炎，有时人类白细胞抗原 B 试验（HLAB）阳性。

（四）X 射线检查

先天性发育异常，X 射线片上有明确显示。骨结核、肿瘤、骨髓炎及强直性脊柱炎，亦可在 X 线片上看到明显影像改变。腰椎骨质增生时，可在 X 线片上看到骨和关节不同程度的骨赘。对一些腰痛，普通 X 线检查难以明确诊断时，可采用脊髓造影电子计算机体层扫描（CT）或磁共振检查。

三、中医证候分型

1. 肝肾亏损　中医认为，肾藏精、主骨；肝藏血、主筋。肾精充足，肝血盈满，则筋骨劲强，关节灵活。人到中老年，生理功能减退，肝肾精血不足，致使筋骨失养，久而久之，容易发生骨关节病。

2. 感受外邪　脏腑虚弱，卫外不固，风、寒、湿邪乘虚侵入，影响气血运行，精气不通畅，也是形成腰椎间盘突出症的常见原因。

3. 慢性劳损　常从事低头、弯腰、久立等工作，致使筋脉气血运行不利，瘀血阻滞，导致肌肉、筋脉、骨骼营养障碍，局部受损，因而产生疼痛、关节屈伸不利、活动障碍等临床表现。

4. 跌仆闪挫　由于暴力外伤或患部用力过度，损伤筋脉，致使气血运行不畅，壅滞不通，发生腰腿痛疾病。

5. 先天畸形　有些患者骨关节畸形，虽年轻体壮时尚无症状，但中年以后，由于体质虚弱、劳累或感受外邪后，畸形部位易出现病变。

另外，发病可能还与遗传、体质、代谢等因素有关。

四、康复评估

主要采用疼痛视觉类比量表（采用中华医学会疼痛学会监制的 VAS 卡）、JOA 下腰痛评价表进行评定，有条件者可以配合等速肌力测试、表面肌电图评估。

五、康复治疗

（一）药物治疗

1. 西药治疗

（1）乙酰水杨酸（阿司匹林）是最常用的镇痛药，作用和缓，用于各种神经痛及关节痛。目前阿司匹林有多种肠溶剂型，对胃刺激较小。此药禁止长期大量使用，胃溃疡患者慎用。

（2）非甾体类镇痛药，如吲哚美辛（消炎痛）、布洛芬、消炎灵等，镇痛效果均强于阿司匹林，消炎及抗风湿作用也较强。但分别有一些副作用，如头痛、恶心、呕吐、皮疹及胃肠道反应，对血象及肝肾功能亦有一定影响，需在医生指导下服用。为减少不良反应，一些药物出现了新剂型，如消炎痛栓、布洛芬的肠溶缓释剂芬必得等。

（3）中枢性肌肉松弛药，如氯唑沙宗，对缓解肌肉疼痛有一定作用。

（4）对处于急性期的腰椎间盘突出症患者，因其脊神经根水肿明显，引起剧烈疼痛，甚至继发蛛网膜粘连，可口服或静脉滴注类固醇类药物，辅以利尿药或脱水药，以消除神经根水肿。

（5）维生素 B_1、甲钴胺等神经营养药，也常在一些复方中使用。

需要指出的是，中药、中成药的应用可加强本病的治疗，缓解患者的肌肉痉挛及紧张，调节全身功能代谢，并且没有严重的并发症，值得推广应用。

2. 中成药和内服中药汤剂治疗

（1）中成药：治疗腰痛病常用的中成药有腰痛宁胶囊、天麻片、小活络丸、大活络丸等，可改善损伤神经的轴浆运输，促进神经传导和营养功能的恢复，增强神经对靶器官的支配能力。因此，可改善小腿的站立和行走功能，使腰痛病患者的活动功能得到一定程度的恢复。

（2）汤药：依据患者身体情况辨证分型用药。

①初期

治法：活血舒筋。

主方：补肾活血汤。熟地黄 10g，杜仲 3g，枸杞子 3g，补骨脂 10g，菟丝子 10g，当归尾 3g，没药 3g，山茱萸 3g，红花 2g，独活 3g，肉苁蓉 3g。水煎服，每日 1 剂。若下肢放射痛明显者，加地龙 12g，威灵仙 15g。疼痛甚者，加乳香、细辛各 5g。

②中、后期

治法：补养肝肾，宣痹活络。

主方：独活寄生汤。独活 6g，桑寄生 18g，秦艽 12g，防风 6g，川芎 6g，牛膝 6g，杜仲 12g，当归 12g，茯苓 12g，党参 12g，熟地黄 15g，白芍 10g，细辛 3g，甘草 3g，肉桂（打粉，冲）2g。水煎服，每日 1 剂。

（二）腰痛病的保守治疗

1. 手法治疗，即运用对局部肌肉点、压、按、摩、揉等手法以缓解局部肌肉的痉挛，起到减轻症状的作用。

2. 牵引治疗，即选择拉伸的方法对局部牵拉，使局部的神经根刺激症状减轻。

3. 整脊治疗，通过特定手法减轻局部的神经根刺激症状，如牵弹三步法。

4. 中药熏蒸治疗，通过热力的作用，使药物达到病变所在部位，使局部的炎症缓解，加速局部血液循环，加快废物代谢。

5. 三维正脊治疗、针刺治疗、展筋丹揉药治疗、理疗。

6. 封闭治疗，包括骶管注射、神经根封闭、穴位注射等治疗。

7. 其他方法，如小针刀、刃针治疗等。

（三）腰痛病的手术治疗

腰椎间盘突出经保守治疗无效时，一般可采用手术治疗，分为微创手术治疗和普通手术治疗两大类。微创手术和普通手术各有优势，前者创伤小、疼痛轻和恢复快，易于被患者接受，但不能取代后者，因后者在某些领域有前者不能代替的治疗优势。

1. 微创治疗　　腰痛病绝大部分发生在腰 4～5 节段，下面就以腰 $_{4\sim5}$ 椎间盘突出为例，介绍 5 种目前常用的微创治疗腰痛病的方法，包括胶原酶溶解术、臭氧注射融核术、经皮髓核切吸术、经皮激光消核术和微创液氮融核术。这些手术的名称虽然看起来复杂，但是手段大同小异，都是在 CT 机监视下将穿刺针头刺入椎间盘内，而后用药物、物理、化学或人工机械的手段作用于相应椎间盘的髓核，以达到减压的目的，从而起到治疗作用。

从穿刺进针到针头进入椎间盘内这一阶段，此五种手术的具体操作方法一致，但在 CT 机监视下确认针头在椎间盘内以后，操作方法就不同了。

此五种手术操作方法一致的部分：患者侧卧，常规消毒，铺无菌巾，用 18 号带有针心的穿刺针在距脊柱中线旁开 8～12cm 平腰 4～5 间隙与躯干矢状面呈 50°～60° 角进针，在 CT 机监视下确认针头在椎间盘内。

适应证：患者临床检查和 CT 检查证实为腰椎间盘膨隆或突出，伴有明显的根性痛症状，经 3 个月的正规保守治疗无效者。

禁忌证：过敏体质者，妊娠妇女和 14 岁以下儿童；腰椎间盘脱出并游离于椎管内者。

①胶原酶溶解术：在 CT 机监视下确认针头在椎间盘内，缓慢注入胶原酶 600～1200U（溶于 2～4mL 生理盐水内），15 分钟后拔出穿刺针。胶原酶可以溶解其髓核。

②臭氧注射融核术：在 CT 机监视下确认针头在椎间盘内，缓慢注入臭氧，浓度 50%～60%，将椎间盘内髓核组织氧化，后经机体吸收。

③经皮髓核切吸术：在 CT 机监视下确认针头在椎间盘内，依次将由细到粗的套针插入椎间盘，经套管置入髓核钳，取出 1～2 处髓核组织，再将髓核切除，以抽吸器进行切割抽吸，直到无髓核组织被吸出，拔出套管，加压包扎。

④经皮激光消核术：在 CT 机监视下确认针头在椎间盘内，使用北京光电技术研究所 YJ-108B 型 Nd：YAG 激光医疗机。每次辐射 2 秒，间隔 3～5 秒，总辐射时间 88 秒。激光辐射可以起到消除髓核的作用。

⑤微创液氮融核术：在 CT 机监视下确认针头在椎间盘内，注入液态氮，将髓核溶化，后经机体吸收。

2. 手术治疗

①"开窗"式髓核摘除术：适用于腰骶神经根症状明显，经积极、正确、3～6个月的非手术疗法治疗未见好转者；坐骨神经痛，在患侧直腿抬高试验阳性时，健侧下肢亦出现坐骨神经痛者，或双侧直腿抬高试验均为阳性（说明椎间盘突出较大或中央型突出），经非手术治疗无效者；临床症状及体征均典型，X 线片显示合并有腰骶椎先天畸形者，如腰椎骶化、钩状棘突峡部裂及脊柱滑脱，须同时行腰骶椎融合者。急性腰椎间盘突出症，大块突出压迫马尾神经，引起大、小便失禁，应及时按急症手术摘除椎间盘，解除压迫。

②全椎板切除髓核摘除术：适用于中央型腰椎间盘突出症患者；或诊断不能完全确定，属探查性手术者；单侧开窗或半椎板切除均不能完全显露者。

③上下半棘突、部分椎板切除髓核摘除术：适用于各型椎间盘突出，尤以巨大型、中央型椎间盘突出，或诊断不能完全确定，属探查性手术者。

④硬性椎间盘切除术：适用于椎间盘软骨终板破裂向后移位形成骨赘，或椎间盘突出合并后纵韧带骨化时。这种手术较困难，常需在切除椎间盘同时行椎间植骨融合术。术后卧床 3 个月，然后在腰围保护下下地活动，术后 6 个月摄片复查，证实植骨愈合后可解除腰围自主活动。

⑤经腹入路腰椎间盘切除术：又称前路手术。其优点是不损伤腰背部肌肉，不累及椎管，能很好地暴露椎间盘，完全切除病变椎间盘。椎间盘切除后可植骨，保持椎间隙宽度并能达到骨性融合；避免了损伤椎管内静脉，并可同时处理退行性腰椎滑脱。缺点是创伤较大、术后恢复时间长、术中可能损伤上腹下神经丛，也有可能损伤输尿管和髂总静脉等。

⑥前路腹膜外腰椎间盘切除术：与经腹入路椎间盘切除术不同的是，其切口在腹部侧下方，入路在腹膜外，避免了对肠道的损伤。

⑦腰椎间盘假体置换术：该手术是在腰椎间盘摘除后置入用金属、硅胶或亲水膨胀物质制成的假体，以代替椎间盘的功能。目前这种方法还存在许多不足之处，有待于日后进一步完善。

第十一章　骨质疏松病康复

骨质疏松（osteoporosis，OP）是一种以低骨量和骨组织微结构破坏为特征，导致骨质脆性增加和易于骨折的全身性骨代谢性疾病。本病常见于老年人，但各年龄时期均可发病。骨质疏松可分为原发性和继发性两类，原发性骨质疏松症分为绝经后骨质疏松症（Ⅰ型）、老年骨质疏松症（Ⅱ型）和特发性骨质疏松症三类。原发性骨质疏松系指不伴引起本病的其他疾患；继发性骨质疏松则是由于各种全身性或内分泌代谢性疾病引起的骨组织量减少。此外，按发生部位亦可分为局限性或泛发性骨质疏松。

一、临床表现

无并发症的骨质疏松症本身并无疼痛等症状，也无畸形等体征。早期发现本病依靠骨密度检查。椎体 X 线片可见异常骨密度提示，且早于症状、体征的提示，因此常常在不知不觉中发生椎体压缩骨折，也可因咳嗽、打喷嚏、轻微外伤等诱发椎体骨折。新鲜椎体骨折数周内出现局部疼痛，体征出现叩击痛。多个椎体压缩者可出现驼背，身高变矮。非椎体骨折时，疼痛和畸形表现更加严重。

二、诊断

1. 病史　早期可没有任何不适，因此被称为"静悄悄的杀手"，当骨量丢失达 12%后开始出现症状。中后期比较常见的症状有疼痛、驼背和身高变矮、骨折。最常见的骨折部位依次为髋骨、椎骨、桡骨远端。

2. 症状与体征　发病缓慢，一般临床表现轻微或仅有腰部酸痛，棘突压痛不是很明显，少数患者有神经根压迫症状。患者多以骨折就诊，一般无明显的外伤或损伤轻微。

患者腰背部疼痛突然加剧，继而可能发生骨折。患者还可有项背肌痉挛，不敢活动，轻微动作如咳嗽、排便均可引起不可忍受的疼痛。

少数患者由于胸廓畸形，呼吸时肋骨活动幅度减少，可有呼吸障碍，影响心肺功能。

早期及症状较轻的患者可无明显体征，发生骨折后患者可有驼背、侧弯畸形，脊柱明显缩短，肋下缘与髂嵴靠近，病程日久，下肢肌肉往往有不同程度的萎缩。

3. 特殊检查　X线、双能X线吸收法、定量MRI法、单光子吸收测定法。

4. 辅助检查　生化检查。近年来多种新技术已应用于骨质疏松的检测，如中子激活分析法测定全身体钙，单光束骨密度仪测定前臂骨密度，双能X线骨密度仪测定脊柱骨密度，椎体用计算机断层（CT）及放射光密度计量法等，必要时施行骨活检对于早期诊断和随访骨质疏松具有重要的意义。

三、中医证候分型

1. 肾精不足　周身骨痛，骨骼变形，腰膝酸软，筋脉拘急，消瘦憔悴，步履蹒跚，反应迟钝。成人则表现为早衰，出现发落齿摇、阳痿遗精、耳鸣耳聋、健忘等症状；小儿则出现生长发育迟缓，身材矮小，智力低下，五迟五软，易惊盗汗或抽搐，舌体瘦小光红，脉细弱。

2. 脾肾气虚　腰背四肢关节疼痛，四肢无力，肌肉衰萎，昼轻夜重，骨骼变形，活动不利，面色㿠白，口淡、自汗，面浮肢肿，夜尿增多，少气懒言，肠鸣腹痛，便溏或五更泄泻，舌淡胖嫩，苔白或水滑，脉弦沉无力或迟细。

3. 气滞血瘀型　情志不舒，胸胁胀满疼痛，痛如针刺，面色黧黑，唇甲青紫，或皮下有瘀斑，肌肤甲错，或腹部青筋显露，妇女可见经闭，或为血崩、漏下。舌质紫黯或见紫斑、紫点，或舌下脉络曲张，或舌边有青紫色条状线。脉象多细涩，或结代，或无脉。

四、康复评估

采用国际通用的汉密尔顿焦虑量表（HAMD量表）、日常生活能力量表（Barthel量表）。

表 11-0-1　汉密尔顿焦虑量表

1. 焦虑心境： 担心、担忧，感到最坏的事情要发生，容易激惹	· 0- 无症状 · 1- 轻 · 2- 中度 · 3- 重度 · 4- 极重度
2. 紧张感： 紧张感、易疲劳、不能放松，情绪反应，易哭、颤抖、感到不安	· 0- 无症状 · 1- 轻 · 2- 中度 · 3- 重度 · 4- 极重度

3. 害怕： 害怕黑暗、陌生人、一人独处、动物、乘车或旅行及人多的场合	· 0- 无症状 · 1- 轻 · 2- 中度 · 3- 重度 · 4- 极重度
4. 失眠： 难以入睡、易醒、睡得不深、多梦、夜惊、醒后感疲劳	· 0- 无症状 · 1- 轻 · 2- 中度 · 3- 重度 · 4- 极重度
5. 认知功能： 或称记忆、注意力不能集中，记忆力差	· 0- 无症状 · 1- 轻 · 2- 中度 · 3- 重度 · 4- 极重度
6. 抑郁心境： 丧失兴趣、对以往爱好缺乏快感、抑郁、早醒、昼重夜轻	· 0- 无症状 · 1- 轻 · 2- 中度 · 3- 重度 · 4- 极重度
7. 躯体性焦虑（肌肉系统）： 肌肉酸痛、活动不灵活、肌肉抽动、肢体抽动、牙齿打战、声音发抖	· 0- 无症状 · 1- 轻 · 2- 中度 · 3- 重度 · 4- 极重度
8. 躯体性焦虑（感觉系统）： 视物模糊、发冷发热、软弱无力感、浑身刺痛	· 0- 无症状 · 1- 轻 · 2- 中度 · 3- 重度 · 4- 极重度
9. 心血管系统症状： 心动过速、心悸、胸痛、血管跳动感、昏倒感、心搏脱漏	· 0- 无症状 · 1- 轻 · 2- 中度 · 3- 重度 · 4- 极重度

10. 呼吸系统症状： 胸闷、窒息感、叹息、呼吸困难	· 0– 无症状 · 1– 轻 · 2– 中度 · 3– 重度 · 4– 极重度
11. 胃肠道症状： 吞咽困难、嗳气、消化不良（进食后腹痛、腹胀、恶心、胃部饱感）、肠动感、 肠鸣、腹泻、体重减轻、便秘	· 0– 无症状 · 1– 轻 · 2– 中度 · 3– 重度 · 4– 极重度
12. 生殖泌尿系统症状： 尿意频数、尿急、性冷淡、早泄、阳痿	· 0– 无症状 · 1– 轻 · 2– 中度 · 3– 重度 · 4– 极重度
13. 自主神经系统症状： 口干、潮红、苍白、易出汗、起鸡皮疙瘩、紧张性头痛、毛发竖起	· 0– 无症状 · 1– 轻 · 2– 中度 · 3– 重度 · 4– 极重度
14. 会谈时行为表现： （1）一般表现：紧张、不能松弛、忐忑不安，咬手指、紧紧握拳、摸弄手帕、面肌抽动、不宁顿足、手发抖、皱眉、表情僵硬、肌张力高，叹气样呼吸、面色苍白 （2）生理表现：吞咽、打嗝、安静时心率快，呼吸快（20 次 / 分以上），腱反射亢进、瞳孔放大、眼睑跳动、易出汗、眼球突出	· 0– 无症状 · 1– 轻 · 2– 中度 · 3– 重度 · 4– 极重度

注：

①HAMD 中，第 8、9 及 11 项，依据对患者的观察进行评定；其余各项，则根据患者自己的口头叙述评分；但其中第 1 项需两者兼顾

②一次评定需 15 ～ 20 分钟。这主要取决于患者的病情严重程度及其合作情况；如病情严重迟缓，则所需时间将更长

③HAMD 应由两名评定员对被评定者进行 HAMD 联合检查。一般采用交谈与观察方式，待检查结束后，两名评定员分别独立评分。若需比较治疗前后抑郁症状和病情变化，则入组时，评定当时或入组前 1 周的情况；治疗后 2 ～ 6 周再次评定，以资比较

表 11-0-2　Barthel 指数评定量表

ADL 项目	独立	部分独立部分帮助	需极大帮助	完全不能独立	得分
进食	10	5	0	0	
洗澡	5	0	0	0	
修饰（洗脸、梳头、刷牙、刮脸）	5	0	0	0	
穿衣	10	5	0	0	
控制大便	10	5	0	0	
控制小便	10	5	0	0	
上厕所	10	5	0	0	
床椅转移	15	10	5	0	
行走（平地 45m）	15	10	5	0	
上下楼梯	10	5	0	0	

总分：100 分

①良：> 60 分，生活基本自理

②中度残疾：60 ～ 40 分，有功能障碍，生活需要帮助

③重度残疾：40 ～ 20 分，生活依赖明显

④完全残疾：< 20 分，生活完全依赖

Barthel 指数 40 分以上者康复治疗效益最大。

五、西药治疗

原发性 I 型骨质疏松症属高代谢型，是由于绝经后雌激素减少，使骨吸收亢进，引起骨量丢失，因此应选用骨吸收抑制药如雌激素、降钙素、钙制剂等。原发性 II 型骨质疏松症，其病因是由于增龄老化所致调节激素失衡，使骨形成低下，应用骨形成促进剂，如活性维生素 D、蛋白同化激素（苯丙酸诺龙）、钙制剂、氟化剂和维生素 K_2 等。

1. 钙剂　青少年时，主张每日摄入钙（元素钙）1000 ～ 1200mg，成人每日 800 ～ 1000mg，绝经后妇女每日 1000 ～ 1500mg。患肾结石或尿钙浓度高，有发生肾结石危险的患者，摄钙量不宜太多。凡骨质疏松症患者，均应适当补钙。目前虽无明确证据表明单纯补钙就能降低骨折的发生，但补钙至少应作为骨质疏松症的辅助治疗，以提高膳食中钙的含量为主，若食物中所进钙量不够，则需用含钙制剂补充。在此需要说明的是，一般钙片的量不等于其含钙量，在服用时，应按实际加以计算，碳

酸钙、氯化钙、乳酸钙和葡萄糖酸钙分别含元素钙 40%、27%、13% 和 9%。若在进餐后服钙剂，则同时喝 200mL 水，吸收较好。分次服比一次服好。胃酸缺乏者应服枸橼酸钙。

2. 雌激素　为防止妇女绝经后骨丢失的首选药物，主要通过抑制骨吸收及再建骨代谢平衡。一般最好在绝经期后即开始应用。单独使用雌激素有可能患乳腺癌和子宫内膜癌，故应使用最低有效剂量，并辅以适当的孕激素。目前常用的有尼尔雌醇、安宫黄体酮、利维爱和倍美力片等。雌激素治疗的妇女在用药前和用药期间应定期进行妇科和乳腺检查。

3. 降钙素　它的快速作用可以抑制破骨细胞活性，缓慢作用可以减少破骨细胞的数量，有止痛、增加活动功能和改善钙平衡的作用。鲑鱼降钙素又名密盖息，50U，隔日或每日肌内注射 1 次；或每日 200 ～ 400U 喷于鼻黏膜。鳗鱼降钙素又名益盖宁，每次 10U，每周 2 次或每次加 1U，每周 1 次，肌内注射。不良反应有恶心、面部和双手潮红发热感。缺点是价格昂贵，难以普及。

4. 维生素 D　维生素 D 及其代谢产物可以促进小肠钙的吸收和骨的矿化，活性维生素 D 可以促进骨形成，增加骨钙素的生成和碱性磷酸酶的活性。活性维生素 D 有罗钙全（每次 0.25μg，每日 1 ～ 2 次）和 α-D$_3$（每日 0.25 ～ 1μg）。

5. 二膦酸盐类　是 20 世纪 80 年代开始用于临床的新型骨吸收抑制药。目前已有羟乙膦酸盐（又称依替膦酸盐）、氯甲二膦酸盐（又称骨膦）、帕米膦酸盐、阿仑膦酸盐（又称福善美）、替鲁膦酸盐、利塞膦酸盐等品种。其中阿仑膦酸盐于 1995 年获美国食品和药品监督管理局批准，用于绝经期后妇女骨质疏松症。为有利于药物吸收，并减少对食管的刺激，应空腹服用，并饮温开水 500 ～ 1000mL，半小时后方可进食。应避免与钙剂同服。

6. 氟化物　直接作用于成骨细胞，刺激骨形成。单氟磷酸盐通过水解酶的作用，在小肠缓慢释放，可维持作用 12 小时。目前临床上应用的特乐定，其成分有单氟磷酸谷氨酰胺和葡萄糖酸钙及枸橼酸钙，每片含氟 5mg 和元素钙 150mg，每日 3 次，每次 1 片，嚼碎后吞服，可与饭同服。

7. 甲状旁腺素　大量动物实验证实甲状旁腺素有促进成骨的作用。目前尚处于进一步研究中。骨质疏松是由缺钙引起的，应多吃富含钙和维生素 D（动物肝脏、鱼肝油、鸡蛋等）的食物，以补充钙和维生素 D。

六、中药治疗

（一）肾精不足

治法：滋补肝肾，强筋壮骨。

方药：左归丸合虎潜丸加减。以熟地黄、龟甲、山萸肉、菟丝子、白芍滋阴养虚，补肝肾之阴；锁阳、鹿角胶温阳益精，养津润燥；枸杞子益精明目；黄柏、知母泻火清热；虎骨（虎骨现已不用，可用牛骨代替）、牛膝强腰膝，健筋骨；山药、陈皮、干姜温中健脾。

关节烦痛或发热，加鳖甲、地龙、秦艽、桑枝；骨蒸潮热，以生地黄代熟地黄，加青蒿、银柴胡、胡黄连；筋脉拘急，加木瓜、汉防己、络石藤、生甘草；小儿虚烦、易惊、多汗抽搐者，加牡蛎、龙骨、钩藤；若出现肌肉关节刺痛、拒按或有硬结，皮肤瘀斑、干燥无泽、面黄唇暗、舌质淡紫或有瘀点、脉弦涩等血瘀的表现，可选用血府逐瘀汤合复元活血汤加减治疗，以养血活血、活络软坚。

（二）脾肾气虚

治法：补益脾肾。

方药：右归丸合理中丸加减。方中制附子、肉桂温补命门之火，以强壮肾气；熟地黄、枸杞子、山萸肉、杜仲、菟丝子养血补肾生精；党参、山药、白术、炙甘草健脾益气；干姜温振脾阳；当归养血和营；鹿角胶为血肉有情之品，温养督脉。

（三）瘀血痹阻证

治法：活血化瘀，通络止痛。

方药：桃红四物汤。"四物"活血养血，配以桃仁、红花破血化瘀。可加牡丹皮、炮山甲（代）、皂刺、地龙活血通络止痛。

七、物理因子治疗

1. 低频脉冲电磁场（PEMFS）疗法　近几年，众多实验与临床研究结果表明，PEMFS能显著改善去卵巢大鼠骨密度、骨钙含量、大鼠血清 E_2 含量、骨形态计量学、骨代谢和大鼠股骨生物力学性能，尤其是在改善骨痛和骨密度方面有良好的临床应用前景。

可用 UNION-2000A 型骨质疏松治疗系统治疗。每日1次，每次30分钟，连续30日。

2. 运动疗法　运动疗法可以防止骨量流失、增加骨量，改善骨密度和骨强度，改善 OP 患者的运动功能、平衡功能及 ADL 能力。可采用骑功率自行车与跑步，运动强度为最大耗氧量（% VO_{2max}）的 60% 左右，运动强度参考对象的年龄、身体状况及运动经验。

方法：每日1次，每次30分钟，每周5次。

3. 作业疗法　钉木钉、擦黑板、手摇功率车等，以改善或恢复患者躯体及心理功能，预防骨质疏松骨折。每日1次，每次30分钟，连续30日。

4. 平衡训练　在平衡仪器上练习双腿负重、单腿负重及重心转移，加强患者下肢的负重能力，预防骨折的发生。每日1次，每次30分钟，每周5次。

5. 骨质疏松治疗仪　通过低幅高频（0.3g，30Hz）的垂直振动，骨细胞将骨基质所承受的机械压力转变成化学信号，传递给骨细胞和破骨细胞，诱导生物学效应，达到促进生物合成及控制羟脯氨酸流失，促进钙的吸收和沉着，达到明显增加骨密度的效果，并同时增强腿部和腰部肌肉的力量，减少骨折风险。适用于维持或增加骨密度，重建下肢的ⅡA型股纤维的快速收缩运动，促进四肢到心脏的血液和淋巴回流，舒缓关节疼痛。每日 1 次，每次 30 分钟，每周 5 次。

6. 矫形器　骨质疏松最常出现的问题是椎体压缩骨折、脊柱畸形、股骨颈骨折、桡骨远端骨折和肱骨近端骨折。因此在治疗中应用康复工程原理，为患者制作适合的支具、矫形器和保护器是固定制动、减重助行、缓解疼痛、矫正畸形、预防骨折发生、配合治疗顺利进行的重要方法之一。

第十二章 风湿、类风湿病康复

类风湿关节炎（rheumatoid arthritis，RA）是一种常见的慢性全身性炎症疾患，以侵犯全身多个关节为主要特征，病因不明，但免疫因素起主要作用。主要病理变化为关节滑膜的炎症、细胞浸润、血管翳形成、关节软骨及骨组织受损及关节外病变。部分病例因关节进行性炎症，造成局部畸形和功能丧失。

RA遍及全球，患病率为0.4%～1%，可发生在任何年龄，发病率一般随年龄增长而增加。总体来说，男女发病之比为1：2.5。

一、病因病理

病因迄今不明。内分泌、代谢、营养及地理、职业、精神社会因素等可能影响疾病的进程，一般认为RA是多种因素诱发遗传易感机体的自身免疫反应而产生的疾病，尽管目前已公认RA属于自身免疫性疾病，但疾病早期阶段的自身免疫反应过程仍不清楚。

主要病理特征为关节滑膜炎症、细胞浸润、血管翳形成。血管翳是一薄层肉芽组织，呈水肿样透明，血管网清晰可见，主要由巨噬细胞和纤维样细胞组成。常发生于滑膜与软骨或骨的交界处，呈侵袭性生长，由边缘向中心发展。

类风湿结节是最常见的关节外表现，它是一个非特异性坏死性肉芽肿。此外，多种脏器也可出现结节样病变，如心脏受损、肺间质纤维化、巩膜炎等，其组织改变与类风湿结节类似。血管炎也是常见的RA关节外表现之一，主要累及直径250～400μm的小动脉，亦可累及微动脉。

二、临床表现

因RA的基本病变是滑膜炎症，所以主要累及有滑膜覆盖的外周关节，而中轴关节除颈椎寰枢关节外基本无滑膜，故很少受累，病变常呈对称性。RA受累关节的分布以腕、手、膝、足最为常见，其中以掌指关节和近节指间关节受累多见，而末节指间关节很少发病。其次为踝、肘、肩关节，颈椎的寰枢关节、下颌关节亦可受累，而脊柱关节和骶髂关节少见。

1. 全身症状　RA 的发病常伴有疲劳、乏力、食欲不振、体重下降、全身酸痛与僵硬、贫血等全身症状，常与疾病的发展程度有关，病变活动时加重，部分患者可伴低热。

2. 关节的症状与体征　关节受累早期，患者常主诉关节疼痛、肿胀、僵硬、晨僵、活动受限，临床检查常为红、肿、热、痛、功能障碍等炎症体征，晚期则表现为各种特异性畸形。晨僵是突出的临床表现，其原因不明，可能与滑膜充血水肿有关。持续时间常超 1 小时，是判断全身炎症程度的一个很好的指标。RA 病情缓解，晨僵持续时间短，反之则长。

手和腕关节：几乎所有的 RA 均累及近节指间关节（PIP）、掌指关节（MCP）和腕关节，末节指间关节（DIP）很少受损。RA 晚期，近节指间关节可出现典型的鹅颈畸形和纽扣指畸形，临床上尤以前者多见。鹅颈畸形是指近节指间关节过伸，相应末节指间关节屈曲畸形。纽扣指畸形与之相反，表现为近节指间关节屈曲，末节指间关节过伸的联合畸形。

3. 关节外表现　RA 关节病变只可能致残，而关节外病变及其并发症则可致死。据统计，RA 的死亡原因分别是感染、心血管疾病和肾脏疾病。伴有关节外病变的患者多存在 RF 阳性、HLA-DR4 和 CRP 阳性。

4. 病程及预后　极少数患者可自然缓解，多数患者病情波动，部分患者持续性加重。年轻女性，隐匿性多关节发病，伴有类风湿结节及肺、心脏等关节外表现者；RF 阳性；HLA-DR4 阳性；嗜酸性粒细胞增多；血小板计数增多；C 反应蛋白阳性，这类 RA 患者预后不良。

三、实验室检查

约 85% RA 患者血清中可检出类风湿因子（RF 因子）。血沉在 RA 中多见增高。C 反应蛋白是急性期反应物之一，可用于检测炎症程度，有人认为它较血沉更为敏感。临床发现 HLA-DR4 阳性，约占全部 RA 患者的 47%，相对危险率为 2.7，与 RA 直接相关。

四、诊断要点

RA 无特异性的生化、免疫学、组织学方面的特征作为确诊的依据，诊断主要依靠其特征性的临床表现，并结合实验室和影像学检查的结果，加以综合分析。目前国内外最为广泛采用的诊断标准是由美国风湿病学会于 1958 年制订的，1987 年在此基础上又提出了新的修订标准。该标准强调本病的慢性特征和炎性靶关节，尤其是腕关节、MCP 和 PIP 关节的对称性倾向。有下述 7 项中的 4 项者，可诊断为 RA。

1. 晨僵至少 1 小时（≥ 6 周）。

2. 3 个或 3 个以上的关节肿胀（≥ 6 周）。

3. 腕、掌指关节或近侧指间关节肿胀（≥ 6 周）。

4. 对称性关节肿胀（≥ 6 周）。

5. 手的 X 线摄片具有典型 RA 改变，而且必须包括糜烂和明确的骨质脱钙。

6. 类风湿结节。

7. 类风湿因子阳性（所用方法在正常人群中的阳性率不超过 5%）。

此标准敏感性为 91%～ 94%，特异性为 89%。

五、功能评定

美国风湿病协会将 RA 患者分为Ⅳ级。

Ⅰ级：功能状态完好，能完成日常的任务而无困难。

Ⅱ级：能从事正常活动，但有一个或多个关节活动受限或不适。

Ⅲ级：只能胜任一小部分或完全不能胜任一般职业性任务或自理生活。

Ⅳ级：大部分或完全丧失能力，患者需卧床或依靠轮椅，很少或不能自理生活。

六、临床处理

（一）药物治疗

1. 非类固醇类抗炎药物通过抑制前列腺素的产生而有消炎止痛的作用，具有用药简单、安全的特点，可在短时间内使症状减轻、关节功能改善，增加剂量还可减轻炎症，是目前应用最广的药物。

阿司匹林，小剂量 2g/ 日，以止痛为主。当血清阿司匹林浓度达到 200 ～ 300mg/L 时，即口服剂量达到 4 ～ 6g/ 日时，即可获得临床抗炎作用。

其他非甾体类抗炎药物如双氯芬酸、吲哚美辛、布洛芬、萘普生、吡罗昔康等，可用于对有效剂量阿司匹林不能耐受的患者或需要减少服药次数才更有利于患者的情况，一般每次只用一种药物。该类药物主要的毒副作用是胃肠道黏膜损伤、出血，临床选择药物时一定要强调个体化。

RA 早期一般可给予长效药物，对病程较长、病情重、老年人及肾功能不全的患者应当选用半衰期短的药物，如舒林酸（齐诺力）等，既往有胃肠道病史者用药更应慎重。

2. 改变病情的抗风湿药可影响 RA 免疫病理过程，抑制或减少血管翳对关节软骨的腐蚀破坏，使病情进程减慢或活动性减轻，从而也减轻炎性症状。此类药物主要包括抗疟药、青霉胺、金诺芬、柳氮磺吡啶、雷公藤、甲氨蝶呤、环磷酰胺等。应用这类药物至出现临床疗效之间所需时间大多长达数月。各药的药理作用尚不完全清楚。这类药物副作用明显，偶可致命。以往常作为二线药物，近年来有主张在患者早期尚未发生骨侵蚀时即开始应用，以控制软骨病变。如无特殊禁忌，若希望在 6 ～ 8 周控制病情，金诺芬和甲氨蝶呤是最常用选择。至于甲氨蝶呤剂量，多数学者倾向于使用低剂量，5 ～ 10mg，每周 1 次，口服或注射。一般在用药 3 ～ 12 周即可起效。

3. 激素主要应用于严重威胁生命的 RA 并发症（血管炎），以及等待慢作用药发挥疗效期间。禁忌证包括消化性溃疡、高血压、未经治疗的感染、糖尿病和青光眼。泼尼松剂量不应超过 7.5mg/ 日，除非具有严重系统性类风湿表现，如脉管炎、胸膜炎或心包炎的患者。

对滑膜炎症状较重、受累关节少、全身治疗有禁忌的患者，可行关节内皮质类固醇注射治疗，剂型以长效者为好。常用注射剂量视关节大小而异，美国风湿病学会提出的参考剂量如下。

手、足小关节：2.5 ～ 15mg 泼尼松龙混悬液或其相当的药物。

中等大小关节，如腕、肘：10 ～ 25mg 泼尼松龙混悬液或其相当的药物。

髋、膝、踝和肩关节：20 ～ 50mg 泼尼松龙混悬液或其相当的药物。

为取得最佳效果，必要时可加大剂量。注射之间隔时间越长越好，对负重关节，间隔时间至少应 6 ～ 12 周。

激素为效果最迅速的短时抗炎药物，到目前为止，还没有哪一类药物在控制 RA 炎症上能与激素媲美。然而多年来，人们普遍不愿用它来常规治疗 RA，主要原因是其长期使用产生的毒副作用超过其他治疗作用，而且，当疾病处于活动期，停药后会出现严重的反跳现象。

（二）手术治疗

1. 滑膜切除术 作用是在血管翳早期，及时切除增厚的滑膜，能有效地控制其对关节软骨、半月板等结构的破坏，推迟并减轻关节功能的丧失。另外，随着浸润于滑膜下层的大量浆细胞的清除，对全身免疫状态也有调节作用。

适应证：①严格药物保守治疗半年以上，关节肿胀和疼痛仍较严重，X 线检查示骨质破坏不明显者；②病变不足半年，虽经药物治疗，但关节肿胀疼痛明显，以滑膜增生肥厚为主，积液量不多者；③病变超过 1 年，关节肿胀、疼痛，X 线检查有明显骨质疏松或关节间隙变窄，但尚无明显骨质破坏和畸形，说明关节面透明软骨或关节间的纤维软骨（半月板等）已有不同程度的破坏。此时滑膜切除术虽然已经不能达到保护关节软骨的作用，但对阻止关节软骨的进一步破坏、减轻疼痛、推迟关节置换的时间，也能起一定的作用。

滑膜切除术的关键是尽可能多地切除滑膜组织，以减少复发率。术后可根据关节大小，向关节内注入长效皮质类固醇（利美达松）及透明质酸类药物（Hyalgan），以减轻炎症反应，保护软骨，防止粘连。术后第一天做肌肉等长收缩锻炼，防止肌肉萎缩。24 ～ 48 小时拔除负压引流，开始关节活动锻炼。

（1）放射性核素滑膜切除：将放射性核素如 ^{32}P（ ^{32} 磷）、 ^{165}Dy（ ^{165} 镝）等注入关节腔，利用其释放的 β 射线（软组织杀伤深度为 5.7mm），起到杀伤病变滑膜组织的目的。这种方法具有操作简单、侵袭性小、不影响关节功能、住院时间短、理论上可达到 100% 滑膜切除、易为患者接受等优点，现已成为 RA 常用的治疗方法。适应证与滑膜手术切除术基本相似，对关节软骨已有磨损破坏的患者禁忌使用，以避免对软骨下骨的放射性损伤。

病期越早效果越佳。滑膜以中度增生者效果最好，严重增生或滑膜薄，以渗出、纤维化为主者，效果反而不好。缺点是：①对多房性关节如腕关节，疗效欠佳；②不能同时施行某些矫形术；③有核素逸出关节造成其他系统损害的可能。

（2）关节镜下滑膜切除术：损伤小，术后病残率低，并发症少，可重复操作。通过关节镜不仅可以切除增生的滑膜组织，而且能冲洗掉各种碎屑、炎性介质和免疫复合物等，临床疗效肯定。但在滑膜组织切除术彻底性方面，较关节切开滑膜切除术逊色。

2. 人工关节置换术　对减轻关节疼痛、畸形、功能障碍，改善日常生活能力，有着十分明确的治疗作用，特别对中晚期关节严重破坏者尤为有效，许多长期卧床患者因此而重新获得站立、行走功能，部分或完全恢复了生活自理能力。髋、膝关节是临床人工关节置换最多的关节，与骨性关节炎相似，RA 患者术后 10 年，优良率平均在 90% 左右。人工关节的主要问题是远期松动和晚期感染。

3. 关节融合术　病变关节被融合在功能位后，患者可以得到一个稳定、无痛的关节，并最大限度发挥其功能，因此在人工关节技术成熟之前，关节融合术曾是治疗类风湿关节炎的重要手段。某些关节如腕关节、指间关节等融合术后，其整体功能并不比人工关节置换术的效果差。对于需行强体力劳动的年轻人来说，关节融合术的远期效果要比人工关节置换术更为可靠。在 RA 患者中，经常施行关节融合术的部位主要有腕、掌指、踝、后足及近节指间关节等。

4. 截骨术　截骨术很少被用来治疗类风湿关节炎，原因主要有：① RA 患者多有骨质疏松，很难获得截骨折块间的良好固定；②术后需要较长固定时间，易使病变关节僵硬；③ RA 多累及整个关节面，因此通过截骨术调整关节负重部位，使正常关节面转入负重区，从而减轻关节疼痛症状的愿望难以实现。截骨术治疗类风湿关节炎价值有限。偶尔对髋或膝关节非功能位强直，影响患者活动和日常生活，同时患者对术后功能要求不高时，可考虑施行简单的截骨术。

5. 其他软组织手术　通过软组织松解术，协同按摩、运动疗法等方法，可保持病变关节功能和推迟关节破坏的目的。单独施行软组织松解术，RA 患者应具备下列条件：①临床和影像学检查未见明显关节破坏迹象；②无急性滑膜炎表现，否则会严重影响软组织松解术后效果。目前软组织松解术常与人工关节置换术联合使用，如内收肌腱切断术、矫正 RA 髋关节置换术后残留的内收畸形等。

七、康复治疗

类风湿关节炎目前尚无特效疗法。康复治疗目的是通过采用物理治疗方法与技术、训练、矫形、辅助具与适应器具、能量保存与关节保护教育及职业计划等措施，以维持或恢复功能，或预防功能障碍。Smyth 提出的"金字塔"治疗方案，针对不同时期的患者提供处理程序。

根据类风湿关节炎的病情变化，临床将其分为急性期、亚急性期和慢性期三个阶段，因为每个阶段的治疗目的和方法是不同的。

（一）急性期

治疗目的是减轻疾病症状和改善患者的全身健康状况。急性期患者常有全身体质功能的紊乱，若不治疗，病情会变得更坏。因此这时期减轻患者痛苦，使其产生自信，比全力进行康复锻炼更为重要。急性期康复治疗的要素是休息、药物、夹板和受累关节的轻微运动。

1. 休息　当患者有进行性多发性关节炎，应完全卧床休息。但是卧床休息时间要适度，不可过长，并且采取正确的卧床姿势。床应该结实，中部不能下塌凹陷。双脚支撑于床端的垫板上，以防足下垂畸形。膝下不宜垫枕，只有在晚上才允许头部垫枕。在白天要采取固定的仰卧姿势，用少量枕头保持脊柱良好的姿势。

2. 夹板治疗　夹板治疗可以消肿止痛，其效果优于任何一种其他的方法。夹板作用是保护及固定急性炎性组织，其最终目的是保存一个既可活动又具有功能的关节。夹板应每日卸去一次，以施行适度训练，预防发生关节僵硬。

3. 药物治疗　本病的药物可分为两大类。第一类是非特异性的对症治疗药，包括激素类药物和非甾体类抗炎药物（NSAIDs）。第二类是缓解病情的药物，服用较长时间后，可影响病变的活动性及其发展，有金制剂及中药制剂等。阿司匹林是治疗风湿病和疼痛、发热及炎症的基本药物。NSAIDs 作为一线药物，被广泛用于 RA 和 OA 的治疗，其毒性包括胃肠道出血，胰、肝、肾等脏器的损害。

4. 轻微的关节活动　当患者感到舒适，炎症关节用夹板固定时，就应该考虑关节功能的恢复。鼓励患者在极小的帮助下进行主动活动，这种部分辅助运动练习方法可减少发生拉伤的可能性，促进在被动活动时不能被激发的本体感受反射。治疗师及医生必须仔细地观察患者的耐受性，如在运动后疼痛和痉挛时间超过 1 小时，就意味着运动过度，在下次治疗时必须减少运动强度。对固定于夹板中的肢体，应鼓励患者在白天每小时进行 2～3 分钟的肌肉等长收缩练习，以防止肌萎缩。

（二）亚急性期

此期的特点是关节情况似乎已经稳定，但过度的关节活动会引起关节炎症状的忽然发作。该期治疗重点是维持全身健康状况，防止疾病加剧及纠正畸形。

1. 适度休息和运动 患者仍需卧床休息，但其时间应逐渐减少。白天逐步减少夹板固定的时间，最后夹板仅在晚上使用。当患者可以主动练习时，可按下列程序进行。

（1）患者卧床进行肌肉等长收缩练习和主动加助动练习。

（2）患者坐位继续锻炼，并逐步增加锻炼时间。

（3）站立位训练，重点是平衡练习。

（4）在扶车或他人支持下进行走路练习，也可以使用轮椅代步。

（5）使用拐杖练习行走。

2. 作业治疗 对日常生活自理能力较差的患者，鼓励其尽量完成日常生活活动训练，如进食、取物、倒水、饮水、梳洗、拧毛巾、穿脱上衣和裤子、解扣、开关抽屉、手表上弦、开关水龙头、坐、站、移动、下蹲、步行、上下楼梯、出入浴池等训练。为了达到生活自理，有时需要改装某些生活用具结构，设计自制一些自助具，改善生活自理能力。作业疗法除改善患者功能外，还能提高其社会适应能力，是对身心进行的一种综合训练。

3. 矫形器 夹板、拐杖、轮椅等的应用能减轻关节畸形发展，缓解疼痛，消肿，防止由于关节不稳定而进一步受损。通常夹板用于腕、掌指关节及指间关节。固定夹板常用于急性期或手术后，应定期卸下做关节活动。为了帮助下床活动，可用拐杖或助步器以减轻下肢负荷，可装握柄以减少手、腕、肘、肩的负重。

在急性和亚急性期，还可以使用紫外线、超短波、磁疗等物理因子治疗。

（三）慢性期

在关节炎急性期，若没有采取预防措施，大多数患者会产生关节和肢体的挛缩。慢性期治疗重点应采用物理因子治疗来缓解肌肉痉挛和疼痛，并以此改善关节及其周围组织的血液与淋巴循环，以减轻组织的退行性变，尽可能增加关节活动范围和肌力、耐力及身体协调平衡能力。

1. 物理因子治疗

（1）温热疗法：其作用为镇痛、消除肌痉挛，增加组织伸展性及增加毛细血管通透性。急性期有发热不宜使用。

①全身温热：如温泉疗法、蒸气浴、沙浴、泥疗等。

②局部温热疗法：如热袋、温浴、蜡疗、红外线、高频电疗法，特别是微波，对全身影响较小。

③电热手套：对患者进行热疗时，手套内温度可达40℃，每次30分钟，每日2次，可减轻疼痛，但不改善晨僵程度，亦不能阻止关节破坏。

（2）水疗法：常用矿泉浴、盐水浴、硫化氢浴等。急性活动期患者及发热者不宜做全身水疗。

（3）低中频电疗：如 TENS、间动电疗法、干扰电疗法及调制中频正弦电疗法，均有很好的镇痛作用，立体干扰电疗法镇痛效果亦佳。

2. 增加肌力和关节活动度练习

（1）增加关节活动度练习应该与控制这种运动的肌肉力量的练习同时进行。因为关节不稳定及肌肉力量不能控制会直接导致关节进一步的损伤。

（2）在患者练习前，可对其先进行热疗，以使肌肉等软组织松弛，增加患部的血液供应。热疗的方法有石蜡浴、漩涡浴及热透法等。

（3）患者每日反复多次的少量练习要比每周在治疗师指导下做 1～2 次长时间的练习效果好得多。患者每日对每个患侧关节重复同一活动 2～3 次而不引起超负荷和炎症复发，一般是合适的。3～4 日可增加到 2 次/日，每次每个关节重复一个活动 6～8 次，2 周后可增加到 2 次/日，每次每个关节活动 10 次。对关节炎患者来说，控制运动量是非常重要的，如果患者在过度运动时产生疲劳而失去肌肉控制，关节会在活动范围的极限部位发生扭伤。

3. 关节保护要点

（1）避免同一姿势长时间负重。

（2）保持正确体位，以减轻对某个关节的负重。

（3）保持关节正常的对位对线。

（4）工作或活动的强度不应加重或使关节产生疼痛。

（5）在急性疼痛时关节不应负荷或活动。

（6）使用合适的辅助具。

（7）更换工作程序，以减轻关节应激反应。

4. 能量节约技术

（1）使用合适的辅助装置，在最佳体位下进行工作。

（2）改造家庭环境，以适应疾病的需要。

（3）休息与活动协调。

（4）维持足够肌力。

（5）保持良好姿势。

（6）对于病变关节，可在消除或减轻重力的情况下进行功能锻炼。

5. 教育　对患者教育包括有关疾病的科普知识，疾病可能对生活方式、工作和休闲活动的影响，预防功能障碍的措施等。必须强调患者主动参与治疗的重要性。

第十三章 截肢后康复

截肢（amputation）是指肢体全部或部分切除，其中通过关节者称为关节离断（disarticulation）。截肢的目的是将已失去生存能力、危及生命安全或没有生理功能的肢体截除，以挽救患者的生命，并且通过残肢训练及安装假肢，以代偿失去肢体的部分功能，使患者早日回归社会。

一、截肢病因及发生率

造成截肢的常见原因主要有三大类。一是创伤，例如机器创伤、车祸等。二是疾病，例如周围血管疾病、糖尿病、肿瘤及感染等。三是先天性肢体发育不良。

美国现有的截肢者超过 15 万人，上下肢截肢比率约为 1：3。肘下截肢占上肢截肢的 57%。创伤是成人上肢截肢的主要原因，接近 75%，大多发生在 15～45 岁的男性，并且与工伤有关。上肢截肢其他原因还有枪伤和电烧伤。下肢截肢主要原因是周围血管性疾病和糖尿病，并且是 60 岁以后老年人截肢的最常见原因。

根据我国 1987 年残疾人抽样调查数字表明，全国肢体缺损患病率约 667/10 万。在上肢截肢中，男女比为 3.5：1，截肢年龄高峰为 18～24 岁。在下肢截肢中，男女比为 4.9：1。在我国，截肢原因以外伤为主，但因血管疾病而截肢者逐渐增加，所以截肢年龄有逐渐增高的趋势。截肢部位名称是依据解剖学来区分。例如短肘上截肢（AE）、标准肘上截肢（AE）、极短肘下截肢（BE）和长肘下截肢（BE）。

现在采用的术语名称是"经长骨干的截肢"，例如"经肱骨干截肢"以代替 AE，或相邻两块骨骼的长截肢；又如"经桡骨干截肢"以代替桡骨－尺骨截肢，或 BE 截肢。

二、截肢平面的选择

（一）上肢截肢平面的选择

上肢截肢部位的选择原则是尽可能保留残肢长度。

1. 肩部截肢 应尽可能保留肱骨头，而不是肩关节离断，这样可以保留肩部的外形，有利于假肢接受腔的适配、悬吊、稳定和佩戴，也有助于假手肘关节与手钩的活动。

2. 上臂截肢　应尽量保留残肢的长度，经过肱骨髁的截肢与肘关节离断，两者的假肢装配和功能是相同的。

3. 肘部截肢　肘关节离断是理想的截肢部位。肘关节离断假肢在各个方面都要优于上臂假肢。

4. 前臂截肢　保留患者的肘关节非常重要。即使是很短（4～5cm）的残端也要保留，残肢越长，杠杆功能就越大，旋转功能保留得也就越多。前臂远端应呈椭圆形，这有利于假手旋转功能的发挥。

5. 腕部截肢　腕关节离断是理想的截肢部位，优于经前臂截肢，它保留了前臂远端的下尺桡关节，可以保留前臂全部的旋转功能。

6. 手掌与手指截肢　以尽量保留长度为原则，尤其是拇指的保留长度；当多手指需要截指时要尽量保留手的捏、握功能。

（二）下肢截肢平面选择

下肢截肢部位的选择原则是，除小腿截肢外，均应尽可能保留残肢长度。

1. 半骨盆切除　髂嵴对接受腔的适配及悬吊非常重要，坐骨结节有利于负重，因此，应根据条件尽量保留髂嵴和坐骨结节。

2. 髋部截肢　尽量保留股骨头和股骨颈，在小转子下方截肢，而不做髋关节离断，这有助于接受腔的适配和悬吊，增加假肢的侧方稳定性，增加负重面积。

3. 大腿截肢　要尽量保留残肢长度，即使是短残肢也应保留。

4. 膝关节离断　是理想的截肢部位，大腿骨骼完整保留，残肢端负重极好。股骨髁的膨隆有助于假肢悬吊；长残肢对假肢的控制能力强。

5. 小腿截肢　膝关节的保留对下肢功能极其重要，其功能明显优于膝关节离断假肢。只要能保证髌韧带的附着，在胫骨结节以下截肢即可安装小腿假肢。小腿截肢以中下 1/3 交界为佳，一般保留 15cm 长的残肢就能够安装较为理想的假肢。小腿远端因软组织少、血供不良，不适合截肢。一般来讲，因周围血管病而进行的小腿截肢不应该超过膝关节下 15cm 的水平。

6. 赛姆截肢（Syme）　此为理想的截肢部位，虽然截肢水平相当于踝关节离断，但是残端被完整、良好的足跟皮肤所覆盖，具有稳定、耐磨、不易破溃的特点。残肢端有良好的承重能力，行走能力良好，有利于日常生活活动，其功能明显优于小腿假肢。

7. 足部截肢　要尽量保留足的长度，也就是尽量保留前足杠杆力臂的长度，在步态周期静止时相的末期，使前足具有足够的后推力非常重要。前足杠杆力臂的长度缩短可对快步行走、跑和跳跃造成很大的障碍。

三、截肢评定

1. 上肢残端

上臂残端长度：测量点从腋窝前缘到残肢末端。

前臂残端长度：测量点从尺骨鹰嘴沿尺骨到残肢末端。

2. 下肢残端

大腿残端长度测量：测量点从坐骨结节沿大腿后面到残肢末端。

小腿残端长度测量：测量点从膝关节外侧关节间隙到残肢末端。

残端周径的测量：是为了解残端水肿的情况和判定假肢接受腔的合适程度而进行。尽量做到每周测量 1 次。

上肢残端：从腋窝每隔 2.5cm 测量 1 次，直至末端。

小腿残端：从膝关节外侧关节间隙，每隔 5cm 测量 1 次，直至末端。

四、假肢装配对截肢的要求

截肢与假肢装配的关系非常密切，良好的残肢为装配假肢并发挥其功能创造了条件。假肢装配对残肢主要有以下要求。

1. 残肢应有适当的长度，以保证有足够的杠杆力。

2. 残存关节尽可能保留原有的生理功能，无挛缩畸形。

3. 残端应有良好的软组织覆盖，没有压痛、骨刺或神经瘤。

4. 残肢要有良好的皮肤条件，瘢痕粘连少、程度轻，无窦道溃疡。

五、康复训练

（一）截肢后康复的工作方式和程序

1. 工作方式　截肢康复工作由多个专业的人员，以康复治疗组的形式进行工作。其组成人员包括：①医师，具有专科训练、掌握截肢知识和技术的外科医师、康复医师；②护士，经过专科训练的护理人员；③物理治疗师、作业治疗师，主要负责患者术前、术后的锻炼，假肢穿用训练，职业康复训练；④假肢技师，负责假肢制作及装配；⑤心理医师；⑥社会工作者等。

治疗组从患者确定截肢术时就开始工作，共同设计截肢手术方案。做好患者及家属的心理工作，进行有关问题的咨询；实施术前、术后的康复训练；社会工作者要为患者做好回归社会、回家生活和就业的准备工作。

2. 工作程序

（1）截肢前心理咨询。

（2）截肢手术。

（3）术后残肢评估、残肢护理、训练。

（4）假肢处方。

（5）残肢并发症处理、临时假肢使用训练、功能训练。

（6）临时假肢功能训练后初评。

（7）装配正式假肢。

（8）假肢适配检查、动态对线。

（9）假肢装配后穿戴训练、功能训练、职能训练。

（10）终期适配检查、功能评估。

（二）训练目标与计划的制订

1. 使用假肢前的训练目标

（1）身体方面的训练目标：改善残肢关节活动度、增强肌力；增强残端皮肤的强度（特别是负重部分的皮肤）；消除残端肿胀；增强健侧上肢、下肢和躯干的肌力；提高平衡能力；增强全身体能。

（2）精神上的准备：建立使用假肢的思想；了解护理残肢的重要性和方法；了解假肢的构造和功能；了解训练程序、训练内容和训练目的。

2. 穿戴临时假肢后的训练目标和计划

（1）训练目标：掌握穿戴假肢的正确方法；立位平衡、假肢侧单腿站立时间在3～5秒；不使用辅助具行走；上下台阶，迈门槛，左右转；提高步行能力。

（2）训练计划：穿戴假肢的训练；站立平衡训练；平衡杠内的步行训练；应用动作训练。

3. 穿戴临时假肢后的训练目标和计划

（1）训练目标：减少异常步态；跌倒后站立；对突然的意外有做出反应的能力；提高步行能力；假手能达到日常生活活动自理。

（2）训练计划：在沙石、泥土、不平路面行走训练；跨障碍，跌倒后站立训练；矫正异常步态；假手抓放动作和灵活性训练。

（三）装配假肢前期

装配假肢前期是从截肢术后至患者接受永久性假肢。这段时间是患者的情感和身体愈合的准备期。作业疗法内容如下。

1. 提供情感支持 作业治疗师和患者及其家属建立互相信任支持的关系，有利于咨询、讨论和治疗。利用类似截肢病例进行现场示范、讲解和讨论，发挥样板作用，提高患者的信心。

2. 保持功能位截肢 患者由于残端肌肉力量不平衡，很容易导致关节挛缩。一旦出现挛缩，将对假肢设计、安装及步行训练带来严重影响。因此，早期保持患肢的功能位，避免容易出现的错误体位是非常重要的。如小腿截肢的患者，常在大腿下面垫一枕头，使髋、膝关节呈屈曲位，这种错误体位应避免。其功能位是髋、膝关节伸展。大腿截肢的患者要避免在两腿中间摆放枕头，导致髋关节外展，应取患侧在上方的侧卧位，使患肢髋关节保持在内收的功能位；大腿截肢的患者髋关节容易出现屈曲，甚至有人喜欢在拄腋拐步行时将残端放在扶手上，这种做法对将来的步行极为不利，应尽量采取俯卧位，保持髋关节伸展。

3. 残肢的皱缩和定型　为了改善远端的静脉回流，减轻肿胀及皱缩松弛的组织，拆除缝合线后即用弹力绷带包扎。为了保持残端的圆锥形，绷带包扎时采用远端紧、近端松的方法，但要注意避免出现循环障碍，不可像驱血带那样包扎过紧。在起床后或步行前，如果绷带过松就可以重缠，保持每 4 小时重新包扎 1 次。夜间也不解掉绷带。

4. 弹力绷带清洗方法　由于弹力绷带容易被汗渍和污垢弄脏，可用以下方法洗涤，以保持清洁。①温水中溶解中性洗涤剂；②在水中轻轻拍洗，切勿揉搓；③冲掉全部洗涤剂；④压挤多余的水，避免拧挤，铺在平板上阴干，避免火烤和直射阳光。不宜搭杆晾晒，因为这些做法会使绷带失掉弹性。

5. 残端卫生　残端皮肤应经常保持清洁和干燥。注意勿擦伤皮肤，预防水疱、汗疹和白癣菌、细菌的感染。

常用以下方法处理残端。①温水中放入消毒肥皂，待充分起泡沫后洗净残端。②用洁净水将肥皂沫冲洗干净，避免肥皂成分刺激皮肤。③如不用残端袋，则早晨不宜冲洗残端，这是因为潮湿的皮肤容易粘住假肢，容易发生擦皮伤，因此残端的冲洗通常在夜间进行。另外，残端套应每日更换 1 次，出汗多时应更换 2～3 次，并用下述方法洗涮。洗涮要用微温、中性肥皂水，并将肥皂充分冲掉。为防止套的尖部发生皱缩和变形，干燥时套内应放入皮球以保持形状。④装配假肢后如皮肤发红或肿胀，则应抬高残端。每隔 3～4 小时进行一次热敷，每次约 30 分钟，以待消肿。

6. 残肢脱敏　其目的是消除残端感觉过敏，使残肢能适应外界的触摸和压力，为安装假肢的接受腔作准备。

具体操作方法：①残端在不同的表面负重，这些分级表面从弹性表面（例如柔软塑料）逐渐过渡到不同硬度和质地（例如毛毡、米粒、黏土）。嘱患者残端挤压不同物体表面 5 秒，反复多次练习，逐渐增加耐受度。②按摩也可用于脱敏治疗，但按摩主要作用是预防或松解粘连和瘢痕组织。③残肢拍打和橡皮摩擦，以及使用按摩震动器也是有效方法。④残肢的弹力带缠绕包扎。

7. 维持关节活动度和肌力

（1）维持与改善关节活动度训练

①肩胛胸廓关节活动度训练：上肢截肢患者，假肢动作的操作经常依靠肩胛胸廓关节的运动来完成。而肩关节离断、上臂截肢，由于手术的影响或术后没能及时进行

维持关节活动度的训练，往往会造成肩胛、胸廓关节的挛缩，导致患者假肢操作训练的困难。

训练方法：患者取坐位，康复人员一手固定截肢侧肩胛骨下角，另一手固定上臂残端（如肩关节离断患者，可固定肩胛骨上缘），嘱患者主动完成肩胛骨向上方的移动（耸肩），肩胛骨向外移动（外展）、向下移动，肩胛骨向脊柱方向移动（内收）。如有活动受限，康复人员应予以协助，使之达到正常活动范围。训练时患者躯干要保持稳定，防止出现代偿动作。运动的范围要充分。

②肩关节活动度训练：患者取坐位，双侧上肢外展、上举，尽量靠近头部，然后返回原位置，再从前方上举，上臂触头部，返回原位置后，双侧完成后伸动作。最后上肢自然下垂，做向内、外的旋转运动。以上训练2次/日，5分钟/次，可有效地维持肩关节的正确活动范围，为假肢的安装与训练创造条件。

③髋关节活动度训练：患者取俯卧位，康复人员一手置于患者臀部，另一手固定大腿残端，利用双手向下和向上反方向用力，扩大髋关节的活动范围。对髋关节出现挛缩的患者，除进行手法治疗外还需做持续被动牵拉训练。患者取俯卧位，用宽尼龙带将患者臀部固定在治疗台上，根据患者肌肉力量情况和可耐受的程度利用沙袋的重量进行前拉。

训练中应注意防止粗暴手法，加力速度要缓慢，防止关节及其周围软组织的损伤。对病程较长的患者，要注意有无骨质疏松的合并症，防止出现病理性骨折。沙袋的重量不可过大，要在患者可以接受的情况下施以外力。随时观察关节角度有无改善和是否出现肿胀等异常变化。

④膝关节活动度训练：患者取仰卧位，康复人员双手拇指抵于膝关节近端，利用其余四指合力使膝关节被动伸展。患者取俯卧位，在膝关节下方垫一软垫，康复人员一手固定臀部，另一手置于残肢远端向前下方施加外力，使膝关节尽量伸展，并在活动受限的角度维持外力，扩大活动角度。患者取坐位，用宽尼龙带固定患者大腿于治疗台上，康复人员双手固定残端，令患者用力屈曲膝关节，与康复人员相对抗完成等长运动，当患者感到疲劳时令其放松，康复人员迅速做膝关节被动伸展。训练中要注意手法根据患者情况调整，不得粗暴。实施手法时要注意保护残肢皮肤，不得出现磨损。

（2）增强肌肉训练

①上臂截肢的肌肉训练：上臂截肢后，为能较好地适应假肢的使用，应提高残肢肌力，开始训练时可以由康复人员有计划地对上肢残端各运动方向施加外力，让患者用力对抗康复人员的外力，在不产生肢体运动的情况下（等长运动）让患者分别完成向前（屈曲）、向后（伸展）、向外（外展）、向内（内收）做全力肌肉收缩，3次/日，每次各方向的运动持续3～10秒，每次间隔休息2～3分钟。训练中，康复人员施加

阻力的方向要与残端肢体呈直角，施加阻力的部位与姿势应适应变换。为了提高患者上肢的肌肉耐力，可以用滑车、重锤练习残肢抗阻力的运动（等张运动），重锤的重量定为患者连续运动 10 次所能对抗的最大阻力，牵引力的方向应与肢体呈垂直，运动速度不宜过快，肌肉收缩到极限后维持 2～3 秒。做 3 次 / 日，每次间隔休息 2～3 分钟，每周测量记录肌力增长的情况，调节重锤的重量后进行第二阶段训练。

②前臂截肢的肌力训练：前臂截肢的肌力训练方法与上臂截肢相同，还可利用弹簧和橡皮条练习。患者在弧形杠前取立位，一只脚固定在弹簧一端，另一端固定在前臂断端，利用对抗外力的方法增加肌力。

③大腿截肢的肌力训练：大腿截肢容易出现髋关节屈曲外展外旋位挛缩，康复中应加强伸肌和内收肌、内旋肌的肌力训练。常用方法，患者取仰卧位，在训练床上置一矮凳，凳上放软垫，令患肢的断端置于枕上，将臀部抬起，反复训练，提高臀大肌的肌力。

患者取坐位，断端下方垫一软枕，患者双侧上肢上举，练习骨盆上提臀部离床动作。患者取侧卧位，患肢在上方，断端内侧置于矮凳上用断端支撑，反复练习骨盆上抬离开床面动作，提高大腿内收肌群的肌力。

④小腿截肢的肌力训练：小腿截肢容易出现膝关节的屈曲挛缩，应增强伸肌肌力练习。一般使用徒手抵抗运动和利用重锤的等长运动训练。徒手抵抗运动是患者将膝关节置于训练床的一端，固定膝关节上方，康复人员双手紧握患者小腿残端，令患者完成膝伸展运动，康复人员予以抵抗，反复进行，提高伸肌肌力。利用重锤的等长运动是患者取坐位，膝关节呈伸展位，残端系一牵引绳，通过滑轮绳的另一端加沙袋，沙袋的重量加至患者不能保持伸展的最大量。

训练时将以上重量的沙袋稍减去一些，让患者保持膝伸直位 6 秒，然后休息 2 分钟，反复训练 3 回，训练 1 次 / 日，1 周后测量患者伸展位可承受的力量，调整沙袋重量后继续训练。

8. 平衡训练

（1）坐位平衡训练：大腿截肢的患者常伴有坐位平衡功能下降。可让患者坐在平衡板上，双手交叉向前方平举，康复人员位于患者身后，一手扶持患者肩部，另一手扶持患者骨盆，双手交叉用力，使平衡板左右摇摆，诱发患者头部、胸部和双上肢的调整反应，这种训练将会有效地提高患者的坐位平衡能力。

（2）跪位平衡训练：当患者坐位平衡反应出现后，可进行膝手卧位平衡训练，在患者保持膝手卧位的状态下，让身体重心向患肢移动，同时施外力破坏患者的身体平衡，诱发患者的调整反应能力。在平衡能力提高的基础上，可练习健侧下肢和另一侧上肢抬起的两点支撑训练。当膝卧位平衡反应出现后，让患者呈跪位，康复人员双手扶持患者骨盆，协助患者完成重心左右移动、患者负重、身体调整反应等各项训练。

9. 提高 ADL 独立性　通常单侧截肢者只装备一副假肢，当假肢修理或患者不使用假肢时，训练患者利用健肢熟练掌握 ADL 的技能是十分重要的。

（1）单侧截肢

①非优势手侧截肢：为维持与增强残肢肌力，可进行拉锯作业，搬运重物的训练；为维持动作的灵巧性与协调性，可练习打字、雕刻、捡起小东西；为促使残肢定型，可进行残肢的肌力训练；为维持残肢肌力及关节可动范围，可在残端连接各种工具进行多种操作；为改善身体的平衡及姿势，可练习打乒乓球、做套圈游戏。

②优势手侧截肢练习：与辅助手侧截肢不同，上臂截肢时要强调主手的更换，前臂截肢也尽可能将主手更换，尽量发挥辅助手的作用，扩大其使用范围。

（2）双侧截肢：双侧上肢截肢者应确定一定程度的独立性，并应马上开始实施，这样可以减轻患者的依赖感及挫折感。可提供给患者一副万能袖套（辅助器具），用它握持器具或牙刷，进餐、上厕、穿衣等。如有可能，应鼓励患者使用身体其他部位进行协助，例如使用下颏部、膝部或者利用牙齿。对于 ADL 中存在的问题，作业治疗师和患者共同进行讨论分析，提出解决问题的方法。一般，残肢较长的一侧肢体可作为优势侧肢体。

（3）下肢截肢的作业训练：可通过木工作业、脚踏式捣具进行练习；为掌握平衡，可通过做木工活、打乒乓球、投标枪进行训练；为保持髋或膝关节的可动范围，可通过自行车、砂轮机进行训练；为促使残肢定型，可进行肌力锻炼、踏松土、使用踩式捣具。拄杖步行，可弥补残侧下肢的功能，同时进行健侧锻炼。

（四）假肢佩戴后的训练

1. 穿脱假肢的训练

（1）肩关节离断假肢穿脱训练：用健手将假肢接受腔放到残端，利用墙壁或桌子将其固定，健手绕到背后抓住胸廓固定带，拉到胸前加以固定，再将健手向背后插入肩固定带，完成假肢的穿戴动作。与以上动作相反，可完成脱拆假肢的动作。

（2）前臂假肢穿脱训练：将前臂假肢置于桌上，下垂于桌边固定带。患肢的残端插入接受腔，将患肢上举，固定带在身后下垂。健侧上肢后伸，插入固定带环内，完成假肢的穿戴。脱假肢时，用假手将健侧肩部的固定带脱下，将假肢平放在桌面上，按穿戴前的要求摆放好，为再次穿戴做好准备。

（3）上臂假肢的基本操作技术

①锁定技术：肘关节 90°屈曲，肘关节控制锁打开；前臂不动，肩部前突，断端向后用力，肘关节控制锁关闭。

②勾状手开合技术：在肘关节锁住状态下，肩胛骨前屈，勾状手打开；肩胛骨后伸，勾状手关闭。

③勾状手定位技术：Ⅰ.手移动到需要抓持物品最方便的位置；Ⅱ.判断勾状手的

固定片和移动片；Ⅲ．使固定片靠近对象物，掌握活动片与固定片的平行。

（4）假手持物练习：假手持物时要从大物品开始练习，如用宽4cm的方木块完成抓、放的动作。逐渐过渡到利用跳棋、象棋等游戏进行训练。随着动作的熟练，加大动作的难度，如柔软物品、一次性纸杯等的抓放训练。最后练习握持表面光滑、形状复杂的物品，如玻璃杯、钢笔、皮夹、电话等。

（5）上肢肌电假手的功能训练：肌电假手的优点是根据截肢者的意念，由神经支配残端肌肉收缩产生肌电信号，然后，由放置于该处的皮肤电极引出，经电子线路放大，用来控制直流电机的驱动，从而实现通过大脑的直接控制使假手完成开闭和旋腕等功能。训练分三个阶段进行。

①第一阶段，基础肌电信号训练。肌电测试仪的2个皮肤电极放置位置：前臂截肢者，电极放在前臂背侧的伸指肌群和掌侧的屈指肌群；上臂截肢者，电极放在前侧的肱二头肌和背侧的肱三头肌。测试仪的地极接触于患者任何部位的皮肤。前臂截肢者，先教会患者"意念"中的伸腕、伸指，同时做"开手"的动作训练；上臂截肢者，进行"意念"中的伸肘、前臂旋后，同时做"开手"动作训练。上述训练合格后，可进行"意念"中的屈腕动作训练。前臂截肢者，教会患者做"意念"中的屈腕、屈指，同时做"闭手"动作的练习；上臂截肢，进行"意念"中的肱二头肌屈曲肘关节，同时做"闭手"动作的练习。最后进行"意念"中的伸腕、伸指（开手）和屈腕、屈指（闭手）动作的同步训练。

②第二阶段，是视觉反馈训练，即以患者的视觉代替肌电仪进行训练。患者坐于治疗桌旁，将肌电手的"手头"部件放在桌面，与患者相距30～40cm，把"手头"的2个电极分别放在肢体残端的背侧和掌侧，（具体位置同上所述）。让患者用视觉反馈来控制调整"伸腕"（即"开手"）和"屈腕"（即"闭手"）的动作。要求患者控制"闭手"动作，达到肌电手的拇指和示指的对指动作是自然地闭合，而不是跳跃式；控制"开手"动作达到自然地开手到预定位置。

③第三阶段，肌电手的功能锻炼。主要是日常生活活动练习，如握持动作（握持水杯、匙、门把手等）、夹捏动作（如写字、拿钥匙开门等），一直训练至肌电手的动作协调到位，能达到预定目标，例如拿匙进餐，匙能够到嘴；拿钥匙开门，能准确到位；握住把手，旋转、开门、关门等。

（6）髋关节离断假肢穿脱训练：掌握独立穿脱假肢，达到生活自理。患者靠墙站立，或靠近家具等物品，用一侧上肢扶持，保持单腿立位，另一手固定假肢。然后骨盆向患侧倾斜，压入接受腔，假肢略呈外旋位。当骨盆与接受腔充分接触后，迅速将假肢固定带系好，假肢呈轻度内旋位，最后系好肩部固定带。脱假肢方法相同，顺序相反。训练髋离断患者独立穿脱假肢必须在掌握单腿站立平衡的基础上进行。穿脱假肢时必须靠墙或稳定的物品，以保证安全。

（7）大腿假肢的穿脱方法：患者取坐位，在断端包裹绸布，插入假肢接受腔内；再从阀门孔将绸布拉出；关闭阀门。

（8）小腿假肢的穿脱方法：患者取坐位，穿上断端衬套，膝关节屈曲40°以上，穿上内衬套；将断端插入假肢接受腔；系好固定带。

2. 站立位平衡训练　　佩戴假肢后，让患者立于平衡杠内，手扶双杠，反复练习重心转移，体会假肢承重的感觉和利用假肢支撑体重的控制方法。然后练习双手离开平衡杠的患肢负重、单腿平衡等。当患者能较好地掌握平衡的情况下进行接抛球训练，康复人员可根据患者的能力，将球抛向上、下、左、右各个方向，使患者在改变体位时也能掌握身体的平衡。还可在平衡杠内放一平衡板，让患者站在平衡板上，进行接抛球训练。

3. 步行训练　　患者将重心向假肢侧转移、控制能力等均应与穿脱假肢、步行训练同时进行，患者在进行独立步行时，往往产生不安和恐惧，这也是造成步态异常的主要原因之一。另外由于拄拐步行，患者过分依赖拐杖，使得独立步行迟迟不能掌握。因此训练中如条件许可，应在康复人员的辅助下，利用康复人员双手代替拐杖步行，康复人员在保护患者安全的情况下，指导步行的节律与协调。随着步行能力的提高，不断调整辅助量，这样往往会使患者尽快达到独立步行的水平。如步行时重心向假肢侧转移不充分时，可让患者患侧上肢提沙袋步行，不仅可使重心向假肢侧转移，还可以改善平衡状态。沙袋的重量因患者的肌力、平衡能力而异，一般在患者体重1/10以下范围调整。

如患者两侧下肢步幅不等时，可在地面上画脚印、横线、放置障碍物等标记，要求患者按训练计划进行，使其假肢的摆动、控制形成习惯。

（五）假肢装配后的代偿功能评价

因各个国家和地区的经济条件、工作环境及生活习惯和文化背景等差异，因而目前国内外尚无统一标准，现介绍国内民政部假肢技工学校采用的标准（1992），以供参考。

1. 上肢假肢操纵训练应达标准

（1）双臂截肢者应能按计划时间完成规定动作。

（2）操纵假肢时姿态自然。

（3）操纵假手时能徐徐将手张开，且能在有效范围内随意控制假手的张开距离。

（4）在连续完成一整套操纵假肢的动作中，不应出现相互干扰现象。

2. 上肢假肢使用训练评定

（1）双手活动（一侧截肢）。如果为双侧截肢，健手一侧可用功能较好的一侧假肢代替。

（2）在拿起使用和放下物件时动作要自然。

（3）在使用物件的过程中不得出现物件松脱或其他不安全的现象。

3. 下肢假肢的功能评价　经过一段时间训练，应对假肢进行功能评价，一般包括下列内容。

（1）每日穿戴假肢：每日从早到晚穿戴假肢的总时间，日本的标准是工作时全天穿用。

（2）步行距离：一次连续步行的最远距离应达 1km 以上。

（3）步行速度：走 100m 所需要时间最长为 90 秒。

（4）上下台阶：阶梯每级高 15cm、宽 30cm，共 25 级，测量上下 25 级所需时间。

（5）是否用辅助器具：行走与上下阶梯是否用拐杖和手杖，单侧不用拐，双侧用拐。

（6）骑自行车能力：能否骑车，熟练程度。

（7）适应不同路面的能力：能否在斜坡、沙地和石子路上步行，能否跨越小的障碍物和上下公共汽车。

（8）步态：步幅是否一致；节律是否均匀；身体摆动是否对称；能否直线行走，两脚跟平行距离不大于 10cm。

（9）体位转换：能否从立位、坐位、卧位互相转换。

附：洛阳正骨医院康复中心常用内部制剂介绍

活血接骨止痛膏

[主要成分]当归、生地黄、大黄、独活、羌活、连翘、白芷、赤芍、乳香、没药、续断、三七等 22 味中药。

[性状]本品为黑膏药，表面乌黑光亮，老嫩适中，具特殊气味。

[功能与主治]活血祛瘀、消肿止痛、接骨续筋、祛风除湿。用于创伤骨折、软组织损伤、劳损性腰腿痛、颈肩痛等各种痛症。

[用法与用量]外用。在火上微烤，徐徐加热，待膏药软化展开后贴患处，每贴 5～7 日，皮肤应洗干净。

[注意事项]若贴后皮肤起红疹，立即揭掉，用温水洗净皮肤，不可再贴，孕妇慎用。

[规格]大号，50g×1 贴 / 盒；中号，33g×1 贴 / 盒；小号，25g×1 贴 / 盒。

[贮藏]密闭，置阴凉干燥处。

[包装]每盒 1 贴，纸盒包装。

展筋丹（七珠展筋散）

[主要成分]血竭、人工麝香、人工牛黄、珍珠、乳香、没药等 11 味中药。

[性状]本品为棕红色的极细粉末，气香特异，味辛、苦。

[功能与主治]活血消肿止痛、舒筋活络、通利关节、生肌长肉。用于慢性劳损所致关节强直，屈伸不利，肌肉酸痛，以及腰腿痛、肩周炎等症。

[用法与用量]外涂于患处，按揉至发热，每日 3～5 次，每次少许，10 日为 1 个疗程。

[注意事项]孕妇忌用。

[规格]每瓶装 1g。

［贮藏］密闭、防潮。

［包装］每盒 1 瓶，玻璃瓶或瓷瓶。

舒筋活血祛痛膏

［主要成分］当归、血竭、乳香、没药、红花、三七、大黄、赤芍、木鳖子等 22 味中药。

［性状］本品为红褐色的片状橡胶膏，涂布均匀，表面发亮，气芳香。

［功能与主治］活血祛瘀、消肿止痛、接骨续筋、祛风除湿。适用于创伤骨折、软组织损伤、劳损性腰腿痛等症。

［用法与用量］外用，揭去防粘层，贴于患处或相应穴位，每贴 1 日。

［注意事项］用前洗净患处，破损皮肤勿用，过敏体质及孕妇慎用。

［规格］每贴 7cm×10cm。

［贮藏］密封、置阴凉干燥处。

［包装］每盒 8 贴，纸盒装。

平乐展筋酊

［主要成分］血竭、乳香、没药、红花、三七、冰片、樟脑等 9 味中药。

［性状］本品为棕红色的液体，气微香。

［功能主治］活血祛淤、舒筋止痛。用于跌打损伤、肿胀不消、劳伤宿疾等。

［用法与用量］外用，一日 2 次，涂擦患处，按摩至发热。劳伤宿疾先行涂药热敷 30 分钟，然后按摩。

［注意事项］皮肤破损者及黏膜处禁用。

［规格］每瓶装 20mL。

［贮藏］密闭，置阴凉干燥处。

［包装］每盒 1 瓶，塑料瓶装。

三七接骨丸

［主要成分］三七、乳香、牡丹皮、茯苓、山药等 6 味中药。

［性状］本品为樱桃红色糖衣水丸；除去糖衣后，显浅黄色，味微苦、微腥。

［功能主治］祛瘀活血、消肿止痛、续筋接骨。用于新鲜骨折、剧烈疼痛、肿胀不消等症。

［用法与用量］口服，每次 1 袋，每日 2 ～ 3 次，温开水送服，儿童酌减服用。

［注意事项］孕妇忌用。

［规格］每袋装 6g。

［贮藏］密闭，置阴凉干燥处。

［包装］每盒 10 袋，复合膜袋装。

特制接骨丸

［主要成分］鹿茸、红参、三七、黄芪、骨碎补、杜仲、枸杞子、自然铜、土鳖虫等 14 味中药。

［性状］本品为黑棕色大蜜丸；气香，味微苦。

［功能与主治］理气血、壮元阳、益肝肾、填精髓、强筋骨。用于骨折中后期迟延愈合或不愈合。

［用法与用量］每日 2 ～ 3 次，每次 1 ～ 2 丸，温开水送服。或在医生指导下服用。

［注意事项］孕妇忌用。

［规格］每丸重 9g。

［贮藏］密闭、防潮。

［包装］每盒 20 丸，蜡纸包装。

养血止痛丸

［主要成分］黄芪、当归、白芍、丹参、鸡血藤、秦艽等 13 味中药。

［性状］本品为棕褐色的浓缩丸；气微香，味微苦。

［功能与主治］益气养血、行气止痛、温经通络。适用于损伤后期，气血虚瘀滞，症见肌肉消瘦发硬、活动不利、关节疼痛、肿胀、活动受限等症。

［用法与用量］口服，每次 1 袋，每日 2 次或遵医嘱，温开水送服。

［注意事项］孕妇忌用。

［规格］每袋装 6g。

［包装］每盒 10 袋，复合膜袋装。

加味益气丸

［主要成分］黄芪、党参、柴胡、升麻、当归、山药、牛膝、陈皮、黄芪等 11 味中药。

［性状］本品为浅棕色至棕色浓缩丸，味微苦、辛。

［功能与主治］补气升阳、滋养肝肾、通利关节。用于损伤后期，气血亏耗，肝肾不足所致的身倦乏力、面色萎黄、腰膝酸软、下肢浮肿等症。

［用法与用量］口服，每次 1 袋，每日 2～3 次，温开水送服。

［注意事项］孕妇忌用。

［规格］每袋装 6g。

［贮藏］密闭，置阴凉干燥处。

［包装］每盒 10 袋，复合膜袋装。

芪仲腰舒丸

［主要成分］黄芪、杜仲、续断、桂枝、当归、白芍、牛膝等 12 味中药。

［性状］本品为深褐色浓缩丸，味微苦、辛。

［功能与主治］温经散寒、补肾养血止痛。适用于腰痛、腰椎骨质增生、腰肌劳损，腰及下肢冷痹、麻木、困痛等症。

［用法与用量］口服，每次 1 袋，每日 2～3 次，温开水送服。

［注意事项］孕妇慎用。

［规格］每袋装 6g。

［贮藏］密闭、防潮。

［包装］每盒 10 袋，复合膜袋装。

驻春胶囊

［主要成分］淫羊藿、蛇床子、补骨脂、肉苁蓉、枸杞子、丹参、香附、枳壳等中药。

［性状］本品为胶囊剂，内容物为棕黄色的粉末，气淡，味微苦。

［功能与主治］补益肝肾、健脾坚骨。用于骨质疏松引起的腰背腿痛、酸沉无力，骨质退化引起的退行性骨关节炎。

［用法与用量］口服，每次 5 粒，每日 2～3 次，温开水送服。

［注意事项］孕妇慎用。

［规格］每粒装 0.3g。

［贮藏］密闭、防潮。

［包装］每瓶 60 粒，塑料瓶装。

桃仁膝康丸

［主要成分］桃仁、红花、当归、熟地黄、川芎、白芍、独活、桑寄生等 14 味中药。

［性状］本品为棕褐色的浓缩丸，味苦、微辛。

［功能与主治］活血止痛、祛风湿、补肝肾。适用于骨关节病早期关节疼痛，屈伸不利，膝部疼痛，下楼梯更甚，或久蹲不易站立等症。

［用法与用量］口服，每次 1 袋，每日 2 ～ 3 次，温开水送服。

［注意事项］孕妇慎用。

［规格］每袋装 6g。

［贮藏］密闭、防潮。

［包装］每盒 10 袋，复合膜袋装。

羌归膝舒丸

［主要成分］羌活、独活、麻黄、乳香（制）、没药（制）、血竭、红花等 14 味中药。

［性状］本品为棕褐色浓缩丸，味苦、微辛。

［功能与主治］舒筋活络、疏肝健脾。适用于骨关节病中期，关节屈伸受限，膝部疼痛，以内侧为甚，行走跛行等症。

［用法与用量］口服，每次 1 袋，每日 2 ～ 3 次，温开水送服。

［注意事项］孕妇慎用。

［规格］每袋 6g。

［贮藏］密闭、防潮。

［包装］每盒 10 袋，复合膜装。

顽痹通丸

［主要成分］桂枝、独活、羌活、防风、白术、青风藤、海风藤、苍术、细辛等 15 味中药。

［性状］本品为棕褐色浓缩丸，味苦、微辛。

［功能主治］祛风散寒、除湿通络。用于风寒湿闭阻经络所致的风湿性关节炎、类

风湿关节炎、强直性脊柱炎（大偻）、骨性关节炎、幼年慢性关节炎、纤维肌痛综合征等，表现为关节、肌肉疼痛，得温则减，遇冷加重，或伴见肿胀、僵硬、重着、麻木、屈伸不利者。

［用法与用量］口服，每次 1 袋，每日 2 ～ 3 次，温开水送服。

［注意事项］孕妇慎用。

［规格］每袋 6g。

［贮藏］密闭、防潮。

［包装］每盒 10 袋，复合膜装。

顽痹清丸

［主要成分］忍冬藤、络石藤、桑枝、薏苡仁、黄芩、益母草、乳香、紫草、川牛膝等 15 味中药。

［性状］本品为棕褐色浓缩丸，味苦、微辛。

［功能主治］清热除湿、祛风通络。用于风湿热闭阻经络所致的风湿性关节炎、类风湿关节炎（尫痹）、强直性脊柱炎（大偻）、骨性关节炎、牛皮癣性关节炎，痛风性关节炎及幼年慢性关节炎等症，症见关节、肌肉灼热、红肿、痛不可触，屈伸不利或关节肿大，僵硬变形，伴有口渴、心烦、皮肤斑疹者。

［用法与用量］口服，每次 1 袋，每日 2 ～ 3 次，温开水送服。

［注意事项］孕妇慎用。

［规格］每袋 6g。

［贮藏］密闭、防潮。

［包装］每盒 10 袋，复合膜装。

顽痹乐丸

［主要成分］补骨脂、续断、熟地黄、淫羊藿、鹿角霜、骨碎补、桑寄生、杜仲、牛膝等 16 味中药。

［性状］本品为棕褐色浓缩丸，味苦、微辛。

［功能主治］补肾祛寒、活血通络。用于命门不足，精髓亏虚，风寒湿邪入中，或痹证日久，肾阳不足所致的类风湿关节炎（尫痹）及幼年性慢性关节炎、强直性脊柱炎（大偻）、骨性关节炎、牛皮癣性关节炎等症。症见关节、肌肉疼痛、肿胀、僵硬、麻木或关节变形，肌肉消瘦，屈伸不利，伴见形寒怕冷、腰膝酸软、精神不振、面色苍白者。

［用法与用量］口服，每次 1 袋，每日 2 ～ 3 次，温开水送服。

［注意事项］孕妇慎用。

［规格］每袋 6g。

［贮藏］密闭、防潮。

［包装］每盒 10 袋，复合膜装。

顽痹康丸

［主要成分］熟地黄、白芍、牛膝、桑寄生、鹿角胶、知母、杜仲、续断、骨碎补、威灵仙等 18 味中药。

［性状］本品为棕褐色浓缩丸，味苦、微辛。

［功能主治］滋补肝肾、祛风除湿、清退虚热。用于阴精亏虚，风湿之邪入侵的类风湿关节炎、强直性脊柱炎、骨性关节炎、幼年慢性关节炎，或上述疾病日久，伤及肝肾之阴，表现关节、肌肉疼痛、肿胀、僵硬、麻木，或关节变形，肌肉消瘦，屈伸不利，见五心烦热、低热、盗汗、腰膝酸软等症。

［用法与用量］口服，每次 1 袋，每日 2 ～ 3 次，温开水送服。

［注意事项］孕妇慎用。

［规格］每袋 6g。

［贮藏］密闭、防潮。

［包装］每盒 10 袋，复合膜装。

参考文献

［1］章稼.康复功能评定.北京：人民卫生出版社，2009.

［2］成鹏.实用骨关节伤病康复评定图谱.北京：人民军医出版社，2008.

［3］燕铁斌.骨科康复评定与治疗技术.3版.北京：人民军医出版社，2011.

［4］赵辉三.假肢与矫形器学.2版.北京：华夏出版社，2013.

［5］卓达宏.中国康复医学.2版.北京：华夏出版社，2003.

［6］张晓玉.中国康复医学.武汉：武汉大学出版社，1989.

［7］张晓玉.人体生物力学与矫形器设计原理.武汉：武汉大学出版社，1989.

［8］张运鹰.矫形外科处理要点.长春：吉林科学技术出版社，1991.

［9］张晓玉.上肢假肢.假肢与矫形器制作师培训教材，1998.

［10］顾冬云，戴剋戎.骨关节功能解剖学.6版.北京：人民军医出版社，2011

［11］关骅.临床康复学.北京：华夏出版社，2005.

［12］王华兰.推拿学.北京：人民军医出版社，2004.

［13］王志林.推拿学基础.北京：人民军医出版社，2011.

［14］郭振芳.伤科按摩学.北京：北京科学技术出版社，2004.

［15］郭维淮.平乐正骨.北京：中国中医药出版社，1996.

［16］王富春.实用针灸技术.北京：人民卫生出版社，2006.

［17］杨甲三.针灸学.北京：人民卫生出版社，1989.

［18］郭楠楠.针刺手法入门.北京：人民卫生出版社，2008.

［19］石学敏.针灸学.2版.北京：中国中医药出版社，2002.

［20］刘茜.针法灸法.2版.北京：人民卫生出版社，2010.

［21］曲智勇，程国良，郝铸仁.实用手外科手术学.北京：人民军医出版社，2008.

［22］陶泉.手部损伤康复.上海：上海交通大学出版社，2006.

［23］于长隆.骨伤康复学.北京：人民卫生出版社，2010.

［24］陆廷仁.骨伤康复学.北京：人民卫生出版社，2007.

［25］顾玉强.创伤骨科周围神经损伤临床热点问题讨论.中华显微外科杂志，2010，33（6）：476-480.

［26］王夫平．创伤性虎口挛缩的显微外科治疗．广东医学，2011，332（8）：1044-1045.

［27］于兑生，恽晓平．运动疗法与作业疗法．北京：华夏出版社，2002.

［28］杨洸．腰腿痛防治手册．北京：九州出版社，2011.

［29］胥少汀，葛宝丰，徐印坎．实用骨科学．4版．北京：人民军医出版社，2012.

［30］王和鸣．中医伤科学．北京：中国中医药出版社，2002.

［31］王大平，肖德明，江捍平．运动项目与相关损伤．长沙：湖南科学技术出版社，2011.

［32］冯华，姜春岩．实用骨科运动损伤临床诊断．2版．北京：人民军医出版社，2012.

［33］Roald Bahr，Lars Engebretsen，王正珍．运动损伤的预防．北京：人民卫生出版社，2011.

［34］黄涛．运动损伤的治疗与康复．北京：北京体育大学出版社，2010.

［35］王予彬，王慧芳．运动损伤康复治疗学．北京：人民军医出版社，2009.

［36］何薇，赵峰，王巧君，等．康复治疗对周围神经修复再生的作用．河北医科大学学报，2010，31（10）：1240-1241.

［37］杨佩君，蒋斌．四肢常见周围神经损伤的康复问题．现代康复，2000，12（4）：1763-1765.

［38］牛雪飞，苏辉嵩．早期综合康复治疗周围神经损伤的疗效观察．广西医科大学学报，2011，28(2)：318-319.

［39］王淑莹，孙忠人．针刺治疗周围神经损伤及机理的研究进展．中国中医药科技，2005，12（2）：127-128.

［40］王磊，于天源．针刺治疗周围神经损伤的研究进展．中国医药指南，2012，10（12）：33.

［41］徐大鹏，齐放．中医对周围神经损伤的认识．陕西中医，2011，32（6）：768-769.

［42］周丰慧，赵明杰．周围神经损伤的康复治疗．中国临床康复，2002，6（6）：830.

［43］王蓓蓓．周围神经损伤的康复治疗．现代康复，2000，4（7）：1042-1043.

［44］孙宗雷，吴建贤．周围神经损伤的康复治疗与进展．安徽医学，2008，29（5）：496-498.

［45］侯江艳，刘诗翔．周围神经损伤康复治疗研究进展．临床军医杂志，2012，40（2）：482-483.